Abhandlungen aus dem Gesamtgebiete der Kriminalpsychologie
(Heidelberger Abhandlungen)

Herausgegeben von

K. von Lilienthal · S. Schott · K. Wilmanns

Das Problem „Verbrecher und Verbrechen" hat von jeher allgemeines Interesse erweckt, und kriminalistische Fragen im weitesten Sinne sind von den verschiedensten Seiten, von Theologen, Pädagogen, Juristen, Ärzten und Strafvollzugsbeamten aufgeworfen und beantwortet worden. Trotz der kaum übersehbaren Literatur, die über das Verbrechen und seine Ursachen vorliegt, ist die Zahl der Arbeiten, die einer wissenschaftlichen Kritik standhalten, nur verhältnismäßig klein. Zwar besitzen wir große Sammlungen z. T. trefflicher Einzelbeobachtungen strafrechtlich oder psychologisch interessanter und denkwürdiger Verbrecher, und gerade die neueste Zeit hat uns ein großes Material zuverlässig erforschter geisteskranker Rechtsbrecher zugänglich gemacht. Unsere Kenntnis des Durchschnittsverbrechers jedoch, von den inneren und äußeren Ursachen, welche ihn zum Verbrechen treiben, ist äußerst dürftig. Nur in wenigen Fällen lernten wir die Ergebnisse systematischer Untersuchungen gewisser Verbrechertypen kennen; die meisten Arbeiten bringen unbewiesene, subjektive Behauptungen, oft beeinflußt durch wissenschaftliche Schulmeinungen oder gefärbt durch religiöse und moralische Grundanschauungen. Gründliche Untersuchungen des alltäglichen Rechtsbrechers von psychologischen, psychiatrischen, sozialen und kriminalistischen Gesichtspunkten sind es demnach, deren wir dringend bedürfen. Nicht die Kenntnis ungewöhnlicher und rätselvoller Verbrechen bildet die Grundlage für das Verständnis der Ursachen und für eine sachgemäße und wirksame Bekämpfung und Verhütung der Kriminalität, sondern die systematische und vorurteilsfreie Erforschung der Insassen unserer Strafanstalten.

Somit stellen sich die „Abhandlungen aus dem Gesamtgebiete der Kriminalpsychologie" als nächste Aufgabe, Arbeiten zu sammeln, die sich in dieser Richtung bewegen. Dabei soll ein besonderer Nachdruck auf eine gründliche und kritische Wiedergabe des Materials gelegt werden, aus dem der Autor seine allgemeinen Schlüsse zieht. Neben der Schilderung des gegenwärtigen Seelenlebens ist auch die ursprüngliche Anlage, die Erziehung, die Entwicklung und die Art der Kriminalität des Gefangenen an der Hand der Akten und geeigneter Erkundigungen klarzustellen und wiederzugeben. Nur aus den Schilderungen von Fällen, die wir mit Hilfe aller uns zur Verfügung stehenden Mittel zu klären versucht haben, wird sich der Leser ein objektives Bild von der Persönlichkeit des Rechtsbrechers, den Ursachen seines Scheiterns und dem Wesen seiner Kriminalität verschaffen können. Nur auf diese Weise besteht die Möglichkeit, die Schlußfolgerungen des Autors nachzuprüfen und seinen Gedankengängen über die Behandlung der Rechtsbrecher de lege lata und de lege ferenda zu folgen.

Das erste Heft der Heidelberger Abhandlungen hat eine systematische Untersuchung von Zwangszöglingen und ihren Lebensläufen gebracht. Arbeiten, die sich mit der Erforschung von Gefängnis-, Zuchthaus- und Arbeitshausinsassen beschäftigen, sind z. T. von Mitarbeitern der Abhandlungen in Angriff genommen, z. T. geplant. Monographien, welche bestimmte Verbrecherkategorien zum Gegenstande wissenschaftlicher Erforschung machen, sollen sich später anschließen.

Neben diesen kriminalpsychologischen Untersuchungen an Gefangenen rechnen die Abhandlungen auf Beiträge kriminalstatistischen Inhalts. Der Wert einer Ergänzung unserer allgemeinen Kriminalstatistik durch kriminalstatistische Einzeluntersuchungen geographisch umschriebener Gebiete ist in den letzten Jahren wiederholt gebührend betont worden und einige solcher Arbeiten liegen bereits vor. Von der gleichen Bedeutung werden kriminalstatistische Untersuchungen wirtschaftlich und sozial umschriebener Bevölkerungsschichten sein. In Aussicht genommen sind Untersuchungen über die Kriminalität der Notstandsarbeiter, der landwirtschaftlichen Saisonarbeiter, der Wanderarmen, der Insassen unserer freiwilligen Arbeiterkolonien u. a.

Die Abhandlungen wollen jedoch nicht einseitig die beiden erwähnten Forschungsrichtungen unterstützen. Sie öffnen vielmehr ihre Spalten jedem kriminalpsychologischen Beitrage. Voraussetzung ist, daß der Autor seine Schlußfolgerungen aus einem systematisch verarbeiteten Materiale zieht, dem Leser zugänglich macht und somit eine Nachprüfung seiner Ergebnisse sie ermöglicht. Die Hefte erscheinen in zwangloser Folge und sind einzeln käuflich.

Die Honorierung der Monographien erfolgt nach bestimmten, zwischen Herausgebern und Verlag genau festgelegten Grundsätzen und variiert nur je nach Höhe der Auflage.

Manuskripte und Anfragen sind an Prof. Dr. Karl Wilmanns, Heidelberg, Voßstrasse 4, zu richten.

ABHANDLUNGEN AUS DEM GESAMTGEBIETE DER KRIMINALPSYCHOLOGIE

(HEIDELBERGER ABHANDLUNGEN)

HERAUSGEGEBEN VON
K. VON LILIENTHAL · S. SCHOTT · K. WILMANNS

HEFT 4

STUDIEN ÜBER PERSÖNLICHKEIT UND SCHICKSAL EINGESCHRIEBENER PROSTITUIERTER
VON
KURT SCHNEIDER

ZWEITE DURCHGESEHENE AUFLAGE
VERMEHRT UM EINEN ANHANG

DIE SPÄTEREN SCHICKSALE
KATAMNESTISCHE UNTERSUCHUNGEN VON
LUISE VON DER HEYDEN

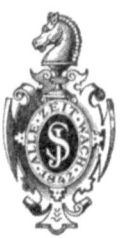

Springer-Verlag Berlin Heidelberg GmbH
1926

STUDIEN ÜBER PERSÖNLICHKEIT UND SCHICKSAL EINGESCHRIEBENER PROSTITUIERTER

VON

DR. MED. ET PHIL. KURT SCHNEIDER
A. O. PROFESSOR FÜR PSYCHIATRIE
OBERARZT DER PSYCHIATRISCHEN KLINIK DER
UNIVERSITÄT KÖLN

ZWEITE DURCHGESEHENE AUFLAGE
VERMEHRT UM EINEN ANHANG

DIE SPÄTEREN SCHICKSALE
KATAMNESTISCHE UNTERSUCHUNGEN VON
DR. RER. POL. LUISE VON DER HEYDEN
EHEM. POLIZEIFÜRSORGERIN IN KÖLN

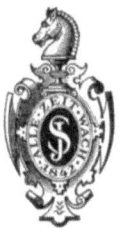

Springer-Verlag Berlin Heidelberg GmbH

1926

ALLE RECHTE, INSBESONDERE DAS DER ÜBERSETZUNG
IN FREMDE SPRACHEN, VORBEHALTEN.

© SPRINGER-VERLAG BERLIN HEIDELBERG 1926
URSPRÜNGLICH ERSCHIENEN BEI JULIUS SPRINGER IN BERLIN 1926

ISBN 978-3-662-23034-3   ISBN 978-3-662-24997-0 (eBook)
DOI 10.1007/978-3-662-24997-0

HERRN PROFESSOR DR.

GUSTAV ASCHAFFENBURG

ZUM SECHZIGSTEN GEBURTSTAG

DANKBAR ZUGEEIGNET

Vorwort zur ersten Auflage.

Der Schwerpunkt dieser Arbeit liegt in den Lebensläufen, und wenn ich ihr einen Wunsch mit auf den Weg geben darf, so ist es der, daß diese Lebensläufe gelesen werden. Der zweite Teil ist nichts weiter als eine Erleichterung für den Leser, ein Zusammenziehen von Ergebnissen, das er bei aufmerksamem Lesen der Lebensläufe vielleicht auch selbst hätte vornehmen können. Bei der Bearbeitung dieses Auszuges trat mir die Unmöglichkeit, das Ganze eines Lebens unter verschiedenen Gesichtspunkten in Abschnitte zu zerlegen, immer mehr vor Augen. Und dieser Einsicht entsprang der Gedanke, eine nach den Decknamen geordnete Liste der 70 Mädchen anzufügen, durch die es ermöglicht wird, das Herausgerissene jederzeit wieder in die großen Zusammenhänge hineinzustellen.

Köln, im März 1921.   **Kurt Schneider.**

Vorwort zur zweiten Auflage.

Die zweite Auflage hat ihre Berechtigung durch den Anhang: ungefähr elf Jahre nach meinen Untersuchungen hat Fräulein Dr. von der Heyden Erhebungen über die weiteren Schicksale der Mädchen angestellt. Im Übrigen habe ich die charakterologische Einleitung zu den Lebensläufen fast neu geschrieben und sonst sehr zahlreiche Einzelheiten verbessert, ohne daß das Ganze eine wesentliche Änderung erfuhr.

Köln, im März 1926.   **Kurt Schneider.**

Inhaltsverzeichnis.

	Seite
Einführung	1

Erster Teil
Die Einzelschicksale und charakterologischen Typen	7
1. Einfach Ruhige	10
2. Ruhige mit Schwachsinn	26
3. Explosible Ruhige	75
4. Explosible Ruhige mit Schwachsinn	91
5. Aktive Ruhige	95
6. Aktive Ruhige mit Schwachsinn	101
7. Sensitive Ruhige	103
8. Einfach Unruhige	113
9. Unruhige mit Schwachsinn	126
10. Explosible Unruhige	153
11. Explosible Unruhige mit Schwachsinn	155
12. Aktive Unruhige	160

Zweiter Teil
Zusammengefaßte Ergebnisse	179
A. Die Personalien	181

Das Alter S. 181. — Die geographische Herkunft S. 181. — Die Konfessionen S. 181. — Die Dauer der Kontrolle S. 182. — Der Familienstand S. 182.

B. Die Kindheit	182

Herkunft nach Stadt und Land S. 182. — Der Beruf des Vaters S. 183. — Die wirtschaftlichen Verhältnisse S. 183. — Stiefeltern S. 184. — Häusliche und fremde Erziehung S. 185. — Die Eltern S. 185. — Die Geschwister S. 187. — Die weitere Familie S. 188. — Die jetzige Stellung zur Heimat S. 188. — Die Unehelichen S. 188. — Die Schule S. 189. — Abnorme Erscheinungen in der Kindheit S. 191. — Das Geschlechtsleben in der Kindheit S. 191. — Die Kriminalität in der Kindheit S. 192.

C. Zwischen Schule und Einschreibung	192

Das Verlassen der Heimat S. 192. — Die Berufe S. 193. — Das Verhalten in Dienststellen S. 193. — Der erste Verkehr S. 194. — Die Art der Verhältnisse S. 195. — Uneheliche Schwangerschaften S. 197. — Der Beginn der Prostitution S. 197. — Der Anlaß der Prostitution S. 199. — Die tieferen Ursachen der Prostitution S. 200. — Äußere Faktoren S. 200. — Anlagefaktoren S. 201. — Die Arbeitsscheu S. 201. — Die Stellung zum Geld S. 202. — Die Eitelkeit S. 203. — Die Sexualität S. 203. — Der Drang nach Veränderung S. 204. — Die Wertung der Faktoren S. 204. — Koeffiziententypen S. 204. — Die Beziehungen der Koeffiziententypen zu den charakterologischen Typen S. 206. — Die Ehen S. 206. — Fürsorgeerziehung und andere Rettungsversuche S. 209. — Die Kriminalität vor der Einschreibung S. 213.

D. Die eingeschriebene Prostituierte	216

Das Alter bei der Einschreibung S. 216. — Einweisungen ins Krankenhaus S. 217. — Übertretungen von § 361⁶ S. 217. — Überweisungen an die Landespolizeibehörde und Verurteilungen zum Arbeitshaus S. 218. — Die Kriminalität nach der Einschreibung und die Gesamtkriminalität S. 218. — Die Beziehungen zwischen der Kriminalität und den charakterologischen Typen S. 220. — Zusammenfassendes über Ehen, Schwangerschaften und Kinder S. 221. — Die Stellung zur Mutterschaft und zum Kind S. 222. — Die Stellung zum Geschlechtlichen S. 223. — Die Stellung zum Beruf S. 225. — Die Stellung zur Religion S. 226. — Interessen und Beschäftigung S. 227. — Alkoholismus und psychiatrisch-neurologische Einzelheiten S. 228. — Die Stellung zur Umkehr S. 228.

Anhang.

Die späteren Schicksale. Katamnestische Untersuchungen von Dr. Luise von der Heyden, ehem. Polizeifürsorgerin in Köln

Einführung	232
I. Die späteren Einzelschicksale	234
A. Die Schicksale der noch unter Kontrolle Stehenden	235
B. Die Schicksale der Kontrollentlassenen	242
II. Allgemeine Ergebnisse	251
A. Die Stellung zur Kontrolle und die Änderung der Motive und Ursachen der Prostitution in späteren Jahren	251
B. Die Wege der Befreiung von der Kontrolle	259
C. Die soziale Wertung der Verhältnisse der Kontrollentlassenen	261
D. Ehen und Kinder	267
E. Der Gesundheitszustand	271
F. Die Kriminalität	271
G. Die Beziehungen zwischen Persönlichkeit und späterem Schicksal	273
Alphabetisch nach den Decknamen geordnete Übersicht über Lebensläufe und Typen	280

Einführung.

Die Untersuchungen, auf denen sich diese Studien aufbauen, fallen in die Zeit von Januar 1913 bis Mai 1914. Sie betreffen Kranke der **Prostituiertenabteilung** der jetzigen Universitätsklinik für Hautkranke in Köln und wurden durch das Entgegenkommen des Direktors der Klinik, Professor Dr. Zinsser, ermöglicht. Ich ging im einzelnen folgendermaßen vor: Ich ließ mir von der Klinik die Namen der zur Zwangsbehandlung eingewiesenen und neu aufgenommenen **eingeschriebenen** Prostituierten geben und ging mit der Liste zum Königlichen Polizeipräsidium, das meine Arbeit unterstützte, indem es mir die Polizeiakten zur Verfügung stellte und mir auch sonst durch Beratung in polizeitechnischen Fragen zur Hand ging. Ich nahm die Akten jener eben erst eingewiesenen Prostituierten vor und erfuhr aus ihnen, abgesehen von den Personalien und dem Zeitpunkt der Unterstellung unter die Sittenkontrolle, schon manches sehr Wesentliche. Stets enthielten sie eine **Strafliste**, die regelmäßig vor oder gleich nach der Unterstellung verlangt worden war. Außerdem waren meist **Berichte der Heimatbehörde** über Vorleben und Familienverhältnisse darin enthalten und häufig **Mitteilungen von Organen der Fürsorge**, die sich früher mit den Mädchen befaßt hatten. Endlich enthielten sie für jede Verhaftung wegen Sittenpolizeiübertretung einen entsprechenden Beleg, ferner Belege für Einweisungen ins Krankenhaus, Wohnungswechsel und oft zahlreiche Briefe des Mädchens, meist mit Bitten um Befreiung von der Kontrolle oder Zusendung des Arztes. Natürlich konnte lange nicht jede der in diesen Monaten aufgenommenen Prostituierten untersucht werden, doch geschah das Herausgreifen ganz wahllos und nicht nach bestimmten Gesichtspunkten. Während ich hier über nur 70 Persönlichkeiten berichten kann, hatte ich die Polizeiakten von etwa 100 durchgearbeitet; es kam aber dann aus irgendwelchen äußeren Gründen nicht zur Untersuchung, meist, weil das Mädchen schon entlassen war, bevor ich Zeit gehabt hatte, mich mit ihm zu unterhalten. Prostituierte, die in den Monaten der Untersuchungen in die Psychiatrische Klinik Köln kamen, wurden, um nicht eine besondere Auswahl nach der Richtung des Abnormen zu treffen, nicht unter die 70 aufgenommen, abgesehen natürlich von denen, die nach der bereits ausgeführten oder vorgemerkten Untersuchung in die Klinik verlegt wurden, was in zwei Fällen vorkam. Eine dritte war mehrfach vor und nach der Untersuchung in der Psychiatrischen Klinik; ich erfuhr jedoch erst von ihr selbst bei der Untersuchung, daß sie schon in der Klinik gewesen war.

Die Untersuchungen erfolgten in einem besonderen Zimmer der Prostituiertenabteilung der Hautklinik. Ich ließ mir irgendein Mädchen, deren Polizeiakten ich durchgesehen hatte, in dieses Zimmer kommen und unterhielt mich mit ihm so lange, bis ich glaubte, ein einigermaßen sicheres Urteil über die Persönlichkeit zu haben. Bei der Unterredung war ich also noch nicht im Besitz der Gerichts- und der Fürsorgeakten, sondern ich hatte lediglich den Auszug der Polizeiakten in Händen. Auch von diesen habe ich im allgemeinen den Mädchen gegenüber keinen Gebrauch gemacht; nur wenn mir die Erzählungen sehr unwahrhaft vorkamen, ließ ich gelegentlich meine bessere Kenntnis über das Vorleben durchblicken, was meist guten Erfolg hatte. Gelegentlich habe ich auch bei Mädchen, die angaben unbestraft zu sein, obschon das der Strafliste nach nicht stimmte, am Schlusse der Unterredung an der Hand der Liste diese Punkte besprochen.

Auf Schwierigkeiten stießen meine Untersuchungen im allgemeinen nicht, höchstens in ein oder zwei Fällen kam es vor, daß die Gerufene sich weigerte, ins Zimmer zu kommen, und so verzichtet werden mußte. In weiteren, ganz wenigen Fällen verhielt sich das Mädchen bei der Unterredung selbst etwas renitent; die meisten gaben, wenn auch vielfach schüchtern und etwas ängstlich, brauchbare Auskuft. Da vielfach die Furcht bestand, es könne sich um irgendetwas handeln, was mit der Polizei oder der Heimat zusammenhinge, pflegte ich die Gerufenen zunächst erst kurz über den Zweck meiner Untersuchung aufzuklären. Daß ich mich bemühte, freundlich mit den Mädchen umzugehen, brauche ich kaum zu erwähnen. Ich gab auch jeder beim Kommen und Gehen die Hand und redete sie mit „Fräulein" an, worauf ich einmal von einer Beschränkten die demütige Antwort erhielt: „Ich bin kein Fräulein." Oft begann ein gewisses Mißtrauen, sobald ich zu schreiben anfing; Einwände wie: „Schreiben dürfen Sie nicht", „das braucht doch nicht darin zu stehen, man macht sich doch nur darüber lustig", kamen vor, doch ließen sich diese leichten Widerstände meist mühelos überwinden. Nach der Bedeutung dieser Unterredung wurde wiederholt noch näher gefragt. Die eine sagte: „Wenn Sie das nicht müßten, täten Sie's auch nicht"; eine zweite meinte, sie möchte „nicht gern als irrsinnig hingestellt werden", und eine dritte sagte sehr richtig, man wolle wohl sehen, „wie ein Mensch so wird".

Ich ging an der Hand eines Fragebogens vor, den ich mir entworfen hatte, und der in ganz systematischer Weise alle möglichen Daten der Familie, der Belastung, der Kindheit und Schule, des Berufs, des Sexuallebens in ausführlicher Weise berücksichtigte, aber sehr viel Platz ließ zu einer völlig ungezwungenen, ausführlichen Vorgeschichte. Der Vordruck diente lediglich dem Zwecke, keine wichtigen Punkte unberührt zu lassen; es kann gleich hier gesagt werden, daß stets nach allem gefragt wurde, auch wenn die Lebensläufe nichts davon enthalten, in denen, um nicht zu ermüden, nur das Positive gegeben ist. Sorgfältig wurde auf möglichst wortgetreue Wiedergabe von charakteristischen Äußerungen und auf ausführliche Selbstschilderung der Persönlichkeit gesehen. Zuletzt kam eine ganz kurze Prüfung der Schulkenntnisse und der „Intelligenz". Ich machte, ähnlich anderen Untersuchern, die Erfahrung, daß auch Mädchen, die bei der Aufnahme der Vorgeschichte durchaus willig gewesen waren, diese letzte Prüfung äußerst ungern mitmachten, gelegentlich mit dem Hinweis, sie seien hier nicht in der Schule, sie seien keine kleinen Kinder mehr. In ganz vereinzelten Fällen mußte so auf die Prüfung verzichtet werden. Ich kann nicht sagen, daß ich das besonders schmerzlich empfand, da ich auf eine

„Intelligenzprüfung", wenn sie nicht in ganz konsequenter Weise durchgeführt wird, was Stunden und ungewöhnliche Geduld des Untersuchten in Anspruch nähme, doch nur ganz geringen Wert lege. Der allgemeine Eindruck, das intuitive Erfassen eines Menschen und das Studium seines Lebens vermögen ein sehr viel plastischeres Bild der intellektuellen Fähigkeiten und Möglichkeiten zu verschaffen, als derartige Fragen, deren Ergebnis oft auch durch Mangel an Sprachgewandtheit und Befangenheit gedrückt wird. Die Prüfung der Schulkenntnisse ist ebenfalls nur von geringem Werte, obschon ich nicht leugnen will, daß ihr Ausfall mitunter gute Illustrationen liefern kann. Stets ließ ich auch aus einer Zeitung vorlesen und wenigstens den Namen schreiben; leider sind die Schriftproben zu kurz, um im Sinne der Graphologie verwandt werden zu können. Die Ergebnisse dieser kurzen Prüfungen werden in den Lebensläufen nur ganz kurz gestreift; die Aufgaben waren im einzelnen folgende:

167 : 5   117—38   124 + 29   3 × 27.
Was ist mehr, ein Pfund oder ein Kilogramm?
Wie viel Meter hat ein Kilometer?
Was wird an Pfingsten gefeiert?
Ursprung und Mündung des Rheines?
Wie findet man Norden?
Nennen Sie die Erdteile!
Gegen wen kämpften wir im Jahre 1870?
Schlachten aus diesem Kriege?
Wer war Bismarck?
Wer macht die Gesetze?
Unterschied zwischen Fluß und Teich?
Unterschied zwischen Irrtum und Lüge?
Was ist schlimmer, stehlen oder töten?
Erklären Sie das Sprichwort: „Man soll den Tag nicht vor dem Abend loben"!
„Morgenstund' hat Gold im Mund"!
Was heißt „Dankbarkeit"? Was heißt „Treue"?
Bilden Sie einen Satz aus den Wörtern: „Wald — Körbe — Beeren — Kinder"!
Erkennen von Farben.

Ganz zuletzt kam eine körperliche Untersuchung, die sich nur auf das Allernotwendigste beschränkte und ohne Entkleidung geschah. Es wurde auf den allgemeinen Körperzustand und auf das Verhalten der Pupillen, der Augenbewegungen, der Gesichtsinnervation und der Patellarreflexe geachtet; diese Untersuchung geschah lediglich, damit keine Paralyse oder Lues cerebri übersehen würde. Gewiß wurden auffallende Degenerationszeichen oder Schädelbildungen auch vermerkt, doch wurde hierauf wenig Wert gelegt.

Von ganz anderer Bedeutung ist eine andere Seite der äußeren Erscheinung, die auch in der psychiatrischen Krankengeschichte zu sehr vernachlässigt wird. Ich meine die ganz unmedizinisch gemeinte Frage, wie ein Mensch aussieht. In zweierlei Richtung ist dies von Bedeutung, einmal im Sinne der Ausdruckspsychologie, denn wir erfassen in dem Gesichtsausdruck, in den Bewegungen das Wesen der dahinter stehenden Persönlichkeit. Ferner aber ist das Aussehen, das ein Mensch für sein Leben mitbekommen hat, von größter Bedeutung für sein Schicksal und für seine innere Entwicklung. Eng mit diesen beiden Seiten der äußeren Erscheinung hängt die Pflege des Körpers, vor allem der Hände, hängen die Umgangsformen, hängt endlich die Art der Frisur, des Sichkleidens, der Anbringung von Schmuck zusammen. Hier liegen wenig beachtete Kernpunkte verstehender Psychologie. Auch bei unseren Untersuchten durften sie nicht übersehen werden, und es bot einem eigenen Reiz, zu sehen, wie die einzelnen, je nach ihrer Persönlichkeit, die häßliche Anstaltskleidung durch Bänder im Haar, Ketten, Familienbroschen und ähnliches zu heben suchten. Die Schilderung aller dieser psychologisch so viel wichtigeren Dinge wurde daher nicht unterlassen, während der eigentliche „körperliche Befund" weniger Beachtung fand. Seine Verwertung im Sinne des Problems „Körperbau und Charakter" konnte nicht stattfinden; die Untersuchungen lagen lange vor der grundlegenden Arbeit Kretschmers[1]).

Gleich nach der Unterredung wurden die allgemeinen Eindrücke möglichst eingehend, farbig und lebendig niedergeschrieben. Das war schon deshalb notwendig, weil bei der großen Zahl der Untersuchten die einzelnen Bilder sich verwischen mußten. Der Gang der Zeitereignisse, der zwischen diese Untersuchungen und ihre Verwertung den Krieg legte, hat dieses Vorgehen nachträglich vollends als unumgänglich notwendig erwiesen. Es muß in diesem Zusammenhange zum erstenmal gesagt werden, daß in mehr als einer Hinsicht Pläne und Ziele der Arbeit durch äußere Umstände ungünstig beeinflußt wurden. So war ursprünglich beabsichtigt, die Zahl der Untersuchungen mindestens auf 100 zu bringen. Bis zum Sommer 1914 waren jedoch wenig über 70 Untersuchungen fertig, und es schien nicht ratsam, im Frühjahr 1919 wieder neu mit den Untersuchungen anzufangen, hauptsächlich deshalb, weil infolge der englischen Besetzung Kölns die ganzen Prostituiertenverhältnisse sich geändert hatten und das neue Material dem früheren nicht ohne weiteres vergleichbar gewesen wäre. Es würde zu weit führen, hier die Gründe für diese Veränderungen klarzulegen.

Nach der Unterredung begann die Heranziehung des weiteren objektiven Materials. An der Hand der Straflisten konnten die Gerichtsakten, an der Hand der eigenen Angaben der Mädchen Berichte von Schulen und Erziehungsanstalten herangezogen werden; auch bei Dienstherren erkundigte ich mich gelegentlich. Endlich brachten die Fürsorgeakten ein ungewöhnlich reiches Material über Familie, Vorleben und Persönlichkeit des früheren Zöglings. In all diesen Fällen ist es fast niemals vorgekommen, daß mehrmals oder vergeblich geschrieben wurde, und es ist so eine Fülle von Berichten aller Art zusammengekommen. Die Rücksicht auf die Mädchen veranlaßte mich, niemals der Heimatgemeinde selbst zu schreiben. In sehr vielen Fällen bestanden noch Beziehungen zwischen den Mädchen und ihren Angehörigen, die vielfach über deren Leben nicht unterrichtet schienen. In einzelnen Fällen äußerten diese Mädchen selbst die nicht immer ohne weiteres unglaubhafte Absicht, in die Heimat zurückzukehren; andere konnten diese Absicht vielleicht später einmal haben — jedenfalls glaubte ich kein Recht zu haben, hier irgend etwas zu stören.

Dieses objektive Material war ebenfalls bis zum Sommer 1914 größtenteils zusammengekommen. Nur ganz vereinzelt wurden nach dem Kriege noch Aktenstücke herangezogen, insbesondere Fürsorgeakten des Landeshaupt-

---

[1]) Körperbau und Charakter. Untersuchungen zum Konstitutionsproblem und zur Lehre von den Temperamenten. 5. u. 6. Aufl. Berlin 1926.

manns der Rheinprovinz. Die Studien sind nach der objektiven Seite hin möglichst vollkommen ausgebaut, nur die Ausdehnung der objektiven Erhebungen auf die Angehörigen der Untersuchten fehlt fast völlig. Wenn einzelne Lebensläufe arm an objektivem Material erscheinen, so liegt das stets daran, daß über die betreffende Prostituierte keine größeren und zahlreicheren Akten erwachsen waren.

Entsprechend den Grundsätzen der „Heidelberger Abhandlungen", die besonderen Nachdruck auf eine gründliche und kritische Wiedergabe des Materials legen, sind die 70 Lebensläufe nicht nur mit besonderer Sorgfalt ausgearbeitet, sondern auch ganz ausführlich wiedergegeben. In diesen Lebensläufen sehe ich den wichtigsten Teil meiner Arbeit. Eine Schilderung der Einzelschicksale kann von keiner Statistik jemals ersetzt werden. Ebensowenig wie es angeht, aus einem Einzelschicksal allgemeine Schlüsse zu ziehen, können allgemeine Untersuchungen, und seien es solche an Hunderten oder Tausenden, der Entwicklung eines einzelnen Menschenlebens jemals gerecht werden. So bringe ich im ersten Teil dieser Studien nebeneinandergereiht die 70 Lebensläufe; sie sind geordnet und gruppiert nach Typen, nach Charakteren, nach Gesichtspunkten, die zuvor eingehend auseinandergesetzt werden. Diese Lebensläufe bilden gewissermaßen den Längsschnitt der Untersuchungen; sie verfolgen die Schicksale der Einzelnen durch das ganze bisherige Leben. Anders verfährt der zweite Teil, der durch die verschiedenen Lebensabschnitte der Gesamtheit der 70 Personen Querschnitte legt und sie zusammenfassend behandelt.

Es erscheint ungerechtfertigt, an 70 Untersuchten Statistik zu treiben, und auch dieser zweite Teil will keine Statistik sein. Statistik erfordert sehr großes Material, und es ist wohl menschenunmöglich, an denselben Menschen Statistik und Psychologie zu treiben. Diese Studien treiben verstehende Psychologie. Statistischen Untersuchungen sind nur gewisse Seiten unseres Gegenstandes zugänglich, die meist schon bearbeitet wurden oder jederzeit mit Leichtigkeit bearbeitet werden können. Wenn jemand wissen will, mit wieviel Jahren durchschnittlich eine Prostituierte wegen Gewerbsunzucht zum erstenmal bestraft wird, so wird er das einwandfreier erfahren, wenn er 500 Aktenbündel aus der Registratur der Sittenabteilung einer Großstadt studiert, als wenn er nachsieht, wie sich in diesem Punkt die hier behandelten 70 Prostituierten verhalten. Wer aber könnte psychologisch diesen 500 Prostituierten gerecht werden? Wir treiben hier keine Statistik und verzichten vor allem grundsätzlich auf die Ausrechnung von Prozenten, da sie, ohne Angabe der wirklichen Werte in andere Arbeiten übernommen, nur zu Irrtümern und Schiefheiten führen können. Deshalb wird auch der zweite Teil dieser Studien diesen Querschnitt möglichst psychologisch und möglichst an der Hand der im ersten Teil aufgestellten Typen behandeln. Eine Verallgemeinerung der Ergebnisse ist auch deshalb wohl nur in beschränktem Maße erlaubt, weil die Typen der Dirnen etwa in Wien oder Berlin sicher etwas andere sind als in Köln. Es mag erwähnt werden, daß auch der gelegentliche Mangel an objektiven Tatsachen eine statistische Bearbeitung erschweren würde.

Es ist ohne weiteres verständlich, daß alle irgendwie feineren Motive eines Lebens niemals in objektiven Akten zu finden sind, und daß wir, wenn wir überhaupt etwas Derartiges über einen anderen Menschen erfahren können, wir das letzten Endes nur von ihm selbst erfahren können. Und häufig übersieht man, daß die „objektiven" Angaben zum großen Teil eben auch subjektive sind, und daß man in dem Glauben, das Subjektive auszuschalten, für das doch an allererster Stelle zuständige Subjekt nur ein anderes, ferner stehendes eingetauscht hat. Dies setzt die Tatsache, daß man aus Akten oft äußerst Wichtiges, etwa verschwiegene Bestrafungen, erfahren und auf Akten gestützt Widersprüche mit späteren Angaben richtigstellen kann, nicht herab. Ich habe aus den angeführten Gründen die „eigenen Angaben" ausführlich wiedergegeben. Der oft mögliche Vergleich dieser Angaben mit aktenmäßigen Belegen gab mir keine Veranlassung anzunehmen, daß Prostituierte besonders viel lügen. Es ist etwas ganz anderes, ob ein Mädchen lügt, um einer Strafe zu entgehen, oder ob sie, ruhig darüber befragt, ihren Lebenslauf bewußt in grober Weise entstellt. Gewiß kam auch dies vor, aber auch wenn die eigenen Angaben unrichtig sind, ist es doch psychologisch wertvoll, sie mit den objektiv festgelegten Begebenheiten vergleichen zu können, soweit dies möglich ist.

Es bedarf kaum der Erwähnung, daß diese Studien sich von einer Schilderung der Prostitutionsverhältnisse[1]) und vollends von jeder Stellungnahme zur Prostitutionsfrage fernhalten, doch mögen andere diese psychologischen Ergebnisse zur Behandlung praktischer Fragen, insbesondere der Stellung der Gewerbsunzucht im kommenden Strafgesetzbuch, verwerten. Die Arbeit legt sogar besonderen Wert darauf, sozialen und kriminalistischen Maßnahmen die nur aus kleinem Material zu gewinnenden psychologischen Unterlagen zu geben.

Auch aus der Literatur wurde nur das berücksichtigt, was sich auf die Psychologie und Psychopathologie der Prostituierten bezieht, im Grunde nur wenige Arbeiten. Die große Fülle der vorwissenschaftlichen Literatur dieses Gebietes konnte keine Erwähnung finden. Dabei wird nicht übersehen, daß namentlich die französische und russische schöne Literatur in einzelnen Arbeiten manches Wertvolle über die Psychologie der Dirne enthält.

---

[1]) Vgl. hierzu Zinsser, Die Prostitutionsverhältnisse der Stadt Köln. Monatsschr. f. Krim.-Psych. 3, (1907) 21.

Erster Teil.
Die Einzelschicksale und charakterologischen Typen.

Es ist hier nicht der Ort, ausführlich von Charakterologie zu handeln[1]). Wenn man eine konkrete Gruppe von Menschen charakterologisch einteilen will, kann man dies nach unendlich vielen Gesichtspunkten tun, genau so, wie man sie körperlich nach den allerverschiedensten Merkmalen, etwa Größe, Rasse, Körperbau, Haarfarbe und noch vielem mehr sortieren kann. Was für eine Einteilung man wählt, nach was man fragt, richtet sich nach der Aufgabe, d. h. die Gruppen und Untergruppen werden durch das Material nahe gelegt, ergeben sich aus seiner Anschauung. Ein solches System ist daher auch stets nur für eine bestimmte Aufgabe sinnvoll und brauchbar. Es hat einerseits das Material möglichst zu erschöpfen, das, auf was es ankommt, zu erfassen, und es hat ferner das Material in möglichst handliche und übersichtliche Gruppen aufzuteilen. Lediglich darauf kommt es uns auch hier an, nicht auf logische Exaktheit der Ordnung, die nur durch Anwendung sich ausschließender Gegensatzpaare erreicht werden kann, ein Vorgehen, das stets zu einer praktischen Unbrauchbarkeit führt. Denn zwischen den Gegensatzpolen liegt die Strecke der farblosen Mitte, der erfahrungsgemäß ein großer Teil der zu ordnenden Persönlichkeiten angehört.

Eine andere Möglichkeit charakterologischer Einteilung einer realen Gruppe von Menschen ist die, unter Verzicht auf ein System vergleichbarer Eigenschaften an der Hand der vorgefundenen Persönlichkeiten Idealtypen aufzustellen. So stellt man etwa die Typen der Haltlosen, Gemütlosen, Explosiblen, Sensitiven nebeneinander. So viele Vorteile diese Methode für die Charakterologie überhaupt haben mag, so wenig befriedigt sie, wenn man vor der Aufgabe der Einteilung einer wirklichen Gruppe von Menschen steht. Da diese idealtypischen Begriffe sich nicht ausschließen, hat man nur die Möglichkeit, nach dem Grundsatze „a potiori fit nominatio" zu verfahren, d. h. die einzelnen Menschen nach den an ihnen hervorstechendsten Eigenschaften einzureihen. War es bei einer charakterologisch systematischen Einteilung die farblose Mitte, so ist hier dies die schwache Stelle. Außerdem werden sich auch hier viele wenig charakteristische Persönlichkeiten finden, die man nicht ohne Zwang oder überhaupt nicht in einen der aufgestellten Idealtypen unterbringen kann.

Bei dem Versuch, die gegebenen 70 Prostituierten charakterologisch ein- und aufzuteilen, gehen wir rein induktiv vor. Es fielen zunächst zwei große Gruppen ins Auge: Die eine ist die der Ruhigen, Phlegmatischen, die andere

---

[1]) Vgl. dazu und zu allem Folgenden meine Arbeit: Die psychopathischen Persönlichkeiten. Leipzig-Wien 1923.

die der Unruhigen, Sanguinischen, wie man auch mitunter sagt, der Erethischen. Wir stehen hier auf dem Boden der Temperamentsunterschiede, und dies ist der erste Gesichtspunkt, nach dem wir unser Material durchsehen. Und zwar ist hier der Begriff Temperament scharf im Sinne von Klages[1]) gemeint, das heißt, das Temperament ist lediglich individueller „Reagibilitätsgrad", das Tempo, und darf nicht etwa mit Affizierbarkeit, Erlebnisintensität oder Stimmungsgrundlage verwechselt werden.

Die Unterabteilungen dieser zwei großen Gruppen, als deren erste der nicht weiter komplizierte einfach ruhige und der einfach unruhige Typus festgehalten werden muß, lassen sich wieder aus der praktischen Erfahrung gewinnen. Jeder, der mit Prostituierten zu tun hat, kennt den Typus, der sich durch Erregbarkeit, durch Explosivität auszeichnet. Dies sind die Mädchen, die als Fürsorgezöglinge wegen ihrer Schwierigkeit der Schrecken der Anstalten waren, die später als Prostituierte auf den dermatologischen Stationen dauernd in Konflikt mit der Ordnung und Disziplin kommen, und die mitunter nachts in die psychiatrischen Stadtasyle der Großstädte wegen Erregungszuständen, Zusammenstößen mit der Polizei, Schlägereien oder pathologischer Räusche eingeliefert werden. Wir bezeichnen diese Gruppe von Mädchen als die Explosiblen, und es leuchtet ohne weiteres ein, daß sowohl Ruhige wie Unruhige explosibel sein können.

Ganz anders ist eine zweite Unterabteilung, die wir als die aktiven Charaktere bezeichnen wollen. Das sind Menschen, die sich durch eine besondere Geschlossenheit und Zielstrebigkeit des Willens auszeichnen, die sich weder wie die Explosibeln durch Erlebnisse zu vorschnellen Kurzschlußhandlungen hinreißen, noch durch innere Schwierigkeiten und Hemmungen in ihren Absichten und Zielen beirrt werden. Diese Aktiven neigen bei entsprechender antisozialer Grundrichtung am meisten zum Verbrechen, wenn sich das auch zahlenmäßig vielleicht nicht ausprägt, da passivere Naturen, zu kriminellen Handlungen geschoben und verführt, trotz ihrer passiven Rolle eine längere Strafliste haben können, als die vorsichtigeren und geschickteren Aktiven. Auch diese aktiven Naturen finden wir unter den Ruhigen und Unruhigen.

Eine dritte Gruppe, die wir als die Gruppe der Sensitiven bezeichnen wollen, besteht nun eben aus jenen Menschen mit inneren Schwierigkeiten, aus weichen, nachdenklichen, grüblerischen, zaghaften und oft ethisch feinfühligen Naturen. Da wir Prostituierte untersuchen, ist es uns wahrscheinlich, daß wir es bei der Gruppe der Sensitiven weniger mit ausgeprägt sensitiven Charakteren als mit Menschen mit sensitiven Zügen zu tun haben werden.

Es liegt nahe, diese drei Typen mit den drei Reaktionsformen zu vergleichen, die Kretschmer[2]) herausgehoben hat. Er stellt den primitiven, expansiven und sensitiven Reaktionstyp als vergleichbare Größen nebeneinander. Es würde aber zu weit führen, hier seine Betrachtungsweise einer Kritik zu unterziehen oder auch nur zu begründen, warum auch seine Benennungen zum Teil vermieden wurden.

---

[1]) Prinzipien der Charakterologie. 3. Aufl. Leipzig 1921.
[2]) Der sensitive Beziehungswahn. Ein Beitrag zur psychiatrischen Charakterlehre. Berlin 1918.

Wir könnten uns mit der Durchforschung des Materials nach diesen zwei Gesichtspunkten begnügen, doch scheint uns noch ein dritter Gesichtspunkt, vor allem wegen seiner großen sozialen Bedeutung, wichtig, nämlich die Frage nach etwa bestehenden Intelligenzdefekten. Wir werden immer auch festzustellen suchen, ob es sich um kluge, mittelbegabte, beschränkte, schwachsinnige, idiotische Menschen handelt, und deshalb noch eine weitere Untergruppe einführen. Daß es im Einzelfalle manchmal willkürlich ist, ob man schon von Schwachsinn reden will, versteht sich von selbst. In unseren Fällen wurde das Urteil auf Grund aller in Betracht kommender objektiver und subjektiver Tatsachen festgelegt. Der Begriff ist eher noch zu eng als zu weit gefaßt worden. Im ganzen wurden 38 Mädchen als mehr oder weniger schwachsinnig beurteilt.

Auch in der hier entworfenen Ordnung, die ihre Obergruppe nach der ersten der oben angeführten möglichen charakterologischen Methoden, ihre erste Untergruppe nach der zweiten Methode aufstellt, sind die Mängel beider vorhanden. Die Gegensätze Ruhig — Unruhig lassen eine farblose Mitte übrig, d. h., man wird bei den wenig ausgesprochenen Temperamenten nicht recht sicher sein, welchem der beiden Pole man sie anpassen soll und wohl dazu neigen, mehr Ruhige zu finden. Und die Untergruppen der Explosiblen, Aktiven, Sensitiven sind keine sich ausschließenden Gegensätze und lassen, zum Teil wenigstens, Mischungen zu, denn es kann jemand explosibel und aktiv, sensitiv und explosibel sein. So ist man hier gezwungen, nach dem hervorstechendsten Charakterzug einzuordnen.

Trotz dieser allen derartigen Versuchen eigenen Schwächen gelang es mit dem entworfenen System ziemlich befriedigend und ohne großen Zwang, die Masse der 70 Persönlichkeiten charakterologisch zu zerlegen.

Es hat sich nun gezeigt, daß nicht alle der theoretisch gegebenen 16 Typen auch praktisch vorkamen. Es wird uns nicht wundern, daß wir weder „Sensitive Ruhige mit Schwachsinn" noch „Sensitive Unruhige", noch vollends „Sensitive Unruhige mit Schwachsinn" gefunden haben. Dagegen ist das Fehlen von „Aktiven Unruhigen mit Schwachsinn", als deren Vertreterin die letzte der „Aktiven Unruhigen" zur Not hätte gelten können, wohl ein Zufall.

Die tatsächlich vertretenen charakterologischen Gruppen, die wir nun im einzelnen besprechen, und ihre Zahlen sind folgende:

    1. Einfach Ruhige 9
    2. Ruhige mit Schwachsinn 24
    3. Explosible Ruhige 6
    4. Explosible Ruhige mit Schwachsinn 2
    5. Aktive Ruhige 2
    6. Aktive Ruhige mit Schwachsinn 1
    7. Sensitive Ruhige 4
    8. Einfach Unruhige 6
    9. Unruhige mit Schwachsinn 9
  10. Explosible Unruhige 1
  11. Explosible Unruhige mit Schwachsinn 2
  12. Aktive Unruhige 4

Die Anordnung innerhalb der einzelnen Gruppen erfolgte so, daß die am meisten typischen Persönlichkeiten vorangestellt wurden. Der Übergang zu der schwachsinnigen Untergruppe ist kein scharfer. Auch die letzten Glieder der vorhergehenden Reihe sind mitunter schon etwas beschränkt. Die Ordnung der Schwachsinnigen geschah dann durch weitere Steigerung, so daß in diesen Gruppen von Person zu Person der Schwachsinn zunimmt, soweit man überhaupt vergleichen kann.

Eine charakterologische Einteilung von Prostituierten ist bisher nie versucht worden. Die bisherigen, später noch zu referierenden Einteilungen sind psychiatrischer Art. Sie stellen in noch weit höherem Grade, als dies eine idealtypische charakterologische Einteilung täte, Unvergleichbares nebeneinander, wie Paralyse, Alkoholismus, Psychopathie, oder Begriffe, die sich zum mindesten komplizieren können, wie Imbezillität und Hysterie, um zum Schluß einen sehr großen Rest von „Normalen" zu behalten. Es braucht kaum erwähnt zu werden, daß wir in einer charakterologischen Ordnung auf die wenigen Fälle, die den Verdacht einer Lues cerebri nahelegten, und auf den Alkoholismus keine Rücksicht nehmen konnten. Eine von jeher schwer schwachsinnige Epileptische von ruhigem Temperament war zu den Ruhigen mit Schwachsinn zu zählen. Dahin gehörten charakterologisch auch, ohne daß das an sich hätte sein müssen, die zwei schizophren Defekten. Naturgemäß ist das ganze Material durchsetzt mit psychopathischen Persönlichkeiten, in denen wir nichts anderes sehen, als Vergröberungen von Charakteren. Einzelne, wie die Explosiblen, liegen auf den Linien unserer Einteilung, während andere, wie etwa die Gemütlosen und Pseudologischen, nicht von ihnen getroffen werden.

1. Einfach Ruhige.

1. Maria Kovac[1]).

Geboren 20. 6. 1893 in einem großen Dorf im Kreise Dortmund, katholisch, bei der Untersuchung, 1. 7. 1913, 20 Jahre alt.

Eigene Angaben.

Die Eltern seien „einfältige Leute, die nichts vom Leben wissen, dumme Bauersleute". Der Vater sei Bergmann, die Mutter sei vor der Verheiratung Dienstmädchen gewesen. Die Vermögensverhältnisse seien ordentlich gewesen, das Familienleben gut. Sie sei das älteste von 2 Geschwistern; das Verhältnis zu den Eltern sei gut, denn die glaubten, sie sei hier in Stellung. Sie sei daheim aufgewachsen und immer gesund gewesen. Sie habe bis zum 14. Jahre die katholische Volksschule ihres Dorfes besucht, sei nie sitzen geblieben, habe gute Zeugnisse gehabt, auch nie Streiche gemacht und am liebsten Geographie getrieben. Nach der Schule sei sie $1/2$ Jahr zu Hause in ein Spezereigeschäft gegangen, dann $1 1/2$ Jahre in ein anderes, ebenfalls ganz in der Nähe der Heimat, so daß sie sonntags habe zu Haus sein können. In dieser Zeit, zwischen dem 15. und 16. Jahr, habe sie ein freundschaftliches Verhältnis mit einem 17jährigen Bureaugehilfen gehabt. Nachdem sie sich $3/4$ Jahr lang gekannt hätten, hätten sie auf einer Wiese Verkehr gehabt, als er sie einmal sonntags zum Bahnhof begleitet habe. Sie habe große Furcht gehabt, schwanger zu sein, aber noch $1/2$ Jahr lang mit ihm verkehrt. Sie habe dann in der nahen Stadt Buchführung gelernt. In dieser Zeit sei sie von einer Kollegin verleitet worden, abends mit ihr in Cafés zu gehen. Schon mit etwa 17 Jahren habe sie dann öfters einen nach Hause ge-

---

[1]) Sämtliche Personennamen sind natürlich Decknamen, ebenso die Ortsnamen, abgesehen von denen ganz großer Städte. Auch die Daten wurden zum Teil geändert.

nommen, aber ohne Bezahlung. Sie habe den Eltern immer gesagt, sie sei im Geschäft, und dem Chef, sie sei zu Hause. Sie sei dann daheim Verkäuferin geworden. Mit 18 Jahren habe sie schon gelegentlich in Animierkneipen verkehrt und Geld genommen. Schließlich sei sie auch tagsüber nicht mehr ins Geschäft gegangen. Sie habe sich ihrer Freiheit gefreut und viel getrunken. Wegen all dieser Dinge habe es zu Hause viel Streit mit den Eltern gegeben, die im Grunde sehr streng zu ihr gewesen seien.

Mit 18 Jahren sei sie zusammen mit einer Schulfreundin, einer Kellnerin, nach Trier gefahren, wo sie 8 Wochen in einem Restaurant gewesen sei. Die Eltern hätten ihr das heimliche Weggehen verziehen, weil sie geglaubt hätten, sie sei dort in einer anständigen Stelle. Dann sei sie nach Saarbrücken und dort in verschiedenen Stellen als Kellnerin gewesen, doch habe sie nebenher immer schon Geld genommen. 5 Wochen sei sie dann auch in Zweibrücken gewesen, wo sie eine Unzuchtstrafe von 5 Tagen bekommen habe und auch geschlechtskrank ins Krankenhaus gekommen sei. Dann sei sie nach Dortmund und wenige Tage darauf nach Bochum gefahren, wo sie Kontrolle geholt habe, um mehr Geld zu verdienen. 14 Tage sei sie in Bochum in einem Bordell gewesen und dann nach Düsseldorf, weil der Arzt ihr mit dem Krankenhaus gedroht habe. Nach etwa 1jährigem Aufenthalt, vor etwa 3 Monaten, sei sie wegen 8 Tagen Haft nach Köln, wolle aber wegen der strengen Kontrolle wieder nach Düsseldorf zurück.

Es habe ihr eigentlich immer gefallen, nur ganz im Anfang habe sie sich manchmal Vorwürfe gemacht, aber nur wegen der Eltern. Sie habe das Leben immer sehr leicht genommen und sich nie viel Gedanken gemacht. Sie sei sehr empfindlich, leicht gekränkt, jähzornig und mit der Zeit nervös und schreckhaft geworden. Sie sei sehr gesellig und habe es gern, wenn es laut und wild um sie herum zugehe. Sie rauche bis 30 Zigaretten am Tag, trinke ziemlich viel und sei etwa zweimal in der Woche betrunken. Im Rausch sei sie immer traurig, weine gleich anfangs, denke immer an ihr Verhältnis und meine, er sei ihr untreu. Schuld an ihrem Leben sei ihr Leichtsinn, sie habe sich beschwätzen lassen; zum zweitenmal würde sie doch solide bleiben, „man hat doch allerlei Unannehmlichkeiten". Auch die Eitelkeit sei schuld, sie habe schon als Kind hoch hinaus gewollt. Sie habe immer alles Geld für Kleider ausgegeben und habe so gar nichts gespart.

Sie habe immer sehr viel Freude am Verkehr gehabt, aber nur wenn Sympathie vorhanden sei. Sie lasse sich gerne schlagen, „ich habe immer schon für Strenge geschwärmt". Auch ihr jetziges Verhältnis, ein Kaufmann, mit dem sie ein Jahr gehe, und der sie heiraten wolle, sei Sadist; er sei der erste, den sie wirklich gern habe. Sie mache Zank und Streit mit ihm, bloß damit er sie schlage; es dürfe schon ziemlich weh tun. Von anderen lasse sie sich nicht gerne schlagen. Ab und zu habe sie Mädchenverkehr lieber, doch habe sie das erst hier gelernt durch das Vormachen im Salon; dann habe sie Freude daran bekommen. Sie lese gern perverse Bücher, in denen geschlagen würde, sonst lese sie wenig.

Befund.

Sie ist ein kleines, dickes Mädchen. Sie erkundigt sich nach dem Zweck der Untersuchung und erzählt ruhig und willig ohne lang gedrängt werden zu müssen. Ihre Angaben machen einen durchaus glaubwürdigen Eindruck; sie sucht nichts zu verheimlichen, erzählt auch von ihren Strafen ganz von selbst. Die Schilderungen sind oft sehr anschaulich. Ohne Scheu berichtet sie von ihren sexuellen Erlebnissen. Man hat den Eindruck, daß das Sexuelle eine große Rolle bei ihr spielt. Sie ist ihren Antworten nach sicher nicht schwachsinnig. Ihre ruhige, fast phlegmatische Art will wenig zu den Angaben stimmen, daß sie das Laute und Wilde liebe. Sie zeigt bei der Unterhaltung keine besondere Erregbarkeit. Sie erscheint gutartig, freundlich und phantasiearm. Die Prüfung der Schulkenntnisse und der Intelligenz hat sehr gute Ergebnisse; sie hat eine ausgezeichnete Schrift und schreibt auch orthographisch tadellos.

Objektives.

Der Vater ist Pole, die Mutter Deutsche. Die Schule schreibt: „Die Kovac ist eine gute Schülerin gewesen. Ihr Betragen und Fleiß waren gut, ihr Schulbesuch war regelmäßig. Ihre Kenntnisse und Fertigkeiten in sämtlichen Haupt- und Nebenfächern waren gut."

Aus den Polizeiakten geht hervor, daß sie zum erstenmal am 14. Juli 1911, also mit 18 Jahren, vom Amtsgericht Zweibrücken wegen gewerbsmäßiger Unzucht mit 5 Tagen Haft bestraft wurde, dann vom 17. 7. bis zum 5. 8. 1912 in Bochum und von da ab bis zum 1. 4. 1913 in Düsseldorf unter Kontrolle stand. Es liegen die Akten des Amtsgerichts Düsseldorf von 2 Unzuchtsstrafen aus Oktober und November 1912 vor. Es handelt sich um 6 und 4 Tage Haft, lediglich wegen Betretens verbotener Straßen und Plätze. Am 4. 4. 1913 bat sie in Köln um Kontrolle. Die Heimatspolizei berichtete, der Vater sei Pole, Vermögen sei nicht da, die Tochter stehe nicht „in bestem Rufe" und sei „in sittlicher Beziehung nicht einwandfrei".

2. Margarete Albrecht.

Geboren 3. 9. 1887 in Wiesbaden, evangelisch, bei der Untersuchung, 17. 2. 1914, 26 Jahre alt.

Eigene Angaben.

Der Vater sei ursprünglich Lehrer gewesen und später Schriftsetzer; er sei ein aufgeregter Mann gewesen und, wie sie etwa 9 Jahre gewesen sei, an Leberkrebs gestorben. Die Mutter habe ein Konfektionsgeschäft gehabt und sei bald nach dem Vater gestorben. Sie sei das älteste von 2 Kindern; der Bruder sei vor nicht langer Zeit an einer Blutvergiftung gestorben, die er sich bei der Marine zugezogen habe. Er sei Bautechniker gewesen, ruhig und solid, „das Gegenteil" von ihr. Die Verhältnisse seien recht gut gewesen. Sie sei nach dem Tod ihrer Eltern mit ihrem Bruder zusammen nach Leipzig gekommen, zur Mutter des Vaters, einer Rechtsanwaltswitwe. Die Verhältnisse bei der Großmutter, die mit den unverheirateten Geschwistern ihres Vaters zusammen gelebt habe, seien sehr gut gewesen. Sie habe nie etwas tun müssen, habe als Kind den ganzen Tag gelesen und sei wenig auf die Straße und zu andern gekommen. Sie sei ein eigenes, schwer erziehbares Kind gewesen. Mit 12 Jahren sei sie nach Minden zu der ledigen Schwester ihrer Mutter gekommen, bei der sie den Rest ihrer Schulzeit verbracht habe. Sie habe eine Mittelschule besucht und ganz gut gelernt, nur schlecht rechnen können; am liebsten habe sie Physik und Französisch getrieben. Sie sei aber etwas „flattrig" gewesen. Mit etwa 14 Jahren sei sie zur Ausbildung in ein Kinderheim gekommen, wo sie $1^{1}/_{2}$ Jahre, zuerst bei den größeren Kindern, gewesen sei. Dann habe sie Gelenkrheumatismus bekommen und sei $^3/_4$ Jahr bei ihrem Vormund, einem Bahnbeamten und Bruder der Mutter, gewesen, darauf als Kinderfräulein in Oeynhausen bei einem Fabrikdirektor. Dort sei sie weggegangen, weil sie ein junger Mann belästigt habe. Sie sei als Kindermädchen nach Dortmund zu jüdischen Kaufleuten und dann während eines Aufenthaltes mit den Kindern ihrer Herrschaft bei deren Großeltern in Berlin an „Hautrheumatismus mit roten Flecken" erkrankt. Sie sei mehrere Wochen im Krankenhaus gewesen und dann noch in einem Bad und darauf wieder nach Minden, wo sie in einem Kurzwarengeschäft gearbeitet habe. Die Familie sei nie gut auf sie zu sprechen gewesen, weil sie ihre Stellen so rasch gewechselt und nirgends ausgehalten habe.

Mit etwa 19 Jahren habe sie in Minden bei einem Bierkonzert einen Oberkellner kennen gelernt, den sie dann gelegentlich getroffen habe. Bei einem Ausflug nach Oeynhausen hätten sie verkehrt, er habe sie „mehr überredet als gezwungen". Er sei dann weg, und sie sei ihm nach Köln nachgereist. Sie hätten noch 3 Monate zusammen gelebt, und sie sei schwanger geworden. Sie sei noch einige Monate als Mädchen für alles in Elberfeld und als Zimmermädchen in Köln gewesen und habe sich, als sie mit 21 Jahren das Erbe ihrer Eltern, 1800 Mark, bekommen habe, eine Wohnung eingerichtet. Sie sei dann in Köln niedergekommen. Der Mann, der sie sicher geheiratet hätte, sei, wie das Kind 3 Tage gezählt habe, am Gehirnschlag und das Kind nach 2 Monaten an Krämpfen gestorben. Der Tod des Kindes sei ihr sehr nahe gegangen, sie habe ihm im Grunde mehr an ihm gehangen als an seinem Vater. Nachher sei sie ganz einsam gewesen, habe für ein Geschäft genäht, sei nie ausgegangen und nie mit einem Mann zusammengekommen.

„Mehr aus Langeweile" habe sie sich dann mit etwa 23 Jahren an einen jungen Bäcker angeschlossen und einige Zeitlang mit ihm ein Verhältnis gehabt. Wegen Streitigkeiten, die sie, um ihn los zu werden, provoziert habe, hätten sie sich getrennt. Sie habe ihre Möbel verkauft und sei nach Düsseldorf gefahren, wo sie in ein Stift gegangen' sei. Der Vormund habe geschrieben, man solle sie dort festhalten, sie sei aber nach 14 Tagen mit einer Kontrollierten aus Hamburg, die sie dort habe kennen gelernt, während der Kirche „getürmt" und mit der nach Köln gefahren, wo sie ganz abgebrannt angekommen sei. Eine ihr von früher her bekannte Putzfrau habe ihr die Adresse eines Hauses vermittelt. Viermal sei sie gefischt worden, dann habe sie zwangsweise Kontrolle bekommen. Seither sei sie hier, habe jedoch mehrmals das Haus gewechselt.

Schuld sei „'s Geld, 's bequeme Leben; ich war nie an Arbeiten gewöhnt". Wenn sie früher schon gewußt hätte, wie man Geld verdienen könne, wäre sie schon früher unter Kontrolle gegangen. Es habe ihr im allgemeinen gut gefallen, nur „in der Blech" habe sie gelegentlich bereut.

Sie sei immer lustig, nur im Krankenhaus und in der Haft gelegentlich traurig; „wenn man Zeit hat". Sie rege sich leicht auf; wenn man sie ärgere, könne sie losschlagen; wenn man sie in Ruhe lasse, sei sie ruhig. Sie sei nicht übertrieben eitel und sparsam bis geizig. Sie halte noch was auf die Kirche, gehe mit ihrer Freundin sehr oft in die Messe, bete den Rosenkranz. Die katholische Kirche gefalle ihr viel besser als die evangelische; es sei doch einerlei. Sie lese gern, „wenn ich was Ordentliches habe, keinen Schund", z. B. Ben Hur, auch Gedichte von Schiller. Sie gehe auch gern in die Oper, aber nur in ernste Sachen. Zum Handarbeiten habe sie wenig Ausdauer. Sie trinke kaum, sei selten betrunken, werde dann ausgelassen. Sie rauche gar nicht.

Geschlechtlich sei sie nie sehr erregbar gewesen, nur beim Vater ihres Kindes habe sie etwas Empfindung gehabt, später niemals mehr. Sie habe immer gerne geschlagen und gebissen und schon als Kind sehr lebhafte Mädchenfreundschaften gehabt, doch sei das erst nachdem sie unter Kontrolle gekommen sei, wirklich zum Ausbruch gekommen. Schon damals habe sie ihre jetzige Freundin kennen gelernt, mit der sie zusammenlebe. Die andere sei lebhafter, energischer, lustiger („geht lieber zum Millowitsch als in die Oper") und spiele in allem den Mann. Schon 3 Jahre dauere jetzt dieses Verhältnis. „Ich häng' an dem Mädel mehr als damals an dem Mann". An Männern finde sie gar nichts mehr: „ich könnt' mir gar kein Leben vorstellen mit einem Mann". Wahrscheinlich sei das angeboren.

Befund.

Das kleine, schwindsüchtig aussehende Mädchen hat ein roh geschnittenes Gesicht. Sie ist bescheiden, willig und unterhält sich ganz verständig, macht auch einen ganz gescheiten Eindruck. Sie erzählt glaubhaft und sachlich, scheut sich auch gar nicht und zeigt eine ganz gleichmäßige Stimmung. Bei der Erörterung ihres Freundschaftsverhältnisses wird sie leicht sentimental; sie spricht von ihrer Freundin wie die Braut vom Bräutigam. Die Prüfung der Schulkenntnisse und der Intelligenz hat gute Ergebnisse.

Objektives.

Über ihre Schulzeit war nichts zu erfahren. Jenes Kinderheim schreibt über sie: „Sie war 1905 einige Monate bei uns als Schulgehilfin tätig. Sie erwies sich für diese Arbeit als ungeeignet und ging deshalb, auch weil sie einige Wochen bei uns krank lag, nach Hause zurück."

Nach dem über das verstorbene Kind in einem Kölner Krankenhaus geführten Krankenblatt ist dieses am 22. Dezember 1908 geboren und am 19. Februar 1909 gestorben. Die Diagnose war „Ernährungsstörung (Atrophie)". Auch in diesem Krankenblatt wird vermerkt, daß die Mutter oft an Gelenkrheumatismus litt und der Vater ganz kurz vorher nach dreitägigem Krankenlager an „Gehirnleiden" gestorben war.

Nach den Polizeiakten wurde die Abrecht Ende April 1911, also mit 23 Jahren, zum erstenmal aufgegriffen. Sie gab an, die letzten 7 Wochen in Düsseldorf in einem Zufluchtshaus und vorher in Köln Näherin gewesen zu sein. Die Polizei Wiesbaden berichtete, daß die Albrecht im Januar 1897 von dort nach Leipzig verzogen und nicht bestraft sei. Man konnte ihr damals nichts nachweisen, doch bat sie, nachdem sie anfangs Mai 1911 wieder verhaftet worden war, um Kontrolle, die ihr am 13. Mai 1911 gewährt wurde. Außer zweimaligem Vermerk über Verhaftung wegen S.-P.-Ü., achtmaliger Einweisung ins Krankenhaus, mehrmaligem Wohnungswechsel und häufiger Abmeldung auf Reisen enthalten die Akten nichts Bemerkenswertes.

3. Gertrud Spahl.

Geboren 10. 2. 1889 in einem Dorf mit Fabrikbevölkerung im Kreise Solingen, katholisch, bei der Untersuchung, 10. 2. 1913, 24 Jahre alt.

Eigene Angaben.

Der Vater sei Fabrikarbeiter, die Mutter sei an Tuberkulose gestorben, wie sie 3 Jahre gewesen sei. Sie sei das älteste von 2 Geschwistern, doch habe ihre Mutter 4 Kinder in die Ehe mitgebracht. Bevor der Vater sich wieder verheiratet habe, sei die Großmutter bei ihnen gewesen. Mit 10 Jahren habe sie eine Stiefmutter bekommen. Aus dieser zweiten Ehe des Vaters stammten 3 Kinder. Das Familienleben sei gut gewesen, sie hätten auch keine Not gehabt. Sie habe die Volksschule ihres Dorfes bis zum 14. Jahre besucht, sei immer unter den ersten gewesen, habe aber viele Streiche gemacht. Sie sei „eine ganz Wilde" gewesen, „den ganzen Tag draußen". Mit der Stiefmutter, die ein Kolonialwarengeschäft betrieben habe, habe es manchmal Reibereien gegeben. Nach der Schule sei sie in einer Kölner Krippe gewesen, um Kinderpflege zu erlernen, nach einem Vierteljahr habe sie die Stiefmutter geholt, da es ihr nicht gefallen habe, weil die Leiterin so aufgeregt gewesen sei. Sie sei dann nach Barmen zu einer verheirateten Stiefschwester gekommen, die auch ein Kolonialwarengeschäft gehabt habe und habe sich ein Jahr lang dort beschäftigt. Mit 17 Jahren sei sie in eine Kölner Kochschule, ein halbes Jahr darauf zum Servieren in einen Frauenklub gegangen. In dieser Zeit habe sie ihr erstes Verhältnis gehabt; es sei ein Schulfreund gewesen, mit dem sie seit dem 13. Jahre befreundet gewesen sei, aber nur heimlich, „weil er evangelisch war". Er sei dann, nachdem sie sich 2 Jahre nicht gesehen hätten, zu ihr nach Köln gekommen; an einem Sonntag seien sie in den Edengarten zum Tanzen gegangen; sie sei ziemlich betrunken gewesen. Im Hausgang habe sie sich erst noch gewehrt; er habe sie aber dann doch gekriegt; es habe sehr weh getan. Sie habe Angst gehabt, sie könnte schwanger werden und nach dem dritten Verkehr sei sie es auch geworden. Er habe sie heiraten wollen, aber ihre Eltern hätten's nicht zugegeben, weil er evangelisch gewesen sei. Er habe dann nichts für das Kind zahlen wollen, sei aber verurteilt worden. Sonst habe sie, bis sie auf die Straße gegangen sei, nie ein Verhältnis gehabt. Aus dem Frauenklub sei sie damals wegen Schwangerschaft weggekommen. Sie sei bis zum 6. Monate zu Hause gewesen, dann habe man es gemerkt und sie zu der Schwester nach Barmen getan. Im Mai 1909 habe sie dort einen gesunden Jungen geboren, der jetzt zu Hause bei ihren Eltern sei. Sie sei ½ Jahr zu Hause und als Stütze der Hausfrau in einer Stelle im heimatlichen Dorfe gewesen, aber nach einem Jahr weggegangen, „weil ich gern nach Köln wollte — ich war so lebenslustig, Herr Doktor, und dort war nicht viel los". Sie sei zuerst einen Monat in Köln-Lindenthal in Stellung gewesen, doch sei die Dame ihr zu nervös gewesen. Eines Sonntags habe sie im Edengarten ein Mädchen kennen gelernt, das sie verleitet habe, mit ihr auf die Straße zu gehen. Nach einem Vierteljahr habe sie der Vater suchen lassen. Gerade vorher habe sie noch 14 Tage Haft bekommen. Der Vater habe sie wieder nach Barmen zur Schwester getan, weil er sie nicht habe daheim haben wollen. Nach einem Vierteljahr sei sie wieder nach Köln zurückgekehrt wegen Streitigkeiten mit der Schwester, von der sie sich nichts habe sage lassen wollen, und habe dann in Köln für sich gewohnt. Sie sei im Juli 1910 unter Kontrolle gekommen. Sie sei damals schwanger gewesen und habe kurz darauf ein totes Kind geboren, ebenso vor einem Vierteljahr.

Sie sei immer leichtsinnig gewesen, habe das Leben nie schwer genommen, sei immer gleich gut gestimmt, mache sich über nichts Gedanken, „ich bin genau so wie mein Vater, der kann sich auch über nichts aufregen". Freundinnen habe sie wenig. Sie lese viele Romane, aber nur solche, „wo sie sich kriegen". Sie trinke nicht, sei kaum einmal in ihrem Leben betrunken gewesen. Sie sei stets zufrieden; wenn sie traurig werden wolle, gehe sie ins Kino. Sie sei noch gläubig, gehe aber nicht in die Kirche, weil sie das bei diesem Lebenswandel für Hohn halte. Sie sei sehr eitel, wolle immer etwas Neues haben und habe große Freude daran. Obschon sie nicht ängstlich sei, müsse sie jeden Abend unter das Bett und in den Schrank sehen, ob nicht jemand da wäre. Auch müsse sie immer wieder nachsehen, ob das Licht gelöscht und die Türe verschlossen sei. Auch in den ersten Tagen ihres jetzigen Lebens habe sie nie daran gedacht, sich zu schämen oder gar eine Stelle anzunehmen. Seit 2 Jahren kenne sie einen Kellner, der sie immer heiraten wolle, in den nächsten Monaten tue er das vielleicht auch, aber „man ist nur einmal jung". Der Verkehr mache ihr nur mit einem Freunde Vergnügen, sonst absolut nicht.

Befund.

Sie ist ein rothaariges, recht gut aussehendes Mädchen, das in ihren Ausdrücken, ihrem Benehmen und ihren Umgangsformen durchaus anständig ist und sich bescheiden und ruhig verhält. Sie erzählt sehr klar und willig, freut sich sichtlich, sich unterhalten zu können, faßt vorzüglich auf, versteht alles vollkommen, erscheint recht intelligent. Sie behält immer dieselbe Ruhe. Häufig betont sie, sie sei furchtbar leichtsinnig, doch hat man nicht einmal so sehr den Eindruck. Die Prüfung der Schulkenntnisse und der Intelligenz ergibt recht ordentliche Ergebnisse.

Objektives.

Der ehemalige Lehrer teilt mit, daß er „über deren Betragen und Fleiß während der Schulzeit nicht klagen konnte". Ihre Leistungen waren nur befriedigend. „War sie körperlich stark entwickelt, so meine ich dementsprechend eine gewisse geistige Festigkeit entbehrt zu haben."

Aus den Polizeiakten geht nur hervor, daß sie mit 20 Jahren, im November 1909, in Köln zum ersten Male wegen gewerbsmäßiger Unzucht festgenommen wurde. Sie gab damals an: „Vor 4 Wochen habe ich mich heimlich aus dem Elternhaus entfernt und habe während dieser Zeit hier heimlich Gewerbsunzucht getrieben." Ermittlungen bei der Heimatsgemeinde ergaben, „die Eltern der Spahl besitzen ein Haus, worauf jedoch Schulden lasten. Die Spahl hat einmal unehelich geboren und ist die Führung in sittlicher Beziehung keine gute". Im Juli 1910 wurde sie wieder aufgegriffen. Sie gab zu, seit 5 Monaten in Köln der Unzucht nachzugehen und bat um Kontrolle, der sie am 22. 7. 1910, also mit 21 Jahren, unterstellt wurde. 2 Monate darauf mußte sie in eine Entbindungsanstalt, ebenso im November 1912. Sie wurde viermal wegen Gonorrhöe und Lues ins Krankenhaus eingewiesen und fünfmal wegen S.-P.-Ü. verhaftet. Die Akten enthalten verschiedene Briefe von ihr, die teils sehr gewandt, teils sehr schlecht geschrieben sind und nicht alle von ihr stammen können.

4. Berta Bauer.

Geboren 6. 2. 1891 in einer Fabrikstadt in Westfalen, evangelisch, bei der Untersuchung, 16. 1. 1914, 22 Jahre alt.

Eigene Angaben.

Der Vater sei Postschaffner gewesen und vor 7 Jahren an einer Lungenentzündung gestorben. Die Mutter sei früher als Köchin in Stellung gewesen. Sie hätten vom Großvater väterlicherseits ein Haus geerbt und ordentlich zu Leben gehabt. Die Eltern hätten sich gut gestanden. Sie sei das erste unter 4 Geschwistern; ein Bruder sei Schreiber, zwei Schwestern seien zu Hause, eine habe als kleines Kind Krämpfe gehabt. Sie schreibe noch häufig der Mutter; die glaube, sie sei hier in Stellung. Sie sei zu Hause aufgewachsen und habe, da der Vater mehrfach versetzt worden sei, verschiedene ländliche Volksschulen besucht, in denen sie „sehr gut" gelernt habe, am liebsten Rechnen. Sie sei als Kind viel krank gewesen, habe geschwollene Drüsen und Augenleiden gehabt und sei mehrfach in der Bonner Augenklinik behandelt worden. Wie sie etwa 15 Jahre gewesen sei, sei der Vater gestorben, und sie seien an ihren Geburtsort zurückgezogen. Sie sei nach der Schule ein Jahr als Verkäuferin in ein Warenhaus gegangen und habe daneben eine kaufmännische Fortbildungsschule besucht. Dann sei sie nach Hause, um der Mutter in dem eigenen Hause zu helfen. Mit 17 Jahren sei sie nach Euskirchen zu sehr strengen alten Leuten in eine Konditorei gekommen. Sie sei nach 1½ Jahren im Streit gegangen, weil man ihr einmal nicht erlaubt habe, in eine Ausstellung zu gehen, und Sommer 1913 wieder nach Hause. Damals, mit etwa 18 Jahren, habe sie das erste Verhältnis mit einem etwa 26jährigen Schlosser gehabt, der im Hause der Mutter verkehrt habe. Sie hätten an einem Sonntag etwas herumgekneipt, seien abends bei ihrer Mutter gewesen und dann sei er nachher heimlich noch in ihrem unteren Zimmer bei ihr sitzen geblieben — „dann — — — wie's so geht". Sie habe sich nicht geschämt, „es wußts ja niemand", sei aber nicht mehr lang mit ihm gegangen, weil er ins Trinken hinein gekommen sei. Bald darauf habe sie einen 35jährigen Bureauarbeiter kennen gelernt, der kurz in ihrem Heimatsort gewesen sei. Er sei katholisch und sehr fromm gewesen. Sie sei nur selten mit ihm zusammengekommen; sie hätten sich aber nach längerem Briefwechsel verlobt. Sie sei zweimal bei seinen Eltern in Trier gewesen, die anfangs, wie auch ihre Mutter, aus konfessionellen Gründen Bedenken gehabt hätten. Wie sie 20 gewesen sei, habe sie auch einmal mit ihm verkehrt. Bald darauf habe er eine Unterschlagung gemacht und sei verhaftet worden, wie sie gerade bei ihm gewesen sei; er habe $1/2$ Jahr Gefängnis bekommen. Sie habe ihn zu lieb gehabt, um ihn gleich aufzugeben und sei auch noch öfters bei seinen Eltern gewesen. Zu Hause habe es in dieser Zeit oft Schwierigkeiten mit den Schwestern gegeben, die sehr eitel gewesen seien. Die eine, die mehrere Nähmädchen gehalten habe, habe einmal von ihr verlangt, sie solle ein bestelltes Kleid austragen, was ihr nicht gepaßt habe. Sie sei deshalb, während die anderen auf dem Feld gewesen seien — es sei in der Erntezeit gewesen — weggefahren, habe eigentlich zu den Eltern des Bräutigams nach Trier gewollt, sich aber dann entschlossen, in Köln zu bleiben, um sich eine Stelle zu suchen.

Sie sei abends vor 9 Uhr hier angekommen und in ein ihr von einer Freundin empfohlenes Hotel gegangen, wo sie habe essen wollen. Dort habe sich „ein Kerl", ein Stenz, zu ihr hergesetzt, der ordentlich angezogen gewesen sei und ihr gesagt habe, seine Schwester suche ein Mädchen. Sie sei mit ihm in ein Haus gegangen, habe aber gar nicht gewußt, was das gewesen sei. Die Wirtschafterin habe ihr ein Kleidchen gebracht und ihr die eigenen Kleider weggeschlossen. Sie sei dann 3 bis 4mal fort und in ihr Zimmer gelaufen; ein Herr habe sie dann geholt. Bald habe sie sich ein bißchen daran gewöhnt, „hast a gesagt, mußt' auch b sagen"; sie habe auch ans Geld gedacht. Ihren Ring habe sie gleich nach Hause geschickt und auch nie mehr etwas von ihrem Bräutigam gehört. Bis Ende Oktober 1913 sei sie heimlich gewesen, dann durch die Putzfrau „verschütt gangen". Man habe sie geholt und ins Krankenhaus getan. Sie habe 14 Tage Haft und Kontrolle bekommen. Die Frau, die sehr anständig zu ihr gewesen sei, habe wegen ihr und einiger anderen „Heimlichen" dann „Kuppel bekommen".

Sie sei nie gern da gewesen: „Man verdient ja — aber es ist doch nichts Richtiges". Sie habe anfangs viel geweint, und noch jetzt falle ihr das Leben schwer. Die Schuld gebe sie sich selbst; das Geld habe wohl die größte Rolle dabei gespielt. Eitel sei sie nicht, da seien die Schwestern ganz anders. Seit 4 Monaten sei sie schwanger und seither „wie umgewandelt" und meist allein. Sie freue sich sehr auf das Kind, „das gebe ich keinem anderen als der Mutter". Sie komme mit den anderen gut aus, rege sich nicht leicht auf, werde nie bös, könne nicht hören, wenn die anderen zankten. Jetzt sei sie in einem Hause, wo sie sehr ausgenützt werde, so daß sie unterschlagen müsse, um überhaupt ein bißchen etwas zu verdienen. Den Tag über beschäftige sie sich mit Schlafen und Essen, doch lese sie auch, namentlich Schiller und Goethe und Romane aus der Leihbibliothek. Sie sei oft betrunken, könne nicht viel vertragen, werde dann aber heiter, nicht bösartig. Sie rauche gar nicht.

Am Verkehr habe sie nie viel Freude gehabt, doch auch keinen Ekel: „du bist dafür da, dafür mußt du dich hingeben". Sie habe immer gern geschlagen, das rege sie sehr auf, und nachher habe sie auch bei ihr fremden Gästen mitunter Empfindung. Sie arbeite viel in der Folterkammer. Sie habe einen Freund, der einmal in der Woche komme, und den sie schlagen dürfe. Sie habe früher beim Zusehen Freude daran bekommen, habe aber auch schon ihren ersten Bräutigam gern gekniffen und gebissen. Sie lasse sich aber auch gerne schlagen, doch seitdem sie schwanger sei nicht mehr, nachdem sie zuletzt ein Gast mit einem Gummischlauch scheußlich geprügelt habe. Andere Perversitäten mache sie wohl mit, aber ohne Interesse.

Befund.

Sie ist ein langes, mageres, alt aussehendes Mädchen mit großen wie verwundert aufgerissenen, entzündlich geröteten Augen. Sie erzählt sehr willig und rasch, freundlich und gesprächig; nur über ihren ersten Verkehr spricht sie nicht gern. Sie wird rot, legt die Hände vors Gesicht und schämt sich sehr, so daß rasch darüber hinweggegangen wird. Sie rückt mit dieser ersten Geschichte erst später heraus, nachdem sie anfangs immer behauptet hatte, der Bräutigam sei ihr erstes Verhältnis gewesen. Es ist rührend, wie sie von dem Kind spricht, das sie erwartet. Strahlend sagt sie, ein Junge solle es werden. Sie ist ziemlich erregbar; mitunter kommen ihr die Tränen, dann lacht sie wieder. Bei Erörterung der sexuellen Dinge schämt sie sich kaum, wohl aber als sie auf Fragen gesteht, daß sie noch bete.

Sie faßt gut auf, erscheint aber doch nicht intelligent. Die Prüfung der Schulkenntnisse und Intelligenz hat gute Ergebnisse.

Objektives.

Es liegt der Bericht einer Schule vor, aus der sie Ostern 1905 entlassen wurde. „Ihr Betragen war gut, ihre Leistungen in den einzelnen Fächern waren meist gut. Krankhafte oder merkwürdige Züge sind nicht bei ihr beobachtet worden."

Nach den Polizeiakten wurde sie am 19. 9. 1913, also mit 22 Jahren, zum ersten Male in Köln angezeigt, weil sie sich in einem Hause seit 4—5 Wochen aufhalte; „sie will von einem jungen Mann in das Haus hineingebracht worden sein". Sie war geständig, gab an, bis vor 4 Wochen daheim gewesen zu sein, kam wegen Tripper ins Krankenhaus und bekam am 11.10. 1913 vierzehn Tage Haft. Wegen Schwangerschaftsbeschwerden wurde ihr Gesuch um Aufschub zunächst bis 1. Dezember bewilligt. Am 22. 10. 1913 ließ sie sich der Kontrolle unterstellen. Ihre Heimatgemeinde schrieb damals, der Vater sei Postschaffner gewesen und vor 7 Jahren gestorben. Die Mutter besitze ein kleines Haus im Werte von 2000—2500 Mark, auch wohl einige Ersparnisse. Die Berta sei seit dem 15. Jahr mit einigen Unterbrechungen stets auswärts in Stellung gewesen. „Offiziell" sei über sie nichts Nachteiliges bekannt, doch sei sie in schlechtem Ruf. Vor kurzem habe ein gewisser Müller um Auskunft gebeten, da er zivil- und strafrechtlich gegen sie vorgehen wolle. Sie kam dann noch zweimal ins Krankenhaus, fuhr mehrfach nach Hause und sollte anfangs Dezember 1913 verhaftet werden, da sie sich zur Verbüßung der aufgeschobenen Strafe noch nicht gestellt hatte.

5. Elly Schwind.

Geboren 21. 2. 1891 in einem Städtchen im Odenwald, katholisch, bei der Untersuchung, 8. 10. 1913, 22 Jahre alt.

Eigene Angaben.

Sie sei ehelich geboren, habe aber von ihren Eltern wenig Ahnung: Vom Vater wisse sie gar nichts, nur daß er schon lange tot sei; die Mutter lebe, sei angeblich bei der Bühne, doch habe sie nie nach ihr gefragt, wie die Mutter auch nicht nach ihr. Die Mutter habe sie als halbjähriges Kind an die Pflegemutter „verschenkt"; erst nach der Schulzeit habe man ihr gesagt, daß sie nicht das Kind der Pflegeeltern sei. Auch einen vor der Verheiratung der Eltern geborenen Bruder, der vom selben Vater stamme, wie sie, habe sie nie gesehen; er sei angeblich in Wiesbaden. Die Pflegeeltern seien Schuhmachersleute gewesen. Mit einem Jahr habe sie einmal Krämpfe gehabt, später nie mehr. Sie habe bis zum 14. Jahre die Mittelschule in Offenbach besucht, ordentlich gelernt und sich am meisten für Zeichnen und Handarbeit interessiert. In der Schule sei sie unter dem Namen der Pflegeeltern gelaufen, bei der ersten Kommunion habe der Pfarrer darauf gedrängt, daß sie ihren richtigen Namen erfahre. Der Pflegevater sei bestraft worden, weil er sie überall unter seinem Namen habe eintragen lassen; adoptieren habe er sie nicht können, weil er noch nicht 50 Jahre gewesen sei. Sie sei streng und gut erzogen worden; wenn sie das Zeugnis gebracht habe, habe der Pflegevater immer zuerst danach gesehen, wie das Betragen gewesen sei. Die Vermögensverhältnisse im Hause der Pflegeeltern seien ordentlich, das Familienleben sei sehr gut gewesen. Nach der Schule sei sie 4 Jahre lang als Malerin in Offenbach in eine Zelluloidfabrik gegangen, dann habe sie zu Hause geholfen. Wie sie etwa 16 Jahre gewesen sei, sei ihre erste Pflegemutter gestorben. Bis dahin sei alles gut gewesen. Mit 16 Jahren habe sie ein Freundschaftsverhältnis mit einem Schuhmacher angefangen, den sie in einem Gesangverein kennen gelernt habe. Das Verhältnis, das 4 Jahre gedauert habe, sei die ersten 2 Jahre rein freundschaftlich gewesen. Wie sie etwa 18 Jahre gewesen sei, hätten sie in der Neujahrnacht in einer Wirtschaft, die ihren Pflegeeltern bald darauf gehört habe, verkehrt. Sie habe etwas getrunken gehabt; „da hat man immer was getrunken". Mit 18 Jahren habe sie auch eine zweite Pflegemutter bekommen, die erst 24 Jahre gewesen sei, und mit der es viel Reibereien gegeben habe. Sie habe sich von ihr, der wenig Älteren, eben nichts sagen lassen wollen. Sie habe in dieser Zeit viel in der Wirtschaft helfen müssen und „manches gehört". Das Verhältnis habe sich dann um ihr 20. Jahr gelöst, sie sei ihm doch zu arm gewesen, auch habe sie sich später nicht mehr recht mit ihm vertragen. Mit etwa 21 Jahren habe sie mit einem Fräulein, das als Mieterin in ihrer Wirtschaft gewohnt und sich auch mit ihrer Pflegemutter nicht vertragen habe, wegen des fortgesetzten Streits mit der Pflegemutter das Haus verlassen, sei zunächst in Offenbach bei Bekannten gewesen und $^1/_2$ Jahr lang in das frühere Geschäft gegangen. Sie habe auch damals wieder ein Verhältnis gehabt, doch sei es nichts geworden; der Betreffende habe schon ein Kind gehabt. Sie sei dann weg und in verschiedenen Städten gewesen, so in Saarbrücken, Remscheid und endlich in Düsseldorf. Sie sei überall nur wenige Tage gewesen, habe aber gearbeitet. In Düsseldorf sei sie 8 Monate Kellnerin gewesen. In der Karnevalszeit sei sie dann nach Köln gekommen, wo sie zunächst Stellung gesucht habe. Sie sei aber bald mit 14 anderen unter Anführung dreier Kontrollmädchen in ein Quartier gegangen, von wo aus sie Streifzüge unternommen hätten. Sie sei dann zweimal aufgegriffen worden und habe 3 Wochen Haft und dann Kontrolle bekommen. Da sie damals schwanger gewesen sei, sei die Strafe aufgeschoben worden.

Seither sei sie immer in demselben Hause gewesen mit 4 anderen Mädchen zusammen, sonst kenne sie niemand. Anfangs habe es ihr besser gefallen, doch sei nicht alles so schön gewesen, wie man es ihr vorgeredet habe; im ganzen habe sie es aber „recht gemütlich" gefunden. Sie habe täglich etwa 40 Mark verdient und die Hälfte abgeben müssen. Anfangs sei sie schüchtern und der Verkehr ihr widerlich gewesen: „Sich vor jedem Kerl auf den Rücken legen müssen". Es sei auch sehr anstrengend, sie sei ganz froh, mitunter im Krankenhaus ausruhen zu können. In den besseren Häusern sei es noch schlimmer, man müsse die teuren Schleppkleider kaufen und sich zu all den Schweinereien hergeben, die nicht ihr Fall seien. Sie hätten nur halblange Hänger, die 20—30 Mark kosteten, sie kauften sie bei einer Frau in der Gegend, die jede Woche 5 Mark abholte. Mitunter käme auch wohl ein anständiger Mann, der mit einem spreche und sogar zahle, ohne etwas zu verlangen. Da habe sie schon manchmal geweint, wenn einer sie gefragt habe, wie sie da herein gekommen sei. Sie hätten jede ihr eigenes Zimmer, in denen sie ihre Gäste empfingen, aber auch sonst schliefen. Umgang habe sie keinen; auch von den Nebenhäusern dürfe ja keine kommen, das duldete die Wirtsfrau nicht, weil man dann verhext sei und nichts verdiene. Wenn eine gekommen sei, werfe man ihr eine Handvoll Salz nach oder räuchere mit kleinen schwarzen Kerzen das ganze Haus aus. Sie selbst glaube nicht an derlei Unsinn.

Im letzten Juli habe sie ein Mädchen geboren, das in einem Vorort für 25 Mark monatlich in Kost sei. Sie fahre einmal wöchentlich hin, einmal werde es ihr gebracht; sie habe das Kind sehr lieb. Schon wegen der Kosten könne sie zunächst nicht weg, denn in einem anderen Beruf könne man nicht soviel erübrigen. Sie sei unmittelbar bis zu ihrer Entbindung beim Verdienen gewesen; für schwangere Mädchen werde besonders viel gezahlt.

Sie sei immer ruhig, mache sich mitunter viele Gedanken, sei aber doch im allgemeinen nicht traurig: „es hat keinen Zweck". Sie sei ziemlich nervös, könne nicht hören, wenn viele durcheinander sprächen, sei schreckhaft, empfindlich und ziemlich ängstlich. Namentlich den Vorschriften gegenüber sei sie sehr peinlich. Außer den beiden Malen, wo sie „verschütt' gangen" sei, kenne sie die Haft nicht. Auch im Dunkeln fürchte sie sich leicht. Sie sei ziemlich eitel; „jedes Mädchen hält auf sich". Sie habe viel Interesse am Theater, es dürfe aber nichts Lustiges sein; sie habe selbst schon daran gedacht, zur Bühne zu gehen. Sie trinke sehr wenig, schon deshalb, weil alles in die Kasse der Wirtin laufe. Sie werde, wenn sie getrunken habe, heiter und lache viel. Sie rauche 30—40 Zigaretten am Tag. Empfindung beim Verkehr habe sie nur, wenn sie Sympathie habe.

Befund.

Das ganz hübsche Mädchen erscheint beim Kommen zunächst etwas schwierig, was sich jedoch nicht bestätigt. Sie erzählt ihre Jugenderlebnisse vielleicht etwas befangen und ungern, plaudert aber dann später ganz munter und ist durchaus entgegenkommend und natürlich. Nach ihrem Äußeren könnte man mehr Temperament erwarten, doch ist sie sehr phlegmatisch und auch nicht sehr begabt. Sie mag mitunter sentimentale Anwandlungen haben, doch hat sie keine tiefere Einsicht in ihre Lage. Die Prüfung der Schulkenntnisse ergibt mäßige, die Intelligenzprüfung sehr viel bessere Resultate.

Objektives.

Trotz großer Mühe war es nicht möglich, etwas Näheres über ihre Kindheit und Schulzeit zu erfahren. Nach den Polizeiakten ist der Vater gestorben, und die Mutter hielt sich nur ganz vorübergehend in dem Orte auf, wo Elly geboren ist.

Im März 1913 wurde sie, 22jährig, zum erstenmal aufgegriffen. Sie gab an, sie sei seit 3 Tagen in Köln und vorher in Düsseldorf Kellnerin gewesen. Sie gab zu, während der letzten 4 Wochen in einigen Fällen gewerbsmäßige Unzucht getrieben zu haben, werde jedoch teilweise von einem einzelnen verhalten. Sie kam wegen Gonorrhöe ins Krankenhaus und am 2. 5. 1913 unter Kontrolle. Im Juli 1913 mußte sie in die Hebammenlehranstalt zur Entbindung; sonst enthalten die Akten nichts von Belang; sie wurde noch weitere zweimal wegen Geschlechtskrankheit ins Krankenhaus eingewiesen. Von Strafen ist nichts bekannt.

Am 26. 11. 1913 bekam sie in der Hautklinik, während sie eine andere beim Baden beaufsichtigte, Anfälle. Sie gab nachher an, sie habe Feuer vor dem linken Auge gesehen, richtige Flammen, dann eine Menge von Menschen mit unbekannten Gesichtern. Sie habe das der anderen gesagt, die habe gelacht, dann wisse sie nichts mehr. Sie lag 10 bis 15 Minuten mit leichten Zuckungen im Gesicht und Arm; die Pupillenreaktion wurde nicht geprüft. Nach 10 Minuten kam ein zweiter Anfall, bei dem Urin abging. Am anderen Morgen kam ein dritter kurzer Anfall ähnlicher Art. Bei der Untersuchung war sie niedergeschlagen. Es sei keinerlei Aufregung vorangegangen, zudem sollte sie dieser Tage entlassen werden. Sie gab an, seit mehreren Wochen starke Kopfschmerzen zu haben. Neurologisch fand sich nichts. In der nächsten Zeit trat noch wiederholt Schwindel auf, doch kamen keine Ohnmachtsanfälle mehr.

Im Dezember wurde eines Tages einer ihrer früheren Ärzte telegraphisch zu ihr ins Bordell gerufen, da sie sehr krank sei; sie hatte eine Rippenfellentzündung und 40° Fieber. Sie sagte zu dem Arzt: „Ich habe Sie so furchtbar lieb; ich habe nie einen Mann lieb gehabt; ich weiß nicht, wie das kommt." Sie wurde im Krankenwagen zur medizinischen Klinik gebracht, wo sie wenige Tage darauf an einer Lungenentzündung starb. Sie sprach vorher viel mit der Schwester, was aus ihrem Kinde würde, wenn sie stürbe, wünschte den Pastor, wurde versehen und sagte nachher, sie habe sich nie so glücklich gefühlt. Krampfanfälle zeigten sich nicht, doch starke motorische Unruhe und lebhafte Fieberphantasien.

6. Karoline Zahn.

Geboren 25. 2. 1891 in einem Flecken bei Trier, evangelisch, bei der Untersuchung, 5. 2. 1913, 22 Jahre alt.

Eigene Angaben.

Der Vater sei Dachdecker, sei immer leichtsinnig gewesen und „mit Weibern gelaufen" und habe ein halbes Jahr vor ihrer Geburt die Mutter verlassen. Die Mutter sei Büglerin gewesen, hysterisch, „durch und durch nervenleidend" und sei vor kurzer Zeit daran gestorben. Sie sei das einzige Kind; ein Bruder sei klein gestorben. Die Vermögensverhältnisse seien ordentlich gewesen. Sie sei daheim aufgewachsen, habe sich normal entwickelt, sei gesund gewesen, habe aber mitunter nächtliches Alpdrücken gehabt. Wie sie 2 Jahre gewesen sei, sei die Mutter nach Krefeld gezogen, und wie sie 7 Jahre gewesen sei, sei der Vater eines Tages wieder gekommen, habe alles Gute versprochen, er wolle jetzt arbeiten, sei aber schon am Abend wieder verschwunden. Vor 3 Jahren sei er auch einmal wieder bei der Mutter gewesen, sie habe ihn aber nicht gesehen.

Sie habe in Krefeld eine Volksschule besucht, habe, abgesehen von Geographie und Geschichte, gut gelernt, im Betragen aber sehr gut gehabt und am liebsten Rechnen und Zeichnen getrieben. Nach der Schule sei sie 3½ Jahr als Verkäuferin in ein Modewarengeschäft, dann sei sie 3 Monate zur Aushilfe in ein Galanteriewarengeschäft gegangen; das sei aber aufgeflogen. Sie sei darauf ein paar Wochen zu Hause gewesen und dann 2½ Jahr bei Tietz.

Mit 17 Jahren habe sie in der Tanzstunde einen Herrn kennen gelernt, mit dem sie dann 3 Jahre lang ein Verhältnis gehabt habe. Eines Sonntags habe sie ihn abends in seine Wohnung begleitet, da sie ihn sehr gern gehabt habe. Sie habe geglaubt, daß er sie heiraten wolle, obschon er sehr reich gewesen sei. Die Mutter habe sie immer gewarnt. Nach 3 Jahren sei herausgekommen, daß er schon lange Zeit eine andere gehabt habe, eine Engländerin, mit der er sich dann auch verlobt habe. Es habe eine Auseinandersetzung und Trennung gegeben. Sie sei nicht mehr ausgegangen, sei ganz trübsinnig geworden: „Ich habe mich zunächst furchtbar gegrämt; nachher bin ich direkt leichtsinnig geworden." Sie sei dann am Sonntag sehr viel mit anderen ausgegangen, womöglich ins gleiche Lokal wie der frühere Geliebte. Nur mit einem von diesen Bekannten habe sie geschlechtlich verkehrt, etwa 3 bis 4mal; er sei auch verlobt gewesen. So richtig gern wie den ersten habe sie ihn nicht gehabt. Einmal sei sie mit einem Bekannten nach Düsseldorf gefahren, er habe den richtigen Zug verpassen lassen und sei mit ihr ins Hotel gegangen. Sie habe sich gleich furchtbare Gedanken gemacht und Angst vor der Mutter und der Kündigung im Geschäft gehabt. In dieser Zeit sei das Verhältnis zur Mutter wegen ihres unsoliden Lebenswandels schon stark getrübt gewesen. Sie habe sich aus Angst vor der strengen, reizbaren und ewig schimpfenden Mutter nicht mehr von Düsseldorf nach Hause getraut und sei nach Köln zu Bekannten gefahren, wo sie 4 Wochen geblieben sei. Im Vergnügungspark habe sie dann ein Mädchen kennen gelernt, durch das sie in die kleine Brinkgasse gekommen sei. Es sei ihr ja alles egal gewesen. Sie sei 4 Wochen dort geblieben; es sei ihr widerlich gewesen, aber man habe sie nicht gehen lassen. Einer habe ihr auch heraushelfen wollen. Sie sei dann nach Haus gefahren, die Mutter habe sehr geschimpft und ihr das Haus verboten. Sie sei dann mit ihr nach Köln gefahren, um sie wieder in die Stelle zu bringen, von der sie ihr vorgelogen habe. Sie habe die Mutter dann auf der Hohe Straße im Gedränge stehen lassen: „es tat mir so leid, wie die Frau da stand —, aber was konnte ich machen?" Sie habe sich dann eine Stelle gesucht und sei ein halbes Jahr Kellnerin gewesen. Das „Abfummeln für nichts" habe ihr aber nicht gefallen und auch das Trinken nicht. Sie habe Kontrolle holen wollen, sei aber für Köln zu jung gewesen und deshalb nach Düsseldorf gereist. Dort habe sie gleich einen Herrn gefunden, der sie habe verhalten wollen, er habe aber verlangt, daß sie sich schlagen lasse. Sie sei deshalb in ein Haus gegangen und habe sich Kontrolle geholt. Es habe ihr gut gefallen, „der Verdienst war gut, was die Hauptsache ist". Es sei ihr auch nicht mehr so widerlich gewesen, obschon sie sich manchmal Gedanken gemacht habe. Weil sie schwanger gewesen sei, sei sie dann weggegangen und wieder als Kellnerin nach Köln. Vor 4 Monaten sei sie in der Hebammenanstalt mit einem 8-Monatskind niedergekommen, das nach 19 Tagen in Aachen in einer Pflege an Lebensschwäche gestorben sei. Sie habe sehr darüber geweint. Nachher habe sie sich hier Kontrolle geholt. Der Mutter habe sie noch mitunter geschrieben und auch Geld geschickt. 3 Wochen vor Weihnachten sei sie 3 Tage daheim gewesen. Die Mutter habe nicht gewußt, was sie treibe, aber doch Verdacht gehabt und sie zurückhalten wollen. Die Mutter sei an Armen und Beinen gelähmt gewesen und bald darauf gestorben.

Sie wolle wieder nach Düsseldorf, wenn sie den Nachlaß der Mutter geordnet habe. Sie wolle schon wieder solid werden, sie wisse aber nicht, ob es stand halte; die Mädels lachten sie alle aus; „wer einmal auf den Weg kommt, kommt nicht mehr weg". Sie habe das Leben so satt, müsse aber zunächst noch verdienen, um die Krankenhauskosten der Mutter zu zahlen. Der Mann ihrer Kusine wolle sie in seine Schneiderei aufnehmen.

Sie sei von Haus aus lustig, aber doch nachdenklich, habe fast nie Streit, drücke viel in sich hinein. Fromm sei sie nicht, „man kann doch schlecht beten im Puff". Im allgemeinen sei sie guter Laune und nie verstimmt. Sie sei gern allein, lese gern „schöne Geschichten". Fünfmal in der Woche sei sie betrunken, dann werde sie sentimental, wolle ausziehen und heule. Sie mache sich gern „fein", sei aber einfach, „braucht keiner schon am dritten Schritt zu sehen, was los ist". Der Verkehr mache ihr nur Freude, wenn sie den Betreffenden möge; seit einiger Zeit schlage sie ganz gern.

Befund.

Sie ist ein Mädchen von auffallend dunklem Typus, mit niederer Stirn und ausgesprochenem Schnurrbart. Sie ist sehr willig, bescheiden, verständig und faßt gut auf. Sie erzählt in anschaulicher und glaubhafter Weise von ihrem Leben; sie spricht sehr lebhaft, so daß man zurückhalten muß, um folgen zu können. Sie ist ziemlich ernst, nachdenklich, leicht gedrückt, ohne aber gerührt oder weinerlich zu werden. Sie hat ohne Zweifel einen gewissen Blick für ihr Leben, namentlich scheint sie die Verachtung durch die Allgemeinheit sehr unangenehm zu empfinden. Sie hat überhaupt einen gewissen Stolz und wohl auch ziemlich viel Gemüt, so spricht sie sehr warm von ihrer Mutter, deren Tod sie sichtlich noch bedrückt. Es tut ihr leid, daß sie in der letzten Zeit nicht netter gegen sie gewesen sei. Die Prüfung der Schulkenntnisse und Intelligenz ergibt ordentliche Ergebnisse.

Objektives.

Eine Krefelder Volksschule, deren Oberklasse sie von 1903 bis 1905 besuchte, teilt mit, daß das Betragen „recht gut", Veranlagung und Fleiß „gut", die Kenntnisse meist „gut" waren, nur in Sprachlehre, Geschichte und Erdkunde hatte sie „genügend". Das Zeugnis für Lesen war „recht gut".

Ihr Geistlicher schreibt über sie folgendes: „Neulich starb Frau Zahn hier, und ich dachte lebhaft der Tochter, um ihr ein Wort zu sagen, konnte sie aber nirgends ausfindig machen. Nun muß ich von ihrem traurigen Geschick hören. Ehrlich gestanden, bin ich nicht völlig überrascht. Denn ich habe sie von jeher mit Sorge beobachtet. Es scheint mir, daß sie eine schlimme, angeborene Neigung zu Sinnlichkeit, eitlem Putz usw. hatte, die zugleich mit intellektueller Beschränktheit sich verband. Moralische Entartung und willensschwaches Wesen werden sie auf die böse Bahn des Lasters geführt haben. Die Mutter klagte stets über das Kind, namentlich in den letzten Jahren. Es war ihr völlig entfremdet. Aber das erzieherische Geschick der Mutter war ohne Zweifel gering und die häuslichen Verhältnisse so ungünstig wie möglich. Lebte Frau Zahn doch getrennt von ihrem Mann, einem Dachdecker, über den ich meines Erinnerns von ihr wenig Gutes, Hang zum Trunk usw. hörte . . . . . ."

Aus den Polizeiakten geht nur hervor, daß sie am 1. 12. 1911 in Düsseldorf unter Kontrolle gestellt wurde und am 14. 12. 1912 auf ihre Bitte auch in Köln die Kontrolle erhielt. Im Februar 1913 wurde sie wegen des Todes ihrer Mutter aus dem Krankenhaus, in dem sie an Gonorrhöe behandelt wurde, ungeheilt entlassen.

Aus dem Krankenblatt der verstorbenen Mutter ist zu ersehen, daß diese im Januar 1912 wenige Tage wegen hysterischer Abasie behandelt wurde. Doch hat es sich schon damals zweifellos um ein organisches, wohl spinales Leiden gehandelt (Syringomyelie? spinale Muskelatrophie?), an der sie Mitte Februar 1913 im selben Krankenhaus starb, ohne daß die Sektion etwas ergeben hätte.

7. Wilhelmine Strauch.

Geboren 21. 9. 1890 in einer kleinen Stadt im Kreise Saarbrücken, evangelisch, bei der Untersuchung, 10. 9. 1913, 23 Jahre alt.

Eigene Angaben.

Der Vater sei Tagelöhner, die Mutter ohne Beruf. Sie sei das älteste unter 8 Geschwistern; die meisten seien noch zu Hause; eine Schwester sei lungenkrank. Die Vermögensverhältnisse seien schlecht gewesen, das Familienleben aber gut. Sie sei in Düsseldorf aufgewachsen, wohin die Eltern gezogen seien, wie sie 5 Jahre gewesen sei. Sie habe bis zum 14. Jahre eine evangelische Volksschule besucht, gut gelernt und am liebsten Sprachlehre und Naturgeschichte gehabt. Sie habe als Kind der Mutter helfen müssen, die damals gewaschen habe. Nach der Schulzeit sei sie mehrere Monate als Dienstmädchen beim Rektor der Schule gewesen und habe dann ein Jahr und später noch einmal 3 Jahre lang in einer Waschanstalt gearbeitet. Mit 19 Jahren habe sie mit einem Schaffner, den sie durch Bekannte kennen gelernt habe, ein Verhältnis angefangen; das erste Mal sei sie angetrunken gewesen. Sie sei dann in Hoffnung gekommen, weshalb es zu Hause viel Streit gegeben habe; der Vater habe sie von der Zeit an nimmer angesehen. Sie sei vor etwa 3 Jahren mit einem Mädchen niedergekommen; der Vater des Kindes habe sie nicht heiraten wollen; er zahle 15 Mark. Als er vor 3 Monaten einmal nach dem Kind habe sehen wollen, sei sie wieder mit ihm zusammen gewesen und habe auch wieder mit ihm verkehrt. Sie sei auch wieder zu seinen Eltern gekommen. Dann habe er plötzlich, ohne daß es Streit gegeben habe, „aus sich selbst" gesagt, er wolle überhaupt nicht heiraten und dann nichts mehr von sich hören lassen. Sie habe schon nach dem ersten Abbruch des Verhältnisses unsolide Mädchen kennen gelernt und sei mit denen ausgegangen, habe aber dann auch wieder ein festes Verhältnis gehabt, mit dem sie jetzt noch verkehre. Es habe viel Reibereien mit den Eltern gegeben, und als dann noch das neue Zusammentreffen mit dem früheren Freund so verlaufen sei, sei ihr „alles egal" gewesen, und sie sei vor 8 oder 9 Wochen hierher gegangen. Sie sei durch eine Bekannte gleich in das Haus gekommen, in dem sie jetzt sei. Die erste Woche habe sie gar keinen Mut gehabt, sie habe aber gedacht, sie wolle ein paar Wochen aushalten. Ihr jetziges Verhältnis habe sie ganz gern, sie denke aber noch immer viel an den anderen. Für die Zukunft habe sie keine Pläne; der jetzige sei in einer Metzgerei und könne noch nicht heiraten, es sei aber möglich, daß etwas draus werde.

Sie sei immer still gewesen, habe nie Freundinnen gehabt, schlucke einen Ärger in sich hinein, könne nie eigentlich lustig sein. Mit den Kolleginnen spreche sie nur das Notwendigste. In die Kirche sei sie seit der Kindheit nicht mehr gegangen, sie bete nicht. Sie lese viel, gehe auch viel ins Kino, werde dort leicht gerührt, liebe das Traurige. Sie möge nicht, wenn es laut zugehe. Heimweh habe sie eigentlich nur nach dem Kind. Etwas eitel sei sie schon als Kind gewesen. Den Gesetzen gegenüber sei sie sehr peinlich und ängstlich. Sie sei geschlechtlich sehr kühl, sei noch nie betrunken gewesen und bis jetzt noch nicht bestraft worden.

Befund.

Sie ist ein großes Mädchen mit ernstem, nicht unschönem Gesicht, schwarzen Schnecken über den Ohren und Ohrgehängen mit Glasdiamanten. Sie kommt bescheiden und etwas verwundert herein, ist sehr verschlossen und erzählt zunächst einsilbig. Sie ist sehr ernst, ja traurig. Sie lächelt nur selten, „seit dem Kind" sei sie immer so. Erst langsam rückt sie mit ihrem hauptsächlichsten Erlebnis heraus: dem ersten Verhältnis. Sie erzählt schlicht, etwas monoton, mitunter sichtlich bewegt davon, wie sie immer noch an ihm hänge; sie leidet zweifellos unter dieser Geschichte. Die Art ihres Erzählens ist frei von jeder Pose. Gegen Schluß der Unterhaltung wird sie sichtlich zutraulicher gesteht aber, daß sie nicht gern Auskunft gibt. Sie bestreitet ganz entschieden, vor Köln selbst schon unsolid gewesen zu sein oder gar Geld genommen zu haben. Sie erklärt, es sei ihr eben alles einerlei gewesen. Sie erscheint gutartig, nachdenklich, aber geistig wenig regsam und phlegmatisch. Sie kann nicht angeben, was sie eigentlich im Bordell hält und ist wohl sehr entschlußunfähig. Die Ergebnisse der Prüfung der Schulkenntnisse sind ziemlich schlecht, die der Intelligenzprüfung ganz gut, trotzdem sie zweifellos nicht sehr intelligent ist.

Objektives.

Die Schule teilt mit, daß die Strauch Ostern 1904 aus der ersten Klasse entlassen wurde: „In der Abgangsliste ist ihr Betragen als gut bezeichnet, die Kenntnisse sind durchweg als genügend bezeichnet. In keinem Fach ist die Zensur unter genügend. In Lesen finde ich die Zensur recht gut, Sprachlehre und Naturlehre gut. Die anderen Fächer haben sämtlich die Zensur genügend. Aufmerksamkeit und Fleiß waren gut." Sie sei noch als Schülerin kurze Zeit aushilfsweise bei der Frau Direktor in Stellung gewesen. Über die Familie sei folgendes bekannt: „Familie St. wohnte lange Zeit in einer berüchtigten Straße. Frau St., eine Frau, die es mit der Wahrheit nicht genau genommen, arbeitete eine Zeitlang in einem schlechten Hause. Die Kinder ließ sie in gewisser Weise verwahrlosen (nahm gestohlene Sachen von den Kindern an, versetzte Kleidungsstücke, die sie in den Weihnachtsbescherungen bekommen). Einige Kinder der zahlreichen Familie St. hatten die Neigung, bessere Wege zu betreten."

Aus den Polizeiakten geht nur hervor, daß sie ohne jede Vorstrafe sich am 21. 7. 1913 unter Kontrolle stellen ließ. Sie gab an, sie stehe schon in Düsseldorf und Hamburg unter Kontrolle. In ihrer Heimat war nichts Nachteiliges bekannt. Inzwischen kam sie zweimal geschlechtskrank ins Krankenhaus.

8. Anna Paulsen.

Geboren 15. 2. 1889 in Köln-Mülheim, katholisch, bei der Untersuchung, 25. 11. 1913, 24 Jahre alt.

Eigene Angaben.

Der Vater habe in Mülheim a. Rh. einen Uhren- und Fahrradhandel gehabt und einmal etwas Gestohlenes gekauft. Er sei deshalb, ohne der Mutter etwas zu sagen, nach Belgien geflüchtet. Sie sei damals 6 Jahre gewesen. Die Mutter sei nachgereist, aber wiedergekommen; erst nach einem Jahre sei die ganze Familie nach Belgien gezogen. Sie sei das zweite Kind und einzige Mädchen unter sechs Geschwistern. Seit 6 Jahren wisse sie von keinem mehr etwas. Sie sei in Mülheim nur 1 Jahr in die Schule gegangen und in Belgien nur ganz selten einmal kurz in eine deutsche Schule. Was sie könne, habe sie selbst nach dem 16. Jahre nach ihrer Rückkehr nach Deutschland gelernt, so auch Lesen und Schreiben, das ihr beides noch immer schwer falle. Die Eltern hätten sich nicht gut gestanden. Wie sie 14 Jahre gewesen sei, sei die Mutter mit einem Geliebten zusammengezogen, und die Kinder seien alle mit ihr gegangen, weil sie den geizigen und unfreundlichen Vater nicht gemocht hätten. Schon nach einem halben Jahre sei der „Stiefvater" nach Paris gegangen, denn er habe nicht die ganze Familie unterhalten wollen. Sie habe den Vater, der in derselben Stadt gewohnt habe, wohl gelegentlich gesehen, aber nur einmal gesprochen, nachdem die Mutter 1905 an Lungenschwindsucht gestorben sei. Damals seien die Brüder zum Vater gegangen, wo sie zum Teil jetzt noch seien. Sie habe von ihm das Reisegeld nach Mülheim bekommen und sei, damals 16 Jahre alt, dort bei Verwandten aufgenommen worden. Sie sei zunächst als Dienstmädchen gegangen, aber immer nur wenige Monate in einer Stellung gewesen, zuletzt als Dienstmädchen in einem Restaurant. Sie habe sich nicht schicken können und habe nie gern gearbeitet; vom 17. Jahre an überhaupt nicht mehr. Sie sei immer gern ausgeblieben, sei aber immer noch solid gewesen.

Mit etwa 17 Jahren habe sie ein Mädchen mit zwei Kindern kennen gelernt, die sie veranlaßt habe, den Karneval mitzumachen. Durch die 3 Tage Karneval, die sie furchtbar gelockt hätten, habe sie ihre letzte Stelle verloren. Sie habe 3 Tage bei dem Mädchen gewohnt, sie seien zusammen ausgegangen und in den Tanzlokalen herumgezogen. Bei dieser Gelegenheit habe sie einen Bureaugehilfen kennen gelernt, der sie betrunken gemacht habe und mit ihr in die Wohnung der Bekannten gegangen sei. Sie sei gleich geschlechtskrank geworden und 9 Monate im Krankenhaus gewesen. Nachher habe sie 1 Jahr lang bei der Bekannten gewohnt und heimlich Gewerbsunzucht getrieben, wobei sie siebenmal gefischt worden sei. Mit etwa 18 Jahren habe sie die Kontrolle unterschrieben.

Seit 7 Jahren habe sie ein Verhältnis mit einem Kartoffelhändler. 1910 habe sie ein Mädchen geboren, das hier in Pflege sei, und zu dem sie täglich gehe. 1912 sei ein Junge dazugekommen, der auch dort sei, und von dem ihr Verhältnis behaupte, er sei nicht von ihm, was aber nicht stimme. Er habe das zweite Kind deshalb nicht gern. Er habe immer gewünscht, sie solle weg, doch könne sie nicht wegen der Kosten für die Kinder. Er habe schon vor 5 Jahren vom Heiraten gesprochen, und noch immer sei es nichts geworden. Er wolle, sie sollte nach Belgien zum Vater, was sie aber nicht wolle.

Sie sei immer still und ruhig, denke nie nach, habe nie daran gedacht, ihr Leben zu ändern und sich nie Vorwürfe gemacht. Früher sei sie sehr vergnügungssüchtig und eitel gewesen, jetzt nicht mehr so. Sie sei immer einsam und halte sich zurück; den Tag über schlafe sie. Sie lese kaum, denn sie bekomme „schlecht Verstand draus". Sie habe sehr viel Übertretungsstrafen, da sie auf der Hohe Straße und am Museum gehe, was sehr gefährlich sei. Um Strafen zu entgehen, sei sie verschiedentlich in andere Städte gefahren, nach Hannover, Dortmund, Düsseldorf, aber immer nur kurz geblieben. Die Haft mache ihr gar nichts; sie habe überhaupt kein Bedürfnis nach Beschäftigung, sie sitze am liebsten auf dem Stuhl und sehe vor sich hin. Zur Religion habe sie keinerlei Beziehung, sie habe weder Religionsunterricht gehabt, noch habe sie kommuniziert, lasse aber ihre Kinder katholisch erziehen: „das gehört sich doch". Sie trinke nicht. Am Geschlechtsverkehr habe sie keine Freude: „es geht bloß ums Geld", nur bei ihrem Freund habe sie Empfindungen.

Befund.

Sie sieht ordentlich aus, erzählt mit leicht ausländischem Akzent willig, freundlich, ohne lang getrieben zu werden, aber sehr gleichmütig ihre Geschichte. Sie erscheint äußerst kühl, besonnen, dabei gutartig. Von den Kindern spricht sie mit Wärme, sie scheinen ihr ganzer Gemütsinhalt zu sein. Bei der Erwähnung der mütterlichen Untreue schämt sie sich sichtlich, sie legt die Hände vors Gesicht und berichtet erst, nachdem man sie dazu ermuntert hat. Bei der Intelligenzprüfung ist sie etwas verlegen; Schulkenntnisse sind abgesehen von mühsamem Lesen und schlechtem Schreiben überhaupt nicht festzustellen, auch die anderen Fragen kann sie nicht beantworten.

Objektives.

Nach den Polizeiakten ist sie tatsächlich im Juli 1898 nach Lüttich verzogen und im Mai 1905 wieder nach Mülheim gekommen. Im Juli 1908, also mit 19 Jahren, wurde sie zum erstenmal angezeigt, daß sie sich „schon wochenlang nach Dirnenart" herumtreibe. Sie bestritt dies und gab an, sie sei eben mehrere Wochen im Krankenhaus und früher in

Belgien gewesen, wo sie 1907 auch wirklich wieder einige Monate gewesen war. Sie kam wegen Gonorrhöe ins Krankenhaus und wurde im November 1908 wieder aufgegriffen. Sie gab an, inzwischen bei der Tante in Mülheim gewesen zu sein. Als sie 10 Tage darauf im selben Hause wieder aufgegriffen worden war, bat sie um Kontrolle. Man hatte anfangs wegen des jugendlichen Alters Bedenken, unterstellte sie aber dann doch am 3. 12. 1908 der Kontrolle. Im übrigen berichten die Akten über drei Einweisungen ins Krankenhaus, 11 Verhaftungen wegen S.-P.-Ü., verschiedentliche Unterkunftsauflagen und mehrfache Abmeldungen auf Reisen, unter anderem nach Hannover, wo sie sich ebenfalls der Kontrolle unterstellen ließ; der 19. 2. 1910 ist als Tag ihrer Niederkunft vermerkt.

9. Auguste Teileck.

Geboren 10. 3. 1891 in einem Dorf im Kreis Labiau in Ostpreußen, evangelisch, bei der Untersuchung, 17. 2. 1913, 21 Jahre alt.

Eigene Angaben.

Der Vater sei Fischer und später Bergmann gewesen und vor 4 Jahren gestorben. Die Mutter habe keinen Beruf gehabt und sei seit 8 Jahren tot. Wie sie 6 Jahre gewesen sei, seien die Eltern ins Ruhrgebiet gezogen, wie damals mehrere Familien ihrer Heimat. Sie sei das älteste unter 5 Geschwistern; alle seien gestorben, sie habe überhaupt nicht einen Verwandten mehr. Die Vermögensverhältnisse seien ordentlich gewesen, das Familienleben gut. Die Eltern hätten sich gut verstanden.

Abgesehen von einem Typhus im 12. Jahre sei sie nie krank gewesen. Sie habe die Volksschule eines Industrieortes besucht, sei gern in die Schule gegangen, habe gut gelernt und sich auch gut betragen. Mit 14 Jahren sei sie in die Nähe von Elberfeld aufs Land als Dienstmädchen gegangen, in eine Restauration gegangen, und zwar auf 2 Jahre. Ein anderes Dienstmädchen habe dem Herrn auf dem Schlafzimmer seine goldene Uhr gestohlen, kurz bevor sie die Stellung verlassen habe. Da sie immer die Zimmer gereinigt habe, sei der Verdacht auf sie gefallen, und man habe sie angezeigt. Die andere habe sich dann beim Gericht aus Versehen versprochen, und so sei ihre Unschuld herausgekommen. Sie sei noch 6 Monate in der Stellung geblieben und darauf in der Nähe zu einem Viehhändler gegangen. Nach 3 Jahren habe sie „nicht mehr zwischen die Kühe gewollt", sei nach Solingen in Stellung und nach einem Jahr nach Köln gegangen. Ein Mädchen in Solingen habe ihr gesagt, in Köln sei es schön und sie seien vor 3 Jahren miteinander hierher gefahren. Zuerst sei sie am Buttermarkt in einer Speisewirtschaft in Stellung gewesen; dort habe ein anderes Mädchen eines Tages behauptet, es seien ihr 60 Mark aus dem Korb gekommen. Man habe Verdacht auf sie gehabt, aber nichts gefunden, und sie sei auch unschuldig gewesen. Trotzdem habe sie 2 Monate bekommen. Die Bestrafung habe sie sehr aufgeregt. Im Gefängnis habe sie beim Arbeiten zwei Kontrollierte kennen gelernt, die sie dann abgeholt und in die Nächelsgasse begleitet hätten. „Mir gefiel nicht mehr das Arbeiten, ich wollte ein besseres Leben haben." Gleich darauf habe sie sich Kontrolle geholt. Sie habe früher niemals Verkehr, niemals eine Liebschaft gehabt und sei noch unschuldig in die Nächelsgasse gekommen. Am zweiten Tage habe ihr die „Standfrau" einen Mann hereingeschickt. Dieser erste Verkehr sei ihr widerlich gewesen, auch später habe sie nie Freude daran gehabt, auch nie einen eigentlich gern gehabt. Dennoch sei sie in der ersten Zeit gern dagewesen, das arbeitsfreie Leben habe ihr so gefallen. Im Dezember 1911 habe sie in der Hebammenanstalt ein Mädchen geboren, das bei einer Kostfrau sei. Sie fahre jede Woche hin und habe große Freude an dem Kind. Seitdem sie es habe, habe sie wieder Verlangen zu arbeiten. Schon in der Schwangerschaft sei sie als Dienstmädchen in einem Hause gewesen, „ohne etwas mitzumachen". Sie wolle jetzt nach ihrer Entlassung aufs Land zu Bekannten, um auf dem Feld zu arbeiten. Das Kind dürfe sie mitnehmen. „Was hat man von diesem Leben? — Krankenhaus und Gefängnis." Sie habe auch schon einen Mann dort in Aussicht; der Sohn von den Bekannten wolle sie heiraten.

Sie habe das Leben nie leicht genommen, sei nie lustig, habe sich immer viele Gedanken, früher auch Vorwürfe gemacht, sie habe nie Streit, aber auch keine Freundinnen. Sie sei gern allein. Sie sei immer etwas ängstlich, sehe abends, ob die Türe geschlossen sei, mitunter ein paarmal, sehe auch nach, ob nicht einer unterm Bett oder im Schrank sei; „es kommt viel vor heutzutage". Sie habe nie viel getrunken, es mache sie gleich schläfrig. Sie beschäftige sich gern mit Stricken.

Befund.

Sie ist ein ausgesprochener Bauerntypus, grob geschnitzt, sehr phlegmatisch. Sie ist schwerfällig, eckig, gutartig, vielleicht etwas beschränkt, aber wohl nicht eigentlich schwachsinnig. Sie sieht alt aus und zeigt namentlich bei Gemütsbewegungen ein ticartiges Zucken um den Mund. Sie ist anfangs etwas ängstlich, die Stimme ist gepreßt und unsicher. Dies gibt sich aber bald. Sie erzählt ziemlich gleichmütig, wird nur bei der Besprechung der Delikte, die sie von selbst nicht erwähnt, etwas erregter und behauptet sehr bestimmt, unschuldig gewesen zu sein. Man hat den Eindruck, daß sie ihr gegenwärtiges Leben tatsächlich sehr satt hat, und daß ihre Pläne ziemlich fest stehen. Bei Nennung ihres Kindes strahlt sie förmlich. Eine besondere Neigung zu dem Verlobten scheint nicht vorhanden zu sein: ,,was soll man anders machen". Man hat den Eindruck, daß sie ganz zufällig in ihre Laufbahn herein kam und, wäre sie auf dem Lande geblieben, niemals unsolide Gedanken bekommen hätte.

Die Prüfung der Schulkenntnisse und der Intelligenz ergibt ordentliche Resultate. Die Definitionsfragen werden schlecht beantwortet; sie ist sehr schwerfällig im sprachlichen Ausdruck.

Objektives.

Die evangelische Schule, die sie besuchte, gibt an, sie sei 1905 mit folgendem Zeugnis entlassen worden: ,,Betragen: gut, Fleiß: genügend, Leistungen in allen Fächern genügend. Der Lehrer der Schülerin gibt auf Befragen an, daß das Kind im Unterricht, soweit er sich noch erinnern könne, wenig Teilnahme gezeigt habe und still und träumerisch gewesen sei. Es sei ihm deshalb nicht möglich gewesen, von den Anlagen des Kindes ein klares Bild zu gewinnen."

Im Sommer 1906, also wie sie 15 Jahre war, wurde sie in einem Dorfe bei Elberfeld von ihrem Dienstherrn, einem Wirt, angezeigt, sie habe beim Zimmerreinigen aus seiner Weste eine goldene Uhr entwendet. Sie sei verdächtig, weil sie schon vor einiger Zeit aus der Ladenkasse (wo nur Kupfer war) sich einiges herausgenommen und sich auch Handschuhe und Ansichtskarten angeeignet habe. Sie wurde festgenommen, ,,zumal sie sich in Widersprüche verwickelte". Sie leugnete, gab an, die Uhr ,,um sie vor Schaden zu bewahren" in die Hutschachtel des Wirtes getan zu haben. Sie gab zu, einmal 5 Pfennig gestohlen zu haben. Die Handschuhe habe sie beim Reinigen ,,gefunden und vergessen abzugeben". Sie wurde wegen ,,Verdunkelungsgefahr" festgehalten. Der Wirt bezeichnete sie als ein ,,sehr verlogenes Mädchen". Ihm gegenüber hatte sie verschiedenes über den Verbleib der Uhr gesagt: ,,die wird wohl Ihre Frau fortgenommen haben", die Uhr könne auch ,,in einen Mehlsack gekommen sein". Sie gab später an: ,,Ich habe die Uhr, als ich das Papier aus der Hutschachtel auf Anordnung ausschütten wollte, mit diesem über den Gartenzaun hinaus ausgeschüttet", gestand aber dann gleich, sie habe die Uhr weggenommen und sie am Zaun im Garten versteckt. Sie wurde aus der Haft entlassen und tat bei ihrer Rückkehr im Garten so, als ob sie die Uhr suchen wolle, ohne sie aber zu finden. Die Polizei des Wohnortes der Eltern schreibt damals: ,,Diese Teileck erfreut sich eines sehr guten Rufes. Wenn diese eine strafbare Handlung begangen hat, ist es nur auf Leichtsinn herbeizuführen. In der Schule sowohl auch im Hause hat dieselbe sich stets gut geführt und ist hier während ihres Aufenthalts seit 1898 nichts Nachteiliges bekannt geworden. Ihr Umgang mit anderen Personen ist ebenfalls ein guter und wird die Hoffnung auf zukünftiges Wohlverhalten erwecken. Die Eltern stehen ebenfalls in gutem Rufe und werden über die ganze Familie keinerseits Klagen geführt." Bei der öffentlichen Sitzung im September 1906 bestritt die Teileck dann die Beschuldigung. ,,Aus Angst habe ich fälschlicherweise den Diebstahl früher zugegeben." In einer zweiten Sitzung am 11. Oktober 1906 leugnete sie wieder, doch wurde sie von allen Zeugen sehr belastet, da sie verschiedenen Personen gegenüber den Diebstahl eingestanden hatte. Die Angaben darüber, wo sie die Uhr hingeschafft habe, waren sehr widersprechend. Sie wurde mit einem Verweis bestraft und erschien überführt. ,,Da die Angeklagte die erforderliche Einsicht besaß, mußte sie bestraft werden, jedoch erschien mit Rücksicht auf ihre Jugend trotz ihres Leugnens ein Verweis im Sinne des § 58 StGB. als angemessene Strafe." Auf ein anderes, erst 4 Tage angestelltes Dienstmädchen fiel in dem Verfahren keine Spur von Verdacht, auch suchte die Teileck ihn nicht auf dieses zu lenken.

Im März 1910, als die Teileck in Köln war, erfolgte gegen sie Anzeige, sie habe in der

Domstraße einer Dienstmagd 60 Mark aus dem verschlossenen Korbe gestohlen. Vor 14 Tagen sei sie plötzlich verschwunden. Sie hätte mit der anderen das Zimmer geteilt. Der Schlüssel sei in der Kommode gewesen, „niemand wußte so eingehend Bescheid". Bei der Vernehmung gab sie an: „Ich gebe zu, das Geld entwendet zu haben. Ich habe dasselbe für mich verbraucht, da ich bei meinem heimlichen Weggang nur noch 95 Pfennig besaß. Von meiner Herrschaft bin ich fort, weil es mir dort nicht mehr gefiel. Das Geld habe ich aber nicht aus dem Korbe entwendet, sondern aus der unverschlossenen Schublade des Waschtisches. Es waren etwa 60 Mark. Seit dem 17. 2. bin ich hier in Köln geblieben, gewohnt habe ich bei Freundinnen und auch in Schlafstellen. Heute besitze ich keinen Pfennig mehr und habe keine feste Wohnung." Der Schutzmann bemerkte hierzu: „ihr Zustand ist auch entsprechend". Sie wurde mit Rücksicht auf die Vorstrafe und auf den „groben Vertrauensbruch" am 21. März 1910 zu 2 Monaten Gefängnis verurteilt und Ende Mai 1910 entlassen.

Aus den Polizeiakten geht hervor, daß sie dann Ende September 1910 angezeigt wurde, sie treibe seit 2 bis 3 Monaten Gewerbsunzucht. Sie wurde festgenommen und bestritt. Sie habe bisher als Dienstmädchen gearbeitet und sei vorher 2 Monate im Gefängnis gewesen. Sie bat um Kontrolle, der sie am 21. 10. 1910, also schon mit 19 Jahren, unterstellt wurde. Das kam, weil sie als ihr Geburtsjahr 1889 angegeben hatte, was sich später standesamtlich als falsch erwies. Sie tat das in der Absicht, unter Kontrolle zu kommen, was sonst nicht der Fall gewesen wäre, da sie tatsächlich noch nicht 21 Jahre war. Außer dem Vermerk achtmaliger Festnahme wegen S.-P.-Ü. und sechsmaliger Einweisung ins Krankenhaus enthalten die Akten nichts Wissenswertes.

2. Ruhige mit Schwachsinn.

10. Sophie Euler, geborene Türk.

Geboren 20. 3. 1889 in Köln, katholisch, bei der Untersuchung, 18. 1. 1913, 23 Jahre alt.

Eigene Angaben.

Der Vater sei Taglöhner gewesen, die Mutter Taglöhnerin. Der Vater sei verunglückt und tot; er habe stark getrunken und sei einmal wegen Schlägerei bestraft worden. Sie sei das fünfte unter 7 Geschwistern, alle seien verheiratet, nur eine Schwester und ein Bruder seien noch zu Hause. 7 Geschwister seien klein gestorben. Zu Hause habe es viel Streit gegeben, die Eltern hätten sich oft verprügelt. Die Vermögensverhältnisse seien ordentlich gewesen. Seit 3 Jahren sei sie nicht mehr zu Hause gewesen, sie habe keine Verbindung mehr mit ihrer Mutter. Sie sei zu Hause erzogen worden, habe als kleines Kind Krämpfe gehabt und die englische Krankheit, habe spät laufen gelernt, sei aber sonst gesund gewesen. Sie habe bis zum 14. Jahr die katholische Volksschule besucht und schlecht gelernt und sei auch einmal sitzen geblieben. Ihr Betragen sei gut gewesen, ihr Lieblingsfach biblische Geschichte.

Nach der Schule sei sie als Dienstmädchen in Köln in Stellung gewesen. Nach 6 Monaten sei sie, weil ihr die Arbeit zu schwer gefallen sei, wieder nach Hause. Kurz darauf sei sie wieder 4 Monate in Stellung gewesen, dann habe sie ein Liebhaber veranlaßt, die Stellung aufzugeben, da sie nicht genug Zeit für ihn gehabt habe. Es sei ein 16jähriger Kaufmann gewesen, den sie während ihrer ersten Stelle auf der Straße habe kennen gelernt; damals sei sie 15 gewesen. Sie habe sich lange gegen geschlechtlichen Verkehr gewehrt, sei ein Jahr lang „nur so" mit ihm gegangen. Auf einem Spaziergang habe er sie „einfach angepackt", sie habe sich aber auch nicht viel gewehrt. Mit diesem Kaufmann habe sie bis zu ihrem 20. Jahre ein Verhältnis gehabt und auch später wieder einige Monate. Wie sie dann mit 19 Jahren wieder ein halbes Jahr zu Hause gewesen sei, habe man dort gemerkt, daß sie dicker würde. Der Vater habe sie einfach aus dem Hause gejagt, der Liebhaber habe sich nicht mehr sehen lassen, sie sei dann bis zum Tag der Geburt in Köln in eine Fabrik gegangen und habe in der Provinzialanstalt geboren. Das Kind sei 3 Wochen nach der Geburt an Krämpfen gestorben. Sie habe sehr an dem Jung' gehängt und sich sehr gegrämt. Nach einem Monat sei sie von den Eltern wieder aufgenommen worden. Die Eltern hätten sie dann nach ein paar Tagen in ein Kloster gebracht, wo sie anderthalb Jahr geblieben sei. Es sei dort gut gegangen, doch sei sie zweimal wegen Schweinereien mit einer „Freundin" bestraft worden. Nachher sei sie 3 oder 4 Wochen zu Hause gewesen, doch habe es viel Streit gegeben, da man ihr immer ihre Vergangenheit vorgehalten habe. Sie sei dann, ohne Wissen der Eltern, weg in eine Lakritzfabrik und habe damals wieder ein paar Monate mit dem alten Liebhaber verkehrt. Sie sei ein Jahr lang in der Fabrik gewesen und habe regelmäßig gearbeitet, ohne einmal ein Verhältnis zu haben. Dann habe sie in Köln-Ehrenfeld eine Frau getroffen, bei der sie vor ihrer Klosterzeit gewohnt habe. Die habe sie eingeladen, zu ihr zu kommen und habe sie in ein Haus in der Kammachergasse geführt. Die Wirtin habe gleich gesagt, sie könne hier schön Geld verdienen; sie habe nun schon gewußt, um was es sich handele. Man habe ihr einen Hänger gegeben; aus Versehen habe sie sich am selben Abend unter der Tür sehen lassen und sei sofort aufgeschrieben worden. An diesem Abend habe sie noch gar nichts verdient; es sei keiner mit ihr gegangen. Am nächsten Tag habe sie sich die Kontrolle geholt. Sie habe noch nichts Näheres gehört gehabt von solchen Dingen und sich etwas ganz anderes vorgestellt. Sie habe sich aber nie Gedanken gemacht, wieder wegzuziehen, sei von Anfang an sehr zufrieden gewesen. Geschlechtlich sei sie „kalt". Sie habe dann aber „Pech gehabt", sei oft krank und mehrfach im Krankenhaus gewesen. Nach ihrer Entlassung aus der Lindenburg im Januar 1911 habe sie eine Frau, die früher auch unter Kontrolle gestanden sei, veranlaßt, zu ihr zu kommen, da bei ihrer Gesundheit dieses Leben nichts sei. Sie habe dann in einer Blechfabrik gearbeitet und sei gar nicht mehr dem alten Leben nachgegangen. Bei dieser Frau habe sie deren Neffen kennen gelernt, der sie gerne gehabt habe; sie habe ihm alles gesagt, am 11. Mai 1912 hätten sie geheiratet. Sie seien zu den Schwiegereltern gezogen, doch sitze der Schwiegervater auf 2 Jahre im Zuchthaus, weil er ein Jahr lang mit seinem 13jährigen Mädchen verkehrt habe. Ihre Ehe sei nicht lang glücklich gewesen, der Mann habe sie mißhandelt und nichts gearbeitet, er habe ihr auch vorgeredet, sie stünde nicht mehr unter Kontrolle, was mehrfach zu Strafen geführt hätte. Im Juli sei sie wegen Tripper ins Krankenhaus gekommen, es habe darüber viel Streit mit den Schwiergereltern gegeben, die behauptet hätten, sie hätte ihren Mann angesteckt. Sie sei zu ihrer Mutter und nach 3—4 Tagen gegangen, wieder Kontrolle zu holen. Da habe man ihr gesagt, sie habe sie noch immer. Sie sei nun wieder in der Kammachergasse; der Mann sei einmal dagewesen, doch habe sie nichts mehr von dem Taugenichts gewollt. Er sei bald wegen Gicht ins Bürgerhospital gekommen; jetzt arbeite er aber wieder, und sie wolle, wenn sie entlassen werde, wieder mit ihm zusammenziehen.

Vor ihrem letzten Hiersein habe sie einen „Schlaganfall" gehabt: sie sei plötzlich bewußtlos umgefallen, habe eine Zeitlang nicht mehr sprechen können. Es habe sich aber alles rasch gegeben.

Befund.

Sie ist eine kleine, schwächliche, nicht gerade unintelligent aussehende Frau, die willig und ausführlich erzählt. Sie kommt dabei in keine Erregung, erzählt wie von ganz selbstverständlichen Dingen und erscheint stumpf, indolent, aber glaubwürdig. Die Prüfung der Schulkenntnisse und der Intelligenz ergibt recht ordentliche Ergebnisse. Von den früheren Lähmungen ist bei grober neurologischer Untersuchung nichts mehr festzustellen.

Objektives.

Die Schule teilt mit: „Die Sophie Türk war etwas beschränkt, sie wurde aus dem 6. Schuljahr entlassen; dabei aber sehr ruhig. Sie soll später in sittlicher Beziehung auf Abwege geraten sein. Der Vater sowohl als auch die Mutter erfreuen sich in dieser Beziehung aber auch nicht des besten Rufes."

Das von ihr angegebene Kloster vom guten Hirten berichtete, daß sie durch Vermittlung eines Kölner Fürsorgevereins auf Veranlassung der Eltern am 30. 1. 1909 dort eintrat und bis zum 2. 2. 1910 blieb. „Sie war gefallen und machte ihren Eltern durch ihren Leichtsinn neuerdings Sorge. Hier war ihre Führung äußerlich befriedigend, sie war mit der Wäschebehandlung beschäftigt. Im Umgange war sie docile, heiter, nur etwas vorlaut und prahlerisch bei den anderen Zöglingen. Sonst wurde nichts an ihr bemerkt, was auf einen krankhaften Zustand schließen ließ."

Aus den Polizeiakten geht hervor, daß sie vor ihrer freiwilligen Kontrollunterstellung am 26. 7. 1910, also mit 21 Jahren, nicht bestraft wurde; seither wurde sie 18mal wegen S.-P.-Ü. bestraft. Bei der Vernehmung am 23. 7. 1910 machte sie über ihr Vorleben dieselben Angaben wie jetzt.

Den Akten nach war sie sehr viel krank und viermal wegen Gonorrhöe und Lues eingewiesen, doch klagt sie auch über „furchtbare Verblutungen", „Herzerregung", „Lungenkatarrh" und „Blutbrechen", Nervenkopfweh" und einmal, sei sie „arg lungenkrank". Am 28. 8. 1912 erschien sie tatsächlich und bat wieder um Kontrolle, sie habe inzwischen geheiratet und angenommen, daß sie nicht mehr unter Kontrolle stehe, was der Mann ihr versichert habe.

Aus den Krankenblättern der hiesigen Hautklinik geht hervor, daß sie bei einer Aufnahme im Juli 1911 den linken Fuß noch etwas nachschleifte. Die Abteilungsschwester gibt an, die Euler schon lange Jahre zu kennen, sie sei immer so stumpfsinnig gewesen und habe sich in dieser Beziehung in den letzten Jahren nicht geändert.

11. Frida Binder.

Geboren 22. 1. 1889 in einem Dorf im badischen Bezirksamt Ettlingen, katholisch, bei der Untersuchung, 28. 1. 1913, 23 Jahre alt.

Eigene Angaben.

Der Vater sei Schneider und Invalide von 1870 her, die Mutter Händlerin. Der Vater trinke, sei sehr aufgeregt, habe viele Prozesse wegen seiner Rente geführt, wegen der es zu Hause immer Auftritte und wüste Schimpfereien gegeben hätte. Wegen Beleidigung des Bürgermeisters in dieser Angelegenheit sei er mit etwa 40 Jahren einmal 14 Tage eingesperrt gewesen. Die Mutter sei „womöglich noch aufgeregter". Sie sei das elfte unter 11 Geschwistern, 7 seien gestorben. Ein Bruder sei wegen Bettelei bestraft, ein anderer mit 26 Jahren ermordet worden. Zwei Geschwister des Vaters hätten stark getrunken. Die Familie sei sehr arm gewesen, und immer habe es viel Streit und Prügeleien gegeben. Sie sei zu Hause aufgewachsen, habe als Kind angestrengt auf dem Feld arbeiten müssen, sei aber gesund gewesen. Sie habe bis gegen das 14. Jahr die katholische Volksschule ihres Dorfes besucht, gut gelernt, sich auch gut geführt und am liebsten Rechnen und Lesen gehabt. Mit der Mutter sei sie nie ausgekommen. Nach der Schule sei sie gleich in die Patronenfabrik Karlsruhe gegangen, habe aber daheim gewohnt. Mit $15^1/_2$ Jahren sei sie zum ersten Male mit einem gegangen, aber ohne Verkehr. Bis zum 17. Jahre sei sie in der Fabrik gewesen, dann etwa 1 Jahr lang in einem kleinen Ort als Dienstmädchen. Sie sei dann nach Heidelberg als Dienstmädchen zu einem Weinhändler und dort 1 Jahr geblieben. In der Zeit, mit $18^1/_2$ Jahren, habe sie das erste Verhältnis gehabt. Sie habe ihn schon von der Heimat her gekannt, und sie hätten sich oft geschrieben. Er habe sie bei einem Turnfest besucht, sie seien nachmittags und abends beim Tanz gewesen, er habe sie dann in einer Gartenwirtschaft gebraucht. Sie habe sich nachher sehr geschämt, und als er später wiedergekommen sei, sei sie ihm durchgegangen. Sie habe nie ein längeres Verhältnis gehabt, aber doch gelegentlich verkehrt; auch als sie dann nachher in Karlsruhe gedient habe. Sie sei von da nach Rastatt als Kellnerin in ein Restaurant gegangen und $^3/_4$ Jahr geblieben. In Rastatt sei sie von einem Sergeanten mit Syphilis angesteckt worden und sei dann Herbst 1910 nach Karlsruhe ins Krankenhaus gekommen. Nach ihrer Entlassung sei sie in Karlsruhe ein paarmal bestraft worden, weil sie keine Arbeit habe nachweisen können; einmal auch wegen gewerbsmäßiger Unzucht, das sei aber nicht recht gewesen, damals habe sie noch gar nicht gewußt, daß man so Geld verdienen könne. Sie sei dann zu einer Schwester bei Baden-Baden und habe dort 5 Monate als Austrägerin in einer Drogerie gearbeitet. Da habe die Mutter geschrieben, die Geschwister sollten sie herausschmeißen, weshalb sie gegangen sei. Sie sei nach Mannheim und 14 Tage bei einem allein lebenden Bruder der Mutter gewesen. Dort habe sie eine Landsmännin getroffen, die wegen Schwangerschaft von daheim fortgejagt worden sei und damals als Kellnerin in Mannheim gelebt habe; die habe ihr gesagt, in Köln könne man gute Stellen haben. Am 21. Mai 1911 seien sie zu zweit nach Köln gefahren, die andere sei aber am zweiten Tag wieder umgekehrt. Sie selbst habe in einer Wirtschaft einen Korbmacher kennen gelernt, der sie mitgenommen habe. Ein halbes Jahr hätten sie am großen Griechenmarkt zusammen gelebt, sie habe die Haushaltung besorgt, und sie seien ganz gut ausgekommen, obschon er sie viel geschlagen habe. Im August 1911 sei sie von der Polizei einmal gepackt, aber nicht bestraft worden; sie sei damals auch 8 Wochen wegen Gonorrhöe im Krankenhaus gewesen. Im Dezember 1911 habe sie mit dem Mann Streit bekommen und sei daraufhin gegangen, sich die Kontrolle zu holen; sie habe das aus Angst vor den Schlägen des Mannes und aus völliger Mittellosigkeit getan. Bis März 1912 sei sie in einem Haus gewesen, jetzt auf die Straße.

Anfangs habe sie „mehr geweint als sonst was", mit der Zeit habe sie sich etwas dran gewöhnt, doch gehe sie „lieber heut als morgen, wenn ich das Geld gehabt hätte, wär ich längst weg." Mit dem Korbmacher verkehre sie immer noch; er wolle sie immer heiraten, es gefalle ihr aber noch viel zu gut allein. Vielleicht gehe sie Ostern wieder nach Karlsruhe in ein Geschäft. Ab und zu sei sie daheim oder bei Geschwistern gewesen.

Sie sei von Natur aus nicht sehr lebhaft, gerne für sich, etwas ängstlich, oft verstimmt, namentlich in den Tagen der Periode. Sie rege sich sehr leicht auf, auch über Kleinigkeiten und könne recht zornig werden. Sie denke viel über die Vergangenheit nach und würde jetzt alles anders machen. Auch an die traurigen Verhältnisse daheim müsse sie viel denken.

Befund.

Sie ist ein zartes, blaß und recht alt aussehendes Mädchen, das bescheiden und im Grunde gutartig zu sein scheint. Sie ist wohl nicht sehr begabt, aber auch nicht erheblich schwachsinnig. Sie ist durchaus willig und erzählt offenbar auch ganz gern. Sie verrät keine sehr tiefen Gefühle, bekommt aber doch feuchte Augen, als sie davon spricht, sie würde jetzt ihr Leben anders anfangen. Auf die Frage nach sexuellen Jugenderlebnissen sagt sie, sie sei als Kind „viel zu angestrengt gewesen, um an so was zu denken". Bei den Fragen nach dem Geschlechtsbedürfnis meint sie, sie „gebe nicht viel drum". Die Prüfung der Schulkenntnisse und der Intelligenz hat ordentliche Ergebnisse.

Objektives.

Die Schule teilt mit, daß die Binder Ostern 1903 entlassen wurde; sie war unter 73 Schülern die 34., die Durchschnittsnoten sind $2^1/_2$—3, das Betragen 2.

Aus den Karlsruher und Kölner Polizeiakten geht hervor, daß sie vom 13. 5. bis zum 18. 7. 1910, also erst mit 21 Jahren, als Taglöhnerin in Karlsruhe in einer Waffen- und Munitionsfabrik war, dann vom 15. 1. bis zum 1. 10. in Heidelberg als Dienstmädchen. Danach war sie in Rastatt Kellnerin. Der Wirt schreibt über sie: „Sie hatte nacheinander 3 Wohnungen, im letzten Logis verübte dieselbe einen Betrug und ging flüchtig. Die B. stand hier auch im Verdacht der gewerbsmäßigen Unzucht."

Im Oktober 1910 wurde sie in Karlsruhe in einem „Hotel" festgenommen, wo sie sich mit einem Herrn unter falschem Namen eingetragen hatte. Sie gab damals an, vor wenigen Tagen von Rastatt gekommen zu sein und diesen Herrn am Bahnhof getroffen zu haben. Er hätte ihr im Café Getränke bezahlt, sie seien dann ins Hotel gegangen, wo der Herrn aber nur an ihren Geschlechtsteilen herumgegriffen und ihr 2 Mark dafür gegeben habe. Am nächsten Tag wurde Lues festgestellt. Das Verfahren wurde „auf Wohlverhalten" ausgesetzt und das Mädchen dem katholischen Fürsorgeverein zugeführt. Sie weigerte sich aber, Unterkunft im Heim zu nehmen und gab an, der Vater hole sie ab. Man begleitete sie zum Zug, doch kam weder der Vater, noch fuhr sie nach Hause. Der Vater schrieb darauf in sauberer Schrift an die Vorstandsdame: „Sie hat keine Lust und Freude zur Arbeit, nur schwitisieren. Wenn ich ein bemittelter Mann wäre, dann hätte ich sie nach Amerika geliefert, damit ich sie los wäre, denn an der haben wir doch nichts Gutes mehr zu hoffen." Wenige Tage darauf wurde sie in Karlsruhe wieder als arbeits- und wohnungslos aufgegriffen. Sie kam wegen Gonorrhöe ins Krankenhaus und am 28. 2. 1911 unter Kontrolle, nachdem sie kurz vorher, am 18. 2. zum ersten Male wegen gewerbsmäßiger Unzucht 5 Tage Haft bekommen hatte. Sie wurde im März und April 1911 dann zweimal wegen Nichtbefolgens der Unterkommensauflage zu einigen Tagen Haft verurteilt.

Am 31. 3. 1911 wurde die Kontrolle wieder aufgehoben, warum, ist nicht bekannt. Am 11. 4. 1911 wurde sie, eben aus der Haft entlassen, wegen gewerbsmäßiger Unzucht wieder mit 14 Tagen Haft bestraft, weil sie gegen Nahrungsmittel und Unterkunft mit einem Manne namens Gauß geschlechtlich verkehrt hatte. Sie sagte damals: „ich war, als ich aus dem Gefängnis kam, vollständig ohne Mittel und war deshalb darauf angewiesen, auf irgendeine Art und Weise etwas zu verdienen. Nachdem ich aber eine Stelle zum Arbeiten nicht bekommen konnte, mußte ich mir auf diese Weise ein Nachtlager verschaffen. Geschlechtlich verkehrt hat Gauß in beiden Nächten in seiner Wohnung mit mir dreimal.

Er hat mir nur ein Bier bezahlt, aber keinen Kaffee. Ich bin nicht in die Wohnung des Gauß mitgegangen, um mit ihm geschlechtlich zu verkehren, sondern nur, weil ich keine Wohnung hatte und es in beiden Nächten ziemlich kalt war". Es erwies sich als richtig, daß sie sich bei dem Arbeitsamt nach Stellen als Kellnerin umgesehen, aber keine bekommen hatte.

Am 12. 7. 1911 wurde sie in Köln wegen Verdachts der Erwerbsunzucht festgenommen, sie bestritt damals, gewerbsmäßige Unzucht zu treiben und gab an, von Karlsruhe kommend, mit ihrem Bräutigam hier zu wohnen. Als sie am 21. 12. 1911 um die Kontrolle bat, gab sie an, in Karlsruhe und Hannover unter Kontrolle zu stehen. Sie wurde in Köln dreimal wegen S.-P.-Ü. verhaftet und war viermal im Krankenhaus. Sie schrieb in ordentlicher Schrift wiederholt Briefe, daß sie zu Mutter und Geschwistern reisen müsse.

12. Maria Eifer.

Geboren 4. 7. 1893 in einem Dorf bei Andernach, katholisch, bei der Untersuchung, 2. 2. 1914, 20 Jahre alt.

Eigene Angaben.

Der Vater sei Metzger und habe eine eigene gutgehende Metzgerei. Er sei etwas jäh und von jeher sehr hochmütig gewesen, „wollt größer sein, als er war". Die Mutter sei im Kindsbett gestorben, wie sie 4 Jahre gewesen sei; auch von ihrer Seite her sei Geld dagewesen. Sie sei von einer Schwester des Vaters, der sie aber wenig gefolgt habe, erzogen worden. Sie sei das zweite unter vier Geschwistern, die Brüder seien Metzger und Bäcker, eine Schwester sei zu Hause. Die Vermögensverhältnisse seien sehr gut gewesen, sie hätten ein eigenes Haus gehabt und so viel, daß sie später, wenn sie „zwischen hinein" ein bißchen arbeite, davon leben könne.

Sie habe die Volksschule ihres Geburtsortes besucht, gut und gern gelernt, aber viele Streiche gemacht. Sie sei ein sehr lebhaftes Kind und viel sich selbst überlassen gewesen: „ich habe getan, was ich wollte". Nach der Schule sei sie zunächst in der Metzgerei gewesen. Mit etwa 17 Jahren habe sie einen etwa 22jährigen kränklichen Schneider kennen gelernt, mit dem sie zunächst so gegangen sei. Einmal, als sie gegen 18 geworden sei, habe er sie nach einer Tanzerei nach Hause begleitet. Sie hätten noch ein halbes Jahr verkehrt, sie habe aber nicht viel Freude daran gehabt: „ich war immer viel zu bang, ich kriegt' ein Kind". Der Schneider sei dem Vater nicht recht gewesen, hauptsächlich wegen seines Krankseins; er habe ihm das Haus verboten, und es habe wegen dieser Sache zu Hause viel Streit gegeben. Übrigens sei der Schneider bald nachher gestorben. Sie sei auch deshalb eines Tages heimlich von daheim weg und zu einer Tante, einer Schwester der Mutter, einer Chauffeursfrau, nach Köln. Sie sei 4 Monate bei ihr gewesen und habe genäht, dann habe sie einen Mann kennen gelernt, dessen Beruf sie nicht gewußt habe. Er habe auf ihr Fragen immer gesagt, das gehe sie nichts an. Sie hätten ein Verhältnis angefangen und er habe sie beschwätzt, mit ihm zusammen zu ziehen. Wie sie 18½ gewesen sei, habe er sie auf den Strich geschickt. Anfangs sei es ihr etwas eklig gewesen, aber man verdiene eben Geld; „ich war das Arbeiten nicht mehr gewohnt, das hat mir besser gefallen". Sie sei noch 4 Wochen mit ihm zusammen gewesen, dann sei sie in ein Haus gegangen und sie hätten sich getrennt. Bald sei sie gefischt worden; sie habe 4 Wochen Haft und 6 Monate Arbeitshaus bekommen, wo sie mit Nähen beschäftigt worden sei. Man habe dort den Versuch gemacht, sie wieder nach Hause zu bringen, sie habe aber nicht gewollt, weil man dort doch von ihrem Leben gewußt habe. Auch dem Geistlichen habe sie gesagt, sie wolle wieder ins Puff. Der Vater sei selbst dagewesen und habe sie holen wollen, es habe aber nichts genutzt. Sie habe nach ihrer Entlassung gleich zwangsweise Kontrolle bekommen und lebe seither mit einem Maschinenschlosser zusammen, der wirklich arbeite, auch nicht vorbestraft sei und ihr Geld gebe. Nur tagsüber sei sie in ihrem Haus, wo sie ordentlich verdiene, da sie der Frau viel unterschlage; „in der Hinsicht bin ich schlau". Ob der Mann sie heiraten wolle, wisse sie nicht, man könne den Männern ja nie trauen. Wenn er sicher sein wolle, daß sie ihn nicht anstecke, müsse er sie eben aus der Kontrolle tun und für sie arbeiten. „Wenn ich einen Mann habe, der für mich arbeitet und ich arbeite selber, wäre ich ja jeck." Im Dezember habe sie einen Jungen geboren, der nach 6 Wochen an Krämpfen gestorben sei Es sei eine sehr schwere Geburt gewesen; sie habe das Kind bei sich gehabt, und es sei ihr und ihrem Mann sehr leid gewesen, daß es gestorben sei. Sie wolle keine Kinder mehr, „ich hätt gerne Kinder, aber wenn ich sie hätt . . . . ich habe die Nase voll".

„Daß man nichts zu tun braucht", sei das Schöne. Hier lese sie den ganzen Tag, auch draußen „alles was mir in die Finger kommt". Sie sei im allgemeinen recht zufrieden, habe nie den Wunsch gehabt wegzugehen, habe keine trüben Stunden, höchstens wenn ein Brief von Hause komme, denke sie mitunter, es wäre doch nichts. Vorwürfe habe sie sich nie gemacht, „wozu, ich habe es doch so gewollt". Sie sei meist heiter und „immer gut gesinnt", sie bekomme nie Streit; „es muß's einer machen, wie ich will". Sie sei von ruhigem Wesen; „da kömmt man am allerweitesten mit", aber: „wenns sein muß, kann ich auch schreien". Sie sei nicht fromm und bete nicht mehr, wolle von so Sachen nichts mehr wissen. Eitel sei sie nur auf ihren eigenen Körper. Sie spare manches, gebe auch gern Geld aus. Sie trinke ziemlich viel und gern; sie werde dann lustig und nicht „falsch". Sie rauche gar nicht. Ihre Haftstrafen habe sie ohne Aufregung überstanden. In der Kindheit habe sie keine geschlechtlichen Erlebnisse gehabt; „das ist bei uns nicht Mode". Sie habe nur bei ihrem Liebhaber Empfindung und nie an Perversitäten Freude gehabt.

Befund.

Das starke, plumpe, sehr schwachsinnig aussehende Mädchen ist willig, nicht befangen, phlegmatisch, gleichgültig, gelegentlich platzt sie heraus. Sie spricht im Dialekt und drückt sich ungewandt aus. Vielleicht ist sie nicht ganz gutartig. Die Prüfung der Schulkenntnisse und Intelligenz hat gute Ergebnisse.

Objektives.

Über ihre Schulzeit wird berichtet: Der Maria Eifer könne sich ihre frühere jetzt pensionierte Lehrerin nur mehr aus den letzten Schuljahren erinnern und leider kein gutes Zeugnis ausstellen. „Sie war ein leichtsinniges, nachlässiges Mädchen, das mich für die Zukunft nichts Gutes erwarten ließ. Mehr als einmal sagte ich ihr: Kind, was soll aus Dir werden noch, wenn Du einmal aus der Schule entlassen sein wirst. Krankhafte oder merkwürdige Züge aber habe ich nicht an ihr beobachtet, noch sind mir solche von Verwandten bekannt geworden. Betrachtet man die häusliche Erziehung, so wird man bei den schlimmen Charakteranlagen eines solchen Kindes sich nicht wundern, wenn das Mädchen später auf schlimme Wege geraten sollte. Die Mutter war jahrelang leidend, schwach und elend. Von ihrem kranken Zustande habe ich mich persönlich überzeugt und von der dabei herrschenden Dürftigkeit. Der Vater ging dem Verdienste nach. Nach dem Tode der Mutter übernahm die alte Großmutter die Führung des Haushaltes. Sie konnte unmöglich das Mädchen richtig erziehen, dazu auch noch 2 oder 3 Knaben, die alle jünger waren. Was seit der Schulentlassung aus dem Mädchen geworden ist, darüber kann ich nichts sagen, da ich in demselben Jahr wegkam. Schulentlassungszeugnis: Hat die Volksschule vom 6. April bis zum 27. März 1907 besucht. Betragen gut, Schulbesuch regelmäßig, Fleiß genügend, Religion genügend, Lesen gut, Aufsatz genügend, Rechtschreiben genügend, Rechnen genügend."

Aus den Polizeiakten geht hervor, daß sie Ende August 1911, also mit 18 Jahren, zum erstenmal in Köln aufgegriffen wurde. Sie gab an, sie sei seit 7 Tagen in dem betreffenden Haus und sei vorher in Andernach in Stellung gewesen. Sie war geständig. Die Heimatpolizeibehörde schrieb damals, sie stehe wegen Diebstahls und gewerbsmäßiger Unzucht unter Anklage und habe sich in letzter Zeit in der Welt herum getrieben. Sie kam damals wegen Tripper ins Krankenhaus und bekam 4 Wochen Haft. Sie bat im April 1912 um Kontrolle, die am 10. bewilligt, jedoch gleich wieder zurückgenommen wurde, als sich herausstellte, daß sie ein früheres Geburtsjahr angegeben hatte. Im Mai 1912 wurde sie wieder aufgegriffen und es stellte sich heraus, daß sie sich seit ihrer ersten Bestrafung trotz Zurücknahme der Kontrolle in einem Bordell aufgehalten hatte. Es kamen mehrere Anzeigen über sie zusammen, und sie wurde am 1. Juli 1912 zu wieder zu 6 Wochen Haft und Überweisung an die Landespolizeibehörde verurteilt. Die Begründung war folgende: „Die Angeklagte hat sich, um ungestört Gewerbsunzucht zu treiben, unter dem 10. April des Jahres unter sittenpolizeiliche Aufsicht stellen lassen, indem sie sich als 1890 geboren ausgab. Nachdem aber die Sittenpolizei in Erfahrung gebracht hatte, daß die Angeklagte noch minderjährig sei, wurde die Unterstellung wieder zurückgezogen. Trotzdem hat die Angeklagte ihr Unzuchtstreiben fortgesetzt. Sie ist dieserhalb mit einer Haft von 4 Wochen vorbestraft. Sofort nach Verbüßung dieser Strafe hat sie das Unzuchtstreiben wieder aufgenommen. Die Strafe hat also nicht den geringsten Eindruck auf sie gemacht. Die Angeklagte ist eine junge, sehr kräftige Person, der es ein leichtes sein würde, ihren Lebensunterhalt durch ehrliche Arbeit zu verdienen. Es unterliegt keinerlei Zweifel, daß sie nur durch ihre Arbeitsscheu auf den Weg des Lasters gekommen ist. Eine Person aber, die nicht arbeiten will, gehört ins Arbeitshaus." Sie legte Berufung gegen die Überweisung ein, doch fand das Landgericht keine Veranlassung, die Entscheidung des Amtsgerichts umzuwerfen. Nach Verbüßung der Haftstrafe wurde sie im August 1912 ins Krankenhaus entlassen. Kurz darauf verhängte der Regierungspräsident über sie 6 Monate Nachhaft, die sie Ende September 1912 antrat. Im März scheint sie vom Arbeitshaus entlassen worden zu sein, denn sie wurde am 19. 3. 1913 der Kontrolle unterstellt. Am 1. Mai 1913 wurde jedoch die Nachhaft noch um 1 Monat verlängert. Seit ihrer endgültigen Entlassung aus dem Arbeitshaus war sie zweimal geschlechtskrank im Krankenhaus, im Oktober 1913 mehrere Monate in der Hebammenanstalt.

13. Klara Hirn.

Geboren 15. 1. 1893 in einem kleinen Dorf im rheinischen Kreis Euskirchen, katholisch, bei der Untersuchung, 22. 5. 1914, 21 Jahre alt.

Eigene Angaben.

Der Vater sei Maurer. Sie sei das zweite unter fünf Geschwistern; die meisten seien daheim; ein Bruder habe ein Möbellager in Köln. Sie gehe mitunter mit ihm aus, er wisse nicht, was sie tue, auch nach Hause fahre sie ab und zu. Die Vermögensverhältnisse seien recht ordentlich gewesen, sie hätten ein eigenes Haus und viel Platz gehabt. Das Familienleben sei gut gewesen, die Eltern hätten niemals Streit gehabt, „ich bin auf dem Land daheim, da gibts so was nicht". Sie sei als Kind „wie andere auch" gewesen, habe in der Volksschule sehr gut gelernt, sei nie sitzen geblieben und habe sich „immer ruhig" betragen. Vor dem ersten Unwohlsein habe sie in der Kirche einmal einen Ohnmachtsanfall gehabt. Nach der Schule sei sie zunächst zu Hause gewesen. Mit 15 Jahren habe sie Liebeleien mit Schulkameraden gehabt, es sei aber nie etwas Ernstes passiert; sie könne sich daran nicht mehr so recht erinnern. Sie habe daheim viel und gern getanzt und sei gern da gewesen, wo etwas los gewesen sei. Mit 17 Jahren sei sie einige Monate als Aushilfe in Köln-Lindenthal in Stellung gewesen. Das Mädchen, das sie vertreten habe, sei von ihrer Heimat gewesen und habe eine Zeitlang nach Hause gemußt. Sie habe sich gut schicken können, sei damals „eben noch jung" gewesen. Dann sei sie bis zum 18. Jahr wieder zu Hause geblieben und habe dort auch Nähen gelernt. Sie habe darauf nach Köln in ein Nähgeschäft gesollt und zuerst bei einer verheirateten Tante gewohnt, um von dort aus eine Stellung zu suchen. 3 Wochen sei sie dort gewesen, dann habe sie auf der Hohestraße ein Herr angesprochen, von dem sie nichts weiter gewußt habe. Sie seien spazieren gegangen und hätten sich anderen Tags wieder getroffen; verkehrt habe sie nicht mit ihm. Ein paar Tage darauf habe er sie in ein Haus gebracht und gesagt, da könne sie arbeiten. Sie habe ihn nie mehr gesehen; als er anderen Tages gekommen sei, habe ihn die Frau hinausgeschmissen. Schon am Abend habe sie mitgemacht, man habe sie nicht mehr gehen lassen. Anfangs sei ihr wohl alles unangenehm gewesen, doch habe sie schön verdient. Nach 3 Wochen sei sie gefischt worden, auf 4 Wochen ins Krankenhaus gekommen und dort vom Vater abgeholt worden. Er habe ihr verziehen, weil sie ja „verführt" worden sei, die Mutter aber habe sich „sehr angestellt" und sei davon „totkrank" geworden. Damals habe sie nicht gedacht, daß sie doch noch einmal „auf den Weg" komme.

Sie sei ein Jahr zu Hause gewesen, dann habe sie wieder nach Köln in ein Geschäft gesollt. Sie habe aber gleich nicht daran gedacht, zu arbeiten, und sich deshalb ein Zimmer gemietet. Seither sei sie auf der Straße. Ein halbes Jahr sei sie heimlich gegangen, dann sei sie wieder aufgegriffen worden. Man habe sie zwischen Arbeitshaus und Kontrolle wählen lassen, und sie habe das letztere vorgezogen. Die Eltern glaubten, sie sei im Geschäft; sie schreibe und erzähle auch davon; sie ahnten nicht, was sie hier tue, sonst brächten sie sie um.

Das Geld habe sie am meisten gelockt und „daß ich nicht zu arbeiten brauchte". Sie sei immer eine lustige Natur gewesen und habe nie viel nachgedacht. Sie bekomme niemals Streit, gehe „einfach aus dem Weg". Sie tanze gern, gehe viel ins Theater, aber nur in Lustiges und mache viel Handarbeiten. Im ganzen habe sie nur 14 Tage Haft gehabt; sie habe sie „schwer abgemacht", doch sei sie dabei weder traurig noch ängstlich gewesen; nur die Zeit sei ihr „so lang geworden". Schon ein Jahr sei sie mit einem Metzger verlobt; er wolle sie in einem halben Jahr heiraten, sie führen auch zusammen nach Hause; es sei der erste, den sie gern habe. Sie habe nie viel getrunken, werde dann lustig und nicht schwierig. Sie rauche 10—15 Zigaretten am Tag. Aus religiösen Dingen habe sie sich nie viel gemacht; das komme vielleicht wieder, wenn sie solide sei. Am Verkehr habe sie „ab und zu Freude", doch nur, wenn einer ihr sympathisch sei.

Befund.

Das kleine, zarte, hübsche Mädchen hat ein sehr gewöhnliches Lachen. In ihrem Benehmen und Erzählen fällt nichts Besonderes auf. Sie sollte schon einmal untersucht werden, weigerte sich aber zu kommen, weil sie glaubte, man sage nur so, und ihr Vater sei vorne, um sie abzuholen. Man bekommt nicht sehr viel aus ihr heraus, ohne daß man jedoch den Eindruck hat, daß sie viel verbergen will oder sehr verschlossen ist. Sie ist natürlich und freundlich und kommt bei nichts in tiefere Erregung. Sie ist bei der Untersuchung willig und gibt sich Mühe, kann aber nicht sehr anschaulich erzählen und faßt schlecht auf. Sie ist sicher sehr oberflächlich und harmlos und zweifellos unter dem Durchschnitt begabt.

Die Prüfung der Schulkenntnisse ergibt ordentliche, die übrigen Fragen haben recht schlechte Ergebnisse.

Objektives.

Der Lehrer, der über sie schreibt, kennt sie nicht persönlich; was er erfahren konnte, sei nur unsicher: „Nach dem Entlassungszeugnis wird Führung und Fleiß mit „gut" bezeichnet. Die Veranlagung ihrer Geschwister ist nur sehr mittelmäßig. Im Wesen der Familie liegt etwas Verschlossenes und Heimliches. Der Schule bereitete sie keine Schwierigkeiten. Einzelheiten über häuslichen Einfluß stehen mir nicht zu Gebote."

Nach den Polizeiakten wurde sie im Januar 1912, also mit 19 Jahren, zum erstenmal in Köln aufgegriffen. Sie gab an, 3 Wochen in dem betreffenden Hause zu sein. Die Inhaberin habe ihr ein besonderes Versteck gezeigt für den Fall, daß Beamte kämen. In der Heimat war nichts Nachteiliges bekannt. Sie ließ sich am 23. 1. 1912 der Kontrolle unterstellen. Als sie im Krankenhaus war, erschien anfangs Februar der Vater und gab an, daß sie nicht, wie sie gesagt hätte, 1891, sondern 1893 geboren sei. Er bat, sie zu entlassen; er wolle sie abholen, wenn sie aus dem Krankenhaus komme und dafür sorgen, daß sie wieder solide werde. Sie wurde deshalb am 7. Februar 1912 aus der Liste gestrichen und anfangs März 1912 vom Vater aus dem Krankenhause abgeholt. Ende März 1913 wurde sie wieder aufgegriffen, danach jedoch erst wieder Mitte Januar 1914. Sie gab an, sie sei seit vorgestern in Köln, sie habe hier nur ihre Kleider geholt und wolle wieder in Stellung gehen. Sie kam am 14. 1. 1914 wieder unter Kontrolle und wurde seither zweimal geschlechtskrank ins Krankenhaus eingewiesen.

14. Erna Müscher.

Geboren 7. 1. 1890 in Köln, katholisch, bei der Untersuchung, 6. 3. 1913, 23 Jahre alt.

Eigene Angaben.

Der Vater sei Buchhalter, lungenleidend; die Mutter sei aufgeregt und habe häufig Weinkrämpfe. Sie sei das älteste von 2 Geschwistern; ihre Schwester sei daheim, sie sei furchtbar aufgeregt und nervös, zittere und könne deshalb nicht mit in Gesellschaft gehen. Der Vater der Mutter sei in einer Irrenanstalt gestorben. Die Vermögensverhältnisse seien gut gewesen, ebenso das Familienleben. Jetzt verkehre sie nur noch mit der Schwester.

Sie habe spät laufen gelernt und anschließend an eine Diphtherie 1½ Jahr lang eine Kanüle getragen. Sie sei ein ängstliches Kind gewesen und habe viel unter nächtlichem

Aufschrecken und Alpdrücken gelitten. Sie habe bis zum 14. Jahre eine Volksschule besucht, sei immer krank gewesen und habe nicht gut gelernt. Ihr Lieblingsfach sei Geographie gewesen.

Wie sie 14 Jahre gewesen sei, sei der Vater nach Frankfurt zu einer Filiale versetzt worden, und sie sei noch 1 Jahr lang dort bei ihren Eltern geblieben. Mit 14 oder 15 Jahren habe sie einen 19jährigen rechten Vetter väterlicherseits kennen gelernt, der in Frankfurt bei einem Rechtsanwalt gearbeitet und bei ihren Eltern gewohnt habe. Eines Abends, als die Eltern weg gewesen seien, sei er zudringlich geworden; sie sei mit ihm in sein Zimmer gegangen und sie hätten verkehrt. Er sei noch einen Monat im Haus gewesen, ohne daß noch etwas vorgekommen sei. Sie sei schwanger geworden, und man habe sie im 3. Monat zu den Eltern des Vetters nach Hanau getan, von wo man sie schon nach 8 Tagen zu ihrer Großmutter mütterlicherseits weiter geschickt habe. Die sei aber eben beerdigt gewesen, und so sei sie wieder nach Hause gefahren. Die Mutter habe wegen der Schande nicht gewollt, daß sie da bleibe; sie habe ihr in Hanau ein Zimmer bei einer Hebamme gemietet und ihr eine Stelle als Verkäuferin gesucht. Wie sie im 8. Monat gewesen sei, habe der Vater des Vetters, der sie durchaus von Hanau habe weg haben wollen, in dem Geschäft von ihrer Schwangerschaft erzählt. Sie sei dann in Hanau niedergekommen und habe das Mädchen dort in Pflege getan. Nach 2 Jahren habe sie es nach Köln genommen; sie habe viel Freude daran.

Sie sei nach der Niederkunft wieder nach Hause gegangen, habe aber von dem „Hurenkind", wie die Mutter es genannt habe, nicht sprechen dürfen. Sie sei noch 3 Monate zu Hause als Verkäuferin geblieben, man habe ihr aber die Heimat zur Hölle gemacht. Sie habe dann bei einer Freundin einen Theateragenten kennen gelernt. Sie sei heimlich von der Heimat weg und nach Düsseldorf in die Artistenschule gegangen; sie habe im Artistenheim dort gewohnt. Sie habe ein Jahr lang Luftakrobatik getrieben und bald einen Jongleur kennen gelernt, der sie verhalten, und mit dem sie jetzt noch ein Verhältnis habe. Es sei ihr damals ganz gut gegangen, obschon ihre Angehörigen, abgesehen von der Schwester, nichts mehr von ihr gewollt und ihr nicht geantwortet hätten. Sie sei bis vor einem Jahr mit dem Geliebten zusammen herumgereist, in Dortmund, Hamburg, Brüssel usw. Sie habe an der freistehenden Leiter gearbeitet und auf der Brust 635 Pfund getragen. Sie sei dabei immer sehr aufgeregt, sehe und höre nichts; es sei ein furchtbarer Druck. Nachher sei sie ganz erschöpft, habe auch noch nie etwas von dem Beifall gehört. Sie habe 180 Mark im Monat verdient. Der Freund, vor dem sie eine furchtbare Angst gehabt habe, sei immer sehr eifersüchtig auf sie gewesen, und sie habe sich nie mit anderen einlassen können. „Ich habe schon manchmal den Gedanken gehabt, auf den Strich zu gehen, weil alle sagten, das sei so schön — aber — der hätte mich kalt gemacht! — — wenn der das jetzt wüßte". Der Freund habe dann vor einem Jahr nach Belgien gemußt. Sie sei nach Köln gegangen; „das Geld hat gelockt". Durch eine Bekannte sei sie dann in ein Haus und habe Kontrolle geholt.

Es habe ihr ganz gut gefallen, denn sie habe nie gern gearbeitet, „Hausarbeit — puh". Sie wolle jetzt aber wieder als Artistin arbeiten und habe bereits an einen Theateragenten geschrieben. Der Freund wisse nicht, daß sie hier unter Kontrolle stehe, und meine, sie sei Kellnerin. Sie mache sich auch sehr Vorwürfe, daß sie ihn betrüge, denn er sei doch sehr gut zu ihr.

Sie sei still, schließe sich schwer an, sei nie ausgelassen, denke viel nach, sei „furchtbar empfindlich", leicht beleidigt; wenn ihr jemand etwas sage, lasse sie gleich den Kopf hängen. Sie werde auch gleich zornig und aufgeregt, werfe auch in der Wut etwas an die Wand. Früher habe sie viel geweint, wenn sie an die Eltern gedacht habe, die an allem schuld seien; in der letzten Zeit weine sie nicht mehr. Sie sei sehr ängstlich, könne nie allein schlafen, müsse zum mindesten die Tür des Nebenzimmers offen lassen. Sie träume immer, sie falle von einem Berg herunter und wache schreiend auf. Sie sei auch sehr abergläubisch und glaube besonders an die böse Bedeutung der schwarzen Katze. Sie müsse viel trinken, tue es aber nur gerne, wenn sie Ärger habe, denn dann werde sie heiter. Sie könne aber nicht viel vertragen und wisse bald nichts mehr von sich. Am Verkehr habe sie immer noch mitunter Freude; sie beiße gern und habe das von jeher an sich gehabt, es dürfe aber nicht sehr bluten. Der Jongleur wolle sie heiraten, und sie sei damit auch einverstanden.

Befund.

Sie ist ein ziemlich kräftiges Mädchen von recht schwachsinnigem Gesichtsausdruck. Sie ist anfangs etwas befangen, es werde doch sicher kein Gebrauch von dem gemacht werden, was sie sage, erzählt aber bald ganz lebhaft und anschaulich und durchaus willig. Bei der Schilderung, wie die Eltern zu ihr waren, beginnt sie sofort zu weinen, sonst zeigt sie keine tiefere Bewegung. Sie ist zutraulich, aber keineswegs unbescheiden. Ausführlich und mit einer gewissen Begeisterung erzählt sie von ihrem Artistenberuf. Bei der Frage nach den Perversitäten errötet sie sehr, sie will zunächst nicht mit den Angaben darüber herausrücken.

Sie bleibt hartnäckig bei der Behauptung, sie sei erst vor einem Jahr hier unter Kontrolle gekommen und gibt dann später an, daß sie schon in Düsseldorf unter Kontrolle gestanden habe. Auf Fragen sagt sie auch, sie sei schon vor 3 Jahren in einem Asyl in Aachen gewesen, und zwar von Düsseldorf aus.

Die Prüfung der Schulkenntnisse und der Intelligenz hat ganz ordentliche Ergebnisse.

Objektives.

Die Volksschule, die sie besuchte, teilt mit, daß sie die beiden letzten Klassen nicht erreichte und aus dem 5. Schuljahr entlassen wurde. Im Abgangszeugnis hatte sie im Betragen und Fleiß „gut", ebenso in Religion und Lesen, sonst waren die Leistungen „genügend" („natürlich mit Rücksicht auf die dritte Klasse").

Nach den Polizeiakten wurde sie im Juni 1909, also mit 19 Jahren, in Köln zum erstenmal aufgegriffen. Sie gab an, sie komme von Düsseldorf, wo sie Kellnerin gewesen sei, und wolle sich der Kontrolle unterstellen lassen. Eine Anfrage in Frankfurt, wo die Eltern wohnten, ergab, daß sie auch dort unter dem Verdacht der gewerbsmäßigen Unzucht stand. Sie bekam am 9. 7. 1909 2 Wochen Haft. Im Juli 1909 suchte sie der Vater und brachte sie in ein Kloster bei Koblenz. Das Kloster schreibt, daß die Müscher als Tochter ordentlicher Eltern von August bis November 1909 in der Anstalt war. „Während dieser Zeit hat ihr Betragen zu besonderen Klagen keinen Anlaß gegeben, sie war willig, folgsam. Für die Arbeit zeigte sie Interesse und Geschick und war bemüht, etwas zu lernen, jedoch war sie in ihrem Äußeren und in ihren Gebrauchsgegenständen sehr unordentlich und unproper. Zuweilen zeigte sie einen schwermütigen Charakterzug. Wir schrieben solches aber ihrem damaligen Zustand zu, sie konnte nämlich nicht hier bleiben und mußte als geschlechtskrank in eine Kölner Anstalt verlegt werden". Anfang November war sie wegen Lues in Köln im Krankenhaus, doch entfernte sie sich bald und schon Anfang Dezember 1909 wurde sie wieder in Köln aufgegriffen. Sie gab an, sie sei gestern von Krefeld gekommen und wolle hier der gewerbsmäßigen Unzucht nachgehen.

Von Mitte Februar bis Ende September 1910 war sie in einem Asyl in Aachen, wohin sie durch Vermittlung eines Kölner Fürsorgevereins gekommen war. Die Oberin schreibt: „Während dieser Zeit hat die Müscher noch großen Leichtsinn gezeigt, dem sie auch wohl wieder in Köln nachgegangen ist. Ich erinnere mich, daß ihre Stimmungen auffallend wechselten, einmal will sie auch den Teufel gesehen haben und war sehr erregt." Schon Anfang November 1910 wurde sie als „Kontoristin" in Köln wieder festgenommen. Sie gab damals an, sie sei nach ihrer Entlassung aus dem Asyl bei ihren Eltern gewesen, dann zunächst 14 Tage in Köln bei einer Musikkapelle; seit wenigen Tagen sei sie ohne Stellung. Sie bitte um Kontrolle. Sie wurde am 10. 11. 1910, also mit 20 Jahren, der Kontrolle unterstellt.

Im übrigen geht aus den Polizeiakten nur hervor, daß sie sich mehrfach nach Frankfurt und Hamburg abmeldete, oft die Wohnung wechselte und sich anscheinend auch in Hamburg der Kontrolle unterstellen ließ, denn von dort wurden einmal die Akten verlangt. Auch wegen Erkrankung ihres Kindes und ihrer „Angehörigen" verreiste sie häufig. Wegen S.-P.-Ü. wurde sie dreimal festgenommen; dreimal kam sie ins Krankenhaus.

15. Auguste Lück.

Geboren 10. 1. 1892 in einem kleinen Dorf in Westpreußen, evangelisch, bei der Untersuchung, 7. 1. 1913, 21 Jahre alt.

Eigene Angaben.

Der Vater sei Bauer und sehr viel älter als die Mutter gewesen. Die Eltern seien geschieden, weshalb, wisse sie nicht. Eine Schwester des Vaters sei in einer Irrenanstalt gestorben. Sie sei das vierte unter sechs Geschwistern; sie wisse nichts von ihnen. Sie sei bis zum 8. Jahre zu Hause, dann nach der Scheidung der Eltern bis zum 14. Jahr bei einer Schwester des Vaters auf dem Lande gewesen. Bis zum 7. Jahre habe sie an Bettnässen gelitten, auch habe sie nachts oft Alpdrücken gehabt. Sie habe in der Schule gut gelernt, sei nie sitzen geblieben, sei aber sehr unruhig gewesen und habe „viel geschwätzt".

Mit 14 Jahren sei sie zum Vater nach Bergisch-Gladbach gekommen, der dort invalide bei einer mit einem Werkführer verheirateten Tochter gelebt habe. Sie sei ein Jahr dort geblieben, dann ein halbes Jahr in eine Konditorei gegangen, dann wieder 3 Monate bei der Schwester gewesen. Sie habe damals einen 20jährigen Techniker kennen gelernt, den sie sehr gern gehabt und mit dem sie noch vor dem 16. Jahr verkehrt habe. Er habe sie Sonntags oft mit nach Köln genommen. Eines Sonntags habe es Streit mit der Schwester gegeben, die gewollt habe, sie solle nachmittags die Kinder hüten. Sie sei deshalb nach Köln gefahren und zwar allein, da sie damals auch mit dem Freund in Streit gelebt habe. Sie sei zu der Zeit im zweiten Monat schwanger gewesen. In Köln habe sie auf der Straße einer angesprochen; da sie kein Geld zum Übernachten gehabt habe, sei sie mit ihm gegangen. Am anderen Tag habe er sie heim schicken wollen, sie sei aber in einen Automaten an der Hohestraße gegangen. Dort hätten einige „Damen" ihr eine gute Stelle in Aussicht gestellt und sie in ein Haus gebracht. Erst habe sie nicht gewußt, was das sei. Den ersten Tag habe sie keinen Hänger angezogen, am vierten Tag habe sie aber das Leben und die Lustigkeit dort gelockt, und sie sei mit in den Salon gegangen. Ein Jahr habe sie dort bleiben müssen. Sie habe in der ersten Zeit viel geweint, habe mit einer anderen 18jährigen auch durchgehen wollen, man habe es aber verhindert. Sie habe nie ausgehen dürfen, nur auf die Veranda; die Briefe habe man geöffnet, Geld habe sie gar keins bekommen. Nach einem Monat sei sie wegen einer Frühgeburt 14 Tage im Bett gelegen. Anfangs sei ihr das Leben sehr schwer gefallen, doch habe sie am Verkehr große Freude gehabt. Im Laufe der Monate habe sie sich überhaupt gut in den ganzen Betrieb gefunden. Nach einem Jahr sei sie gefischt worden, ins Krankenhaus und dann in ein Asyl gekommen. Das Haus, in dem sie damals gewesen sei, sei jetzt geschlossen, die Besitzerin im Zuchthaus. In dem Asyl habe es ihr nicht gefallen, es sei ihr zu eng gewesen. Sie sei durchgegangen, habe aber nicht mehr nach Hause gewollt, obschon die verheiratete Schwester sie habe aufnehmen wollen. Sie habe den Verkehr nicht lassen können, habe Heimweh nach dem Bordell gehabt. Durch ein Mädchen, die sie im Krankenhaus kennen gelernt habe, sei sie dann wieder in ein Haus gekommen, wo sie 9 Monate geblieben sei. Dann sei sie gefischt worden, habe 3 Wochen Gefängnis bekommen und sei wieder im Krankenhaus gewesen; nachher habe sie in einem Café einen Kaufmann kennen gelernt, der sie verhalten habe. Später habe sie in Frankfurt 3 Monate für ihn auf den Strich gehen müssen, dann ebenso in Nürnberg und in München. Er habe dann eine Stellung bekommen, und sie sei nach Köln gefahren. Zuerst sei sie noch heimlich gegangen; Oktober vor 2 Jahren habe sie Kontrolle geholt.

Sie sei niemals lustig, sondern immer still und allein, habe keine Freundinnen. Sie denke viel nach, namentlich an die Mutter. Streit bekomme sie nie. Auch wenn sie betrunken sei, was oft vorkomme, sei sie nie heiter, sondern weine. Manchmal sei sie „leidmütig" und könne dann kein hartes Wort vertragen. Reue habe sie nie gehabt: „Es gefällt mir bis jetzt ganz gut, das Leben." Sie habe immer gern gearbeitet, aber nicht viel. Sie sei von jeher sehr eitel gewesen, ziehe sich aber sehr einfach an, sie wolle draußen nicht wissen lassen, was sie sei. Sie lese gern Romane, besonders traurige, sehe gern Trauerspiele und höre gern Musik, vor allem Mignon.

Befund.

Sie ist ein ziemlich zartes, kleines Mädchen mit schmalem, noch ziemlich jungem Gesicht und traurigen braunen Augen. Sie erzählt sehr ruhig, bescheiden und schüchtern; meist sitzt sie still da und nestelt an ihrer Jacke. Sie erscheint, trotzdem sie klar erzählt und gut versteht, nicht sehr intelligent. In ihrem Wesen hat sie durchaus nichts Dirnenhaftes. Sie ist äußerst bescheiden und benimmt sich sehr anständig. Auch ihr Lächeln ist sehr wehmütig und die Stimme sehr niedergeschlagen. Sie ist still, weich und sentimental.

Die Prüfung der Schulkenntnisse und der Intelligenz hat schlechte Ergebnisse.

Objektives.

Nach den Polizeiakten wurde sie im August 1909, also mit 17 Jahren, in einem Haus aufgegriffen, „woselbst sie sich zweifellos längere Zeit aufhält". Sie gab an, sie sei erst seit vorgestern in Köln und vorher in Düsseldorf gewesen. Sie sei seit Februar ohne Stellung und werde vom Bräutigam ausgehalten. Ihre Eltern lebten getrennt. Sie bestritt, gewerbsmäßige Unzucht getrieben zu haben. Sie kam ins Krankenhaus. Eine Nachfrage ergab, daß sie in Düsseldorf nicht gemeldet war.

Die Heimatbehörde bestätigte die Angabe, daß die Eltern getrennt lebten; vorbestraft sei sie nicht.

Im Oktober 1909 kam sie dann in ein Asyl, entwich aber nach wenigen Tagen durch ein Fenster unter Rücklassung ihrer goldenen Uhr. Die Fürsorgeschwester schreibt über sie: „Sie ist im Oktober 1909 nur wenige Tage im Vorasayl des evangelischen Fürsorgevereins gewesen, leider war es schon zu spät für die Fürsorgeerziehung. Erst nach längerer Zeit traf ich sie verschiedentlich im Gefängnis in Köln. Sie war inzwischen in Brüssel gewesen. Genaueres kann ich über das Mädchen gar nicht angeben. Sie war stets so verschlossen, daß ihr nicht in irgendeiner Weise beizukommen war. Die Dienstherrschaft, bei der das Mädchen diente, war sehr mit ihr zufrieden und hätte sie gern wieder genommen." Sie wurde wenige Tage nach ihrem Entweichen wieder in einem Bordell „auf dem Speicher in einem Versteck" aufgegriffen. Sie war geständig und bekam am 19. 2. 1911, mit 19 Jahren, 3 Wochen Haft. Sie wurde, nachdem sie auch im Juni und September festgenommen worden war, ohne daß man ihr etwas beweisen konnte, am 2. 12. 1911 der Kontrolle unterstellt. Von da ab enthalten die Polizeiakten nichts als die Notiz von zweimaliger Einweisung ins Krankenhaus, mehrfachen Reisen nach Nürnberg und München und zweimaliger Festnahme wegen S.-P.-Ü.

16. Paula Heuler.

Geboren 24. 1. 1886 in Essen, katholisch, bei der Untersuchung, 28. 11. 1913, 27 Jahre alt.

Eigene Angaben.

Der Vater sei Fabrikarbeiter, die Mutter sei vor der Verheiratung Dienstmädchen gewesen. Die Eltern hätten sich gut gestanden, die Familien- und Vermögensverhältnisse seien ordentlich gewesen. Sie sei das älteste unter sechs Geschwistern, die anderen seien alle Jungens. Seit 2 Jahren sei sie ohne Verkehr mit zu Hause. Sie habe verschiedene Volksschulen besucht, sei einmal sitzen geblieben und habe einmal übersprungen. Mit 11 bis 12 Jahren habe sie im Anschluß an einen Schrecken — eine Petroleumlampe sei umgefallen — „Nervenzuckungen" und Anfälle bekommen. Sie sei bewußtlos geworden, habe gezuckt und die Hände zusammengekrampft; stundenlang habe sie so gelegen. Die Anfälle seien immer nach Aufregungen gekommen, verletzt habe sie sich nie. In den letzten Jahren seien sie immer seltener geworden, seit einem Jahre habe sie keine Anfälle mehr gehabt. Etwa in derselben Zeit, als die Anfälle begonnen hätten, habe sie einmal, wie die Mutter ihr nachher erzählt habe, singend nach der Stubendecke gesehen und gesagt, sie sehe in den Himmel, der Himmel sei offen. Auch an Nachtwandeln habe sie damals gelitten; sie habe einmal mit einem Kind, das unter ihnen gewohnt habe, ausgemacht, am nächsten Morgen hinunter zu kommen. In der Nacht sei sie aufgestanden, habe ihr Bett genommen und sei zur Tür hinaus gegangen; erst an der Treppe habe sie die Mutter, die wach geworden sei, eingeholt. Sie habe nachher von nichts gewußt; so etwas sei nie wieder vorgekommen. Nach der Schule sei sie ein Jahr als Dienstmädchen in einem Konsumverein gewesen, darauf 6 Monate in einer Koch- und Arbeitsschule, dann 2¼ Jahr bei einem Bauer auf dem Lande und dann wieder zu Hause, von wo aus sie Halbtagstellen und später Ganztagstellen versehen habe. Nach einem halben Jahr sei sie mit der Herrschaft nach Wiesbaden, dort aber dann bald in eine andere Stelle und nach einem Jahr wieder auf kurze Zeit nach Hause gegangen. Darauf sei sie als Servierfräulein in eine kleine Wirtschaft nach Worms, wo sie ½ Jahr geblieben sei. In diese Zeit falle ihr erstes Verhältnis; es sei ein Sanitätsunteroffizier gewesen. Sie hätten zusammen verkehrt, als sie 19 gewesen sei, und sie habe ihn sehr gern gehabt. Sie habe dann „dumme Streiche" gemacht und sei ohne ihn auf den Kaisergeburtstagsball gegangen, was zum Bruch geführt habe. Sie sei nach Mannheim, aber auch dort nur einige Monate gewesen, „so unstetig war ich damals". Dort habe sie ein Verhältnis mit einem Schlosser gehabt; sie sei nach dem zweiten Verkehr schwanger geworden und 1907 in der Heidelberger Klinik niedergekommen. Das Mädchen habe sie zuerst 6 Wochen bei sich in Mannheim gehabt, dann sei sie nach Mainz und dann auf Zureden des Pastors und der Eltern, die sehr bös gewesen seien, in ein Kloster gekommen. Die Eltern hätten das Kind genommen. Sie habe ursprünglich im Sinn gehabt, im Kloster zu bleiben; es sei ein Büßerinnenorden gewesen. Nach 2 Jahren sei sie aber nach Hause, da es ihr nicht mehr gefallen habe. Der Bruder habe sie aber hinausgeworfen, und sie sei in Essen kurz in Stellung gewesen. Damals habe sie in Kalk bei Köln ein Mädchen besuchen wollen, das sie vom Kloster her gekannt habe; sie habe sie nicht getroffen. Auf der Brücke habe sie einer angesprochen, ob sie mit ihm ein Gläschen Bier trinken wolle. Sie habe eigentlich wieder zu der Herrschaft nach Essen zurückgewollt, es sei aber zu spät gewesen. Sie habe übernachten müssen, und er habe sie in einem Bordell untergebracht. Sie habe keine Ahnung von so etwas gehabt, am anderen Morgen habe die Frau sie aber beschwätzt, und am fünften Tag sei sie gefischt worden. In der ersten Zeit habe sie ordentlich verdient, so schwer es ihr gefallen sei und soviel sie geweint habe. Sie habe kaum mehr etwas Geld gehabt und nicht weg gekonnt. Sie sei dann immer mehr in die Schulden herein gekommen, und es sei ihr immer schlechter gegangen. Sie habe oft die Häuser gewechselt, ohne aus den Schulden heraus zu kommen. ½ Jahr sei sie auf der Straße gewesen; da habe sie dem Zuhälter, der sie bald gut, bald schlecht behandelt habe, auch viel geben müssen. Einmal sei sie in die Wormser Gegend gefahren und dort wieder zum Servieren in Stellung gegangen, doch habe sie nach ein paar Tagen der Kommissar kommen lassen und ihr gesagt, sie müsse umgehend den Ort verlassen; so sei sie wieder nach Köln zurück.

Sie habe sich nie wohl gefühlt. „Ich bin immer dran fort zu gehen, aber —". Sie sei auch immer schüchtern gewesen, könne von niemand recht Geld nehmen, werde oft betrogen und dann geschimpft. Immer habe sie große Geldschwierigkeiten; im letzten Haus habe sie einen Korb voll Kleider stehen lassen müssen, man habe „mit dem Geld ja kein Glück". Sie arbeite gerne und sei immer „willig" gewesen; auch in ihren Stellen sei man sehr mit ihr zufrieden gewesen. Sie rege sich leicht auf, mache sich viele Gedanken, sei immer für sich und spreche nicht viel mit den anderen. In die Messe könne man nicht gehen, wenn man in einem Haus sei, aber wenn sie sich irgend etwas einkaufe, „springe" sie mitunter schnell 'mal in eine Kirche. Sonst gehe sie selten aus; den Tag über mache sie Handarbeiten.

In den letzten Jahren sehe sie mitunter, und zwar auch bei Tag, Vater, Mutter und Kind, auch Heilige, und zwar ganz deutlich; besonders in der Haft. Schon im Kloster habe sie einmal einen Heiligen gesehen; er habe ganz deutlich an ihrem Bett gestanden. In der Hauptsache seien die Erscheinungen aber erst, seit sie „auf dem Weg" sei, gekommen, und zwar in den letzten Monaten immer mehr. Es seien keine Träume, sie schlafe dabei nicht und verkrieche sich vor Angst manchmal unter die Decke. Vor etwa einem Jahre sei in der Haft einmal die Mutter gekommen und habe mit erhobenem Finger gesagt: „Kind, Kind". Auch den Vater, ihr Kind und ihre früheren Verhältnisse sehe sie mitunter; fast jede Nacht komme so etwas vor. Neulich habe sie am hellen Tag einmal ihr Kind in einem Totenhemdchen auf sich zukommen sehen. Dann habe sie sich einen Ruck gegeben, und es sei fortgewesen. In letzter Nacht habe sie den Mann, mit dem sie in letzter Zeit ein Verhältnis gehabt habe, der aber nichts mehr von ihr wissen wolle, gesehen, und zwar zusammen mit einem anderen Mädchen, das zur Zeit hier sei. Sie meine, das komme „von den Gedanken", daß ihr aber die Mutter, das Kind und der Heilige erschienen seien, daran glaube sie felsenfest, das könne ihr niemand ausreden. Es sei auch schon vorgekommen, daß sie geglaubt habe, es zupfe sie jemand am Ärmel, sie habe dann um sich geschlagen, aber es sei niemand da gewesen. Auch ihren Namen habe sie schon öfters rufen hören, ohne daß jemand dagewesen sei.

Zeitweise habe sie mehr getrunken, dann sei sie immer am Lachen und Singen. Geschlechtlich sei sie ganz gleichgültig.

Befund.

Das kleine Mädchen sieht bieder aus. Sie ist durchaus willig, bescheiden und freundlich, dabei erregbar und ziemlich nachdenklich. Sie kommt leicht ins Weinen. Ihre Angaben über die Zeit ihres vielen Wanderns sind ungenau. Sie erinnert sich offenbar nicht mehr ganz gut, doch mag sie auch manches bewußt verschweigen. Sie macht den Eindruck eines gehetzten, ausgebeuteten, herumgestoßenen Wesens, und sie fühlt sich sicher sehr wenig wohl. Bei der Besprechung ihres ganzen Lebens ist sie ausgesprochen gedrückt; schizophrene Anzeichen finden sich nicht. Auf der Station ist sie unauffällig, nur etwas ,,schludderig''. Die Prüfung der Schulkenntnisse ergibt schlechte, die der Intelligenz bessere Ergebnisse.

Objektives.

Eine Schule schreibt: ,,Nach dem Zeugnishauptbuch war ihre Führung ‚recht gut', der Schulbesuch regelmäßig, ihre Leistungen dagegen minderwertig, in Geographie, Geschichte und Naturlehre ungenügend''. Die Schule machte auf einen Konsumvorsteher aufmerksam, der nähere Auskunft über sie geben könne, da sie bei ihm im Dienst gewesen sei. Die Antwort war folgende: ,,Paula Heuler war fleißig, ehrlich, fromm und zuverlässig, wohl aber etwas beschränkt. Im übrigen gab sie zu Klagen keinerlei Veranlassung. Wir hatten das Gefühl, als wenn sie sich in ihrer Familie zurückgesetzt fühle, wenigstens klagte sie s. Z. ihren Kolleginnen über schlechtes Einverständnis mit ihren Eltern und Geschwistern. Ihre freien Nachmittage mußte sie auf Wunsch der Eltern zu Hause zubringen, wurde weder mit ausgenommen noch ihr sonst eine Freiheit gestattet. Sie klagte häufig, daß sie von den Eltern und Brüdern geschlagen, weshalb auch stets ihr Wunsch dahin ging, aus der Nähe der Eltern fortzukommen. Ihr Gehalt ließ die Mutter stets holen. Auch wurde Paula von ihren Eltern in Kleidung sehr knapp gehalten. Sie stand seinerzeit im Alter von 16 bis 17 Jahren. Unseres Wissens hat sie keine Schwestern. Ihr Vater ist ein treuer, biederer Arbeiter. Die Mutter schwätzt sehr viel und spielt gerne die Fromme und Christliche. Ihre Brüder scheinen gut einzuschlagen, wenigstens ist nichts Nachteiliges darüber bekannt. Wenn wir nicht arg im Irrtum sind, war Paula ein sogenanntes Vorkind. Die Brüder wurden von der Mutter stark bevorzugt, wodurch Paula sehr gelitten hat.''

Die ersten Gerichtsakten beginnen mit einer Anzeige einer Wirtin im September 1906 in Worms. Sie hatte der Heuler verschiedene Kleidungsstücke geliehen, doch verschwand sie damit. Vorstrafen hatte sie nicht. In der Heimat war ihr Ruf und auch der der Eltern und Geschwister gut. Sie wurde in Mannheim verhaftet, aber wieder auf freien Fuß gesetzt. Die Sachen wurden bei ihr gefunden, aber ,,mit Gewalt total verdreckt und verlaust''. Im Dezember war sie dann in Heidelberg wegen einer anderen Sache verhaftet worden. Sie gab damals an, sie sei 6 Wochen in Worms bei einem Wirt gewesen, und an jenem Tage habe sie ein Herr eingeladen, mit ihm nach Mannheim zu fahren. Sie habe keine Ausgehkleider gehabt und sich die Sachen geliehen. Der Herr habe ihr 2 Mark gegeben und gesagt, sie solle nach Mannheim vorausfahren. Er sei aber nicht gekommen, und so habe sie kein Geld mehr gehabt, nach Worms zurückzukehren. Sie wurde dann wieder auf freien Fuß gesetzt, erschien zu mehreren Terminen nicht und wurde erst im März 1907, als sie von einer Geschlechtskrankheit geheilt aus der Heidelberger Klinik entlassen wurde, wieder verhaftet. Sie erhielt am 20. 3. 1907 10 Tage Gefängnis.

Im Januar 1907 wurde sie in Heidelberg angezeigt, weil sie aus einem verschlossenen Schrank eines anderen Dienstmädchens, mit dem sie zusammen wohnte, einige Kleidungsstücke und eine Brosche entwendet hatte. In dieser Stelle war sie nur einen Tag; sie trieb sich umher und hatte einen Liebhaber. Sie war bei ihrer Festnahme geständig; sie sei ohne Stellung und mittellos. Am 16. 1. 1907 bekam sie wegen Diebstahls 3 Tage Gefängnis.

Im Mai 1907 unterschlug sie wieder einem Dienstmädchen in Worms verschiedene Kleidungsstücke, die ihr geliehen worden waren, angeblich um nach Heidelberg zu fahren. Sie kam nicht wieder und fuhr auch nicht nach Heidelberg. Sie scheint dann nacheinander in Mannheim, Mainz und auf dem Lande bei Worms gewesen zu sein und konnte erst im September 1907 in Worms verhaftet werden. Sie gab an, sie sei in Heidelberg als Küchenmädchen gewesen, habe die Sachen nicht behalten wollen, aber kein Geld mehr zur Rückfahrt gehabt. Da sie inzwischen jedoch schon seit 6 Wochen wieder in Worms war, wurde ihr nicht geglaubt. Sie wurde am 30. 10. 1907 zu 10 Tagen Gefängnis verurteilt, stellte sich aber nicht zur Strafe und wurde erst im Dezember in Mannheim gefunden, jedoch nicht verhaftet, weil sie vor ihrer Niederkunft stand. Mitte Dezember wurde sie aus der Heidelberger Klinik entlassen, und erst im März verbüßte sie die Strafe.

Ende Oktober 1908 wurde sie in Neuburg a. D. festgenommen, wo sie sich seit einigen Tagen beschäftigungslos herumtrieb und trotz Aufforderung die Stadt nicht verlassen hatte. Sie war ohne jeden Ausweis und ohne Geld, und es bestand der Verdacht der gewerbsmäßigen Unzucht. Sie sei mit einem Schlosser von Mannheim hierher gekommen, der sie aber verlassen habe. Sie wurde verhört und bestätigte dies; bis letzte Woche habe sie in Mannheim gewohnt, der Schlosser habe ihr versichert, hier bekomme sie eine Stelle. Es sei richtig, daß sie hier seit ein paar Tagen gewerbsmäßig Unzucht treibe, der Schlosser habe ihre Papiere. Es wurden Erkundigungen in Mannheim eingezogen. Sie war von Anfang August bis Ende September als Kellnerin dort gewesen, und zwar in zwei verschiedenen Stellen. Die eine Wirtin erklärte, daß die Heuler „eine liederliche Person" sei, die jede Nacht erst um 3 Uhr früh und verschiedene Male gar nicht nach Hause gekommen sei; zweifellos habe sie Unzucht getrieben. Ferner sei sie derart schmutzig gewesen, daß sie massenhaft Kopfläuse gehabt habe. Die andere Wirtin gab an, sie als Kellnerin ordentlich gewesen sei, „jedoch mußte sie wegen Schmutzigkeit entlassen werden". Im September habe sie einen Haftgeldbetrug in Mannheim verübt und werde deshalb gesucht. Sie wurde am 6. 11. 1908 wegen gewerbsmäßiger Unzucht zu 14 Tagen Haft verurteilt; daß sie bisher deshalb noch nicht bestraft war, war strafmildernd, dagegen erschwerend die Gefährlichkeit „dieser, die gewerbsmäßige Unzucht im Umherziehen betreibenden Frauensperson". Man versuchte auch den Schlosser wegen Unterschlagung von Legitimationspapieren zu belangen, doch wußte die Heuler nur seinen Vornamen. Sie wurde am 9. 11. 1908 aus dem Gefängnis entlassen und war darauf vom 28. 11. 1908 bis 19. 1. 1911 in einem guten Hirten. Die Schwestern schrieben: „Sie hatte ein stilles, furchtsames, gedrücktes Wesen, was sich auch in ihrem Sprechen kund tat. Daß der Vater ihres Kindes sich um sie nicht kümmerte, lastete auf ihr. Die mit den Kranken beauftragte Schwester meint sich zu erinnern, daß sie zweimal häßlichen Kopfausschlag hatte, auch soll sie einmal etwas irr geredet haben, was jedoch auch Verstellung gewesen sein kann." Sonst galt sie als „nicht sehr talentiert, gutmütig, willig und fleißig". Sie wurde Mitte Januar 1911 von der Mutter abgeholt, doch schon im Mai in Köln wegen gewerbsmäßiger Unzucht festgenommen. Auch damals gab sie an, sie habe eine Freundin in Kalk besuchen wollen und dann einen unbekannten Herrn getroffen, der sie in ein Haus geschickt habe, wo sie 5 Tage gewerbsmäßige Unzucht getrieben habe. Ihre Heimat gab an, daß sie bis zum 16. 3. 1911 in Essen in Stellung gewesen sei. Über ihre Arbeitsleistung könne die Frau nicht klagen, doch habe sie sich oft nächtelang umhergetrieben. Dasselbe sagten die Eltern, bei denen ihr vierjähriges Kind sei, um das sie sich in keiner Weise kümmere. Sie wurde dann am 8. 6. 1911 auf eigenen Antrag in Köln der Kontrolle unterstellt, dreimal wegen S.-P.-Ü. verhaftet und viermal geschlechtskrank ins Krankenhaus eingewiesen. Im Juli 1911 abortierte sie.

17. Agnes Sünner, geborene Lustert.

Geboren 15. 2. 1888 in Berlin, evangelisch, bei der Untersuchung, 6. 2. 1914, 25 Jahre alt.

Eigene Angaben.

Der Vater sei Schlächter gewesen, habe sich herumgetrieben und sei verschollen. Die Mutter, eine Obsthändlerin, sei sehr früh gestorben. Sie habe eine Tochter vor der Ehe gehabt, die nicht von ihrem Vater gewesen sei; sie sei jetzt verheiratet, sie wisse sonst nichts von ihr. Der Vater habe schon, wie sie klein gewesen sei, wieder geheiratet, und zwar eine Frau, die Kinder mitgebracht habe. Sie sei nur noch kurz, bis zum 5. Jahr, mit ihr zusammen gewesen, dann zu einem Bruder der verstorbenen Mutter in Pflege aufs Land gekommen. Die Leute hätten eine Gipserei gehabt und seien ganz vermögend gewesen. Sie sei mit 11 oder 12 Jahren noch einmal einen Tag beim Vater gewesen, der nach dem Tode der zweiten Frau zum dritten Male, und zwar eine „kleine, schwache, blonde Frau", geheiratet habe. Als in einer Erbschaftssache die Pflegeeltern sich später wieder nach ihrem Vater erkundigt hätten, sei er verschollen gewesen; sie habe ihn nie mehr gesehen.

Sie habe es als Kind bei den Pflegeeltern sehr gut gehabt, sei aber „schlimmer als ein Junge" gewesen, habe sich viel, und zwar nur mit Jungens auf der Gasse herumgetrieben und sich mit Mädchen nicht vertragen. Die Pflegemutter sei katholisch gewesen und habe sie nur unter der Bedingung genommen, daß sie katholisch erzogen werde. Sie wisse nicht, ob sie katholisch geworden sei, jedenfalls sei sie in der katholischen Schule gewesen und „katholisch konfirmiert" worden. Sie habe schlecht gelernt („fragen Sie mich nicht danach"), doch habe man in der Schule, in der sie gewesen sei, nicht sitzen bleiben können; auch sei sie faul und schwierig gewesen. Vor dem ersten Unwohlsein habe sie zweimal Krämpfe gehabt, es sei ihr „etwas heraufgestiegen"; sie habe zwar gehört, was die anderen sprachen, aber selbst nichts sagen können. Man habe ihr einen Schwamm in den Mund gesteckt. Später sei nie mehr etwas Ähnliches vorgekommen. Nach der Schule habe sie zu Hause Schneidern gelernt. Kurz vor ihrem 15. Jahr habe sie auf einem Turnfest einen 21jährigen Bäcker kennen gelernt. Sie hätten zusammen getanzt und nachher im Freien verkehrt; sie habe sich etwas geschämt, aber im ganzen sich nicht viel dabei gedacht. Er sei nachher, wie er stellenlos gewesen sei, als Gehilfe $3/4$ Jahr lang in der Gipserei des Pflegevaters gewesen. Sie habe noch mehrere Male mit ihm verkehrt und ihn sehr gern gehabt. Sie habe sich nichts dabei gedacht, wie die Regel weg geblieben sei; „ich war ja noch ein Kind". Er sei dann zu den Soldaten und sie als Dienstmädchen in ein Krankenhaus gekommen. Als sie nach einem halben Jahre schwanger nach Hause gekommen sei, habe der Pflegevater sie erst rausschmeißen wollen, sich aber dann mit der Tatsache abgefunden. Sie habe etwa 1904 in Halle ein Mädchen geboren, das nach etwa 3 Wochen zu Hause an Kinnbackenkrämpfen gestorben sei. Sie habe sich „nichts daraus gemacht", denn sie sei sehr „flatterhaft" gewesen. Sie sei dann zu Hause geblieben und habe dort einen Maurer kennen gelernt, der sie nach $3/4$ Jahr geheiratet habe. Er habe sie nur des Geldes wegen geheiratet, doch habe sie „schon Liebe gehabt". Er sei Schutzmann geworden, und sie habe an verschiedenen Orten mit ihm gewohnt; dreimal seien sie umgezogen. Er habe sie gut behandelt, sei aber „großprotzig" gewesen, habe sich von den Vorgesetzten nichts sagen lassen, sei wegen Beamtenbeleidigung mit 4 Wochen bestraft und entlassen worden und habe auch bald mit ihren Pflegeeltern wegen der Geldunterstützung Streit bekommen. Sie hätten sich deswegen vollkommen von ihr zurückgezogen, und sie habe nie mehr etwas von ihnen gehört. 1907 habe sie einen Jungen geboren. Ihr Mann habe in einer Fahrradfabrik gearbeitet und sei dort mit „Liebsten" zusammengekommen. Nachdem er gesehen habe, „wie die den großen Mann markierten", habe er sie, wie sie 21 gewesen sei, auf den Strich geschickt. Beim erstenmal habe sie sich stundenlang in ein Kino gesetzt und nachher gesagt, sie habe keinen gekriegt. Dann sei er mit ihr gegangen, und sie hätten die Männer in ihre Wohnung genommen. Wegen polizeilicher Verfolgung sei sie dann mit ihm nach Hamburg gefahren, wo sie dasselbe Gewerbe getrieben habe. Sie sei nach $1/4$ Jahr verschüttet gegangen und wegen „Spitzen" ins Krankenhaus gekommen; er habe damals auf Westerland als herrschaftlicher Diener wieder gearbeitet. In der letzten Zeit hätten sie viel Streit gehabt, und vor 2 Jahren habe er sich scheiden lassen, weil sie inzwischen in Kiel unter Kontrolle gekommen sei. Sie sei freiwillig der schuldige Teil gewesen, da sie ihn nicht habe hereinreiten wollen. Was er jetzt sei, wisse sie nicht; er habe nur einmal von Berlin aus geschrieben. In ihrer Ehe habe sie noch 3 Fehlgeburten gehabt. Sie sei 4 Jahre in Kiel unter Kontrolle gewesen, habe sich dort schon nach 8tägigem Aufenthalt freiwillig unterstellen lassen. Zwischen hinein sei sie einmal wenige Wochen in Berlin gewesen. Im Oktober 1913 sei sie nach Köln gekommen, wo sie ebenfalls gleich freiwillig Kontrolle geholt habe; sie wolle hier nicht bleiben, es sei ihr zu streng.

Sie habe nie Freude an dem Leben gehabt, würde gerne arbeiten, wisse aber nicht, wie sie es anstellen solle. Man sage sich halt immer „versuchs noch einmal", sie sei aber nie dazu gekommen. Sie habe nie sehr viel verdient, habe „keinen Mut zu dem Geschäft" gehabt. Früher sei sie lustig gewesen, jetzt sitze sie am liebsten allein, sei viel traurig und denke viel nach; es sei ihr „sehr oft alles verleidet". Sie schlafe viel oder lese Liebesromane. Von ihrem Kind habe sie nie mehr was gehört, seit 7 Jahren auch von den Pflegeeltern nichts mehr. Von Religion wisse sie nichts mehr, sie habe nie Bedürfnis danach gehabt, und schon als Kind immer die Kirche geschwänzt. Sie denke „von heut auf morgen — — mir ist egal, was kommt". Sie rege sich leicht auf, werde „gleich zur Hyäne", doch habe sie erst zweimal in der Wut jemanden angegriffen. In Kiel habe sie einmal eine andere, die sie zur Freundin habe haben wollen, an der Gurgel gepackt, ihr die Bluse zerrissen und sie zum Fenster hinauswerfen wollen. Da sie sich sonst sehr für sich halte, komme fast nie so etwas vor; sie müsse sich eben sehr zusammennehmen. Sie sei schreckhaft, träume die ganze Nacht ängstliche Dinge, sie falle, man bringe sie um. Die Haft habe sie gut vertragen. Schon als Kind habe sie viel auf Kleider gegeben; „auf Putz bin ich furchtbar". Sie trinke wenig, werde dann gemütlich, lache, sage nicht viel. Sie rauche bis 80 Zigaretten im Tag. Geschlechtliche Empfindung kenne sie nur beim Geliebten. Sie sei zu still, könne nicht recht mit Männern verkehren, namentlich „heut noch nicht" markieren. Wenn sie verstimmt sei, merke man es gleich. Seit zwei Jahren habe sie ein Verhältnis mit einem Schlächter, sie glaube aber nicht recht, daß was daraus werde; „ich glaube keinem Mann mehr". Sie habe aber noch keinen so gern gehabt, wie den. Sie schlage ganz gern, für Freundschaften sei sie nicht — „um Gottes Willen".

Befund.

Das dicke, gutmütig und nicht gemein aussehende Mädchen hat reichlich falsche Diamanten in Ohren und Haarspangen. Auf der rechten Oberlippe befindet sich eine von einer Dirnenschlägerei in Kiel herrührende Narbe. Sie ist bescheiden, willig, nicht mißtrauisch und erscheint recht ordentlich und durchaus glaubwürdig. Sie erzählt anschaulich, ruhig und leicht gedrückt. Als man von ihrem Leben im allgemeinen spricht, ist sie sehr ernst; als sie ihr Kind erwähnt, hat sie Tränen in den Augen. Man wird ihr glauben, daß sie nicht gern dabei ist, sie kann sich aber nicht denken, wie sie heraus kommen könnte. Als man eine Magdalenenanstalt erwähnt, meint sie, man habe ja nicht mal einfache Kleider, um so wohin zu gehen, hört aber aufmerksam zu. Sie ist sehr entschlußunfähig und wenig intelligent. Die Prüfung der Schulkenntnisse und der Intelligenz hat mäßige Ergebnisse.

Objektives.

Aus ihrer Schulzeit war nichts zu erfahren. Auch das Potsdamer Krankenhaus, in dem sie Oktober bis Dezember 1903 war, erinnert sich nicht mehr deutlich an sie.

Nach den Kieler Polizeiakten wurde sie am 27. 9. 1909, also mit 21 Jahren, dort auf eigenen Antrag der Kontrolle unterstellt. Sie gab an, sie sei in Hamburg geschlechtskrank gewesen. Die Polizei Hamburg berichtete, daß sie dort im August 1909 wegen gewerbsmäßiger Unzucht verwarnt worden sei und in eben dieser Zeit auch geschlechtskrank war. In Kiel war sie 19mal im Krankenhaus und hatte 8 kleine Polizeistrafen, meist wegen Verlassens der Stadt ohne Abmeldung, Kontrollversäumnis, Betrunkenheit. Sie war bis Oktober 1913 in Kiel. In die Zeit ihres Kieler Aufenthalts fällt ihre Ehescheidung. Aus den auszugsweise mitgeteilten Akten geht hervor, daß ihr Mann, der damals als Militäranwärter bezeichnet wird, sie im Dezember 1906 geheiratet hatte und geschieden werden wollte, weil sie seit September 1909 zuerst in Kiel, dann auch in Altona unter Kontrolle stand. Die Ehe wurde im November 1912 geschieden. Auch in diesen Akten wird der Vater der Sünner als „verschollen erklärt" bezeichnet.

Am 15. 10. 1913 wurde die Sünner auf ihren Antrag in Köln der Kontrolle unterstellt. Sie war seither einmal im Krankenhaus.

18. **Margarete Hafen.**

Geboren 7. 11. 1888 in einem kleinen Dorf im rheinischen Kreise Mayen, katholisch, bei der Untersuchung, 8. 4. 1913, 25 Jahre alt.

Eigene Angaben.

Der Vater sei Wirt und Bauer; er trinke und sei sehr aufgeregt. Die Mutter sei vor der Verheiratung Dienstmädchen gewesen, sie sei ruhig und rührsam. Sie sei das älteste unter 9 Geschwistern; zwei seien an Keuchhusten gestorben; sie wisse nichts von den Geschwistern, bekomme nie Antworten von zu Haus, obgleich sie noch oft schreibe. Die Vermögenslage sei ordentlich gewesen, das Familienleben gut. Sie habe als kleines Kind zur Zeit des Zahnens viel Krämpfe gehabt, sei zu Haus aufgewachsen und habe in ihrer Kindheit in Haus und Hof mitgeholfen. Sie habe bis zum 13. Jahr die Volksschule ihres Dorfes besucht und mäßig gelernt; sie sei immer „faul" gewesen, habe noch am liebsten Schreiben und Rechnen gehabt.

Nach der Schule sei sie zu Haus geblieben. Mit 21 Jahren sei sie mit Wissen der Eltern nach Koblenz gefahren; sie habe damals mit dem Vater Streit gehabt, der sie zugunsten ihrer Schwester immer zurückgesetzt habe. Sie sei 1½ Jahr als Dienstmädchen in Koblenz gewesen und Sonntags viel mit einem Landsmann zum Tanzen gegangen. Da habe sie einmal einen Matrosen kennen gelernt. Anfangs habe sie ihn gern gehabt, „er hat mir so viel vorgeschmust". Ein paar Wochen nach der Bekanntschaft habe er sie voll gemacht und im Freien mit Gewalt gebraucht. Sie habe sich sehr geschämt und ihn anfangs gar nicht mehr ansehen wollen. Etwa ein Jahr nach Beginn der Bekanntschaft habe er sie nach Köln in ein Haus gebracht und ihr gesagt, hier solle sie warten, bis er wiederkomme; sie habe ihn nie wieder gesehen. Sie habe anfangs sehr wenig Freude gehabt, obschon die Frau ihr zugeredet habe, was sie hier für ein schönes Leben habe. Es habe ihr aber nie gefallen — „das Gefängnis und das Zuchthaus". Später habe sie einen Monteur gehabt, für den sie 14 Tage lang auf den Strich gegangen sei. Seit einigen Monaten liebe sie einen Kellner, bei ihm habe sie zum erstenmal geschlechtliche Empfindung, er schicke sie auch nicht los und wolle sie heiraten.

Vor etwa einem halben Jahr habe sie einem angetrunkenen Herrn 30 Mark weggenommen. Sie sei damals in großer Geldnot gewesen, und es sei ihr nicht leicht gefallen. „Ich habe gezittert an Armen und Beinen." Sie habe es nachher sehr bereut und es sei „traurig genug", daß das passiert sei. Im Gefängnis sei sie „halb verrückt" geworden. Sie könne das Gefängnis überhaupt nicht vertragen; es mache sie sehr niedergeschlagen, und sie schlafe dort gar nicht.

Sie sei immer heiter, doch still und gern für sich. Sie bekomme nicht leicht Streit, sei rasch gerührt, „kann zu keiner Beerdigung gehen". Sie denke viel über ihr Leben nach, denke „wärst du doch solide" und hoffe, es wieder zu werden. Sie sei fromm, gehe gern und viel zur Kirche, beichte aber nicht, „jetzt hat's noch keinen Wert". Sie sei immer ziemlich eitel gewesen; das Geld habe sie anfangs immer fürs Trinken ausgegeben, jetzt spare sie sehr. Sie habe namentlich in der ersten Zeit, nachdem sie Kontrolle gehabt habe, „vor Leidmut viel getrunken", „weil ich so tief gesunken war und nichts mehr von den Eltern wußte; jetzt bin ich das schon gewohnt, jetzt ist's besser". Sie sei sehr böse und gewalttätig, wenn sie betrunken sei und wisse am anderen Tag nichts davon. In letzter Zeit trinke sie gar nichts mehr, sie könne es ganz gut lassen. Ihr Liebhaber trinke auch gar nichts, „er kann mir so gut raten". Sie sei furchtbar nervös von der Zeit her, daß sie so viel getrunken habe. Am Geschlechtlichen habe sie nie Freude gehabt, als Kind von solchen Sachen gar nichts gewußt.

Befund.

Die kleine, kräftige Person ist anscheinend schwanger. Sie ist anfangs höchst verlegen, kichert, sieht nicht auf, wird dann aber bald sehr zutraulich, fast geschwätzig. Sie besinnt sich gar nicht und hat in allem etwas ausgesprochen Kindliches. Die Diebstahlsache erzählt sie auf die Frage, ob sie außer wegen gewerbsmäßiger Unzucht sonst bestraft sei, ohne weiteres. Sie wird dabei sehr rot und senkt den Kopf. Verlegen wird sie auch bei den sexuellen Erörterungen, namentlich aber schämt sie sich, daß sie sich in einem sehr wenig vornehmen Hause aufhält. Sie ist sehr schwachsinnig, auch ohne tiefes Empfinden, höchstens mitunter etwas sentimental.

Die Prüfung der Schulkenntnisse und Intelligenz ergibt ordentliche Resultate.

Objektives.

Ein Lehrer schreibt über sie: „Nach den hier vorliegenden halbjährigen Zeugnissen scheint ihr Betragen während ihrer Schulzeit gut gewesen zu sein, nur in einem Halbjahr ist es nur als befriedigend bezeichnet. Ihre Leistungen waren jedoch sehr mangelhaft, eine Folge großer Beschränktheit. Da ich erst seit 1907 an der hiesigen Schule angestellt bin, so kenne ich die Hafen auch erst seit dieser Zeit, doch ist sie mir nur als eine freche und verlogene Person vorgekommen. Da sie sich schon mehrere Jahre in der Fremde aufhält, so kann ich nicht weiter über sie urteilen, doch wird sie hier als eine sittlich verkommene Person geschildert. Sie ist das älteste von 10 Kindern, aber weder ihren Geschwistern noch den Eltern kann das geringste Nachteilige nachgesagt werden. Die Eltern betreiben neben Ackerbau noch eine kleine Wirtschaft."

Nach den Polizeiakten wurde sie am 30. 9. 1911, also mit 23 Jahren, auf ihren Wunsch der Kontrolle unterstellt. Sie gab damals an, sie komme von Koblenz, gehe dort seit Pfingsten heimlich der gewerbsmäßigen Unzucht nach und sei mit 14 Tagen Haft bestraft. Es ergab sich jedoch, daß sie keine Vorstrafen hatte.

Die Heimatgemeinde teilte mit: „Die Eltern betreiben Gast- und Landwirtschaft, hat Vermögen nach dem Tod der Eltern zu erwarten. Über sittliche Führung ist nichts Nachteiliges bekannt. Sie hat sich im Oktober 1910 nach Koblenz abgemeldet."

Die Akten enthalten nichts von Bedeutung, nur daß sie im September 1912 wegen Diebstahls festgenommen und am 4. 11. 1912 zu 6 Wochen Gefängnis verurteilt wurde. Sie war bis dahin 22mal wegen S.-P.-Ü., je mit wenigen Tagen Haft, vorbestraft. Die Akten des Diebstahls selbst waren nicht zu bekommen. Dreimal kam sie ins Krankenhaus.

19. Gertrud Sager.

Geboren 20. 8. 1890 in einer kleinen rheinischen Kreisstadt, katholisch, bei der Untersuchung, 14. 3. 1913, 22 Jahre alt.

Eigene Angaben.

Der Vater sei Schieferbrecher gewesen und letztes Jahr gestorben. Die Mutter sei gestorben, wie sie 3 Jahre gewesen sei, und zwar in einem Wochenbett. Sie sei das zweite unter drei Geschwistern; eine Schwester sei in Stellung, eine an einen Bäcker verheiratet. Die Vermögensverhältnisse seien knapp gewesen.

Sie sei mit 3 Jahren zu Pflegeeltern aufs Land gekommen und habe bis zum 14. Jahr eine Volksschule besucht, in der sie nicht gut gelernt habe und öfters sitzen geblieben sei. Nach der Schule sei sie nach Haus gekommen. Der Vater habe inzwischen zum zweiten Male geheiratet; die Stiefmutter, mit der sie gut ausgekommen sei, habe zwei Kinder mitgebracht. Ein Jahr lang sei sie in eine Hutfabrik gegangen, dann ein Jahr in Königswinter als Dienstmädchen gewesen, darauf zwei Monate in Koblenz, dann ein Jahr zu Hause. In der Zeit habe sie einen Steinhauer kennen gelernt. Sie seien zuerst ein paar Monate so gegangen, dann hätten sie verkehrt. Nach einem halben Jahr sei er zum Militär gekommen. Die Eltern hätten von dem Verhältnis gewußt. Man habe sie zu Hause sehr streng gehalten, weil der Freund keinen guten Ruf gehabt habe, auch habe sie sonst ziemlich viel Bekanntschaften gehabt; es seien im ganzen drei verschiedene gewesen. Es habe immer Krach gegeben, wenn der Vater so etwas erfahren habe und vollends, wenn sie abends nicht nach Hause gekommen sei. Sie sei dann mit einer anderen nach Köln und zuerst 3 Monate in einer Wirtschaft als Dienstmädchen gewesen; sie sei weggegangen, weil es eine „verrufene Wirtschaft" gewesen sei. Sie habe dann keine rechte Lust mehr gehabt, in Stellung zu gehen. Es sei dann gekommen, sie wisse es selbst nicht wie. Die ersten paar Monate habe es ihr ganz gut gefallen, jetzt gar nicht mehr. Schon seit 2 Jahren habe sie einen Dreher, der sie nächstens heiraten wolle; sie wolle auch bald von hier weg und wieder in Stellung gehen. März 1912 habe sie einen Jungen geboren. Das Kind sei bei einer Kostfrau, sie hänge sehr an ihm. Sie sei immer still und ängstlich, früher aber entschieden heiterer gewesen; sie habe sich gegen früher wesentlich verändert. Sie schlafe sehr unruhig, träume viel ängstliche Sachen, habe viel Alpdrücken. Sie sei sehr empfindlich und oft grundlos verstimmt und verärgert. Sie sei sehr mißtrauisch und verschlossen, schlucke alles in sich hinein; sie weine sehr leicht. Sie habe nie Streit, gebe gern nach. Sie gehe nicht mehr in die Kirche, bete aber noch. Sie habe sich auch immer viel Vorwürfe gemacht und sei ihres Lebens nie froh geworden. Sie lese gern ernste Geschichten und lese überhaupt viel. Sie trinke wenig; nie sei sie betrunken gewesen. Sie sei „ein bißchen" eitel, aber erst mit der Zeit geworden. Geschlechtliche Empfindungen habe sie nur bei solchen, die sie kenne; im allgemeinen sei sie sehr kühl. Ihr schüchternes und schwerfälliges Wesen habe sie auch in ihrem Gewerbe gestört, so daß sie nie sehr viel verdient habe.

Befund.

Sie ist ein zartes, schlankes Mädchen von ovalem Gesicht, grasgrünen Augen und nicht unintelligentem Gesichtsausdruck; sie hat kleine, verkümmerte Ohren. Sie erscheint sehr schüchtern, ängstlich, verschlossen und ist anfangs etwas mißtrauisch und wortkarg. Die zaghaften Antworten werden durch ausgesprochenes Verlegenheitslachen eingeleitet. Sie gibt spontan kaum etwas heraus, man muß sie — auch später, als sie zutraulicher geworden ist — eindringlich ausfragen. Es fehlt ihr an der Fähigkeit, sich auszudrücken, auch faßt sie schlecht auf und versteht komplizierte Fragen überhaupt nicht. Zunächst stellt sie es so hin, als habe sie daheim nur das eine Verhältnis gehabt, gibt aber auf Zureden doch zu, daß sie damals schon recht unsolid gewesen ist. Sie ist sehr erleichtert, als sie gehen darf und verabschiedet sich sehr freundlich. Die Prüfung der Schulkenntnisse und der Intelligenz hat recht schlechte Ergebnisse.

Objektives.

Nach dem Entlassungszeugnis der Volksschule waren Leistungen und Führung gut, Fleiß genügend.

Nach den Polizeiakten wurde sie im Dezember 1910, also mit 20 Jahren, zum erstenmal in einem Hause im Bordellkostüm aufgegriffen. Sie gab an, sie sei vor 4 Wochen nach Köln gekommen, sei zuerst 14 Tage als Dienstmädchen in Stellung gewesen und habe dann gewerbsmäßige Unzucht getrieben. Sie kam wegen Gonorrhöe ins Krankenhaus und wurde Mitte März 1911 wieder aufgegriffen. Sie war wieder geständig. In dieser Zeit schrieb die heimatliche Polizeibehörde: ,,Die Sager ist zwar noch nicht vorbestraft, jedoch erklärten die Eltern, besonders der Vater, daß dies eine ganz verkommene Person sei, welche schon hier der gewerbsmäßigen Unzucht nachging. Sie verkehrte mit hier bekannten zweifelhaften jungen Burschen und hatte stets Goldstücke in den Händen. Auf einer Hutfabrik verdiente sie 1,20 Mark, wovon sie 1 Mark an die Eltern abgab und die übrigen 20 Pfg. für Näschereien verausgabte. Die meiste Zeit ging diese nicht zur Arbeit und blieb öfters 3—4 Tage und Nächte hintereinander aus, um mit den Burschen zusammen sein zu können. Alle Verwarnungen und Züchtigungen waren fruchtlos und hat sich die Sager heimlich entfernt, um nach dem Dafürhalten der Eltern ihr unsittliches Verhalten in Köln weiter treiben zu können". Wieder kam sie ins Krankenhaus, doch wurde sie Anfang Juni 1911 schon wieder aufgegriffen. Sie wurde dann noch zweimal verhaftet, immer geschlechtskrank befunden und am 18. 11. 1911 der Kontrolle unterstellt. Von da an enthalten die Akten nichts als den Vermerk viermaliger Einweisung ins Krankenhaus und sechsmaliger Verhaftung wegen S.-P.-Ü.

20. **Ella Keßler, geborene Letzte.**

Geboren 24. 6. 1885 in Hildesheim, katholisch, bei der Untersuchung, 11. 9. 1913, 28 Jahre alt.

Eigene Angaben.

Der Vater sei Arbeiter, herzleidend, bei jeder Kleinigkeit aufgeregt und der Mutter häufig untreu gewesen. Die Mutter, vor der Ehe Wäscherin, sei 1907 an Gallensteinen gestorben. Die Verhältnisse seien ärmlich gewesen; sie hätten viel Not gesehen. Sie sei das älteste unter drei Geschwistern; die beiden Brüder seien Fabrikarbeiter. Sie sei zu Hause aufgewachsen und habe eine Bürgerschule besucht, doch mäßig gelernt und vor allem schlecht lesen können. Einmal sei sie sitzen geblieben. Die Mutter habe sie oft zu Hause behalten, damit sie beim Waschen helfe. Im Betragen habe sie immer gute Zeugnisse gehabt. Nach der Schule sei sie ½ Jahr als Dienstmädchen in der Heimatstadt in Stellung gewesen, dann bis zum 17. Jahre daheim. Sie sei schon früh mit Jungens gegangen, es sei aber nie etwas vorgekommen. Erst mit 16½ Jahren habe sie den ersten Verkehr mit einem Arbeiter gehabt, mit dem sie oft ausgegangen sei; er habe ihr allerlei versprochen. Weil der Vater mit einer anderen Frau gegangen sei, habe der Pastor sie dann in Fürsorgeerziehung getan. Sie sei vom 17. bis 21. Jahr in Westfalen in einem Kloster gewesen, wo es ihr gut gefallen habe. Dann sei sie wieder nach Hause gekommen, aber nach 4 Wochen, weil sie sich mit dem Vater nicht habe schicken können, nach Düsseldorf. Ein Mann aus ihrer Heimat, den sie in einem Restaurant kennen gelernt habe, habe gesagt, er wolle ihr eine Stelle verschaffen und auch geschrieben, er wolle sie heiraten. So sei sie gegangen, nachdem sie noch einmal zwischendurch 4 Wochen im Kloster gewesen sei. Er habe sie aber dann in ein Bordell getan. Sie habe gar nicht gewußt, was das für ein Haus sei. Die Frau habe sie gleich Kontrolle holen lassen. Anfangs habe es ihr nicht gefallen, später habe sie sich doch gewöhnt, auch habe man sie nicht gehen lassen. 1909 habe sie dann in Düsseldorf einen Kellner geheiratet, der bald wegen Diebstahls ins Gefängnis und kurz darauf wegen Raubes auch ins Zuchthaus gekommen sei. Von Anfang an habe er wenig gearbeitet, getrunken und sie viel geschlagen. Er habe sie auch immer auf den Strich geschickt. Sie sei deshalb nach Köln, ein Jahr in Stellung gewesen, aber wegen der anzüglichen Bemerkungen der Frau weggegangen. Sie sei nach Hannover und nach Krefeld und habe dort Kontrolle genommen. Erst vor ein paar Wochen sei sie wieder nach Köln gekommen; sie habe sich Stellung suchen wollen, sei aber gleich polizeilich geholt und hierher gebracht worden. Krank sei sie von einem Bekannten, mit dem sie früher hier und auch in Düsseldorf schon verkehrt habe. Sie sei fest entschlossen, sich jetzt an die Fürsorge zu wenden und in Stellung zu gehen. Von ihrem Mann, dem sie nicht schreibe, wolle sie nichts wissen: sie wolle nicht mehr mit ihm zusammenziehen, wenn er aus dem Zuchthaus komme. Sie habe nie Freude an dem Leben gehabt und glaube nur durch Not dazu gekommen zu sein. Gearbeitet habe sie gern, sie habe auch schöne Zeugnisse.

Sie sei immer still und friedlich gewesen, sei aber nervös und fahre leicht zusammen. Sie lese viel, gehe viel ins Kino und mache viel Handarbeiten. Sie gehe immer noch in die Messe und bete auch. Sie habe arg Angst vor der Polizei. Sie nehme das Leben nicht sehr schwer, könne sich leicht über etwas hinwegsetzen. An manchen Tagen mache sie sich jedoch Vorwürfe und sei trübsinnig. Sie sei leicht gerührt und könne weinen, wenn ein anderes Mädchen von daheim erzähle oder auch eine Geschichte. Wenn man sie kränke, könne sie auch leicht „hitzig" werden, sonst sei sie gutmütig. Während des Unwohlseins sei sie auch reizbar und verstimmt. Wenn sie eine Kommode geschlossen habe; müsse sie immer wieder hingehen und nachsehen, ob sie es auch wirklich getan habe; auch leuchte sie jeden Abend unters Bett. Oft bringe sie eine Melodie nicht mehr aus dem Kopf, oft müsse sie ganz unwichtige Stellen aus einem Brief sich die halbe Nacht immer wieder vorsagen.

Von November 1912 bis August 1913 sei sie wegen Beihilfe zum Diebstahl gesessen. Sie habe damals nach Hannover gewollt; ihr Mann habe ihr kein Geld geben wollen, deshalb habe sie einen Herrn mit in die Wohnung genommen. Ihr Mann sei dann nach Haus gekommen, wie sie sich wegen des Bezahlens gestritten hätten; er habe dem Herrn die Uhr abgenommen und ihn hinuntergeworfen. Sie habe ihm die Uhr nachtragen wollen, da sei der Schutzmann gekommen und habe ihren Mann verhaftet. Am anderen Tage habe sie die Uhr zur Arbeitsstelle des Mannes getragen und dort abgegeben, sei dann nach Hannover gefahren aber dort verhaftet worden.

Getrunken habe sie kaum, das Trinken mache sie lebhaft. Der Verkehr mit fremden Herren habe ihr nie Freude gemacht.

Befund.

Die kleine, schwächliche Frau ist bescheiden, still, ängstlich. Sie fragt wiederholt, ob ihr keine Unannehmlichkeiten entstehen könnten und gibt sehr willig, freundlich, aber befangen Auskunft. Ganz von selbst erzählt sie von dem Diebstahl. Sie erscheint überhaupt im allgemeinen nicht unglaubwürdig. Über die Zeitfolge ihrer Erlebnisse ist sie sehr unsicher. Sie ist zweifellos sehr wenig begabt. Auch die Prüfung der Schulkenntnisse und der Intelligenz hat recht mäßige Ergebnisse.

Objektives.

Die Schule schreibt über sie, daß sie die Tochter eines Arbeiters war und 1899 entlassen wurde. Niemand erinnerte sich mehr an sie. Auch auswärtige Schulen hatte sie besucht. Im Betragen hatte sie 1, in den Fächern fast stets 2 bis 1 oder 1.

Im Januar 1902, mit 16 Jahren, wurde sie in einer kleinen Stadt von einem Hotelbesitzer angezeigt, weil sie, nachdem sie sich auf ein Jahr als Magd vermietet hatte, 3 Tage nach ihrem Eintritt heimlich und grundlos den Dienst verlassen und dabei dem anderen Dienstmädchen einen Hut und 25 Pfg. entwendet hatte. Sie wurde kurz darauf zu Hause in Hildesheim vernommen und gab an, sie habe den Dienst verlassen, weil es ihr nicht gefallen habe. Die andere habe ihr erlaubt, den Hut zu tragen, sie habe ihr dafür den ihren gegeben. Sie habe nur aus Nachlässigkeit unterlassen, ihn zurückzuschicken. Die 25 Pfg. habe sie vom Fensterbrett mitgenommen, um hierher fahren zu können. Bei einer späteren Vernehmung gab sie an: „Es gefiel mir nicht mehr auf dem Lande, ich wollte in die Stadt". Es stellte sich heraus, daß ihre Angabe, sie hätte den Hut nur geliehen, unrichtig war. Sie wurde am 6. Mai 1902 zu einer Woche Gefängnis verurteilt. Der Magistrat ihrer Heimat teilte im Juni 1902 auf die Anfrage, ob Begnadigung in Frage komme, mit, daß sie schon zur Fürsorgeerziehung verurteilt sei. Später wurde die Strafe doch erlassen, auf Befürwortung der Oberin der Erziehungsanstalt, da sie sich gut führte.

Noch vor der Verurteilung wurde sie in Hildesheim aufgegriffen, weil sie in Verdacht stand, gewerbsmäßige Unzucht zu treiben. Von den Akten ist nur noch das Urteil vorhanden. Sie gab zu, wie früher auch am 12. 4. 1902 in den Abendstunden darauf ausgegangen zu sein, unbekannte Männer an sich zu locken. Sie wurde am 5. 5. 1902 zu 1 Tag Haft verurteilt. Aus der Begründung geht hervor, daß sie glaubhaft geständig sei, gegen Bezahlung bereits seit längerer Zeit geschlechtlich verkehrt zu haben. Auch diese Strafe wurde 2 Jahre darauf erlassen.

Am 25. 5. 1902 wurde ihre Unterbringung in Fürsorgeerziehung mit folgender Begründung angeordnet.

„Ella Letzte ist am 20. 6. 1885 als eheliche Tochter des Fuhrmanns Letzte in Hildesheim geboren. Nachdem sie zu Ostern 1899 aus der Schule entlassen war, bekleidete sie als Magd mehrere Dienststellen auf dem Lande.

Martini 1901 kehrte sie nach Hildesheim zurück. Sie hat eingestanden, seit 2 Jahren geschlechtlichen Verkehr mit Männern gehabt zu haben und seit November 1901 bis Mitte April d. J. sich des Nachts auf der Straße umhergetrieben zu haben, um Männer anzulocken und sich von ihnen gegen Entgelt gebrauchen zu lassen.

Dieses Treiben konnte den Eltern nicht verborgen bleiben. Wenn sie nicht Einhalt zu gebieten vermochten, so liegt dies an ihrem ungenügenden moralischen Einfluß.

Der Vater ist als Transportkutscher häufig längere Zeit von Hause fort, die Mutter ist kränklich und von der Sorge für ihre jüngsten Kinder, die im Alter von 11, 7 und 4 Jahren stehen, in Anspruch genommen. Hiernach ist die Fürsorgeerziehung wegen Unzulänglichkeit der erzieherischen Einwirkung der Eltern zur Verhütung des völligen sittlichen Verderbens der Ella Letzte notwendig."

Aus dem Personalbogen der Fürsorgeakten geht hervor, daß der Vater wöchentlich 15 Mark verdiente und 3 Kinder unter 14 Jahren zu ernähren hatte. Im August 1902 wurde sie in ein Kloster in Münster aufgenommen, wo sie zunächst bis März 1905 blieb. Das Kloster schreibt über sie, daß sie sich im ganzen gut führte, aber leichtsinnig war, und daß ein geistiger Defekt nicht festgestellt wurde. Im März 1905 kam sie zu einem Kaufmann in Münster in eine gute Stelle, „wo sie wie ein Kind behandelt wurde". Schon nach 5 Tagen entfernte sich heimlich. Sie hatte um Erlaubnis gebeten, mit einer Freundin spazieren zu gehen, kam aber zu bestimmter Stunde nicht zurück, sondern erst nachts gegen 1 Uhr in Begleitung eines Herrn. Als sie am anderen Morgen verwarnt wurde, verschwand sie. Am 11. 8. 1905 kam sie freiwillig wieder in das Kloster zurück. Sie gab an, ein Verhältnis mit einem 20jährigen Bauern angeknüpft zu haben. Sie sei nach der Zurechtweisung bei der Bügelfrau der Herrschaft gewesen. Sie bat in die Anstalt zurückkehren zu dürfen, da sie sich nicht entschieden genug fühle, das Verhältnis abzubrechen.

Die Berichte in all diesen Jahren lauteten nicht ungünstig. Sie zeigte guten Willen, gab sich Mühe, war aber langsam und neigte zu Leichtsinn und leichtfertigen Reden.

Am 21. 6. 1906 wurde sie aus der Fürsorge und der Anstalt entlassen; sie beabsichtigte in Stellung zu gehen. Schon im April 1907 hatte sie den Verkehr mit der Anstalt abgebrochen; diese schreibt darüber „wir vermuten, daß das Stillschweigen kein gutes Zeichen ist". Schon im März 1910 war sie achtmal wegen S.-P.-Ü. bestraft; die Eltern wußten nichts von ihrem Aufenthalt, nur daß sie seit der Entlassung aus der Fürsorge stets der gewerbsmäßigen Unzucht nachgegangen war. Es steht fest, daß sie sich schon im Oktober 1906 in Hildesheim freiwillig unter Kontrolle stellen ließ und im Dezember 1907 auch in Hannover. Am 24. 9. 1909 bat sie in Köln um Kontrolle. Sie war damals in Hildesheim und Düsseldorf gerichtlich siebenmal wegen S.-P.-Ü. bestraft worden. Ende Dezember 1910 wird sie zum erstenmal „Keßler" genannt. Mehrfach verzog sie nach unbekanntem Ort. Im Oktober 1911 bat sie um Entbindung von der Kontrolle, da sie in Stellung sei. Die Dienstherrschaft war nach polizeilicher Erhebung auch sehr zufrieden mit ihr, so daß sie im November 1911 auf 3 Monate probeweise von der Kontrolle entbunden wurde.

Am 6. 6. 1912 erfolgte in Düsseldorf die Anzeige eines Sängers. Die Frau Keßler habe ihn in ihre Wohnung genommen; bald sei der Mann gekommen, worauf sie gesagt habe, „er will mir kein Geld geben". Da hätte der Mann ihm die Uhr mit Kette entrissen und ihn aufgefordert, zu gehen, sonst werde er zum Fenster hinausgeschmissen. Die Polizei bemerkte hierzu, die Keßler sei früher unter Kontrolle gestanden und gehe anscheinend wieder der Unzucht nach, der Mann versehe Zuhälterdienste. Keßler wurde wegen Raubes verhaftet, seine Frau war zunächst nicht zu ermitteln. Keßler war Kellner, wegen Schlägerei, schweren Diebstahls und Hehlerei vorbestraft und erst vor einem Monat aus dem Gefängnis entlassen. Er gab an, er habe seine Frau vor 2 Jahren als Prostituierte kennen gelernt und geheiratet; bis vor 14 Tagen sei sie in Köln in Stellung gewesen. Er bestritt, die Sachen geraubt zu haben und auch die Bedrohung. Er wohnte übrigens unangemeldet mit seiner Frau in einem möblierten Zimmer und stand schon seit ein paar Jahren in dem Verdacht, der Zuhälter seiner Frau zu sein, worüber auch 1905 schon Verhandlungen geschwebt hatten. Umfangreiche Vernehmungen jenes Sängers führten zu keinem wesentlich neuen Ergebnisse. Die Frau hatte 10 Mark verlangt, und als er sich weigerte, gesagt, „hier bist du in einem gefährlichen Hause, hier wohnen freche Kerle, hier wirst du kaputt gemacht, wenn du nicht zahlst". Dann ließ sie ihren Mann herein, der Mann sagte: „entweder Geld her, oder ich schmeiß dich zum Fenster hinaus" und entriß ihm die Uhr und Kette. Der Sänger holte dann einen Schutzmann, doch entkam die Frau Keßler bei der Verhaftung. Der Verwalter des Hauses, in dem die Eheleute Keßler wohnten, gab an, sie hätten schon 1911 mehrere Monate bei ihm gewohnt. Der Mann habe das Zimmer für sich allein gemietet, und er habe ihm verboten, seine Frau mitzubringen. Am 27. 9. 1912 wurde Keßler vom Schwurgericht wegen Raubes und Zuhälterei zu 2 Jahren 6 Monaten Zuchthaus, Aberkennung der bürgerlichen Ehrenrechte auf 5 Jahre und Stellung unter Polizeiaufsicht verurteilt. In der Begründung wird er als „geradezu gemeingefährlicher Mensch", der keine Spur von Reue zeigte, bezeichnet, weshalb man mit der Strafe über das Mindestmaß hinausging. Erst im November 1912 wurde die Frau Keßler in Düsseldorf aufgegriffen. Sie bestritt, die Sache mit dem Mann verabredet zu haben. Sie gab zu, seit etwa 1906 Unzucht getrieben und in Düsseldorf von 1907 bis zu ihrer Verheiratung im Juli 1910 unter Kontrolle gestanden zu haben. Nach der Heirat sei sie ungefähr 3 Monate lang los gewesen, dann aber auf Veranlassung ihres Mannes wieder unter Kontrolle gegangen. Anfang 1911, nach der Verhaftung ihres Mannes wegen Diebstahls, sei sie nach Köln gezogen, wo sie als Dienstmädchen gearbeitet, aber auch Unzucht getrieben habe. Als der Mann Ende April aus dem Gefängnis gekommen sei, habe er sie abgeholt, und sie sei in Düsseldorf wieder ohne Kontrolle auf den Strich gegangen. Den Hergang mit dem Sänger erzählte sie mit unwesentlichen Abweichungen, wie er schon vorher feststand. Die Uhr hatte sie einem bekannten Kellner gegeben, sie zu verwahren. Sie fuhr dann nach Köln und nach Hannover, wo sie sich nicht anmeldete. Sie wurde am 16. 1. 1913 vom Schwurgericht wegen Beihilfe zum Raub zu 8 Monaten Gefängnis verurteilt; mildernd wurde der verhängnisvolle Einfluß des Mannes in Betracht gezogen. Die Strafe lief am 16. 7. 1913 ab. Zu einem Gnadenbeweis schien sie mit Rücksicht auf den Charakter der Tat nicht geeignet.

Nach den Polizeiakten kam sie nachher wieder nach Köln, wo sie bald darauf wieder ins Krankenhaus eingewiesen wurde.

21. Franziska Köhler, geborene Stolze.

Geboren 6. 12. 1890 in Aschaffenburg, katholisch, bei der Untersuchung, 27. 2. 1914. 24 Jahre alt.

Eigene Angaben.

Der Vater, ein ruhiger, solider Mann, sei früher Maschinist gewesen, jetzt Hausmeister; schon wie sie ½ Jahr gewesen sei, seien sie nach Frankfurt gezogen. Von ihrer Mutter wisse sie nicht viel; sie sei vor der Ehe Dienstmädchen gewesen und an Wassersucht gestorben, wie sie 9 Jahre gewesen sei. Der Vater habe sich wieder verheiratet und sich seither wenig um die Kinder gekümmert, obschon aus zweiter Ehe keine da seien. Die Vermögensverhältnisse seien ordentlich gewesen. Sie sei das zehnte unter 11 Geschwistern; 6 seien am Leben. Ein Bruder habe wegen Hehlerei 2½ Jahre Gefängnis bekommen. Die Ehe der einen Schwester sei unglücklich und werde geschieden, weil der Mann mit einer anderen lebe.

Sie habe verschiedene Volksschulen besucht und sei zweimal sitzen geblieben, habe nicht gut rechnen können und auch „immer viel Schlaf gekriegt". Nach dem Tode der Mutter habe die älteste Schwester die Haushaltung geführt; nach 3 Jahren sei die Stiefmutter gekommen. Sie sei nur mit dem ältesten Bruder leidlich ausgekommen, mit allen anderen Kindern nicht; sie sei so geizig gewesen, daß sie ihnen selbst das Brot vorgeschnitten habe. Sie sei nach der Schule ein Jahr im Dienst bei einem Reisenden in Offenbach gewesen, dann habe sie kochen gelernt, darauf sei sie ein halbes Jahr in Frankfurt Dienstmädchen gewesen und dann zu einer an einen Monteur verheirateten Schwester. Sie sei seit ihrer ersten Stelle nie mehr in die elterliche Wohnung gekommen, habe nur mitunter dem Vater in dem Haus, wo er Hausmeister sei, guten Tag gesagt; er habe aber immer gleich gesagt, er habe keine Zeit. Mit dem strengen Schwager habe sie sich wenig vertragen können; ihr Vater habe ihm gesagt, er solle recht auf sie aufpassen. Während der Zeit sei sie aber noch ganz solide gewesen. Sie sei im Unfrieden weg und auf ½ Jahr als Kellnerin in ein Weinrestaurant gegangen. Mit 16½ Jahren habe sie mit einem 18jährigen Steindrucker den ersten Verkehr gehabt. Sie habe ihn von der Schule her gekannt und mit auf ihr Zimmer genommen. Von der Zeit ab sei sie unsolid geworden. Auch als sie darauf nacheinander in Hanau und in Mainz gewesen sei, habe sie mit verschiedenen verkehrt und nie etwas Besonderes dabei gefunden. In Frankfurt habe sie dann ihren späteren Mann kennen gelernt, den Dachdecker Köhler, mit dem sie ein Verhältnis gehabt habe, bis sie nach einer 14tägigen Unzuchtstrafe und im 4. Monat schwanger in Fürsorgeerziehung gekommen sei, Sie habe sich dort gut gehalten und keine Schwierigkeiten gemacht. In einem Asyl in Bonn habe sie einen Jungen geboren, der jetzt bei einer Kusine ihres Mannes sei. Anfangs sei sie im Nähzimmer, dann mit Stundenarbeit beschäftigt gewesen, schließlich, bis zum 21. Jahr, sei sie in der Nähe von Münster bei einem Fabrikanten als Dienstmädchen gewesen. Gleich nach ihrer Entlassung aus der Fürsorgeerziehung sei sie wieder nach Frankfurt und nach kurzem Aufenthalt bei der Schwester mit dem Köhler zusammengezogen. Sie habe bei seinen Eltern gelebt und bald Kontrolle bekommen, da sie der Köhler wieder wie früher auf den Strich geschickt habe. Sie habe zeitweise auch allein gelebt, sich aber nach Streitigkeiten immer wieder mit ihm versöhnt und im Juni 1913 geheiratet. Ihr Mann habe viel getrunken, sei wegen Diebstahls bestraft, sehr aufgeregt und auch einmal in der Frankfurter Irrenanstalt gewesen. Er sei dann mit einer anderen fort, sie wisse nicht, wo er sei. Sie sei September 1913 mit einer Kollegin nach Altona, wo sie zunächst sehr viel verdient habe. Vom vielen Bier sei sie dann zu dick geworden, und die Ausländer wollten dort schlanke Mädchen. Es sei deshalb nichts mehr gewesen, und sie sei deshalb kürzlich nach Köln und hier schon nach 11 Tagen ins Krankenhaus gekommen.

Sie sei ruhig, rege sich nicht leicht auf, sei „kalt", habe nie mit jemanden Streit. Sie schlafe tagsüber oder gehe ins Kino, in heitere Stücke. Jede Woche frage sie an, wie es dem Kind gehe, „das muß man doch". Lang wolle sie „das nicht mehr mitmachen". Sie wolle aber noch etwas für das Kind sparen. „Bis das Kind zu Verstand kommt, habe ich aufgehört mit dem Leben." Sie bete nie, habe aber „schon noch Glauben". Schuld seien die Freundinnen, die sie mit auf den Bummel genommen hätten. Auch hätten sie immer „Geld und schöne Kleider" verleitet. Sie sei selten betrunken, früher sei sie es häufiger gewesen; dann immer lustig, weine aber auch ohne Grund. Geschlechtlich sei sie nie besonders erregbar gewesen. Aus dem Verkehr habe sie sich nie was gemacht, habe „nur wegen der Geschenke" verkehrt. In Altona habe sie viel geschlagen, aber „nur fürs Geld, ohne Freude". Zu Mädchen habe sie „keine Veranlagung".

Befund.

Das sehr dicke Mädchen von ordinärem Aussehen und unordentlichem Anzug hat eine ausgesprochene Sattelnase und vorspringende Stirnhöcker. Sie ist sehr willig, ruhig und etwas geschwätzig. Sie erscheint träg, gleichgültig und entbehrt jeder tieferen gemütlichen Regung. Die Stimmung ist gleichmütig. Sie findet hinter nichts etwas und lebt in den Tag hinein. Auch die Erwähnung ihres Kindes und seiner Zukunft macht wenig Eindruck. Sie ist zweifellos in erheblichem Maße beschränkt, obschon die Prüfung der Schulkenntnisse und der Intelligenz nicht so ganz schlechte Ergebnisse hat.

Objektives.

Eine Frankfurter Volksschule schreibt über sie, daß sie dort Ostern 1896 eintrat und nach 3 Jahren wegen Auflösung der Schule einer anderen überwiesen wurde, wo sie nach eingehender Prüfung schon nach 4 Wochen eine Klasse zurückversetzt werden mußte.

In der neuen Schule war sie 3½ Jahre; sie blieb noch einmal sitzen, so daß sie mit 13 Jahren das sechste statt das achte Schuljahr erreicht hatte. Die Leistungen, Fleiß und Aufmerksamkeit seien stets sehr gering, das Betragen sei stets gut gewesen. Über die Eltern sei nichts bekannt, doch sei aus dem Umstand, daß sie gerade diese Schule besucht habe, zu schließen, daß sie das Kind recht armer Eltern gewesen sei. Wegen Wohnungswechsels wurde sie Frühling 1903 einer dritten Schule überwiesen, wo sie im Betragen ebenfalls „sehr gut" und in den meisten Fächern „genügend" hatte.

Ende Oktober 1908 wurde die damals 17jährige wohnungslose Franziska Stolze in Frankfurt wegen Verdachts der gewerbsmäßigen Unzucht festgenommen. Sie gab an, seit dem 14. Jahr von Hause weg zu sein und „wegen meiner Stiefmutter" nicht mehr heim zu dürfen. Sie sei Dienstmädchen in Frankfurt und Offenbach gewesen und habe darauf bis zum Mai 1907 bei ihrer Schwester in Frankfurt gelebt, dann sei sie Kellnerin in Mainz, Hanau und Frankfurt gewesen. Seither wohne sie bei einer Frau Joll, bei der auch ihr Bräutigam Heinrich Köhler wohne. Sie sei im vierten Monat schwanger und wolle nach Weihnachten heiraten. „Im Spaß" habe der Köhler einmal gesagt, sie solle auf den Strich gehen, sie habe dies aber nicht getan. Allerdings habe sie später mit mehreren Herren gegen je 3 Mark geschlechtlich verkehrt, habe aber nie etwas abgegeben; sie wolle sich jetzt eine Stelle suchen.

Mitte November 1908 berichtete dann ein Kinderschutzverein Näheres über ihre häuslichen Verhältnisse. Sie sei das zweitjüngste von sechs Kindern des Maschinisten und Hausmeisters Franz Stolze aus seiner ersten Ehe. Der Vater sei 1902 wieder verheiratet; sämtliche Kinder seien schulentlassen. Der 27jährige Bruder, ein Schlosser, sei „ein schwerer Verbrecher" und vor mehreren Jahren wegen verschiedener Einbruchsdiebstähle zu 3 Jahren Zuchthaus verurteilt worden. Franziska sei Ostern 1905 aus der dritten Klasse der Schule entlassen worden und zweimal sitzen geblieben. Nach der Schule habe sie ihre Stiefmutter, „die ganz gut für sie gesorgt haben soll", in Offenbach als Dienstmädchen untergebracht, wo sie ein Jahr ausgehalten habe. Sie sei dann 2 Monate in einer anderen Stelle gewesen, die angeblich zu schwer für sie gewesen sei, dann 3 Monate in einer dritten, wo sie ihr Schwager weggeholt habe, damit sie während des Wochenbetts seiner Frau die Hausarbeit verrichte. „Von da an beginnt ihr schlüpfriger und liederlicher Lebenswandel. Durch ihren Schwager, der arbeitsscheu zu sein scheint, und den unser Beamter mittags noch im Bett liegend und Zigarren rauchend antraf, lernte die Stolze den unter Polizeiaufsicht stehenden 24jährigen Dachdecker Köhler kennen, der sie vollständig beeinflußte. Von der Zeit an war sie immer Kellnerin in Animierkneipen, und zwar hier in zwei Stellen. Trotzdem sie zweimal aufgegriffen wurde, will sie sich nur mit zwei Herren abgegeben haben, von denen sie kein Geld gefordert, sondern geschenkt bekommen habe. Sie gibt an, seit Juni von Köhler schwanger zu sein." Dem Vater fehle jeder Einfluß. Man habe sie schon einmal zu katholischen Schwestern getan, sie sei aber durchgegangen und jetzt geschlechtskrank im Krankenhaus. „Bei der hochgradigen sittlichen Verderbtheit" sei Anstaltserziehung notwendig; da die Stolze bald 18 Jahre werde, eile das Verfahren. Sie wurde am 19. 11. 1908 zu 14 Tagen Haft verurteilt. Die Strafe wurde später auf Befürwortung des Landeshauptmannes erlassen.

Näheres über den Köhler ergibt sich aus den Akten über die Zuhälterei des Köhler. In einer Fürsorgesache gegen eine gewisse Moder entstand der Verdacht, daß der Köhler diese auf den Strich führte. Sie wohnte 8 bis 10 Tage bei der Mutter des Köhler, einer Schornsteinfegerswitwe, wo auch die Franziska Stolze einige Zeit wohnte. Deren Schwester, die wegen Kuppelei in Anklage war, gab an, sie habe vor 3 Jahren bei ihrer Verheiratung die Franziska aufgenommen. Sie habe zunächst als Näherin in ihrer Wohnung gearbeitet, dann als Wäscherin, dann als Kellnerin. In einer dieser Stellen habe sie den Köhler kennen gelernt, und sie sei von da ab abends nicht mehr nach Hause gekommen, so daß sie stets vermutet habe, daß der Köhler sie auf den Strich führe, wie sie auch gestanden habe. Im Herbst 1908 sei sie in Mainz als Kellnerin gewesen, doch habe sie der Köhler auch von dort geholt. Im Februar 1909 lebte Köhler mit jener Moder in Mannheim zusammen, wo er damals wegen Beischlafdiebstahls und Zuhälterei verhaftet wurde. Im April 1909 wurde die inzwischen in einem Asyl untergebrachte Stolze vernommen. Sie gab zu, von April bis Oktober 1908 ein Verhältnis mit Köhler gehabt zu haben; sie habe ihn in einer Wirtschaft, wo ihr Schwager Kellner gewesen sei, kennen gelernt. Sie gab zu, bei der

Mutter des Köhler gewohnt und diesem öfters Geld gegeben zu haben. Der Köhler habe einmal zu ihr gesagt: „Wenn du mich verrätst, mache ich dich kaputt." Der aus dem Heere ausgestoßene damalige Zuchthäusler Köhler war 9mal wegen Bettelei, Diebstahls, Körperverletzung, Hehlerei, schweren Diebstahls vorbestraft, darunter einmal wegen vorsätzlicher Körperverletzung mit tödlichem Ausgang zu 7 Jahren 6 Monaten Zuchthaus und 10 Jahren Ehrverlust. Damals war er im Zuchthaus wegen gemeinsamen schweren Diebstahls, für den er am 20. 2. 1909 mit 2 Jahren 6 Monaten Zuchthaus, 5 Jahren Ehrverlust und Stellung unter Polizeiaufsicht bestraft worden war. Er bestritt alles und sagte, die Aussage der Stolze sei nur ein Racheakt, da er nicht mehr mit ihr verkehre, sondern mit der Moder. Der Besitzer jener Wirtschaft und der Schwager der Stolze bestätigten aber, daß die Stolze dem Köhler Geld gegeben habe, „was sie ihm gab, war nie genug". Auch habe er sie mißhandelt, so daß sie große Angst vor ihm gehabt habe. Nach ihren eigenen Angaben hatte die Stolze durchschnittlich 8 bis 10 Mark verdient und fast regelmäßig einen Teil abgegeben. Der Fall Moder fiel wegen Mangels von Beweisen weg. Köhler wurde von einem Gerichtsarzt begutachtet, da er angab, er sei dreimal vom Dache heruntergefallen, und behauptete, in seinen Kopf seien durch die Ohren Ameisen hinein gekommen. Er wurde als geistig minderwertig bezeichnet und wegen des Verdachts, es könnte sich um Wahnideen handeln, 6 Wochen zur Beobachtung in die Irrenanstalt eingewiesen. Dort wurde er unter der Diagnose Imbezillität geführt. Er war in einer Erziehungsanstalt in Württemberg erzogen worden, galt dort als verwahrlost, ungehorsam, gleichgültig, unordentlich, unehrlich, roh, und war auch einmal durchgegangen. Auch nach den Berichten der Strafanstalten war er immer sehr schwierig, frech, faul, auch sagte er mitunter, er habe Mäuse im Kopf. Das Gutachten vom November 1909 kam zu dem Schluß, daß der Köhler, der übrigens während der Beobachtung einmal entwichen war, ein angeboren Schwachsinniger sei, der Verdacht einer Dementia praecox wurde abgelehnt, vielleicht handle es sich um hysterische Sinnestäuschungen. So wurde er am 30. 11. 1909 zu 6 Monaten Gefängnis und 5 Jahren Ehrverlust, außerdem zu Stellung unter Polizeiaufsicht verurteilt. Die Gründe sagen nichts Besonderes; es wurde als erwiesen angesehen, daß die Stolze, die bis dahin noch keine Unzucht getrieben hatte, seit Juli 1908 von dem Köhler auf den Strich geschickt wurde. Das Gericht hielt Simulation bei Köhler nicht für ausgeschlossen und meinte auch, daß er infolge einer „gewissen Schwachsinnsveranlagung" leichter der Versuchung erlegen sei, die Stolze als Einnahmequelle zu benutzen. Man hielt es auch für möglich, daß sie sich ihm, wie Köhler behauptete, zum ersten Verkehr um 5 Mark angeboten hatte.

Schon im August 1908 hatte das Polizeipräsidium Frankfurt den Antrag gestellt, die Stolze unter Fürsorgeerziehung zu stellen. Es heißt damals, der Vater habe sich größte Mühe gegeben, sie auf einen besseren Weg zu bringen, sie sei aber vollständig verwahrlost und arbeitsscheu. Dem katholischen Fürsorgeverein sei sie im Juli schon am ersten Tag wieder durchgegangen, meist sei ihr Aufenthalt unbekannt. Am 10. 10. 1908 wurde der Beschluß gefaßt. Die Gründe waren folgende: „Am 14. 8. 1907, abends 7 Uhr, wurde die Stolze von einem Schutzmann in einer Wirtschaft mit Damenbedienung betroffen, als sie in einer dunklen Ecke mit einem Herrn beim Wein saß, der seine Hand unter ihren Röcken an ihren Geschlechtsteilen hatte. Es wäre Geschlechtsverkehr zwischen ihnen vereinbart gewesen. Am 3. 7. 1908 wurde das Mädchen um 4 Uhr morgens polizeilich beobachtet, wie es sich mit Kontrollmädchen und Zuhältern, anscheinend zum Zweck der Gewerbsunzucht umhertrieb. Die Stolze konnte nach Festnahme weder eine Arbeit nachweisen, noch nachweisen, wovon sie ihren Unterhalt bestreite, und wäre sie 8 Tage nicht mehr in der letzten Wohnung gewesen.

Sie gehe nach Ansicht der Polizei jedenfalls mit Herren nach Hause. Die Stolze bestreitet dies zwar und gab an, immer eine Stelle als Kellnerin gehabt und bei ihrer Schwester in der Allerheiligen-Straße sich aufgehalten zu haben. Sie war seit vorigem Frühjahr hier und auch in Mainz in verschiedenen Stellen als Kellnerin tätig, obschon ihr dies von ihrem Vater verboten gewesen sei. Seiner Aufforderung, deshalb eine Stellung als Kellnerin anzunehmen, leistete sie keine Folge. Auch die Stiefmutter gab sich die größte Mühe, das Mädchen auf einen besseren Weg zu bringen, doch alle Versuche seien gescheitert, weil sie arbeitsscheu und verwahrlost sei. In keiner Stellung als Dienstmädchen habe sie es lange ausgehalten. Der elterlichen Wohnung bliebe sie fern. Kurze Zeit hat die Stolze bei ihrer Schwester gewohnt und half im Haushalt beim Weißzeugnähen. Sie unterhält mit einem jungen Mann ein Verhältnis und wohnte kurze Zeit bei dessen Mutter; jetzt hat sie auch diese Wohnung verlassen, obgleich sie die Frau des Mannes mahnte, ordentlich zu werden; sie wollte durchaus nicht arbeiten.

Der Aufenthalt ist trotz polizeilicher Nachforschung z. Zt. nicht bekannt. Sowohl der Vater als die Stiefmutter haben jede Gewalt über die Tochter verloren. Der Pfleger befürwortete die Unterbringung zur Fürsorgeerziehung als nach Lage der Sache für das Geeignetste. Der zuständige Geistliche hält auch die Fürsorgeerziehung durchaus für nötig.

Es war daher nach § 1 Nr. 3, Ges. v. 2. 7. 1900 zur Verhütung des völligen sittlichen Verderbens, wie geschehen laut Antrag des Polizeipräsidenten vom 8. und 14. 9. 1909 und des Magistrats vom 9. 10. zu beschließen und nach § 5 die vorläufige Unterbringung zu verfügen, da Gefahr im Verzuge, daß bei dem ständigen Umhertreiben das Mädchen der Gewerbsunzucht völlig anheimfällt."

Auch aus den Fürsorgeakten geht hervor, daß der 27jährige Bruder damals im Zuchthaus war, und die Eltern für arbeitsame und rechtschaffene Leute galten. Franziska kam schwanger und geschlechtskrank am 26. 12. 1908 in ein Bonner Asyl; das ärztliche Zeugnis bezeichnet sie als „etwas beschränkt". Sie führte sich dort befriedigend, galt als „geistig normal, fleißig, willig, lenkbar", und es wurde nichts Krankhaftes an ihr beobachtet. Im Mai 1909 gebar sie einen Sohn. Schon Herbst 1909 wurde sie für einen Dienst vorgeschlagen, denn dauernd waren die Zeugnisse sehr günstig. Sie war stets fleißig und willig, und da ihr Jugendfehler auf ihre geistige Beschränktheit zurückgeführt wurde, wurde auch der Erlaß der Unzuchtstrafe erwirkt. Am 31. 5. 1910 kam sie in eine Stelle aufs Land zu einem Optiker, wo man mit ihr sehr zufrieden war. Als sie im Dezember 1911 nach der Entlassung aus der Fürsorge kündigte, sah man sie ungern gehen. „Sie war treu und fleißig und ihre Führung in jeder Beziehung eine gute." Sie wurde mit dem Erziehungsprädikat „gebessert" zu ihrer Schwester nach Frankfurt entlassen. Der Schwager hatte eine Schenkwirtschaft, wo sie bleiben wollte. Der katholische Fürsorgeverein übernahm die Schutzaufsicht. Sie bat noch mehrfach um ihr Sparkassenbuch, das sie im März 1912 auch erhielt.

Nach einem Jahr scheint sie den Köhler geheiratet zu haben. Er war im November 1911 aus der Strafanstalt entlassen worden. Vom 14. 5. bis zum 25. 6. 1913 stand sie in Frankfurt unter Kontrolle, wo sie in dieser Zeit zweimal geschlechtskrank war; bestraft wurde sie nicht mehr. Am 28. 2. 1914 ließ sie sich in Köln der Kontrolle unterstellen. Sie gab an, in Frankfurt und Altona unter Kontrolle zu stehen und zeigte das Altonaer Kontrollbuch vor. Sie habe ein Kind von 5 Jahren. Bei der Heimatpolizei war nichts Nachteiliges über sie bekannt. Während ihrer Kölner Zeit kam sie einmal geschlechtskrank ins Krankenhaus.

22. Agnes Schrey.

Geboren 20. 9. 1890 in Köln, katholisch, bei der Untersuchung, 16. 4. 1914, 23 Jahre alt.

Eigene Angaben.

Der Vater sei Getreidehändler, die Mutter betreibe im Hause ihrer Mutter ein Spezereigeschäft und sei vor der Ehe Dienstmädchen gewesen. Wie sie 2 Jahre gewesen sei, seien die Eltern aufs Land gezogen. Die Verhältnisse seien durchaus geordnet und das Familienleben gut gewesen; es habe nie Streit gegeben. Sie sei das dritte unter 7 Geschwistern; die Brüder seien Handwerker, die Schwestern meist noch zu Hause. Sie habe eine Volksschule besucht, sei aus der 5. Klasse entlassen worden und habe schlecht gelernt. Nach der Schule sei sie 1 Jahr zu Hause, dann 3½ Jahre in Köln als Dienstmädchen gewesen. Es habe ihr dann nicht mehr gefallen, und sie habe darauf 9 Monate als Herdmädchen in einem Gasthaus gearbeitet. Damals, mit etwa 20 Jahren, sei sie viel mit einer Freundin ausgegangen, die dort Zimmermädchen gewesen sei. Sie habe einmal auf der Straße einen Dachdecker kennen gelernt, der ihr dann immer aufgepaßt und auch in ihrer Stelle dauernd nach ihr gefragt habe. Das sei ihr unangenehm gewesen, auch habe sie ihn eigentlich nicht gemocht. Er habe aber „geschmust", stets vom Heiraten gesprochen, und sie sei damals noch so dumm gewesen. Später habe sie ihn besser leiden können und sich entschlossen, mit ihm zusammen zu ziehen. Schon nach 14 Tagen habe er nicht mehr gearbeitet und sie dazu veranlaßt, in ein Puff zu gehen, von wo aus sie noch 2 Jahre „mit ihm poussiert" habe. Im Anfang sei es ihr wohl schwer gewesen, sie habe sich aber immer wieder bereden lassen; nur der Mann sei es gewesen, „ich war nie so arg aufs Geld". Schon nach 8 Tagen habe sie mit der Wirtin gehen müssen, Kontrolle zu holen. Sie sei gleich anfangs schwanger geworden und habe November 1912 von ihrem Zuhälter einen Jungen geboren. Das Kind habe sie anfangs bei sich gehabt, dann aber zu einer Kostfrau getan, wo es nach 2½ Monaten an Krämpfen gestorben sei; sie habe es nie mehr gesehen. Wegen vieler Kontrollversäumnisse sei sie vor einem Jahr 6 Monate lang im Arbeitshaus gewesen. Auf Mitteilung der Lehrerin habe sie ihre Mutter besucht, die sie in ein Erziehungshaus habe bringen wollen; ihr Zuhälter habe sie aber an der Anstalt abgeholt. Er sei immer sehr roh gegen sie gewesen, habe sie viel geschlagen und ihr immer alles genommen, so daß sie nichts für sich behalten habe. Sie habe sich eigentlich nie etwas aus ihm gemacht, sich aber nie vor ihm retten können, weil er so „raffiniert" gewesen sei. Die Wirtin habe ihn dann angezeigt. Er sei schon wegen Diebstahls mit 2 Jahren bestraft, auch sie habe er dazu verleiten wollen, ihre Gäste zu bestehlen, was sie aber nie getan habe. Vor 14 Tagen habe man ihn geholt, seither sei sie ganz allein. Sie stehe mit niemand und schließe sich schwer an, sie sei immer ruhig, verträglich, habe nie Streit. Sie beschäftige sich mit nichts. Immer sei sie etwas gedrückt, immer denke sie „du kannst doch nicht immer so bleiben". Sie habe die ganze Zeit den Wunsch gehabt, wieder raus zu kommen, „ich bin da nicht für". Wenn der Mann nicht gewesen wäre, dann wäre sie nie soweit gekommen, „ich habe Tag und Nacht für ihn gesorgt". Er habe sie sicher auch nicht gern gehabt. „So ein Kerl kann eine doch niemals gerne haben, dem es nur fürs Geld ist." Früher sei sie allerdings ziemlich leichtsinnig gewesen, „an mir liegt ja auch was — wenn ich in Stellung geblieben wäre". Sie sei nur wegen dem Kerl ausgetreten. Sie sei nur zweimal bestraft worden und habe die Haft gut ausgehalten, auch im Arbeitshaus habe sie sich gut fügen können, sie arbeite gern, doch sei die Arbeit in ihren Stellen immer etwas langsam gegangen.

Sie sei fast nie betrunken, wenn sie getrunken habe, werde sie weinerlich, „es fällt mir dann alles ein". Aus dem Verkehr habe sie sich nie was gemacht, doch habe sie bei ihrem Zuhälter manchmal Empfindung gehabt.

Befund.

Das untersetzte, kräftige Mädchen ist bescheiden, ordentlich und scheint sehr gutartig zu sein. Sie sieht bieder und etwas gedrückt aus, und ist dankbar für gute Behandlung. Sie ist zweifellos geistig sehr beschränkt und völlig passiv. Was sie erzählt, ist sehr glaubhaft. Sie ist leicht beeinflußbar, lenkbar im Guten und Bösen.

Die Prüfung der Schulkenntnisse und Intelligenz hat sehr mäßige Ergebnisse.

Objektives.

Die Schule, in der die Schrey von 1897 bis 1905 war, schreibt: „Sie war in dieser Zeit ziemlich fleißig und brav." Der Lehrer teilt mit, daß sie nach ihrer Entlassung 14 Tage lang Dienstmädchen bei seiner Mutter war, wo es ihr aber zu still gewesen sei.

Nach den Polizeiakten bat sie, ohne je bestraft oder aufgegriffen zu sein, am 5. 8. 1912 um Kontrolle, der sie auch gleich unterstellt wurde. 2 Monate darauf schreibt sie einen sehr schlechten Brief, in dem sie ein Kontrollversäumnis wegen Schwangerschaft entschuldigt. Sie versäumte dann 3 Wochen lang die Kontrolle und bekam Anfang Februar 1913 2 Wochen und 3 Tage Haft. Der Regierungspräsident verhängte eine Nachhaft von 6 Monaten. Ende September kam sie aus dem Arbeitshaus zurück. Im ganzen war sie 5mal im Krankenhaus. In die allerletzte Zeit fallen wieder 2 Verhaftungen wegen S.-P.-Ü. Im April 1914 wurden die Polizeiakten gerichtlich einverlangt. Es scheint sich um die Zuhälterei gehandelt zu haben.

23. **Margarete Obermann**, geschiedene Träher.

Geboren 10. 6. 1890 in Düsseldorf, evangelisch, bei der Untersuchung, 22. 2. 1913, 22 Jahre alt.

Eigene Angaben.

Der Vater sei Schlosser gewesen und sei gestorben, wie sie 2 Monate gewesen sei; man habe ihr erzählt, er habe getrunken. Im 12. Jahre habe sie einen Stiefvater, von Beruf

Arbeiter, bekommen, mit dem sie sich gut gestanden habe. Die Mutter sei vor der Ehe Waschfrau gewesen. Sie sei das zweite unter 3 Geschwistern. Der Bruder sei noch zu Hause, die sehr aufgeregte Schwester an einen Stuckateur verheiratet; mit ihr habe sie sich nie vertragen können, dagegen stets gut mit den Eltern. Auch die Mutter sei etwas aufgeregt, die Mutter der Mutter „soll verrückt gewesen sein", eine Schwester der Mutter sei sehr nervös. Die Vermögensverhältnisse seien ärmlich gewesen. Sie habe als Kind von 4 bis 8 Uhr morgens Zeitungen ausgetragen und zu anderen Zeiten nachmittags Kinder hüten müssen. Sie habe bis zum 5. Jahr an Bettnässen gelitten, sei auch oft mit Schrecken aus dem Schlaf aufgefahren. Sie habe die Volksschule besucht und gut gelernt, am liebsten habe sie Rechnen und Zeichnen gehabt, am wenigsten gekonnt habe sie Religion. Sie sei zu Haus sehr streng gehalten worden. Nach der Schulzeit sei sie ½ Jahr in einem Eiergeschäft als Lehrmädchen gewesen, dann bis zum 20. Jahr in Buchdruckereien. Mit 18 Jahren habe sie bei Bekannten einen 22jährigen Schrothändler kennen gelernt. Sie sei ¾ Jahr mit ihm „so" gegangen. Eines Tages habe sie auf dem Tanzboden ein bißchen viel Bier getrunken. Er habe sie mit nach Hause genommen, sie sei erst am Morgen bei ihm zu sich gekommen, habe von allem nichts gemerkt. Sie habe damals den ganzen Tag geweint. Sie habe es auch „so rasch nicht wieder" getan. Sie habe noch ein halbes Jahr mit ihm verkehrt, und er habe sie nach ¾ Jahren geheiratet. Sie hätten nur ½ Jahr zusammengelebt, er habe sie schlecht behandelt und viel geschlagen. Sie habe sich mit einem anderen eingelassen, um von dem Manne los zu kommen, doch sei er ihr auch nicht treu gewesen. Die Ehe sei so auseinander gegangen. Sie habe vor 3 Jahren von dem anderen ein totes Kind geboren. Dann habe sie bald darauf ein zweites, längeres Verhältnis gehabt, das noch bis vor kurzer Zeit gedauert habe, aber nebenher habe sie noch mit anderen Bekannten verkehrt. Auch von dem zweiten, mit dem sie ein längeres Verhältnis gehabt habe, sei sie schwanger geworden; der Junge sei nach 3 Monaten bei ihren Eltern an Brechdurchfall gestorben. Sie habe ihn sehr gern gehabt und sich damals sehr gefreut gehabt, daß sie ein Kind bekomme. Wegen dieser Verhältnisse habe sie zu Hause viel Streit bekommen, auch habe man ihr alles verdiente Geld abgenommen. Eines Samstags habe sie das Geld nicht abgegeben, sondern sei in die Stadt gegangen, um sich „einen vergnügten Tag" zu machen. In einem Café habe sie einen Mann getroffen, dem sie erzählt habe, sie wolle nicht mehr nach Hause gehen. Es sei dies ein „Lude" gewesen. Der habe sie in ein Haus gebracht, sie sei auch „so ein bißchen angetrunken" gewesen. Sie habe gleich in der ersten Nacht einen Mann gehabt und am anderen Tag sich die Kontrolle geholt, aber zuerst 14 Tage bekommen. Sie sei nur 3 Tage in dem Haus gewesen, „da fühlt man sich nicht so heimisch wie zu Haus". Die Mutter habe sie dann geholt, und sie habe wieder 6 Wochen gearbeitet; Man habe ihr viele Vorwürfe wegen der Strafe gemacht, sie sei deshalb heimlich wieder weg und nach Köln gegangen mit der festen Absicht, ins Bordell zu gehen, „es war mir bloß ums Geld". Sie habe große Freude an Kleidern und Wäsche gehabt, auch habe das faule Leben ihr sehr behagt. Sie habe auch nie daran gedacht, sich wieder eine Stelle zu suchen, „dat schöne Geld kriegt man beim Arbeiten nit". Sie habe sich gleich unter Kontrolle stellen lassen. Sie habe immer gern und viel Bier getrunken, jetzt sei sie etwa einmal in der Woche betrunken. Mitunter wisse sie nachher nicht, was sie getan habe. Bös sei sie im Rausch nicht, „da bin ich ganz gemütlich, wenn ich voll bin". Jetzt habe sie nicht mehr viel für das Leben übrig, es wäre ihr das liebste, wenn sie wieder heiraten könnte. Sie habe auch ein Verhältnis, einen Dreher, der sie solide machen und vielleicht heiraten wolle. Am liebsten habe sie den Vater des zweiten Kindes gehabt.

Sie sei „immer vergnügt", habe nie traurige Stunden, schließe sich leicht an, sei gutmütig, nie aufgeregt, bekomme nie Streit. Sie sei aber ziemlich ängstlich, träume viel von „Blutsachen", fahre dann auf, habe auch Alpdrücken. Sie glaube auch nachts oft, es sei jemand da, sehe abends alles genau nach. Sie lese gern, hauptsächlich „Liebesromane", gehe auch gern ins Kino und ins Theater, wo lustige Stücke gegeben werden. Interessen habe sie sonst keine, „ich denke überhaupt über nichts nach". Sie habe beim Verkehr immer noch viel Empfindung, bei Fremden allerdings weniger. An Perversitäten habe sie „nie Spaß gehabt", einmal, vor einem Jahr, habe sie eine Freundin gehabt, aber „nur ein paar Wochen mit poussiert, — ein Mann ist mir doch lieber".

Befund.

Sie ist eine dicke Person mit sehr sinnlichem und sehr beschränktem Gesichtsausdruck. Sie ist anfangs etwas verlegen, kichert bei jeder Frage vor Verlegenheit, wird aber später vernünftiger und erzählt ganz entgegenkommend und ernst. Die Sache von ihrer verunglückten Ehe erzählt sie nur auf Vorhalt, anfangs stellte sie das Ganze nur als entzwei gegangenes Verhältnis dar. Sie steht sicher sehr tief. Die Schulkenntnisse sind gering, auch die Intelligenzprüfung fällt ziemlich schlecht aus.

Objektives.

Die evangelische Schule ihrer Heimat teilt als Entlassungszeugnis vom Oktober 1904 mit: Betragen „gut", Fleiß „befriedigend", Religion „genügend", Lesen und Aufsatz „gut", Sprachlehre, Rechnen, Naturkunde, Geographie und Geschichte „genügend", Schönschreiben, Zeichnen, Gesang „gut", Handarbeiten „mangelhaft".

Aus den Polizeiakten geht hervor, daß sie am 23. 5. 1911 in Düsseldorf unter Kontrolle gestellt wurde und wenige Tage darauf wegen S.-P.-Ü. mit 2 Wochen Gefängnis bestraft wurde. Am 17. 7. 1911 bat sie in Köln um Kontrolle, die ihr gewährt wurde. Sie gab damals an, vom Ehemann seit 3 Jahren geschieden zu sein, was auch stimmte. Sie wechselte häufig das Haus, kam im Januar 1912 nieder und war zweimal geschlechtskrank im Krankenhaus. Sie scheint nicht mehr bestraft worden zu sein. Im September 1912 erkundigte sich der Stiefvater nach ihr; man wisse seit 5 Wochen nichts mehr von ihr und habe dreimal an sie geschrieben, ohne Antwort zu bekommen.

24. Franziska Rybnowski.

Geboren 25. 1. 1888 in einem Dorf im Kreise Czanikau in Ostpreußen, katholisch, bei der Untersuchung, 17. 7. 1913, 25 Jahre alt.

Eigene Angaben.

Der Vater sei Arbeiter, die Mutter Arbeiterin, der Vater sei still, die Mutter nervös. Sie sei das dritte unter 3 Geschwistern. Die Vermögensverhältnisse seien ordentlich gewesen; sie hätten ein eigenes Haus. Seit einem Jahre wisse sie nichts mehr von zu Hause; sie sei seit Jahren nicht mehr dort gewesen, habe auch keine Ahnung, was aus den Geschwistern geworden sei.

Sie habe eine ländliche Volksschule besucht und sehr schwer gelernt; sitzen geblieben sei sie nicht. Gleich nach der Schule sei sie mit ihrer 20jährigen Schwester in die Provinz Sachsen gekommen, da es in der Heimat nichts zu verdienen gegeben habe. Sie hätten dort auf einem Gut als Feldarbeiterinnen gearbeitet. Die Schwester sei später wieder in die Heimat zurück; sie selbst sei nach 2 Jahren nach Euskirchen gefahren und habe dort auch etwa 2 Jahre lang landwirtschaftlich gearbeitet. Dort habe sie mit 19 Jahren auf dem Tanzboden einen Apothekergehilfen kennen gelernt, den sie sehr gern gehabt habe. Er habe von Anfang an geschlechtlich verkehren wollen, sie aber nicht. Einmal sei sie nach dem Tanzen etwas angetrunken gewesen und mit ihm nach Hause gegangen. Sie sei ganze 8 Tage krank gewesen, „meine Knochen haben mir so weh getan". Sie habe sich sehr geschämt, denn sie sei sehr fromm gewesen; sie habe auch nicht mehr gewollt, es habe ihr zu weh getan. Das zweite Mal habe er sie gezwungen. Mit der Zeit habe sie Freude daran bekommen. Nach einem halben Jahr sei er weggefahren, ohne je wieder etwas von sich hören zu lassen. Sie habe sehr geweint. Sie sei dann eines Tages von Euskirchen nach Köln gefahren und hier als Dienstmädchen zunächst im ganzen in 4 Stellen gewesen. Mit etwa 20 Jahren habe sie ihr Stellenbuch verloren und keine Stelle mehr bekommen. Sie habe dann auf der Straße ein Mädchen getroffen, die sie in ein Haus gebracht habe, dort könne sie Arbeit haben. Sie habe von so etwas keine Ahnung gehabt. Am ersten Tage habe sie nur mittrinken müssen, man habe ihr dann erklärt, um was es sich handle. Noch bevor sie zum ersten Verkehr gekommen sei, habe man sie gefischt. Sie habe aus Angst vor Strafe gleich Kontrolle genommen.

In der ersten Zeit habe sie sich sehr geschämt, mit der Zeit habe sie sich eingelebt, nur letztes Jahr habe sie einmal weggewollt und eine Zeitlang in Mannheim als Kellnerin gearbeitet, doch sei ihr das zu schwer gewesen. Jetzt wolle sie in eine Fabrik gehen, sie habe etwas Geld beisammen. Sie wolle aber in Köln bleiben, sie könne sich wo anders nicht schicken, auch habe sie ein paar Tage Strafe abzumachen. Im allgemeinen habe sie sich nicht glücklich gefühlt. Sie sei immer ruhig und still, aber etwas empfindlich gewesen. Den Tag über gehe sie spazieren, sonst tue sie nichts, höchstens lese sie Romane. Sie denke viel über ihr Leben nach und wolle es gern anders machen. Sie habe in letzter Zeit durch Krankheit zu viel durchgemacht und sei deshalb sehr gedrückt. Sie habe nie viel getrunken, sei nie betrunken, rauche gar nicht. Am Verkehr habe sie nie Freude gehabt, auch nie mehr ein Verhältnis gehabt und nie mehr einen gemocht.

Befund.

Sie ist ein häßliches, reizloses, sehr bäuerisch aussehendes Mädchen. Sie erscheint schwerfällig, indolent, humorlos und stumpf und erzählt ohne unfreundlich zu sein, doch sehr wortkarg. Sie ist sehr schüchtern, sieht kaum auf, ist ein schwachsinniges, gutartiges Mädchen. Bewegt wird sie nur, als sie auf ihre Lues zu reden kommt, die sie zum erstenmal hat. Sie beginnt lebhaft zu weinen, die Krankheit heile gar nie und komme immer wieder, doch auch ihr Weinen ist still und temperamentlos. Der ganz energielos vorgebrachte Vorsatz, jetzt wieder zu arbeiten, hängt sicher mit dem Schrecken wegen der Lues zusammen. Sie ist schwer zu beruhigen und weint noch lange weiter. Bei der Prüfung der Intelligenz und der Schulkenntnisse, die sehr schlecht ausfällt, ist sie sehr verlegen.

Objektives.

Beide Eltern sind Polen. Die Schule schreibt, daß die Führung „gut", die Leistungen „fast genügend" waren; der Vater sei ein Säufer.

Nach den Polizeiakten war sie von Oktober 1909 bis März 1910 in Köln als Dienstmädchen, dann bis Mitte Mai 1910 in den Kölner Markthallen beschäftigt. Mit 22 Jahren, Ende Mai 1910, wurde sie zum ersten Male verhaftet. Sie gab an, sie sei seit 4 Jahren in Köln und bis vorgestern Dienstmädchen gewesen. „Der Herr hat mich auf der Straße zu einem Glas Bier eingeladen und nahm mich schließlich mit in das genannte Haus. Daß es ein Kuppelhaus war, wußte ich nicht. Ich will mir wieder eine Stelle als Dienstmädchen suchen." In dem Dorf, wo ihre Eltern seit 20 Jahren lebten, wußte man nur, daß sie seit 5 Jahren weg war. Ende Juni 1910 wurde sie unter einem falschen Namen wieder festgenommen. Sie behauptete, in Frankfurt unter Kontrolle zu stehen, was jedoch nicht stimmte und bat um Kontrolle; sie kam wegen Gonorrhöe ins Krankenhaus. Sie wurde, noch nicht vorbestraft, am 16. 9. 1910 der Kontrolle unterstellt. Außer häufigem Wohnungswechsel, häufigen Reisen, die immer in sehr schlechter Rechtschreibung und Schrift mitgeteilt werden, 8maliger Einweisung ins Krankenhaus und 6maliger Verhaftung wegen S.-P.-Ü. enthalten die Akten nichts von Bedeutung.

25. Josefine Lange.

Geboren 1. 9. 1884 in Elberfeld, katholisch, bei der Untersuchung, 30. 1. 1913, 28 Jahre alt.

Eigene Angaben.

Der Vater sei Schneider gewesen, die Mutter ohne Beruf; beide seien sie an einem Herzleiden gestorben. Sie sei das dritte unter 6 Geschwistern, die Schwestern seien alle Näherinnen; ein Bruder habe sich wegen Streitigkeiten mit den Eltern erschossen; er habe eine Jüdin heiraten wollen, was diese nicht gewollt hätten. Seit 5 Jahren habe sie keine Beziehungen mehr mit zu Hause.

Sie sei zu Haus aufgewachsen, das Familienleben sei gut, die Vermögenslage sei dürftig gewesen; sie hätten sich „grad helfen" können. Sie sei als Kind gesund gewesen und habe bis zum 14. Jahr eine Volksschule in Elberfeld besucht, wo sie einmal sitzen geblieben sei, aber abgesehen vom Rechnen sonst gut gelernt habe. Nach der Schule sei sie bis etwa zu ihrem 18. Jahre daheim geblieben und habe genäht, dann habe sie eine Stelle in Barmen als Haushälterin bei einem ledigen Herrn angenommen. Weil sie abends spät nach Hause gekommen sei, habe es Streit gegeben. Sie sei sehr gern ins Kino und ins Theater, mit besonderer Vorliebe in den „Lohengrin" gegangen. Sie sei nach 8 Monaten weg und ebenfalls in Barmen als Dienstmädchen in eine Buchbinderei gegangen, wo die Frau sehr streng gewesen sei und sie nur alle 14 Tage habe ausgehen lassen. Damals, mit etwa 20 Jahren, habe sie im „Vorbeigehen" einen Friseur kennen gelernt. Sie sei ein paar Mal Sonntags mit ihm ausgegangen und eines Abends mit ihm heim. Ein halbes Jahr habe sie mit ihm ein Verhältnis gehabt, dann sei sie schwanger gewesen. In Barmen habe sie noch einen anderen Friseur, einen Freund des ersten, gekannt, den dieser wahrscheinlich „geschickt" habe. Darauf sei sie wieder nach Elberfeld zu ihren Schwestern gezogen. Eines Tages, sei sie im 5. Monat schwanger gewesen, sei sie nur für einen Tag nach Barmen gefahren und in das gemeinsame Geschäft der beiden Friseure gegangen. Ihr Freund sei dann nach Feierabend weggegangen; sie habe „nicht mehr nach Elberfeld zurückfahren wollen". Der andere habe ihr ein Bett in seinem Zimmer angewiesen und sei dann in der Nacht zu ihr gegangen. Er habe dies dem anderen gesagt, und so sei das Verhältnis auseinandergegangen. Sie habe in der Hebammenanstalt Elberfeld geboren; das Kind sei mit 8 Monaten in einer Pflege an Brechdurchfall gestorben; sie habe sehr geweint.

Sie sei mit 21 Jahren nach Köln gekommen, um sich eine Stelle zu suchen. Am Bahnhof habe sie ein junger Herr angesprochen, der sie gefragt habe, ob sie nicht in ein Zigarrengeschäft gehen wolle. Die Besitzerin des Geschäfts habe sie gleich gefragt, ob sie sich nicht Kontrolle holen wolle. Sie habe dann ein paarmal um Kontrolle nachgesucht, bis man sie ihr gegeben habe, sie habe „erst eine Strafe von 8 Tagen abmachen müssen". Es sei ihr bisher immer gut gegangen. Am ersten Tag habe sie 60 Mark verdient, das habe ihr sehr imponiert, und schon deshalb sei sie nicht mehr weggegangen. Sie kaufe sich alle Tage „was Neues zum anziehen". Sie habe sich gleich gut hinein gefunden, obschon sie, abgesehen von den beiden Friseuren, bis dahin keinen Verkehr gehabt habe.

Sie sei immer eine stille Natur gewesen, habe aber trotzdem stets viele Freundinnen gehabt. Sie werde leicht aufgeregt und ärgerlich und sei sehr ängstlich. Sie trinke wenig. Mit ihrem jetzigen Leben sei sie wenig mehr zufrieden, sie spare, sich Möbel zu kaufen und wolle im Oktober einen dritten Friseur heiraten, den sie vor 5 Jahren kennen gelernt habe und mit dem sie seither verkehre. Jetzt sei er beim Militär, sie schrieben sich jeden zweiten Tag und hätten sich sehr gern.

Befund.

Sie trägt eine Brosche mit dem Bild des Verlobten, Ohrringe und an dem silbernen Armband eine fremdländische Münze, außerdem eine goldene Kette um den Hals. Sie stößt beim Sprechen etwas an. Sie erscheint sehr befangen, schüchtern und verlegen. Sie erzählt von selbst kaum, sondern beschränkt sich darauf, die Fragen kurz und leise zu beantworten, so daß nicht viel aus ihr herauszubekommen ist. Fast bei jeder Frage lacht sie zunächst kurz verlegen, um sich dann gleich den Mund zuzuhalten oder sich mit der Hand übers Gesicht zu fahren. Sie sieht dauernd beiseite und schlägt die Augen nicht auf. Einmal fragt sie mitten drin, ob sie jetzt gehen könne. Sie ist keineswegs störrisch, mißmutig oder mißtrauisch, nur sehr befangen. Die ganze Sitzung ist ihr höchst unbequem und peinlich, sie sitzt wie auf Kohlen und verläßt, als sie entlassen wird, rasch das Zimmer. Nach der Aussage der Abteilungsschwester ist sie unter den anderen Mädchen sehr still und weint gelegentlich ohne zu sagen, warum.

Die Prüfung der Schulkenntnisse und der Intelligenz ergibt sehr schlechte Resultate, wozu jedoch auch vielleicht die Befangenheit beiträgt. Auf die Frage, „wer macht die Gesetze", sagt sie „der liebe Gott", auf die Frage nach dem Unterschied zwischen Fluß und Teich: „der Teich ist rund". Sie erscheint bei der Unterhaltung und der Prüfung sehr schwachsinnig.

Objektives.

Eine Schule gibt an, daß sie als Tochter eines Schneiders von Mai 1895 bis April 1897 dort war, sich gut betrug und die Schule regelmäßig besuchte. Die Leistungen sind „ungenügend und mangelhaft", auch der häusliche Fleiß „ungenügend", nur das Zeugnis für Handarbeit „gut".

Nach den Polizeiakten wurde sie am 27. 2. 1908, also mit 23 Jahren, in Köln wegen gewerbsmäßiger Unzucht mit 3 Tagen Haft bestraft. Schon einige Tage vorher hatte sie aus einem Bordell folgenden Brief an den Polizeikommissar geschrieben:

„Euer Wohlgeboren, Herrn Polizeikommissar! Ich, Unterzeichnete, bin Dienstag auf dem Sittenbureau gewesen, um mir die Kontrolle zu holen, habe sie aber nicht bekommen, weil ich noch völlig unbestraft bin. Ich muß aber leben. Ich habe kein Geld und auch keine Papiere. Bekomme ich die Kontrolle nicht, so gehe ich auf den Strich. Ich bitte Sie daher, mir doch die Kontrolle geben zu wollen. Es zeichnet mit aller Hochachtung.
Josefine Lange."

Wenige Tage darauf wurde sie in demselben Hause aufgegriffen; wieder bat sie um Kontrolle.

Eine Anfrage bei der Polizei ihrer Heimat ergab „Leumund und sittliche Führung waren gut". Sie war dann wegen Gonorrhöe im Krankenhaus und bat Mitte März nochmal, der Kontrolle unterstellt zu werden, was dann am 13. 3. 1908 geschah.

Außer häufigem Wohnungswechsel, 13maliger Einweisung ins Krankenhaus und 3maliger Verhaftung wegen S.-P.-Ü. ist in den Akten nichts über sie vermerkt.

26. Else Rapp.

Geboren 4. 10. 1981 in Wiesbaden, evangelisch, bei der Untersuchung, 13. 10. 1913, 22 Jahre alt.

Eigene Angaben.

Die Mutter sei Büglerin gewesen. Sie und ein Bruder seien unehelich geboren, doch sei die Mutter früher verheiratet gewesen und habe aus erster Ehe 4 Kinder gehabt. Der Bruder sei wegen Hehlerei mehrfach bestraft. Sie sei daheim unter ordentlichen Verhältnissen aufgewachsen, habe eine Volksschule besucht und schlecht gelernt „in der Schule war ich immer dumm". Mit der Mutter sei sie gut ausgekommen, nur mit einer Stiefschwester nicht; „ich bin überhaupt mit Männern immer viel besser ausgekommen". Sie habe zum Bügeln keine Lust gehabt und sei deshalb nach der Schule mit einer 20jährigen Freundin weg und in eine kleine Stadt bei Mainz, wo sie in einer Wirtschaft als Dienstmädchen gewesen sei. Sie sei aber ganz solid gewesen; „meine Jungfernschaft hat man mir mit dem Mutterspiegel in der Anstalt genommen". Nach ein paar Wochen habe sie die Mutter durch die Polizei holen lassen, und sie sei auf 3½ Jahre in eine Erziehungsanstalt bei Frankfurt gekommen, wo sie sich anfangs nicht recht habe schicken können, aber viel gelernt habe. Dann sei sie nach Hause, aber nach 4 Wochen wieder weggelaufen; die ewige Kontrolle durch die Fürsorgedame habe ihr nicht gepaßt. Sie sei nach Wiesbaden, wo jene Freundin, aber ohne Kontrollierte zu sein, auf der Straße gewesen sei; sie habe die ganze Zeit mit ihr in brieflicher Verbindung gestanden. Sie sei bald an Drüsen in den Leisten erkrankt, es sei aber keine Geschlechtskrankheit gewesen. Nach 3 Wochen Krankenhaus sei sie wieder für ³/₄ Jahr in ein Zufluchtshaus nach Elberfeld gekommen, dann in Barmen bei einem Pastor in Stellung gewesen und nachher in einer anderen Stelle, aus der sie aber nach 8 Wochen wieder weggelaufen sei; sie habe „noch nie gern gearbeitet", „keine Lust gehabt". Dann sei sie nach Köln gefahren; „es blieb mir nichts übrig, arbeiten wollte ich nicht, Geld mußte ich haben". Sie habe sich von einem Kutscher eine Adresse geben lassen und sei gleich in ein Haus gefahren, wo sie mit 19 Jahren den ersten Verkehr gehabt habe. Es habe ihr gut gefallen, sie habe es nicht bereut; „ich habe doch immer verdient". Nach ³/₄ Jahr sei sie gefischt worden, erst ins Krankenhaus und dann in eine Fürsorgeanstalt gekommen, wo sie fast ein Jahr gewesen sei. Dann sei sie wieder nach Hause, aber schon nach 4 bis 5 Wochen weggelaufen, habe ein halbes Jahr lang bei einem Friseur in Wiesbaden gelebt und sich verlobt. Sie habe aber nicht heiraten wollen, denn sie habe „noch was vom Leben gewollt". Weihnachten 1912 sei sie weggelaufen und wieder nach Köln in das alte Haus. Sie habe selbst Kontrolle geholt, und es habe ihr immer gut gefallen.

Sie habe gern viel Betrieb um sich, könne jedoch selbst nicht so recht mitmachen. Wenn man sie ärgere, könne sie bös werden. Traurig sei sie fast nie gewesen, nur in der ersten Zeit wegen der Strafen mitunter etwas. „Das Geld" behage ihr sehr; sie sei immer sehr eitel gewesen. Sie beschäftige sich mit nichts; tagsüber schlafe sie. Sie sei etwas ängstlich, namentlich in der Dunkelheit, wenn sie alleine sei; „ich guck mich nicht um". Sie trinke „in Geschäft" viel, könne auch viel vertragen, werde lustig. Am Verkehr habe sie nie besondere Freude gehabt. Perversitäten mache sie „ohne Interesse" mit; ihre Freundschaften seien immer „solid" gewesen.

Sie sei wegen Hehlerei bestraft. Sie habe einmal die Kleider des früheren Verhältnisses jenes Friseurs angezogen. In ihrer ersten Stellung sei sie von der Freundin einmal nach Wiesbaden geschickt worden, ihr um 3 oder 4 Mark eine Bluse zu kaufen; sie sei aber zu Hause geblieben und habe das Geld für sich behalten.

Befund.

Sie hat ein schlechtes, blasses Aussehen, eine Sattelnase und kein Zäpfchen, verkümmerte kleine Ohren mit angewachsenen Läppchen. Sie ist zunächst nicht sehr willig und meint, das habe sie alles in der Anstalt schon einmal gemacht. Ihre anfängliche Verdrossenheit hellt sich im Laufe der Unterhaltung etwas auf, sie wird lebhafter und lacht oft kreischend hinaus. Sie betont immer wieder, daß „das Geld" sie auf diesen Weg gebracht habe und daß sie nicht habe arbeiten wollen. Die Bestrafungen berichtet sie erst auf Befragen. Sie erzählt alles ganz ohne Scheu und erscheint hochgradig schwachsinnig, stumpf und versumpft.

Die Prüfung der Schulkenntnisse und der Intelligenz hat sehr schlechte Ergebnisse.

Objektives.

Mit 15 Jahren, im Januar 1906, wurde sie in einem Städtchen bei Mainz von einem anderen Dienstmädchen angezeigt, daß sie 7 Mark, für die sie ihr eine Bluse kaufen sollte, unterschlagen und das Geld „in liederlicher Gesellschaft in Wirtschaften verjubelt" habe. Die Rapp war polizeilich nicht angemeldet, lief unter dem Namen „Hütsch" und war aus einer Mitte Januar angetretenen Stelle sofort wieder entlassen worden. Sie gab zu, sie habe „sich verleiten lassen", den Betrag in einer Wirtschaft für Wein und Limonade auszugeben. Nachfragen in der Heimat ergaben ihren richtigen Namen, daß ihr Ruf „leichtsinnig", über den der älteren Geschwister aber nichts Nachteiliges bekannt sei. Sie wurde am 2. 4. 1906, als sie schon in einer Fürsorgeanstalt war, mit einem Verweis bestraft. „Strafmildernd kam in Betracht, daß die Angeklagte noch sehr jung, geständig und das Opfer einer liederlichen Gesellschaft gewesen war."

Aus den Fürsorgeakten geht hervor, daß die Rapp als außereheliche Tochter einer Metzgerswitwe geboren ist. Der Name, den sie sich damals beigelegt hatte, war der ihrer Mutter. Die Mutter hatte 3 Söhne und 3 Töchter, war selbst erwerbsunfähig, beschäftigte aber 3 Personen in ihrer Wäscherei. Vermögen war nicht da. Über den Leumund der Mutter war nichts Nachteiliges bekannt, doch war von den Brüdern einer mit Gefängnis bestraft.

Sie war aus der dritten Schulklasse entlassen worden, „hatte Betragen ziemlich gut und in den meisten Fächern wenig befriedigend". Sie galt als „sehr schwach beanlagt". Nach dem damaligen ärztlichen Zeugnis fehlte schon damals das Zäpfchen; auch litt sie an Blutarmut und Kopfläusen. Die vorläufige Unterbringung in Fürsorgeerziehung wurde am 6. 2. 1906 angeordnet, der endgültige Beschluß des Amtsgerichts Wiesbaden erfolgte am 19. 3. und wurde folgendermaßen begründet: „Else Rapp ging bis Ostern 1905 zur Schule. Nach Austritt aus derselben hat sie ihrer Mutter im Haushalt geholfen und sie im Bügeln unterstützt. Sehr bald zeigte sich jedoch, daß sie wenig Lust zur Arbeit hatte und sich lieber herumtrieb. Schon 1903 und 1904 war sie von Bekannten zum Tanzboden und Maskenball mitgenommen worden. Sie blieb auch zweimal nachts von Hause weg und wurde in schlechter Gesellschaft gesehen. Seit dem 31. 1. 1906 blieb sie ganz fort und wurde durch Nachforschungen festgestellt, daß sie in Mainz als Kellnerin Stellung genommen hat. Sie ist etwa 8 Tage in einer Wirtschaft gewesen, vom 15. 1. ab in einem Weinrestaurant und dann noch in einem Restaurant. Sie wurde nach ihrer eigenen Angabe entlassen, einmal, weil sie sich in einer anderen Wirtschaft mit einem Herrn herumtrieb, sodann weil sie eine Nacht weggeblieben war. Vom 22./26. 1. hat sie sich stellenlos herumgetrieben bei einer Kellnerin, angeblich einmal bei einem Herrn genächtigt, mit dem sie jedoch nicht geschlechtlich verkehrt haben will. Sie gibt ferner selbst zu, einer anderen 6 Mark unterschlagen zu haben. Ihre Mutter, die eine Wäscherei hat, ist viel krank, hat keinen Einfluß auf die Tochter und kann die Aufsicht nicht in dem erforderlichen Maß ausüben. Sie hat jedoch deshalb erklärt, daß sie mit der Unterbringung zur Fürsorgeerziehung einverstanden sei. Der Hang zum Herumtreiben scheint bei der Rapp bereits zu stark zu sein, als daß er durch die gewöhnlichen Erziehungsmittel vernichtet werden könnte. Die völlige sittliche Verwahrlosung ist daher zu befürchten und die Unterbringung erforderlich."

Die Berichte aus der ersten Fürsorgeanstalt lauten anfangs sehr schlecht, sie galt als „überaus sinnlich veranlagt". Sie hielt „sich zu den Schlechten" und ihr Betragen war „zu Zeiten geradezu offen unzüchtig, so daß sie streng bestraft werden mußte". Sie war „gänzlich ungeschickt und ungeübt im Arbeiten", „suchte zu sehr im Verborgenen Anschluß", fügte sich nur dem Zwange und wird mehrfach als „wenig begabt" geschildert.

Im Sommer 1907 mußte sie in Frankfurt wegen Drüsen am Hals operiert werden, 2 Monate darauf wird von „Lupus in der Nase" berichtet, wegen ihrer skrofulösen Konstitution wurde eine Jodkur im Krankenhause vorgenommen.

Im Februar 1909 wurde sie einmal psychiatrisch untersucht und wurden anscheinend noch einmal genaue Erkundigungen über die Schulzeit eingezogen: „Wegen Kopfweh und Unlust war der Schulbesuch nur zeitweise regelmäßig. Bringt man die Zensur mit der Tatsache in Verbindung, daß sie aus Klasse 3 entlassen wurde, läßt sich leicht auf sehr geringe Auffassungskraft schließen. Dazu fehlte es bei der Dummheit an Tatkraft und geistiger Anstrengung; es erfolgte rasche Erschöpfung, die zum Denken unfähig machte, wie denn überhaupt die geringe geistige Kraft leicht erlahmte." Es wurde ein „Schwachsinn geringen Grades" festgestellt. Man hielt sie für geistig minderwertig, jedoch geeignet zur Fürsorgeerziehung, und die Prognose für nicht ganz ungünstig.

1909 lauten die Berichte etwas günstiger, darum wurde dem Antrag der Mutter, die Tochter zu entlassen, näher getreten, da diese „eine fleißige und brave Frau" sei, allerdings „schwach gegen ihre Kinder". Else Rapp wurde auch im Juni 1909 von der Mutter nach Wiesbaden abgeholt und stand nun unter der Obhut einer Wiesbadener Fürsorgerin.

Nach kurzer Zeit verschwand sie einmal vorübergehend, und schon im August 1909 kam sie wegen Bartholinitis ins Krankenhaus. Da der Umgang mit den Prostituierten dort für sie gefährlich schien, kam sie am 17. 9. 1909 nach Elberfeld in ein Asyl. Auch hier wird sie schlecht beurteilt. So wird sie als „ein sittlich total verkommenes, hysterisch perverses Mädchen" bezeichnet und ständig über ihre perversen Liebschaften geklagt. Sie galt auch als „unbotmäßig und widersetzlich", besonders „sobald wegen ihrer unlauteren Freundschaften eingeschritten werden muß" und als „geistig hysterisch, mittelnormal". Im Juni 1910 kam sie dann dennoch in einen Dienst zu einem Pastor und im September in eine andere Stelle, aus der sie im Dezember entwich.

Sie wurde im März 1911 in einem öffentlichen Hause in Köln betroffen, nannte sich wieder „Hütsch" und gab an, seit 8 Tagen da zu sein. Sie sollte dem Elberfelder Asyl wieder zugeführt werden, doch weigerte sich dieses, sie wieder aufzunehmen, und auch eine andere Anstalt, in der angefragt wurde, hatte nach Kenntnisnahme der Akten Bedenken und meinte, es würde sich vielleicht empfehlen, die Rapp vorher psychiatrisch untersuchen zu lassen.

Sie wurde dann im April 1911 doch dort aufgenommen, nachdem sie in Köln noch wegen Tripper behandelt worden war. Schon im Mai hat sie, wieder in Stellung gelassen zu werden, „da die Anstalt für mich gar keinen Zweck mehr hat". Sie wollte wieder unter den Schutz der Fürsorgerin in Wiesbaden: „Sie sehen doch, daß die 5 Jahre in der Anstalt bei mir nichts geholfen haben, da hilft das eine ja doch sicher nicht mehr". Auch in der neuen Anstalt erschien sie als „sehr verdorbenes Mädchen", „moralisch verlottert", „Hysterika", „Freundschaftsjägerin" und als den anderen geradezu gefährlich. Ganz besondere Schwierigkeiten machte sie durch ihr „verdrehtes, unsinnig angstmeierisches Benehmen" beim Zahnarzt. Sie verlangte Exstirpation aller noch vorhandenen Zähne und ein völliges Gebiß. Ihr Benehmen war dauernd „höchst albern", aber „ohne direkte Abnormitäten". Im Feburar 1912 wurde sie versuchsweise nach Wiesbaden in das Heim jener Fürsorgerin entlassen, da man den Eindruck hatte, daß sie „kaum mehr wesentlich gefördert" werden könne. Sie kam dort auch an, und erleichtert schrieb die Fürsorgerin: „Ich bin froh, daß die Reise gut gegangen ist, denn auffallend hübsch sah sie aus." Sie wohnte dann bei ihrer Mutter, der zu diesem Zweck ein Bett geliehen wurde, verschwand jedoch schon am 7. März wieder.

Im April lernte sie einen Friseur kennen, der sie zum Vertrieb von Friseurartikeln als Reisedame anstellte; sie hatte sich auf eine Anzeige hin gemeldet. Er schrieb dem Landeshauptmann, er wolle sie heiraten. In diese Zeit fällt ein Verfahren gegen den Friseur und die Rapp wegen Unterschlagung. Die frühere Verlobte des Friseurs, von der er sich getrennt hatte, weil sie wegen Diebstahls in Untersuchungshaft gekommen war, erstattete im Mai 1912 die Anzeige, daß es ihre Sachen, die andere „Weiber" getragen hätten, nicht herausgebe. Der Friseur gab zu, daß seine jetzige Braut, die Rapp, die Sachen trage, was diese, die damals als „Reisendin" bezeichnet wird, auch zugab. Im Oktober 1912 bekam der bisher nicht bestrafte Friseur wegen Unterschlagung eine Woche, die Rapp wegen Hehlerei ebenfalls eine Woche Gefängnis. Die beiden Verurteilten baten um Umwandlung der Strafe in eine Geldstrafe, was jedoch nicht befürwortet wurde. In dieser Zeit wird der Friseur als Tanzlehrer bezeichnet. Wegen der beabsichtigten Verheiratung der Rapp erkundigte sich dann jene Fürsorgerin nach dem Bräutigam. Die Erkundigungen ergaben, daß er „eine berüchtigte Tanzstunde" abhalte und ein Restaurant übernehmen wolle, doch war man der Ansicht, daß man der Rapp die Genehmigung zur Heirat nicht versagen könne, zumal da sie bald darauf, am 9. 10. 1912, aus der Fürsorgeerziehung ausschied. Als Erziehungsergebnis wurde „nicht gebessert" vermerkt.

Aus der Heirat schien nichts geworden zu sein, denn schon am 16. 12. 1912 erschien die Rapp, die eben in Köln eine 14tägige Haftstrafe wegen gewerbsmäßiger Unzucht verbüßt hatte, und bat um Kontrolle, „da ich keine Stelle finden kann". Die Akten enthalten nichts weiter als den Vermerk 1maliger Verhaftung wegen S.-P.-Ü. und noch 2maliger Einweisung ins Krankenhaus.

27. Magdalene Fink.

Geboren 10. 8. 1879 in Koblenz, katholisch, bei der Untersuchung, 10. 1. 1913, 33 Jahre alt.

Eigene Angaben.

Sie sei die Tochter eines Buchbinders. Von der weiteren Familie der Eltern wisse sie wenig. Ein Bruder des Vaters sei Oberlehrer. Der Vater sei an einem Nierenleiden gestorben, die Mutter lebe noch. Der Vater sei ein schwerer Trinker gewesen, sie schäme sich aber, über ihn etwas zu sagen, weil er sehr gut zu ihr gewesen sei; aber er habe sehr getrunken, sei oft ganze Nächte weggeblieben, und es habe oft arge Auftritte gegeben. Sie sei oft sehr traurig, wenn sie an ihn denke, tagelang sei dann nichts mit ihr anzufangen. Die Mutter habe ein Kind vor der Ehe gehabt, sie sei jähzornig, treibe sich viel außerhalb des Hauses herum und bettle. Sie sei zu ihr immer sehr hart gewesen und habe sie viel geschlagen; sie sei schuld an ihrem ganzen Leben. Sie sei die Älteste von 7 Geschwistern, 3 seien klein gestorben, ein Bruder sei Oberkellner, eine Schwester verheiratet, der älteste Bruder habe die Buchbinderei. Er sei verwachsen, trinke und stelle sich „auch so jeck" an. Eine Schwester habe Anfälle und werde „sicher noch geisteskrank"; sie stehe sehr gut mit ihr, könne oft weinen, wenn sie an sie denke. Um die sei es schad, daß sie zu Hause bei der Mutter sein müsse, die sie noch verrückt mache. Wegen dieser Schwester allein habe sie auch an Weihnachten ein Paket für 15 Mark nach Hause geschickt. Zu Hause habe es immer viel Streit gegeben; sie seien sehr arm gewesen, hätten alle zusammen in einem großen Zimmer geschlafen. Sie habe nie eine schöne Heimat gehabt.

Als Kind sei sie gesund gewesen, mit 12 Jahren sei sie einmal nachtgewandelt, habe weiße Männer am Bett stehen sehen und sei sehr ängstlich gewesen. Sie habe die Volksschule in Engers besucht, wohin die Eltern, als sie noch klein war, gezogen seien. Sie habe guten Willen gehabt und sich auch gut betragen, doch wenig gekonnt und sei ein paarmal sitzen geblieben. Besonders schlecht sei sie im Rechnen gewesen. Am liebsten habe sie biblische Geschichte und Singen gehabt. Nach der Schule sei sie zuerst zu Haus gewesen, dann mit 16 Jahren nach Bendorf in Stellung als Dienstmädchen gekommen. Wegen Diphtherie habe sie die Stelle schon noch 6 Wochen aufgeben müssen. Sie habe dann in Koblenz gedient, doch auch nur 4 Wochen und dann an verschiedenen Orten verschiedene Stellen gehabt; sie sei nirgends lang geblieben, die Mutter habe den Leuten immer geschrieben, sie sollten ihr den Lohn schicken.

Mit 17 oder 18 Jahren habe sie in Koblenz in ihrer Dienststelle einen Brillantring zertreten und ihn dann nach Hause mitgenommen, aus Furcht, weil kein Stein mehr darin gewesen sei. Die Frau habe sie verklagt und sie sei zu 14 Tagen verurteilt worden, die sie in Neuwied abgesessen habe. Später in Mainz habe sie in einer anderen Stelle 2 Mark „verloren". Sie sei wegen Unterschlagung angezeigt und zu 6 Wochen Gefängnis verurteilt worden. Mit 18 Jahren habe ein junger Mann sie im Elternhaus, in dem eine Wirtschaft gewesen sei, im angetrunkenen Zustande zum Verkehr gezwungen. Mit ihrem 21. Jahre sei sie von ihren Eltern bei guten Hirten in Koblenz untergebracht worden, wo sie 3 Jahre geblieben sei. Sie sei dann wieder zu Haus gewesen und dann wieder in Stellung nach Koblenz gegangen. Mit 25 Jahren, während der Zeit zu Hause, habe sie ein Verhältnis mit einem Arbeiter gehabt, den sie sehr gern gehabt hätte. Er sei Witwer gewesen und habe ein 5jähriges Bübchen gehabt. Er hätte sie gerne geheiratet, doch habe das seine Mutter nicht gewollt. Sie habe sich darüber sehr gegrämt. Ein Jahr darauf in Koblenz habe ein Pionier sie heiraten wollen. Damals habe sie zum ersten Male Syphilis gehabt; sie sei vom Krankenhaus aus durch die Fürsorge in ein Kloster gekommen. Nach

2 Jahren sei sie von der Mutter wieder abgeholt worden. Sie sei wieder in Stellung nach Koblenz gegangen, wieder erkrankt und 1½ Jahr in einem anderen Kloster gewesen. Von da sei sie nach Düsseldorf in Stellung und bald nach Köln gekommen. Auch hier habe sie in Stellung gehen wollen, sei aber am ersten Nachmittag in der Altstadt von einem unter der Tür stehenden Mädchen in ein Haus gelockt und dort beredet worden, sich unter Kontrolle stellen zu lassen. Sie habe damals noch 12 Pfg. in der Tasche gehabt. Letztes Jahr sei sie nach einem Aufenthalt im Arbeitshaus wegen Kontrollversäumnis wieder 5 Monate zu Hause gewesen, auch damals habe sie ein Verhältnis gehabt. Der Betreffende hätte sie heiraten wollen, aber ihre Mutter habe es verhindert. Abgesehen von diesen Verhältnissen habe sie „durch die Wirtschaft" im Elternhause noch einige Male geschlechtlich verkehrt. Sie habe aber vor ihrer Einschreibung nie Geld genommen. Sie habe am Verkehr keine besondere Freude, würde aber gerne heiraten, weil sie Kinder so furchtbar gerne habe. Sie trinke gar nicht, lebe sehr still für sich, habe immer sehr Angst vor der Polizei und keinen Verkehr mit den anderen Mädchen. Sie könne das Leben nicht mehr lange mitmachen. Man werde doch bloß immer geschlechtskrank. Ein Herr aus Mülheim wolle ihr heraushelfen und sie sicher heiraten.

Befund.

Kleines, schwächliches, mageres Mädchen mit ganz hübschem Gesicht; abgesehen von einer ziemlich starken Behaarung von Kinn und Oberlippe fällt äußerlich nichts Besonderes an ihr auf. Sie kommt bescheiden herein, sieht den Arzt ängstlich an, zittert am ganzen Körper, beruhigt sich erst, als man ihr sagt, daß die Unterhaltung nichts mit der Polizei zu tun habe. Sie wird dann sehr zutraulich und erzählt sehr lebhaft. Sie hält sich wenig an die Fragen, spricht ausführlich von Dingen, die gar nicht hergehören, faßt schlecht auf und lacht häufig verlegen hinaus. Sie hat viele Verlegenheitsbewegungen, rückt hin und her, nestelt das Kleid auf und zu, zupft und nagt fortgesetzt an ihrem verbundenen linken Ringfinger. Ihre Delikte stellt sie als ganz harmlos hin. In tiefere Bewegung gerät sie nur bei der Besprechung der häuslichen Verhältnisse, wobei sie öfters errötet, und ihr auch Tränen in die Augen kommen. Sie meint, sie wäre nie auf diesen Weg gekommen, „wenn ich danach erzogen wäre". Sie spricht mit Mißmut über die „Weiber", die sie damals hier in Köln als „Dienstmädchen" engagiert hätten. Was sie sagt, erscheint glaubwürdig. Sie erzählt sehr einfach, ganz ungeziert. Sie erscheint erheblich schwachsinnig, kann nicht eine der einfachen Rechenaufgaben lösen, beantwortet keine der gestellten Fragen.

Objektives.

Sie wurde nach dem Bericht der Schule aus der unteren Klasse der Elementarschule entlassen, mit der Bemerkung, daß sie unfähig sei, weiter zu kommen. Über ihr Betragen war nicht zu klagen. „Die Erziehung seitens der Eltern war eine sehr mangelhafte."

Eine klösterliche Erziehungsanstalt, in der sie vom 1. 3. 1899 bis 1. 3. 1902 war, schreibt, daß sie dort zur Erziehung untergebracht war, „weil sie gegen die Eltern ungehorsam und widerspenstig und auch sonst träge und arbeitsscheu war. In der Anstalt zeigte sie einen aufgeregten Charakter, im Umgange mit den Mitzöglingen war sie unverträglich. Für die Arbeit zeigte sie wenig Geschick und Interesse; Leistungen waren äußerst gering. Sie war geistig minderwertig, zuweilen glaubte man, der Verstand habe gelitten, was auch wohl möglich war, denn die Mutter sagte uns s. Zt., Magdalena sei als kleines Kind auf den Kopf gefallen und habe dabei Schaden gelitten. Nach Ablauf der vereinbarten Zeit wurde sie zu ihren Eltern, Buchbinder F., entlassen." — Eine andere Anstalt, in der die Fink vom 21. 2. 1908 bis 16. 12. 1909 war, schreibt: „Sie war gefallen, zeigte hier aber Besserungswillen, war fleißig und gab außer zeitweiligem starken Eigensinn und Trotz zu besonderen Klagen keinen Anlaß. Ihre eigene Schwäche fürchtend beabsichtigte sie, hier zu bleiben, änderte aber ihr Vorhaben."

Aus den Poliziakten geht hervor, daß die Eltern einen Monat nach ihrer Geburt von Koblenz nach Engers zogen.

Nach der Strafliste der Polizeiakten ist sie am 10. 12. 1897, also mit 18 Jahren, in Koblenz wegen Diebstahls mit 2 Wochen Gefängnis, am 28. 2. 1904 mit 24 Jahren in Mainz wegen Betrugs ebenfalls mit 2 Wochen Gefängnis bestraft worden. Die Akten des Diebstahls sind vernichtet, die des Betrugs nicht zu bekommen, da sie anscheinend unter falschen Aktenzeichen laufen. Wegen gewerbsmäßiger Unzucht wurde sie erst mit 31 Jahren zum ersten Male bestraft, mit einer Woche Haft. Dies war nach der am 14. 2. 1910 auf eigenen Antrag erfolgten Unterstellung unter die Kölner Sittenkontrolle. Das Vergehen erfolgte nicht in Köln selbst, woraus sich die Bestrafung erklärt.

Bei ihrer Vernehmung am Tage der Kontrollunterstellung gab sie über ihr Vorleben ganz dasselbe an wie bei der Untersuchung, nur behauptete sie, seit 1909 in Hamburg unter Kontrolle zu stehen. Sie sei jetzt 3 Monate in Köln, sei anfangs, bis Ende Januar 1910, in Stellung gewesen, habe dann vergeblich nach Arbeit gesucht und bitte deshalb, sie der Kontrolle zu unterstellen. In Hamburg war nichts von ihr bekannt, anscheinend stimmt ihre Angabe nicht und machte sie diese Mitteilung nur, um hier ohne weiteres unter Kontrolle zu kommen.

Bei den Polizeiakten finden sich mehrere Briefe von ihr, die durch schlechte Rechtschreibung auffallen und mehrfach um Befreiung von der Kontrolle bitten. Sie schrieb im Juni 1910 an den Kommissar: „Ich konnte Montag die Kontrolle nicht passieren, da ich das Leben nicht vertragen kann möchten sie mir bitte die Kontrole schenken ich will lieber wieder arbeiten gehen denn ich gebe mir alle Mühe anständig zu sein.." Einige Tage darauf schrieb sie: „Ich erlaube mir die Kühnheit noch einmal die Bitte an sie zu richten haben sie die Karte erhalten, die ich an sie geschrieben habe. Sind sie Geehrter Herr Komisar mit der Bitte einverstanden die ich an sie gerichtet wegen der Kontrolle gewähren sie mir doch diese Bitte und schenken mir die Kontrolle denn ich habe noch meine arme Mutter welche Witwe ist ich habe einen Bruder, der ist zu schwach für schwer zu arbeiten der ist verwachsen und dazu immer kränklich denn meine Mutter weiß noch nicht daß ich die Kontrolle habe ich habe sie ja nur geholt auf Zusprechen der Frau Leher. Also bitte Herr Komisar schenken sie mir doch bitte Kontrole ich will doch lieber die ganze Nacht arbeiten als solch einen Lebenstand zu wählen. Ich werde Morgen einmal bei ihnen vorsprechen. Tun sie doch bitte dieses gute Werk und schenken sie mir die Kontrole." Sie wurde kurz darauf in Mülheim aufgegriffen, wo sie sich mehrere Tage wohnungslos umhergetrieben hatte. Seitdem sie der Kontrolle untersteht, ist sie 12mal wegen S.-P.-Ü. verhaftet und 4mal geschlechtskrank eingewiesen worden. Im März 1911 wurden 9 Monate Arbeitshaus über sie verhängt, anschließend an dreimalige Übertretung des § 361^6, wofür sie 3 Wochen 6 Tage Haft bekommen hatte.

28. Sibila Höfer.

Geboren 28. 9. 1888 in einem Dorf im Kreise Düren, katholisch, bei der Untersuchung, 5. 2. 1913, 24 Jahre alt.

Eigene Angaben.

Der Vater sei Fabrikarbeiter, die Mutter Arbeiterin gewesen. Die Mutter sei 1909 an einem Schlaganfall gestorben. Sie sei das dritte unter 7 Geschwistern. Zu Hause sei keine Not, aber immer viel Streit gewesen, weil der Vater stark getrunken habe. Seit 2 Jahren sei sie ohne Verbindung mit der Heimat, nur zu zwei Brüdern habe sie noch Beziehungen.

Sie sei zu Haus aufgewachsen, sei ein gesundes Kind gewesen, habe bis zum 14. Jahr eine Volksschule besucht und dort gut gelernt. Dann sei sie als Kindermädchen auf einen Hof in der Nähe der Heimat gekommen, doch schon nach einem halben Jahr nach Hause gegangen, weil die Geschwister inzwischen alle das Elternhaus verlassen hätten. Sie sei bis gegen das 18. Jahr zu Haus geblieben, aber nebenher in eine Spinnerei gegangen. Nachher sei sie in einem ähnlichen Betrieb in Düren beschäftigt gewesen.

Mit 17½ Jahren habe sie in Düren mit einem Arbeiter das erste Verhältnis gehabt, das ein paar Monate gedauert habe. Nachdem sie sich schon eine Weile gekannt hätten, hätte er sie auf einem Spaziergange gebraucht. Nach etwa 2 Jahren sei sie von Düren nach Köln gegangen und hier zuerst ein halbes Jahr als Dienstmädchen in Stellung gewesen. Sie habe damals von dem Bekannten in Düren einen Jungen geboren. Sie habe ihn in Köln bei sich gehabt, doch sei er nach 6 Wochen an Krämpfen gestorben. Vom Vater habe sie nichts mehr gehört. Dann sei sie für ein Jahr zu Schwestern in ein Asyl gekommen und von dort aus nach Westfalen aufs Land in Stellung, doch nur auf 8 Tage. Da es ihr zu still gewesen sei, sei sie dann wieder hierher, habe aber nur 5 Tage in einer Aushilfstelle gearbeitet. Sie habe damals gar kein Geld mehr gehabt und auch ihre

Papiere verloren, deshalb sei sie auf die Straße gegangen. Sie sei gleich gefaßt worden, habe 6 Wochen bekommen und habe 3 Wochen im Krankenhaus gelegen. Nachher sei sie wieder auf die Straße; sie habe der Vorwürfe wegen nicht mehr nach Hause gewollt. Einmal habe sie 4 Wochen Gefängnis bekommen, da sie von einem Mann, mit dem sie gegangen sei, Wäsche angenommen habe, die dieser gestohlen habe. Sie sei noch einmal gefischt worden, habe dann Kontrolle bekommen und seither allein gewohnt. Sie habe noch ein zweites Mal geboren, es sei eine Frühgeburt gewesen; auch hier habe sie den Vater gekannt. Voriges Jahr habe sie verschiedene Strafen zusammen verbüßt, auch die Diebstahlstrafe, die aufgeschoben gewesen sei, weil sie ein Geschwür im Auge gehabt habe. Anschließend sei sie 7 Monate ins Arbeitshaus gekommen.

Sie sei ihres Lebens nie froh gewesen, habe auch am Verkehr in keiner Weise Freude gehabt. Seit einem halben Jahr verkehre sie mit einem Arbeiter, der sie sicher in 2 Monaten heiraten werde. Sie sei immer sehr still gewesen, rege sich leicht auf, bekomme nie Streit, sei gern für sich, habe auch als Kind nie Freundinnen gehabt. Fröhlich sei sie nie; sie bete noch, gehe aber nicht zur Kirche. Fast alle Tage sei sie betrunken, sie trinke aber nur Bier; am anderen Tag sei es ihr immer schlecht und sie müsse sich erbrechen. Namentlich was Hüte anlange, sei sie ziemlich eitel; das habe sie damals auch gelockt.

Befund.

Sie ist ein dumm, aber gutmütig aussehendes, plumpes Mädchen. Sie ist still, bescheiden, willig, sehr befangen und faßt sehr schlecht auf. Sie erzählt sehr einsilbig, antwortet fast nur mit ja und nein, man muß jede Antwort aus ihr herausholen. Ganz einfache Fragen versteht sie oft nicht. Sie zeigt nirgends tiefere Bewegung und ist recht stumpf und indolent. Sie erscheint glaubwürdig und gibt sich Mühe, liefert jedoch bei der Prüfung der Schulkenntnisse und der Intelligenz schlechte Ergebnisse.

Objektives.

Der Lehrer des Ortes, wo sie ihre erste Kindheit verlebte, jedoch nicht in die Schule ging, schreibt: „Der Vater war Zuckerkocher und als solcher in einer Maschinenfabrik angestellt, um die dort gelieferten Maschinen einzuarbeiten. Da der Beruf ihn so in entfernte Gegenden nach Spanien, Serbien usw. führte, so war er oft längere Zeit von der Familie fern. Später war er Alkoholiker. Die Mutter verkehrte längere Zeit mit einer sehr zweifelhaften Person (Frau) und es herrscht die Annahme, daß eins ihrer Kinder nicht von ihrem Ehegatten abstammte. Als die Familie nach längerer Abwesenheit wieder hierher zurückkehrte, fehlte die Mutter, die dem Vernehmen nach in einer Irrenanstalt weilte und dort auch gestorben sein soll."

Der Lehrer des Dorfes, wo die Höfer in die Schule ging, teilt mit, daß sie von November 1902 bis April 1903 dort in der Schule war. „Die Leistungen derselben waren äußerst schwach, an die Schulordnung konnte sie sich nicht gewöhnen, verschlossen war ihr Wesen, an dem Spiel der übrigen Kinder beteiligte sie sich nie." Im Entlassungszeugnis werden das Betragen als „gut", der Fleiß als „genügend" und die Kenntnisse durchweg als „ungenügend" bis „mangelhaft" bezeichnet, nur in Singen und Handarbeit hatte sie „genügend".

Aus den Polizeiakten geht hervor, daß sie zum erstenmal im September 1907, also mit 19 Jahren, in Köln aufgegriffen wurde. Sie leugnete, gewerbsmäßige Unzucht getrieben zu haben; sie sei vor ein paar Tagen von Düren gekommen, wo sie 4 Jahre in Stellung gewesen sei. Man fand eine Gonorrhöe, außerdem mußte sie wegen der nahenden Geburt zur Hebammenanstalt verlegt werden.

Nach einem Bericht eines Asyls in Bocholt war sie von April 1908 bis Mai 1909 dort untergebracht, und zwar „sittlicher Besserung und Schutzes halber, da sie gefallen war. Ihre Führung gab zu besonderen Klagen hier keinen Anlaß, sie war willig und paßte sich der Hausordnung an. Ihr Temperament war phlegmatisch. Von hier aus kam sie in Stellung, wo sie entlief".

In die nächste Zeit fällt eine Bestrafung wegen Diebstahls. Im Juli 1909 wurde sie unter falschem Namen mit einem Tagelöhner Esser zusammen vorgeführt, weil sie in einen Möbelwagen eingedrungen sei, um Wäsche zu stehlen. „Die Koffer waren erbrochen und die Wäsche in Körbe unter dem Wagen verpackt." Sie gab damals an, sie kenne den Esser seit einem halben Jahr, er habe sie abends in ihrer Wohnung abgeholt und ihr gesagt, er müsse auf einem Lagerplatz etwas holen. Sie hätten dann die Wagen nachgesehen und ein Kleid und eine Bluse in einen Korb gepackt. Bei dem Esser wurden außerdem noch 2 Schachteln Wäsche gefunden. Auch er hatte einen falschen Namen angegeben und behauptet, die Höfer sei seine „Braut". Die Wäsche hätten sie schon vorher gestohlen. Bei einer weiteren Vernehmung sagte die Höfer, sie sei 1 Jahr in einem Kloster gewesen, am 8. Mai entlassen worden und dann 3 Wochen bei einem Bauer in der Nähe von Brühl als Magd in Stellung gewesen. Am 1. Juni sei sie ausgetreten und nach Köln gegangen. wo sie zunächst 14 Tage von ihrem Lohn gelebt habe. Dort habe sie den Esser getroffen, den sie schon von ihrem hiesigen Aufenthalt vor 2 Jahren her kenne, und sie hätten zusammen ein Zimmer gemietet. Es ergab sich, daß der Esser viermal wegen Diebstahls — zum erstenmal mit 14 Jahren — einmal wegen schweren Diebstahls, Betrugs und Hausfriedensbruchs und einmal wegen Betrugs vorbestraft war, und zwar im einzelnen bis zu 14 Monaten Gefängnis, und die Höfer noch keine Strafen nachzuweisen hatte. Der Esser wurde am 30. 8. 1909 in Köln zu 2 Jahren 6 Monaten Gefängnis und Verlust der bürgerlichen Ehrenrechte auf 5 Jahre verurteilt, die Höfer wegen einfachen Diebstahls zu 5 Wochen Gefängnis; wegen Übertretung des § 360^8, wie auch der Esser, zu 3 Tagen Haft.

Im Januar 1910 wurde sie wieder in Köln aufgegriffen und gab die gewerbsmäßige Unzucht zu, sagte aber, sie wohne in Düren. Sie kam wegen Gonorrhöe und Lues ins Krankenhaus, wurde am 13. 6. 1910 wieder aufgegriffen und am selben Tag der Kontrolle unterstellt. Sie war wieder luetisch und mußte außerdem in die Entbindungsanstalt verlegt werden. Später wurde sie noch einmal ins Krankenhaus eingewiesen und dreimal wegen S.-P.-Ü. bestraft. Als sie am 31. 1. 1911 wegen Übertretung von § 361^6 in 3 Fällen zu 7 Wochen und 3 Tagen Haft verurteilt worden war, wurde sie der Landespolizeibehörde überwiesen und zu 6 Monaten Arbeitshaus verurteilt.

29. Anna Schmidt.

Geboren 30. 10. 1886 in Köln, katholisch, bei der Untersuchung, 12. 11. 1913, 27 Jahre alt.

Eigene Angaben.

Der Vater sei Klempner gewesen und früh an einer Lungenkrankheit gestorben. Er habe viel getrunken. Mit 13 Jahren habe sie einen Stiefvater bekommen, der auch getrunken, viel geschimpft und die nervöse Mutter sehr schlecht behandelt habe; gegen sie selbst sei er gut gewesen. Sie sei das älteste unter 4 Geschwistern; außerdem seien 2 Stiefgeschwister da. Ein Bruder „tat nicht arbeiten" und sei ins holländische Heer eingetreten; 2 Schwestern seien in Hotels. Die Verhältnisse seien sehr schlecht gewesen, die ganze Familie hätte zwei Zimmer bewohnt. Sie sei als Kind „viel kränklich" gewesen. Sie habe bis zum 14. Jahre eine Volksschule in Deutz besucht, sei einmal sitzen geblieben, habe aber sonst ordentlich gelernt und sei in der Schule immer brav gewesen; am liebsten habe sie Singen gehabt. Gleich nach der Schule sei sie als Dienstmädchen in Stellung, doch schon nach ein paar Wochen wieder nach Hause gegangen: „Ich wollt' immer zu Hause sein." Dann habe sie ein Jahr lang in verschiedenen Stellen Stundenarbeit verrichtet, sei aber zwischendurch immer zu Hause gewesen. Sie habe es in keiner Stelle aushalten können, „weil man so wenig 'raus kann". Mit 16½ Jahren sei sie einmal mit jungen Leuten aus der Nachbarschaft abends auf der Gasse gewesen, da sei ein ihr nicht weiter bekannter Mann von etwa 26 Jahren gekommen, habe sie an der Hand genommen, ihr gesagt, sie müsse mit, und sie unter einen Torbogen gezogen. Sie habe sich gewehrt, habe keine Lust gespürt, nur Angst. Sie habe den Mann nie mehr wieder gesehen. Sie habe dann zwischen dem 16. und 20. Jahr wiederholt verkehrt und auch 2 Jahre lang ein Verhältnis gehabt; ums Heiraten habe es sich nie gehandelt. Mit 20 Jahren habe sie einer in ein Haus gebracht, und sie habe zum erstenmal auf diese Weise Geld verdient. Sie habe dann bald 3 Tage bekommen und sei in ein anderes Haus, wo sie sich auf Zureden der Frau vor 6 Jahren selbst Kontrolle geholt habe. Die erste Zeit habe es ihr ganz gut gefallen, vor allem „'s Geld". Auch das bequeme Leben habe ihr behagt.

Sie rege sich nie auf, sei immer sehr still, lese nicht, mache keine Handarbeiten, tue überhaupt nichts; „ich sitze da". Sie denke wohl manchmal daran, „daß man soweit gekommen sei". Sie gehe nicht mehr in die Messe, bete aber noch. Sie trinke ziemlich viel „Pommery", sei aber fast nie betrunken; sie werde, wenn sie getrunken habe, etwas lustig. Sie rauche kaum. Das Geschlechtliche sei ihr immer ziemlich gleichgültig gewesen; auch bei Männern, die sie möge, habe sie keine Empfindung.

Befund.

Sie ist ein ganz hübsches Mädchen mit fadem Gesicht. Man hat unendlich viel Mühe, etwas zu erfahren; nicht, weil sie nichts sagen will, sondern weil sie die Fragen sehr schwer versteht. Sie erzählt in ganz dürren Worten und ist nicht imstande, Geschehnisse auch nur im geringsten zu begründen. Sie kommt in keine Bewegung und ist äußerst unproduktiv, dabei freundlich und dankbar. Sie ist im höchsten Grade schwachsinnig und unglaublich indolent. Die Ergebnisse der Prüfung von Schulkenntnissen und Intelligenz sind sehr schlecht.

Objektives.

Die Schule schreibt nur, daß die Schmidt Ostern 1901 entlassen wurde und häufig wegen Krankheit den Unterricht versäumte. „Ihr Betragen war gut, Kenntnisse und Fleiß kaum genügend."

Nach den Polizeiakten wurde sie im Januar 1908, also mit 21 Jahren, zum erstenmal in Bordellkleidern aufgegriffen. Sie lief damals als Stundenarbeiterin. Die Eltern lebten in einer üblen und ärmlichen Gasse. Sie kam wegen Gonorrhöe ins Krankenhaus und wurde dann im Mai 1908 wieder aufgegriffen. Sie bekam 3 Tage Haft und bat um Kontrolle, der sie am 11. 6. 1908 unterstellt wurde. Sie war dann im ganzen noch 15 mal wegen Geschlechtkrankheit im Krankenhaus, wechselte selten das Haus, bat unendlich oft wegen der verschiedensten Beschwerden um den Arzt und wurde anscheinend nur 1 mal wegen S.-P.-Ü. verhaftet.

30. Elise Öhler.

Geboren 8. 2. 1886 in einem Dorf im Kreise Hofgeismar, evangelisch, bei der Untersuchung, 29. 1. 1913, 27 Jahre alt.

Eigene Angaben.

Der Vater sei Fabrikarbeiter, die Mutter sei an einem Herzleiden gestorben, wie sie 2 Jahre gewesen sei, und sie habe eine Stiefmutter bekommen. Sie habe seit anderthalb Jahren keine Beziehungen mehr mit zu Hause. Sie sei das einzige Kind, es seien auch keine Geschwister gestorben. Die Vermögensverhältnisse seien ordentlich gewesen.

Sie sei zu Haus aufgewachsen, sei gesund gewesen, nur einmal mit 2½ Jahr eine Treppe herunter auf den Kopf gefallen, so daß sie 3 Tage bewußtlos geblieben sei. Sie habe in Düsseldorf eine Volksschule bis zum 12. Jahr besucht, sei zweimal sitzen geblieben, habe schwer gelernt, und sich auch nicht viel Mühe gegeben. Mit 13 Jahren habe sie zum erstenmal mit einem 15jährigen Jungen Verkehr gehabt; sie seien jeden Sonntag miteinander in die Kirche gegangen und nachher in die Felder. Er habe ihr immer 2 Mark gegeben, wofür sie sich Bier und Schnaps, später mehr Sachen zum Anziehen und Naschen gekauft habe. Seither gehe sie mit jedem; auch habe sie von jeher Geld dafür genommen. Nach der Schule sei sie gleich in Düsseldorf als Dienstmädchen in Stellung gegangen, habe aber zu Hause geschlafen. Nach 4 Monaten habe sie mit der Stiefmutter, mit der sie gut ausgekommen sei, getauscht und die Haushaltung besorgt. Mit etwa 17 Jahren habe sie in Düsseldorf mit einem Freund ihres Vaters, einem Soldaten, etwa 8 Monate lang ein Verhältnis gehabt. Er sei Sonntags immer gekommen, der Vater habe es gewußt. Sie habe dann nicht mehr Lust gehabt zu arbeiten, sei gegen den Vater frech geworden, und er habe sie in ein Kloster getan. Nach einem halben Jahr habe er sie wieder geholt. Er habe damals, mit 62 Jahren, zum dritten Male geheiratet; auch mit der neuen Stiefmutter sei sie gut ausgekommen. Sie sei dann 4 Monate in eine Spinnweberei gegangen. Durch Freundinnen veranlaßt, habe sie, zum erstenmal mit etwa 22 Jahren, Herren von der Straße geholt. Sie habe sich dann selbst Kontrolle geben lassen und sei zweimal, 1909 bis 1910 und 1910 bis 1912, im Arbeitshaus gewesen. Dann sei sie nach Köln gegangen und dort immer in demselben Haus geblieben. Sie habe immer sehr nach Männern verlangt, doch jetzt nicht mehr so wie früher. Mit Mädchen habe sie nie verkehrt. Sie sei fromm, gehe zur Messe und bete viel. Sie wolle wieder als Dienstmädchen arbeiten, „det is doch nix Schönes". Sie habe jetzt auch ein solides Verhältnis, einen Arbeiter, der sie heiraten wolle, „daß ich von dem Weg abkomme". Sie sei furchtbar still, habe keine

Freundinnen, könne das Ausgelassene nicht leiden, sei gutmütig, rege sich nicht auf; dann müsse es „schon schlimm" kommen. Sie gehe viel ins Kino, nie ins Theater, träume viel, namentlich wenn man Spukgeschichten erzählt habe und trinke „furchtbar gern Bier". Sie sei oft betrunken und dann „ziemlich frech".

Befund.

Großes, grobknochiges Mädchen mit geradezu idiotischem Gesichtsausdruck und auffallend großen, fleischigen Ohrläppchen. Sie ist im höchsten Grade schwachsinnig, ist gutmütig, willig, gibt sich Mühe. Trotz aller Anstrengungen gelingt es ihr nicht, ihr früheres Leben zeitlich genau einzuteilen. Sie widerspricht sich beständig, steht selbst ratlos da und bekommt nicht heraus, wie alles war. Ihre Antworten begleitet sie meist mit einem blöden Lachen. Ohne sich zu schämen, erzählt sie derb ihre sexuellen Erlebnisse. Auf die Frage, ob sie fromm sei, sagt sie „katholisch"; sie scheint trotz ihrer evangelischen Konfession tatsächlich in die Messe zu gehen. Von dem Kloster, in dem sie war, sagt sie, dort seien auch Evangelische, es sei aber „ein katholisches Kloster" gewesen. Bei der Prüfung der Schulkenntnisse und der Intelligenz versagt sie fast ganz. Keine der Rechnungen kann sie lösen; nach der Größe eines Meters gefragt, zeigt sie eine Strecke von etwa 7 cm; auf die Frage, wann Pfingsten gefeiert wird, sagt sie „Pfingstmontag"; auf die Frage „was ist schlimmer, stehlen oder töten" meint sie „töten wird doch eher bestraft".

Auch auf der Abteilung gilt sie als sehr schwachsinnig, ist aber sehr ordentlich.

Objektives.

Sie war in den Listen der betreffenden Schule und in denen des angegebenen Klosters nicht zu finden.

Nach den Polizeiakten ist sie mit 22 Jahren, am 25. 6. 1908, vom Schöffengericht Gerresheim wegen Übertretung von § 361[6] mit 14 Tagen, dann am 1. 9. 1908 vom Amtsgericht Düsseldorf mit 2 Wochen Haft bestraft worden. Sie war damals geständig, in den letzten 3 Monaten Gewerbsunzucht getrieben zu haben, hatte verschiedene Männer angesteckt und wurde auf ihren Streifzügen von einem Zuhälter begleitet; sie nahm immer 2 Mark. Am 21. 5. 1909 wurde sie in Düsseldorf unter Kontrolle gestellt. Damals gab sie an, sie heiße Elise Zitz, sei katholisch, auch den Mädchennamen der Mutter gab sie falsch an. Sie wurde dann noch 4mal mit kleineren Haftstrafen wegen Übertretung von § 361[6] bestraft. Im September 1909 wurde eine Nachhaft von 6 Monaten über sie verhängt, die im Februar 1910 um einen, im April 1910 um 2 Monate verlängert wurde. Nach ihrer Entlassung aus dem Arbeitshaus kam sie nach Köln. Als sie zum ersten Male aufgegriffen wurde, gab sie an, sie sei unehelich geboren, später habe sich die Mutter mit einem Feldarbeiter Öhler verheiratet, jetzt sei sie mit einem Fabrikarbeiter Zitz verheiratet. Sie selbst hieß sich „Elise Schuster" und gab an, seit Februar 1909 mit einem Fabrikarbeiter namens Schuster verheiratet zu sein. Ihr Mann lebe bei ihren Eltern. In ihrem Geburtsort wurde festgestellt, daß sie ehelich geboren und ihre Mutter Herbst 1888 gestorben war. Von ihrem Vater, „welcher zur Zeit sich in einer sehr bedrängten Situation befand", wurde sie zur Pflege ihrem Onkel Zitz übergeben", von einer Adoption sei aber nichts bekannt, auch wußte man nichts von ihrer Verheiratung. Unter dem Namen Schuster wurde sie im Juni 1910 in Köln unter Kontrolle gestellt. Sie gab dann zu, falsche Personalien angegeben zu haben, und wurde am 12. 12. 1910 unter ihrem richtigen Namen in die Listen aufgenommen. Sie war seither 4mal wegen Gonorrhöe und Lues im Krankenhaus.

31. Gertrud Weinert.

Geboren 1. 5. 1888 in Köln, katholisch, bei der Untersuchung, 20. 11. 1913, 25 Jahre alt.

Eigene Angaben.

Der Vater sei Tagelöhner gewesen und, wie sie etwa 14 Jahre gewesen sei, wahrscheinlich an einem Schlaganfall gestorben. Sie könne sich nicht an ihn erinnern. Die Eltern hätten getrennt gelebt. Der Vater habe getrunken, die Mutter leide seit ihrer Kindheit an Fallsucht. Sie falle ohne besonderen Anlaß plötzlich um, werde starr, krampfe die Hände zusammen, knirsche mit den Zähnen. — Sie sei das jüngere von 2 Geschwistern; der Bruder sei Hutmacher, lungenkrank. Die Vermögensverhältnisse seien ordentlich gewesen. Sie hätten im Dirnenviertel gewohnt, doch habe sie als Kind nichts von so etwas gewußt und sei nicht mit Dirnen zusammengekommen. Sie selbst habe mit 7 Jahren den ersten Anfall gehabt, sei bewußtlos umgefallen, habe um sich geschlagen. Als Kind sei sie im Anfall auch einmal in eine Gabel gefallen. Später seien die Anfälle weniger häufig geworden, sie kämen jetzt etwa zweimal in der Woche, meist bei Nacht, und zwar ohne besonderen Anlaß. Sie wisse gar nichts davon, sei etwa $1/4$ Stunde lang bewußtlos und nachher „warm und heiß und sehr müd". Oft kämen die Anfälle morgens nach dem Aufstehen, gelegentlich auch nach Aufregungen, nie in der Haft. Fast jeden Tag werde es ihr mehrmals dunkel vor den Augen, auch habe sie viel Kopfweh und Schwindel. Schon etwa 20mal sei sie „wie wahnsinnig und oft halb angezogen" auf der Straße herumgelaufen, ohne nachher etwas davon zu wissen. Diese Zustände kämen ganz von selbst. Sie sei in eine Hilfsschule gegangen und habe nicht viel gekonnt. Sie habe nichts behalten können und sei auch nicht fleißig gewesen. Wie sie 14 Jahre gewesen sei, habe ihr einmal ein etwa 25jähriger Hausbewohner aufgetragen, Zigaretten zu holen. Bei der Rückkehr habe er sie aufs Bett geworfen, sie habe sich nicht wehren können. Ein Junge vom Hofe habe es dann der Mutter erzählt, die gleich mit ihr zum „Kriminal" gegangen sei. Der Mann habe 2 Jahre bekommen. Nach der Schule sei sie 7 Wochen bei Stollwerk, dann $2\frac{1}{2}$ Jahre in einer Baumwollspinnerei gewesen. Dann habe sie mit Arbeiten aufgehört, „der Weg war zu weit"; auch wegen der Anfälle, denn sie sei einmal fast in die Maschine gefallen. Außerdem habe ein anderes Mädchen ihr eingeredet, nicht mehr arbeiten zu gehen. Bis zum 20. Jahr sei sie zu Hause gewesen. In der Zeit habe sie eine ihr bekannte Putzfrau in ein Bordell gebracht. Sie habe bis dahin nie in ihrem Leben einen Geliebten gehabt. Sie habe gleich Kontrolle holen müssen. Vor 3 Jahren habe sie einen Jungen geboren, nachdem sie $\frac{1}{2}$ Jahr mit einem Arbeiter zusammengelebt habe, den sie „lieber als alle anderen" gehabt habe. Wegen Krankheit sei er weg, jetzt sei er tot. Das Kind sei in Aachen bei seiner Mutter; sie sehe es gelegentlich; die Frau wisse nicht, daß sie Kontrolle habe. Vor 4 Jahren habe sie auch einmal eine Frühgeburt gehabt.

Morgens sei sie immer schlecht aufgelegt, „da darf mich keiner was fragen", abends sei sie „gut gesinnt". Sie komme gut aus mit den anderen Mädchen, sei ruhig, gutmütig und immer still. Sie sei etwas ängstlich, sehe jeden Abend unters Bett. Sie beschäftige sich kaum, sie stricke einmal 5 Minuten, dann höre sie wieder auf, es gehe ihr „auf die Nerven". Lesen könne sie nicht, weil ihr alles vor den Augen verschwimme. Sie habe von Kindheit an ein schlechtes linkes Auge, sie könne gar nichts damit sehen. Sie habe keine Schulden und wolle, wenn sie jetzt entlassen werde, gleich zur Mutter gehen. Sie trinke kaum, da sie beobachtet habe, daß dann die Anfälle schlimmer und häufiger würden, rauche aber gegen 100 Zigaretten am Tage. Der Geschlechtsverkehr sei ihr immer einerlei gewesen; „nix zu maxen".

Befund.

Sie hat ein geradezu idiotisches Aussehen und einen hydrozephalen Schädel. Sie trägt das Bild ihres Kindes als Brosche. Am linken Auge ist, abgesehen von einer mäßigen Konjunktivitis äußerlich nichts zu sehen. Sie erscheint stumpf, faul, gemütlos. Jede Unterhaltung über Motive muß ohne weiteres wegfallen. Ihre Angaben klingen glaubhaft, man muß aber alles herausholen. Sie interessiert sich nicht im geringsten dafür als man ihr sagt, man könne ihre Anfälle vielleicht bessern. Sie ist willig, vielleicht etwas verdrossen. Bei der Prüfung der Schulkenntnisse und der Intelligenz beantwortet sie kaum eine der an sie gestellten Fragen, weshalb die schweren weggelassen werden. Komplizierte Farben (grau, oliv-grün) kann sie nicht bezeichnen.

Objektives.

Die Hilfsschule berichtet über sie: „Sie besuchte zuerst 2 Jahre ohne Erfolg die Volksschule und wurde Ostern 1898 der Schule für Schwachbegabte überwiesen. Die Schülerin stand geistig sehr tief, machte nur äußerst langsame Fortschritte. Nach sechsjährigem Besuche der Hilsschule wurde sie Ostern 1904 entlassen. Die erworbenen Kenntnisse waren: Lesen in der Handfibel, II. Teil: genügend; Schreiben: genügend; Rechnen: 4 Spezies im Zahlenkreis bis 100 mit einstelligen Zahlen genügend; Die Schülerin war viel krank, namentlich kopfleidend, hatte auf einem Auge keine oder nur ganz minimale Sehkraft. Die Schülerin machte auf Lehrpersonen, Religionslehrer, Revisoren den denkbar schlechtesten Eindruck. Sie war unaufrichtig, verschlagen, verlogen und nicht sittenrein.

Mit 16 Jahren war sie in eine Gerichtsaffäre verwickelt. Nach Angaben ihrer Klassenlehrerin soll sie junge Männer, die von der Musterung kamen, an sich gelockt haben. Da sämtliche Zeugen der Weinert ein sehr ungünstiges Zeugnis gaben, wurden die jungen Leute freigesprochen. Mehr Angaben über die Weinert kann ich nicht machen, da ich dieselbe nie in der Klasse gehabt habe. Sie wurde aus der Mittelstufe der dreiklassigen Hilfsschule entlassen. Die Mutter der Weinert arbeitete in Dirnenhäusern, und war dadurch das Mädchen viel sich selbst überlassen."

Nach den Polizeiakten ist sie nicht vorbestraft. Sie bat am 26. 4. 1910 um Kontrolle, der sie auch gleich unterstellt wurde. Sie wechselte häufiger das Haus, klagte viel über gynäkologische Beschwerden, war im Juni und Oktober 1910 in der Hebammenanstalt, machte im Sommer 1912 eine Totaloperation durch, wurde 6 mal geschlechtskrank ins Krankenhaus eingewiesen und ist niemals bestraft.

32. Clara Ringler.

Geboren 12. 1. 1891 in einem kleinen Dorf bei Trier, katholisch, bei der Untersuchung, 4. 6. 1913, 22 Jahre alt.

Eigene Angaben.

Der Vater sei Sattlermeister gewesen, habe etwas getrunken und sei früh an Lungenschwindsucht gestorben; seit dem 9. Lebensjahre habe sie einen Stiefvater, der sie immer schlecht behandelt habe. Die Mutter sei vor der Verheiratung in einem Geschäft gewesen. Eine Schwester der Mutter sei unheilbar in einer Heilanstalt. Sie habe keine richtigen Geschwister, aber mehrere Stiefgeschwister. Die Vermögensverhältnisse seien gut gewesen. Sie habe bis zum 14. Jahre nacheinander zwei Volksschulen besucht, sei einmal sitzen geblieben, habe aber sonst ordentlich gelernt.

Sie habe mit dem Stiefvater immer Streit gehabt, weil sie immer sehr leichtsinnig gewesen sei. Wie sie 11 Jahre gewesen sei, habe ihr Lehrer ½ Jahr lang mit ihr verkehrt; es sei immer während der Pause gewesen, und sie habe es gern getan. Er habe 6 Jahre Zuchthaus dafür bekommen. Nach der Schule habe sie ½ Jahr in der Nähe kochen gelernt. Schon nach ein paar Wochen habe der Sohn des Hauses, den sie sehr gern gehabt habe, ein Verhältnis mit ihr angefangen. Sie sei dann schwanger nach Hause gekommen, wo sie normal niedergekommen sei. Der Stiefvater habe sie beschimpft und mißhandelt. Sie sei noch 9 Monate zu Hause geblieben, habe aber keine Ruhe gehabt und sei dann 3 Monate in eine Heilanstalt gegangen, wo sie das Bügeln erlernt habe. Dann sei sie einen Monat lang als Dienstmädchen auf dem Lande gewesen, es sei ihr aber dort zu fromm zugegangen, und sie sei deshalb ohne zu kündigen weg und nach Essen gefahren und 14 Tage dort bei ihrer Großmutter gewesen. Dann sei sie wieder nach Hause, darauf einen Monat nach Hagen als Dienstmädchen, dann wegen eines Nierenleidens wieder nach Hause, dann sei sie auf einem Hofe bei Krefeld gewesen, wo der Stiefvater sie untergebracht habe, damit sie arbeiten lerne, dann schon nach 3 Tagen nach Krefeld selbst und von da nach Düsseldorf gekommen. Dort habe sie sich mit 18 Jahren aus Not gegen Geld hergegeben. Sie sei dann nach Köln gefahren, wozu sie das Geld von einer „Dame" bekommen habe, und so sei sie „in die Bummelei hineingeraten". In Köln habe sie eine Bekannte der Mutter besucht, die ihr geraten habe, nach Hause zu fahren und sie in den Zug gesetzt habe. In der Bahn habe sie einen Herrn getroffen, mit dem sie wieder nach Köln zurückgefahren sei. Er habe ihr eine Adresse gegeben, sei aber selbst in Köln gleich verhaftet worden. Sie sei in das Haus gegangen: „das Geld lockt einen anfangs". Ein Onkel habe dann erfahren, wo sie sei, und sie sei bald darauf, nachdem sie das Haus noch gewechselt habe, verhaftet worden. Sie sei 8 Wochen ins Krankenhaus und auf 1½ Jahre in ein Kloster dann zum Guten Hirten gekommen, wo sie sehr habe arbeiten müssen. Mit 21 Jahren sei sie nach Hause entlassen worden und dort einen Monat geblieben, sie habe aber keine Ruhe gehabt, „ich wollte ein freier Mann sein". Sie sei wieder nach Köln gefahren, das Geld habe sie verleitet, „anders nix". Nach 2 Monaten habe sie Kontrolle geholt.

Sie sei immer sehr nervös, unruhig und unstet gewesen, sei nicht traurig und sei nicht froh: „glücklich fühle ich mich nicht". Sie träume sehr lebhaft und spreche die ganze Nacht. Im Traum sehe sie immer Verstorbene und wache mit Angst auf. Auch die Erlebnisse des Tages kämen im Traum wieder. Sie habe vielfach eine „innerliche Angst". Sie sei am liebsten für sich allein und lese Romane; Handarbeiten mache sie gar nicht. Manchmal mache sie sich Vorwürfe. Es sei ihr „sicherlich nicht einerlei", daß sie Kontrolle habe, aber weil sie der Stiefvater immer Hure geschimpft habe, sei sie eine geworden. Sie sei schon häufiger wegen der Nerven hier bei einem Arzt gewesen. Außer dem Geschäft trinke sie nicht. Sie sei aber mehrmals in der Woche betrunken. Sie könne viel vertragen und werde dann sehr heiter. Früher habe sie ziemlich viel geraucht, seit 2 Monaten nicht mehr, weil sie in der Hoffnung sei. An dem Jungen daheim hänge sie sehr; sie wolle bald wieder nach ihm sehen. Sie sei von jeher ziemlich eitel gewesen. Beim Verkehr habe sie nur Freude, wenn sie Sympathien habe. Sie schlage ganz gern, „das lernt man im Bordell, früher habe ich davon nichts gewußt". Sie würde gern heiraten, habe auch einen, der sei aber Zuhälter, und so sei es wieder nichts.

Befund.

Sie macht ganz den Eindruck einer Schizophrenen. Schon beim Kommen gibt sie so merkwürdig verschroben die Hand, daß man glaubt, ihr Handgelenk sei versteift. Bei der Unterhaltung grimmassiert sie lebhaft, kneift die Augen zusammen, verzieht den Mund. Gelegentlich fährt sie sich mit eigentümlich verdrehtem Zeigefinger ins Gesicht. Die Art ihres Sprechens ist gleichfalls geziert, die Bewegungen sind eckig, das ganze Wesen ist sehr fahrig. Sie ist recht stumpf und erscheint verdrossen, ist es aber in Wirklichkeit allem nach nicht. Sie erzählt ganz flott, aber recht zerfahren ihre Geschichte, gleich zu Beginn ungefragt die Sache mit dem Lehrer, wobei sie sich sehr merkwürdig ausdrückt, indem sie sagt, sie habe mit 11 Jahren „ein Sittlichkeitsverbrechen" begangen. Mitunter scheint sie sich etwas zu beunruhigen, fragt auch öfters, ob das niemand lese, namentlich niemand von daheim. Sie ist auch bei der Intelligenzprüfung sehr willig, faßt auffallend rasch auf und ist dabei lang nicht so geistesschwach, wie man anfangs glauben sollte, nur die Rechenprüfung fällt schlecht aus, alles andere gut. Auch hierbei drückt sie sich mitunter merkwürdig aus: auf die Frage „wer macht die Gesetze?" antwortet sie „der Kaiser und seine Untertanen".

Von einer früheren Psychose ist nichts zu erfahren. Sie will nie Stimmen gehört haben, man hat auch nicht den Eindruck, daß sie dissimuliert. Auch in der Einzelhaft ist allem nach nie etwas Psychotisches vorgekommen.

Auch auf der Abteilung sei sie sehr verschroben, ganz für sich, sitze oft stundenlang da und stiere vor sich hin. Sie gelte unter den anderen Mädchen für sehr komisch, heiße sich im Bordell „Moritz", lade ein „zum Moritz" zu kommen usw.

Objektives.

Die erste Schule teilt mit: „Clara Ringler, Tochter des verstorbenen Sattlers Franz Ringler, war, soweit man sich hier noch erinnert, ein gut begabtes Kind. Zeichen von anormaler geistiger Entwicklung sind nicht bemerkt worden. Leider kann ich kein Zeugnis beifügen, weil ich bei meinem Dienstantritt ein Zeugnisbuch nicht vorgefunden habe. Ein Kollege, der die Familie genau kannte, teilte mir mit, daß der Vater ein belesener, intelligenter, aber phantastischer Mann gewesen sei, der sich am liebsten mit der Astronomie beschäftigte. Obwohl er sich gern und viel in den Wirtschaften aufgehalten habe, könne man ihn doch so recht keinen Trinker nennen. Jedenfalls habe er aber dadurch sein Geschäft ruiniert, seine Familie vernachlässigt und seiner ersten Frau viel Herzeleid bereitet." Von dem von ihr erzählten Sittlichkeitsverbrechen wird nichts berichtet.

Eine andere Schule berichtet, daß die Zeugnisse „genügend" bis „gut" waren. Im Entlassungszeugnis hatte sie im Betragen „gut". Der Lehrer selbst kenne sie nicht; im Dorfe lebe ein Sohn von ihr, der ungefähr 5 Jahre alt sei.

Die Direktion der von ihr angegebenen Provinzial-Heilanstalt teilt mit, daß die Clara Ringler von April bis Juni 1909 als Putzmädchen dort beschäftigt war. „Sie scheint sehr beschränkt zu sein, konnte sich auch mit einer in der Waschküche beschäftigten Kranken, die eine Tante ihr sein soll, nicht vertragen. Zwischen diesen beiden kam es häufig zu unliebsamen Auftritten, die nicht in Schimpfereien blieben, sondern manchmal in Raufereien ausarteten. Die Ringler schied deshalb in kurzer Zeit nach Übereinkunft aus."

Mitte Oktober 1910, also wie sie 19 Jahre zählte, erhielt ihr Vormund einen anonymen Brief, die Ringler sei in Köln in einem öffentlichen Haus; er stellte daher den Antrag, sie in einem Arbeitshaus unterzubringen. Sie wurde Ende Oktober 1910 zum erstenmal in Köln aufgegriffen und gab zu, die letzten 8 Tage heimlich gewerbsmäßige Unzucht getrieben zu haben. Sie bekam am 21. 10. 1910 8 Tage Haft. Ihre Heimatsgemeinde gab damals an, sie habe ein zweijähriges uneheliches Kind, das von den Eltern unterhalten werde. Sie sei nicht bestraft, aber „leichtsinniger Natur". Sie kam wegen Tripper ins Krankenhaus.

Schon Ende Dezember sah man sie wieder in Begleitung eines Mannes auf dem Kölner Bahnhof; sie wird damals als „etwas geistesschwach" bezeichnet. Im selben Monat brachte sie ein Fürsorgeverein in einem „Guten Hirten" unter. Die Oberin schreibt: „Das Betragen hier war ein wechselndes, andere Anzeichen einer geistigen Störung haben wir an dem Mädchen nicht bemerkt, wohl halten wir dasselbe für geistig minderwertig, aber wie gesagt, nicht direkt anormal. Die Ringler war zeitweise von einem sehr häßlichen Ausschlage, besonders im Gesicht, geplagt, wahrscheinlich die Folgen ihres früheren Lebenswandels." Anfangs September 1912 wurde sie wieder in Köln in einem Bordell aufgegriffen und gab an, bis zum Tage vorher in Stellung gewesen zu sein. Sie wurde am 7. 12. 1912 der Kontrolle unterstellt.

33. Barbara Schweizer.

Geboren 16. 7. 1887 in einem Dorf im rheinischen Kreise Schleiden, katholisch, bei der Untersuchung, 21. 4. 1914, 26 Jahre alt.

Eigene Angaben.

Der Vater sei Bergarbeiter gewesen, die Mutter gestorben, als sie ganz klein gewesen sei. Mit 5 Jahren habe sie eine Stiefmutter bekommen, die sehr gut gegen sie gewesen sei. Sie sei das zweite unter sechs Geschwistern; sie seien teils aus erster, teils aus zweiter Ehe; verschiedene seien gestorben. Eine Stiefschwester leide an Krampfanfällen mit Zungenbissen. Eine richtige Schwester sei auch in Köln 3 Jahre unter Kontrolle gewesen. Die Vermögensverhältnisse seien ordentlich gewesen, das Familienleben „ganz gut". Sie habe die katholische Volksschule besucht und gut gelernt. Als Kind habe sie viel Kopfweh und oft Krämpfe gehabt, bis zu dreimal im Tag; meist seien sie von selber gekommen, aber auch wenn sie jemand angeschrien habe. Sie sei umgefallen, habe eine halbe Stunde lang „gar nicht mehr gewußt, wo ich dran war" und wegen dieses Leidens schon mit 12 Jahren aus der Schule gemußt. Seit dem 15. Jahr seien die Krämpfe selten geworden und nur noch etwa alle 14 Tage aufgetreten. Nach dem Tode der Stiefmutter sei sie viel allein gewesen, da die Schwestern alle in Köln gearbeitet hätten, und auch der Vater nur über den Sonntag nach Hause gekommen sei. Sie sei nach der Schule noch bis zum 20. Jahr zu Hause gewesen und erst vor 5 Jahren, nach dem Tode der Stiefmutter, weggegangen. Jetzt lebe der Vater mit einer Witwe mit sieben kleinen Kindern zusammen.

Wie sie etwa 19 Jahre gewesen sei, habe ein Vetter, der in Trier gedient und einmal seine schwer kranke Mutter im selben Dorf besucht habe, bei ihnen gewohnt. Vater und Geschwister seien, wie meist, weg gewesen. Er sei nachts zu ihr gekommen, und sie hätten dreimal Verkehr gehabt; sie habe das erstemal geschrien, es sei aber niemand dagewesen. Er habe ihr vorgeredet, er wolle sie heiraten. Als sie dem Vater, wie er Samstags heimgekommen sei, die Sache erzählt habe, habe der sich sehr darüber aufgeregt und den Vetter beim nächsten Besuche hinausgeschmissen. Sie sei gleich schwanger gewesen; er habe sie heiraten wollen, doch habe sie ihn gar nicht leiden können. Sie sei daheim niedergekommen und mit dem Jungen noch 2 Jahre zu Hause gewesen. Jetzt sei er im Waisenhaus in Köln, sie dürfe ihn aber nicht sehen.

Sie sei dann, da sie sich mit einer Schwester nicht habe schicken können, weg und zuerst kurz in Euskirchen in Stellung gewesen, wo sie einmal 2 Puddingpulver weggenommen habe; sie sei angeklagt, aber freigesprochen worden. Sie sei dann nach Köln und ein Jahr bei denselben Leuten als Dienstmädchen in Stellung gewesen. Sie wisse aber nicht mehr genau, wann das gewesen sei. Schon seit dem 17. Jahr habe sie Stimmen gehört, meist Frauenstimmen, die „untereinander etwas sagten". Von Köln aus sei sie nach Streitigkeiten mit der Schwester, die ihr immer Vorwürfe wegen ihres Kindes gemacht habe, einmal „aus Versehen" nach Bonn gefahren; man habe ihr dann erzählt, sie sei im Rhein gewesen. Sie sei erst auf der Wache wieder zu sich gekommen und ein Jahr lang in der Heilanstalt gewesen. Sie habe wenig Erinnerung mehr daran, habe meist im Bett gelegen, sei auch sehr aufgeregt und ängstlich gewesen und habe unter sich gehen lassen.

Dann sei sie von da in eine andere Heilanstalt gekommen und auch dort 1 Jahr gewesen, und zwar auch immer im Bett. Dann sei sie nach Hause geholt worden und ein halbes Jahr daheim gewesen und darauf wieder nach Köln. Gleich am Bahnhof habe sie ein Herr angeredet, sie solle mit ihm gehen, und habe sie in ein Haus gebracht; er selbst sei gleich weggegangen. Schon abends sei die Polizei gekommen, und sie habe, ohne daß sie verkehrt habe, 7 Tage Haft und gleich Kontrolle bekommen.

In der ersten Zeit sei sie ziemlich „bange" gewesen, sei oft weggelaufen und habe sich eingeschlossen; wie sie aber gesehen habe, „daß die anderen schön Geld verdienten", habe sie sich daran gewöhnt.

Sie sei „immer lieber allein", still, zanke sich nie, gehe „lieber 'raus". Sie habe sich nie wohl gefühlt und immer weg gewollt; „von dem Geld hat man doch nichts". Vor 3 Jahren habe sie sich einmal an die Fürsorgedame gewandt, die sie nach Hause geschickt habe, wo sie sich aber nicht vertragen habe, so daß sie nach 2 Tagen wieder weggefahren sei. Auch noch ein zweites Mal habe sie es versucht. Die früher auch kontrollierte Schwester sei jetzt schon 2 Jahre in Stellung. In den Anstalten habe sie viele Krämpfe gehabt, jetzt nur alle paar Monate einmal; sie falle um, wisse nichts mehr von sich, liege still da, habe sich aber nie verletzt oder naß gemacht. Mitunter werde es ihr schwarz vor den Augen; dann sehe sie gar nichts mehr. Gelegentlich höre sie noch Stimmen, „allerlei Mädchen", die sie nicht immer deutlich verstünde. Sie sprächen „von den Kerls und so". Auf sie habe das keinen Bezug. Sie rege sich auch gar nicht darüber auf, sei auch nie mehr deswegen ängstlich. Auch in der Haft höre sie nicht mehr Stimmen als draußen. Gesehen habe sie nie etwas. Sie tue draußen gar nichts, helfe höchstens der Frau etwas in der Küche. Sie sei sehr ängstlich, sie habe deshalb auch nie einen dauernden Liebhaber genommen, weil so einer einen einmal tot machen könne; auch vor ihren Gästen habe sie Angst, nie erlaube sie, daß ein Herr über Nacht bei ihr bleibe, da sie fürchte, er könne einen Revolver oder so was haben. Sie sei „nie couragiert" und verdiene deshalb auch wenig. Vorwürfe mache sie sich nie; ihre Schwester sei schuld, sie nicht. Vor 14 Tagen habe sie der Vater wieder holen wollen, sie gehe aber nicht nach Hause. Sie sei nie betrunken, werde gleich schwindelig; die Anfälle würden dadurch aber nicht häufiger. Niemals habe sie am Verkehr Freude gehabt, in keiner Form; es sei ihr immer nur ums Geld gewesen. Sie habe immer viele Strafen gehabt, weil sie in verbotenen Speisewirtschaften gearbeitet habe, und auch einmal 6 Monate Arbeitshaus bekommen, wo sie sich gut geschickt habe.

Befund.

Sie ist ein kleines, kräftiges Mädchen mit dunkler Hautfarbe und rachitischen Zähnen; an der Zunge finden sich keine Narben. Sie ist sehr geordnet, gar nicht befangen, ruhig, freundlich, willig, natürlich und sichtlich bemüht, die Wahrheit zu sagen. Schon bei der Frage nach Geisteskrankheiten in der Familie sagt sie: „Ich bin einmal zwei Jahre geisteskrank gewesen." Als sie gefragt wird, ob sie noch Stimmen höre, wird sie etwas verlegen, sie spricht aber dann ganz natürlich davon. Viel ist nicht zu erfahren; eine große Rolle scheinen die Sinnestäuschungen nicht zu spielen. Auffallend ist, wie verschwommen alle Erinnerungen sind, wie wenig Sicheres sie weiß, trotzdem sie sich sichtlich Mühe gibt. Sie widerspricht sich daher auch ziemlich oft; ob die Stellen in Köln und Euskirchen vor oder nach dem Aufenthalt in den Heilanstalten waren, ist nicht sicher zu erfahren. Sie faßt auch sehr schlecht auf. Sie hat in ihrem Wesen nichts sicher Schizophrenes; von Manieren oder Absonderlichkeiten ist nichts da. Treuherzig bittet sie, an die Fürsorge zu schreiben, aber nach Hause dürfe man sie nicht schicken. Auch bei der Besprechung ihrer Sinnestäuschungen, denen gegenüber sie sicher keine Kritik hat, gerät sie nicht in Erregung. Sie ist eine ruhige, stille, interesselose Person; auch das Verlangen nach dem Kind ist nicht groß.

Die Prüfung der Schulkenntnisse und der Intelligenz hat ganz schlechte Ergebnisse. Bei der Farbenprüfung bezeichnet sie rosa als „grün", grün als „rot", grau als „braun", violett zuerst als „blau", dann als „hellblau", dann „dunkelblau", dann „rot".

Objektives.

Die Schule teilt mit, daß die Schweizer dort am 1. 4. 1901 aus der Oberklasse entlassen wurde. „Während dieses Jahres war der Schulbesuch unregelmäßig, die Führung gut, der Fleiß weniger befriedigend, die Leistungen in den Unterrichtsfächern kaum genügend. Da die Schülerin schwach begabt war, so erhielt ich im Unterrichte auf meine Fragen nur selten eine Antwort. Nach ihrer Entlassung aus der Schule kamen mir einige Sonderbarkeiten von ihr zu Ohren, was auf nicht ganz normale Geistesverfassung schließen ließ. So soll sie z. B. als erwachsenes Mädchen sich recht kindisch benommen haben, indem sie mit kleinen Kindern als wie mit ihresgleichen spielte, ferner trug sie Kleider von auffallender Farbe, schmückte ihre Finger mit einer Anzahl Ringe usw. Über die häuslichen und Familienverhältnisse ist mir nicht viel bekannt. Der Vater war ein ruhiger, stiller Mann, die Mutter dagegen schwatzhaft und lügenhaft, die Familie wenig geachtet."

Mitte September 1905, also wie sie 18 Jahre alt war, lief in Euskirchen eine Anzeige gegen sie ein, sie hätte sich eben einem Schreinermeister als Dienstmädchen zum sofortigen Eintritt vermietet und um eine Mark gebeten, um ihren Koffer von der Bahn abholen zu können. Sie sei dann zurückgekommen und habe um weitere 2 Mark gebeten, da er mehr koste. Sie habe auch dieses Geld von der Frau bekommen, sei aber nicht mehr gekommen. Sie habe dann einige Tage darauf geschrieben, sie komme übermorgen, was sie aber auch nicht getan habe. Da der Koffer nicht eingelöst sei, stehe Betrug fest. Es stellte sich heraus, daß die Schweizer in Euskirchen schon in zwei Stellen gewesen war, zuerst 3 Wochen bei einem Metzger, der sie als „nicht glaubwürdig" bezeichnete, dann 4 Tage bei einem Kaufmann, der von ihr sagte, sie sei „nicht wahrhaft und nicht ehrlich". Sie verließ diese Stelle ohne Kündigung nach 4 Tagen ohne Grund. In ihrer Kleidung fand man einige Päckchen Backpulver, die sie entwendet haben sollte. Sie wurde wegen widerrechtlichen Verlassens des Gesindedienstes mit 6 Mark oder 5 Tagen Haft bestraft und im Oktober 1905 in ihrer Heimat vernommen. Sie gab zu, das Mietgeld bekommen zu haben, doch sei der Lohn noch nicht vereinbart gewesen, und ihre Mutter habe nicht gewollt, daß sie den Dienst antrete. Sie sei zu der Schreinermeistersfrau hingefahren, die sie aber nicht mehr gewollt habe, worauf ihre Mutter der Frau die 3 Mark habe zurückgeben wollen. Die Frau gab an, dies sei erst am 1. Oktober gewesen, da sei allerdings die Mutter Schweizer gekommen und habe gesagt, „wenn Sie die Anzeige zurückziehen, gebe ich Ihnen Ihre 3 Mark zurück". Am 58. 11. 1905 wurde die Schweizer wegen Betrugs in 2 Fällen zu 6 Mark, bzw. 2 Tagen Gefängnis und den Kosten verurteilt. Sie sagte bei der Verhandlung, jene Backpulver habe sie gekauft, und sie konnte auch die Quittung vorzeigen. — Ihre Unbescholtenheit, ihre Jugend und der geringe Wert des Betrages wurden als mildernde Umstände bewertet. Als man die Kosten beitreiben wollte, wurde festgestellt, daß sich die Schweizer bald darauf in Köln befand, wo im Februar 1906 der Betrag beigetrieben wurde.

Am 9. 7. 1906 kam sie in eine Heilanstalt, die folgendes Krankenblatt führte: „Begleitung: Kriminalpolizist. Irrt schon seit mehreren Tagen planlos in Bonn und Umgebung umher; diese Nacht wurde sie angehalten, als sie sich anschickte, in den Rhein zu gehen. Sehr verwahrlost und verunreinigt, gibt keine verständige Antwort. 12. 7. 1906: Besuch des Vaters, der angibt: Heredität o. Patientin war früher gesund, lernte in der Schule nur mittelmäßig. Seit 2 Jahren Dienstmädchen zur Zufriedenheit. Am 6. ds. Mt. wurde sie von ihrer Dienstherrschaft in Köln zum Arzt geschickt, weil sie seit einigen Tagen „komisch" war. Ging nicht zum Arzt, kehrte auch nicht in die Stellung zurück. Seitdem verschwunden.

10. 7. Bei der Aufnahme sehr verwahrlost, über und über mit Ungeziefer bedeckt. Auf Fragen gibt Patientin nicht die geringste Auskunft, bewegt nur die Lippen, als ob sie sprechen wolle, benennt von vorgehaltenen Gegenständen einen Bleistift richtig, bei weiteren Gegenständen versagt sie. Befolgt Aufforderungen prompt, setzt passiven Bewegungen keinen Widerstand entgegen. Gutgenährtes, kräftig gebautes Mädchen, Gesicht stark gebräunt. Pupillen übermittelgroß, Reaktionen o. Bes., Reflexe o. B., Motilität, Sensibilität, soweit zu prüfen, frei. Innere Organe o. B. Harn frei.

11. 7. Verhält sich ruhig, völlig teilnahmslos. Hat heute der Pflegerin erzählt, wo sie her sei. Ist nachher zu einer sprachlichen Äußerung nicht mehr zu bewegen. Hält sich sauber, ißt ausreichend.

17. 7. Still zu Bett, stuporös, antwortet nicht, läßt sich füttern, aufnehmen u. dgl.

28. 7. Andauernd stuporös.

10. 8. Unverändert stuporös. Antwortet nicht. Blickt einen groß an; leicht unreinlich.

7. 9. Noch dauernd stuporös.

21. 9. Unverändert.
10. 10. Selten mal was sagend."
Am 26. 10. 1906 wurde sie in eine andere Heilanstalt überführt, die über den Krankheitsverlauf folgendes notiert hat: „26. Wird heute hierhin überwiesen."
27. Tritt ruhig ein, ist körperlich etwas vernachlässigt und bringt Läuse mit. Bei Anrede vollständig unzugänglich, starrt blöde vor sich hin und beachtet den sie anredenden Arzt gar nicht. In der Nacht ruhig. Ißt von selbst.
28. Auf Aufforderung geht sie zum Nachtstuhl und besorgt ihre Bedürfnisse, ist also auf diese Weise reinlich zu halten.
29. Ruhig, folgt der Aufforderung, auf den Nachtstuhl zu gehen, prompt.
21. 11. Vollständig unzugänglich, liegt mit stupurösem Gesichtsausdruck da, starrt vor sich hin.
5. Unverändert.
8. Kopfhaare noch voll Nissen. Ganz stuporös, spricht noch nichts.
13. Auf Anrede reagiert sie nun etwas, streckt ein wenig die Zunge vor, lächelt, jedoch spricht sie noch gar nichts.
26. Unverändert.
28. Lächelt etwas, spricht nichts.
3. 12. Unverändert in ihrem Verhalten, hatte gestern Besuch von ihrer Schwester, sie erkannte sie, lächelte sie an und fragte nur einmal, wo die Schwester sei und was sie arbeite, sonst sprach die Patientin kein Wort, nahm aber von den mitgebrachten Sachen.
9. Lächelt bei Anrede, nickt zu dem Gesagten, bringt aber kein Wort heraus.
17. Wird reinlich gehalten bei einiger Aufmerksamkeit, neigt aber immer zu, mit dem Finger hinten an den After zu gehen und will sich Stuhl herausholen.
27. Im wesentlichen unverändert, bei Anrede freundlich, lachend und sagt mal ja und nein, bringt sonst noch kein Wort heraus.
31. Unverändert.
4. 1. 1907. In der Nacht unrein mit Stuhl.
14. Hat auf Aufforderung angefangen zu stricken und sitzt aufrecht im Bett.
18. Strickt nicht richtig, so daß die Arbeit wieder aufgezogen werden muß.
21. Hat noch immer kataleptische Spannung der Muskulatur. Bei Anrede freundlich, lächelnd, sagt aber nicht noch immer viel mehr als ja und nein.
24. Unverändert.
28. Wird regsamer und zugänglicher, erzählt auf Befragen, wo sie her sei, daß sie seit etwa einem Jahre in Köln beim Wirt Schuhmacher gedient habe und dort krank geworden sei, wie lange sie hier sei, wisse sie nicht genau.
29. Soll nachmittags etwas aufstehen.
31. Wird, seitdem sie aufsteht, viel regsamer und munterer, hilft fleißig mit beim Putzen und Spülen und sagt, solche Arbeit mache sie lieber als Stricken.
7. 2. Hält sich gut.
10. Hatte gestern Besuch von ihrer Mutter. Sie war dabei sehr nett und gehalten, erkundigte sich nach allem und sprach die Hoffnung aus, bald entlassen zu werden, ohne besonders zu drängen.
25. Hält sich dauernd gut und ordentlich, ist heiterer Stimmung, verkehrt in netter Weise mit ihrer Umgebung und arbeitet regelmäßig und fleißig mit in der Gemüseküche.
1. 3. Schreibt einen ganz netten Brief an ihre Mutter, lobt darin ihr Befinden und sagt, sie sei jetzt ganz gesund und könne bald nach Hause. Bittet um baldigen Besuch.
16. Schreibt nach Haus um Abholung.
17. 3. 1907. Von der Mutter abgeholt, wird beurlaubt. Genesen entlassen."
Aus ihrem späteren Leben steht fest, daß sie im September 1909 in einem Städtchen in der Eifel wegen Übertretung von § 18[8] des Feldpolizeigesetzes zu 3 Mark Geldstrafe bzw. 1 Tag Haft verurteilt wurde und am 9. 2. 1910 in Köln wegen gewerbsmäßiger Unzucht zu 7 Tagen Haft. Am 18. 2. 1910, als sie sich freiwillig der Kontrolle unterstellen ließ, gab sie an, sie sei die letzten 19 Monate beim Vater gewesen und habe den Haushalt geführt. Seit dem 7. sei sie hier und treibe Unzucht; sie sei von einem Mann in das Haus gebracht worden. Die Heimatpolizei berichtete damals, der Vater sei Hüttenarbeiter, sie habe im Januar 1909 unehelich geboren, sei „schlecht beleumundet und ließ ihre sitt-

liche Führung zu wünschen übrig". Am 29. 12. 1910 bekam sie wegen Beleidigung 3 Tage Gefängnis, wegen S.-P.-Ü. wurde sie noch 34mal verhaftet; im Juli 1913 bekam sie anschließend an eine sechswöchige Haftstrafe wegen Übertretung von § 361⁶ 6 Monate Arbeitshaus. Außer gelegentlichem Wohnungswechsel, 5maliger Einweisung ins Krankenhaus, 1maliger Unterkunftsauflage ist aus den Akten nichts erwähnenswert.

3. Explosible Ruhige.

34. Elise Donkten.

Geboren 8. 3. 1891 in Düsseldorf, katholisch, bei der Untersuchung, 19. 7. 1913, 22 Jahre alt.

Eigene Angaben.

Der Vater, Taglöhner, von Geburt Holländer, sei 3 Monate in einer Trinkeranstalt gewesen; er sei sehr jähzornig und in ihrer Jugend jeden Abend betrunken nach Hause gekommen und habe dann Frau und Kinder mißhandelt. Die Mutter sei kränklich, die Vermögensverhältnisse seien sehr schlecht gewesen; sie hätten „an manchen Tagen nichts zu essen" gehabt. Sie habe schon als Kind verdienen und morgens Brötchen austragen müssen. Sie sei das älteste unter 6 Geschwistern; die anderen 5 seien noch zu Hause, 4 seien gestorben; eine Schwester sei lungenkrank. Zu Haus habe es viel Streit gegeben, sie hätten sehr eng gewohnt, und zwar in einem Hause, wo Kontrollierte gewesen seien. Die Mutter habe nicht gewollt, daß sie mit diesen zusammen sei; das sei auch nicht geschehen, doch habe sie mit etwa 13 Jahren immer durchs Schlüsselloch gesehen, wenn die Mädchen Männer bei sich gehabt hätten und ihren „Spaß daran gehabt". Die schönen Kleider und das behagliche Leben der Mädchen hätten ihr sehr imponiert. Sie sei in verschiedenen Volksschulen gewesen, habe gut gelernt und auch im Betragen immer „ein gutes Zeugnis" gehabt. Nach der Schule sei sie ein Jahr in eine Spinnerei gegangen, dann wegen Krankheit der Mutter zu Haus gewesen. Der Vater habe sie viel geschlagen, weshalb sie weggegangen sei.

Sie sei sehr früh reif gewesen, habe aber vor ihrem ersten Verhältnis nie Verkehr gehabt. Dies sei ein 17jähriger Nachbarssohn, ein Stuckkateur, gewesen. Sie sei nur, um vom Vater wegzukommen, zu ihm auf die Bude gezogen und habe ½ Jahr mit ihm gelebt. Sie habe ihn nicht richtig gern gehabt, aber doch „ganz gut leiden" mögen. Der Vater habe sie suchen lassen, aber nicht gefunden. Sie sei dann bald auf die Straße gegangen und habe die Herren meist auf ihr Zimmer genommen; es sei ihr alles ganz selbstverständlich gewesen. Sie habe das mit voller Absicht getan und von Anfang an vorgehabt, „ich habe ja nie was anderes gesehen, Herr Doktor". Sie habe nie daran gedacht, zu arbeiten, „ich arbeit nit gern". Abends sei sie immer bei ihrem Verhältnis gewesen, mit dem sie ganz gut ausgekommen sei. Erst nach einem halben Jahr habe die Polizei sie gefischt, sie sei ins Krankenhaus, in Fürsorge und zuerst 10 Monate in eine Erziehungsanstalt bei Aachen gekommen. Sie habe sich dort nicht schicken können, sei frech gewesen, habe viel Spektakel gemacht und viel kaputt geschlagen. Sie sei deshalb in eine andere klösterliche Anstalt gekommen, wo sie aber viel Krach mit den anderen Mädchen gehabt habe. Eines der Mädchen habe sie „für Freundschaft angesprochen", eine andere habe sie verklatscht, sie habe sie dafür mit dem Stuhl verhauen, sei darauf eingesperrt und nach 3 Monaten in eine weltliche Anstalt geschickt worden, weil die Schwestern nicht mit ihr fertig geworden seien. In den klösterlichen Anstalten gehe es abends in den Schlafsälen sehr übel zu; was an einem noch zu verderben sei, werde dort verdorben. Ganz unschuldige 14jährige Waisenkinder seien nach einem Vierteljahr die Schlimmsten gewesen; man rede nur Schweinereien. In der letzten, weltlichen Anstalt sei es viel besser gewesen; jede schlafe in ihrer eigenen Zelle, man komme mehr ins Freie und sei nicht so unter der Fuchtel. Dort sei sie ein Jahr gewesen und habe sich gut geschickt. Dann sei sie wieder in eine klösterliche Anstalt gekommen, doch nach 5 Monaten zurück, weil sie einmal laufen gegangen sei. Wieder sei sie 18 Monate in der Anstalt gewesen und dann, weil sie sich gut geführt habe, in Stellung nach Düren zu einem Tapetenhändler gekommen. Sie habe gar nicht daran gedacht, zu arbeiten und sei nach 3 Tagen verschwunden. Sie sei nach Köln in ein Haus, wo es ihr allerdings wenig gefallen habe, weil es sehr gewöhnlich zugegangen sei. Sie sei bald gefischt worden, habe 4 Wochen Strafe bekommen und sei wieder für

11 Monate in die Anstalt gekommen. Dann sei ihre Fürsorgezeit abgelaufen, sie sei nach Köln gefahren und habe sich sofort unter Kontrolle stellen lassen. Sie habe nie etwas anderes vorgehabt; das sei März 1912 gewesen.

Anfangs habe es ihr eher gefallen, namentlich, daß sie bei viel Verdienst nichts habe arbeiten müssen. Im letzten halben Jahr habe es ihr weniger Spaß gemacht, denn sie sei an Eierstocksentzündung und auch sonst viel krank gewesen. Deshalb denke sie auch daran, wieder solid zu werden. Sie spare viel, habe schon eigene Möbel, würde gerne heiraten, fürchte aber, es komme keiner. In Stellung wolle sie nicht gehen, wenn sie nicht eine finden könnte, wo sie niemand herumkommandiere.

Ihre Stimmung sei immer gleich gut, nur selten habe sie einsame Stunden und sei dann trübsinnig und denke nach. Sie rege sich sehr leicht auf und sei sehr empfänglich für gute Behandlung. Wenn sie jemand reize, werde sie wild, und wenn sie in die Wut komme, gebe es für sie kein Überlegen mehr. Sie habe viele Strafen, könne sich aber sonst der Polizei gegenüber gut beherrschen. Sie sei gern für sich, möge den Lärm nicht, habe sich in den Häusern nicht wohl gefühlt, sei jetzt nur den Tag über in einem. Sie „schwärme" für schöne Kleider, gehe aber sehr einfach. Sie trinke nur, wenn sie müsse, sei selten betrunken, aber den ganzen Tag am rauchen. Sie rauche etwa 80 Zigaretten am Tag, was ihr aber gut bekomme. Am Verkehr habe sie nie besondere Freude gehabt, auch bei dem ersten Freund wenig, jetzt überhaupt kaum einmal. Am Verkehr mit Frauen liege ihr viel mehr. Sie habe immer eine Freundschaft gehabt; das habe sie in dem ersten Kloster gelernt, vorher nicht gekannt. Auch jetzt lebe sie mit einer Freundin zusammen, die ihr die Haushaltung besorge. Sie verdiene am Tag und gehe abends um 8 Uhr in ihre anständige Privatwohnung; dann gehe sie mit der Freundin vielleicht noch ins Kino, oder sonst wohin, wolle aber dann mit Männern nichts mehr zu tun haben.

Befund.

Sie ist ein blondes Mädchen mit ganz frischem hübschen Gesicht und sieht intelligent aus. Sie benimmt sich ruhig und ganz verständig, ist freundlich und bescheiden, hält sich bei ihren Erzählungen offenbar an die Wahrheit und erzählt recht frisch und lebendig. Sie erscheint still und besonnen, so daß man nicht denken sollte, daß sie sich so leicht hinreißen läßt. Sie bleibt bei der Unterhaltung ruhig und gerät nur bei der Besprechung der klösterlichen Anstalten in Erregung. Wie ein anderer Mensch von seinem Geschäft erzählt, so spricht sie von dem ihrigen. Sie faßt sehr gut auf. Bei der Prüfung der Schulkenntnisse und der Intelligenz, die ganz gute Ergebnisse hat, antwortet sie schlagfertig.

Objektives.

Eine Schule, die sie Sommer 1901 bis Frühjahr 1905 besuchte, kann sich ihrer noch erinnern. Sie schreibt: „Soweit hier noch erinnerlich, waren die Leute arm und wohnten im Städtischen Armenhause. Das Betragen des Kindes gab insofern zu Klagen Anlaß, als das Kind zuweilen auf Bettelei ausging, namentlich wurde sie von der Mutter geschickt. In der Schule war das Betragen einwandfrei, und so erhielt dann das Mädchen bei seiner Entlassung im Betragen das Prädikat gut. Fleiß und Kenntnisse waren genügend, nur das Rechnen war mangelhaft. Sie wurde als Schülerin der ersten Klasse, zweite Abteilung, entlassen."

In den Oktober 1907 fällt der erste Polizeibericht über sie: Die 16jährige Fabrikarbeiterin Elise Donkten treibe sich seit 3 Wochen, anscheinend der gewerbsmäßigen Unzucht nachgehend, „mit Vorliebe in den verrufenen Wirtschaften der alten Stadt" herum. Eine Beschäftigung habe sie nicht, sie sei vom elterlichen Hause schon länger fort und ohne Wohnung. Sie war geständig, seit Ende September gewerbsmäßige Unzucht getrieben zu haben, und kam wegen Tripper ins Krankenhaus, wo sie auch früher schon einmal geschlechtskrank gewesen war. Sie wurde am 6. 11. 1907 mit einem Verweis bestraft, wegen ihrer bisherigen Straffreiheit und ihres jugendlichen Alters wurde von § 57[4] des Strafgesetzbuchs Gebrauch gemacht.

Am 20. 11. 1907 wurde die vorläufige Fürsorgeerziehung über sie verhängt. Aus den Fürsorgeakten geht hervor, daß ihr Vater als Tagelöhner bei einem Stukkateur arbeitete und noch 6 Kinder im Alter von 14 bis 2 Jahren vorhanden waren; der älteste Sohn war Fensterputzer. Die Familie bewohnte 2 Zimmer, Vermögen war keines vorhanden. Der Vater war 1907 mit 7 Tagen Gefängnis bestraft worden, sonst über die Familie nichts Nachteiliges auszusagen. Die Gründe für die Anordnung der Fürsorgeerziehung waren folgende: „Elise Donkten ist ein arbeitsscheues Mädchen. Mit Vorliebe trieb sie sich in Düsseldorf umher; sie hat geständlich im Sommer 1907 daselbst Unzucht getrieben. Sie ließ sich wochenlang von Männern gegen Entgelt geschlechtlich gebrauchen; sonach ist das Mädchen in jugendlichem Alter der Prostitution verfallen. Ihre Eltern sind zur Erziehung gänzlich ungeeignet; der Vater ist ein Trinker und die Mutter eine schwache Person. Beide Eltern haben keinerlei Gewalt über das Mädchen; hier hat Fürsorgeerziehung einzugreifen. Diese ist das einzige Mittel, das Mädchen zu einem brauchbaren Gliede der menschlichen Gesellschaft zu machen und sie der Prostitution zu entziehen."

Die vorläufige Unterbringung wurde angeordnet, und Elise kam am 11. 12. 1907, noch geschlechtskrank, vom Krankenhause in ein Asyl bei Aachen. Die Beschwerde der Eltern wurde vom Landgericht zurückgewiesen. Die Berichte aus dem Asyl lauten wenig befriedigend. Die Oberin schreibt: „Sie war ein sehr schwieriger Zögling, neigte sehr zu sinnlichen Freundschaften, wechselte auffällig ihre Stimmungen und Gesinnungen." Als sie geheilt war, kam sie am 18. 7. 1908 in eine andere Anstalt, die schon Mitte August schrieb: „Der Zögling Donkten hat sich seit dem Tage seiner Überführung dermaßen gemein und frech aufgeführt, daß er seit den ersten Tagen isoliert werden mußte und wir denselben nicht länger hier behalten können, da er wegen seinen unflätigen Reden, seinem unsittlichen Benehmen und seiner Sucht zu Schlägereien den anderen Zöglingen gefährlich ist ...... Eine Anstalt strengster Form ist hier am Platze." Auch uns schrieb die Oberin: „Nach unseren Beobachtungen ist das Mädchen äußerst schwierig, reizbar, zornig, und zwar so, daß es bis zu Tobsucht übergehen konnte und vor Körperverletzung nicht zurückgeschreckt wäre. Dieses krankhaft rohe, wüste Benehmen schien der Grundzug ihres Wesens zu sein, wohl angeboren oder in früherer Jugend erworben und durch ihr schlimmes Leben vollständig ausgeprägt. Moralischen Widerstand konnte sie nicht leisten; sie war selbst nicht, wenigstens damals, durch Güte zur Einsicht zu bringen." Am 29. 8. 1908 kam sie in eine Provinzial-Erziehungsanstalt. Auch dort hatte man mit ihr die größten Schwierigkeiten und mußte sie sehr häufig isolieren. Sie störte in der Kirche, steckte anderen Briefe zu, „benahm sich äußerst frech und unverschämt", zertrümmerte wiederholt in ihrer Zelle alle Scheiben und das Inventar, skandalierte die ganze Nacht ununterbrochen und „gebärdete sich dabei geradezu tierisch, beschimpfte die Beamtin in nicht wiederzugebender Weise". Häufig mußte sie mit Arrest bestraft werden. Mehrfach werden auch ihre Freundschaftsbriefe an einen anderen Zögling und ihr trotziges, renitentes Wesen bei Maßregelungen erwähnt. Dennoch kam sie am 6. 3. 1909 wieder in eine klösterliche Anstalt. Auch dort war sie äußerst unbotmäßig, „leidenschaftlich und sehr leicht erregt". Am 9. 8. unternahm sie mit drei anderen, denen erst in die Anstalt überführten Zöglingen, mit deren einem sie eine „gefährliche Freundschaft" unterhielt, einen Fluchtversuch, der nicht gelang. Darüber waren die vier Zöglinge so aufgebracht und erregt, daß die Polizei zu Hilfe gerufen werden mußte. Die Donkten, die ausdrücklich als eine der beiden Schlimmsten bezeichnet wurde, wurde von der Polizei mit zur Wache genommen, wo sie die Scheiben der Strafzelle zerschlug. Wegen dieser Vorkommnisse wurde die Donkten schon am 11. 8. 1909 wieder nach der Provinzial-Erziehungsanstalt überführt, wo sie sich anscheinend etwas besser als das erstemal führte, obgleich auch diesmal dauernd geklagt wird, und sie auch hier wieder sehr unbotmäßig war. Erst im Juli 1910 lauten die Berichte günstiger, und man trat der von den Eltern sehr oft beantragten, aber abgelehnten versuchsweisen Entlassung näher. Doch erst im Dezember, nachdem sich Elise 7 Monate lang straffrei geführt hatte, wurde die Entlassung befürwortet, und am 14. 1. 1911 wurde sie bei einem Tapetenhändler in Düren untergebracht. Schon am 17. war sie verschwunden, und es dauerte mehrere Monate, bis man sie wieder aufgriff. Sie hielt sich bei einer Prostituierten in einer Dirnengasse in Köln auf, gab bei der Verhaftung am 14. 3. 1911 zuerst einen falschen Namen an, erzählte dann aber alles wahrheitsgemäß. Sie bekam am 15. 3. 1911 eine Haftstrafe von 30 Tagen und war am 12. 4. 1911 wieder in der Anstalt, wo sie sich „im allgemeinen befriedigend, aber auch zeitweise schlecht", aufführte. Am 10. 3. 1912 schied sie nach dem Gesetz aus der Fürsorgeerziehung aus; sie wollte nach Hause zurückkehren und verzichtete auf Vermittlung einer Dienststelle.

Schon am 13. 3. 1912 ließ sie sich in Köln unter Kontrolle stellen. Die Polizeiakten enthalten außer einem Vermerk einer Fehlgeburt im Mai 1912, mehrfachen Wohnungswechsels, dreimaliger Verhaftung wegen S.-P.-Ü. und dreimaliger Einweisung ins Krankenhaus nichts von Belang.

35. Martha Stange.

Geboren 11. 1. 1892 in einem großen westfälischen Dorf, evangelisch, bei der Untersuchung, 23. 5. 1913, 21 Jahre alt.

Eigene Angaben.

Der Vater sei Bergmann und Invalide, er sei aufgeregt und trinke „wie die Bergleute" auch etwas. Die Mutter sei vor der Ehe Dienstmädchen gewesen und vor 19 Jahren an Lungenschwindsucht gestorben. Ein Vetter des Vaters und ein Sohn der Schwester des Vaters seien irrsinnig in Anstalten gewesen. Sie habe mit 3 Jahren eine Stiefmutter bekommen, von der sich der Vater später wieder getrennt habe. Die Stiefmutter habe getrunken, weshalb es zu Hause viel Streit gegeben habe. Die Vermögensverhältnisse seien schlecht gewesen, doch hätten sie in der Bergwerkskolonie ganz ordentlich gewohnt. Sie sei das fünfte unter 5 Geschwistern, außerdem seien 6 Stiefgeschwister vorhanden. Die Brüder seien Handwerker, Dachdecker, Buchdrucker, zwei Schwestern Dienstmädchen; eine Schwester sei an Lungenleiden gestorben. Seit 4 Jahren habe sie keine Beziehung mehr zu ihren Angehörigen.

Sie sei mit 7 Jahren mit einem Bruder von der Heimat weggekommen — die Stiefmutter habe nur für ihre eigenen Kinder gesorgt — und zwar zu einer Tante in der Nähe von Elberfeld, die sie wieder einer Freundin, einer früheren Lehrerin und Leiterin eines Entbindungshauses, weitergegeben habe. Dort sei sie 7 Jahre gewesen, auch in die Schule gegangen. Sie habe gut gelernt, doch in der Schule mitunter plötzlich nicht mehr sitzen bleiben können, sondern aufspringen und herumlaufen müssen, so daß der Lehrer sie immer habe etwas hinaus gehen lassen. Die Verhältnisse der Pflegemutter seien „sehr fein" gewesen, das habe viel ausgemacht, daß ihr später das Dienen schwer gefallen sei. Das Entbindungshaus habe zwei Ärzte und evangelische Schwestern gehabt. Wie die Pflegemutter selbst das erste Kind bekommen habe, habe sie sie ins Waisenhaus geschickt, wo es ihr gut gefallen habe. Mit 14 Jahren sei sie zu der erwähnten Tante, der Frau eines Predigers gekommen, die 15 Kinder gehabt habe. Nach einem Jahr sei sie in die Heimat zu einem Kaufmann in Stellung und nach einem weiteren Jahr zu einer ihrer Schwestern nach Köln gekommen. Auch in Köln sei sie Dienstmädchen gewesen, zuerst ein halbes Jahr bei einer sehr kritischen Dame, wo es wenig zu essen gegeben habe und dann noch in etwa vier verschiedenen anderen Stellen. Ihre vorletzte Stelle sei in einem Pensionat gewesen, in dem ein durchgefallener Student gewohnt habe, der ein halbes Jahr hinter ihr hergewesen sei; auch sie habe ihn gern gehabt. Karneval sei sie mit ihm ausgegangen, und sie hätten, wie sie etwa 18 Jahre gewesen sei, in dem Pensionat Verkehr gehabt, ebenso später noch einige Male; dann sei er zum Examen nach Straßburg gegangen. Ihr Dienstherr habe die ganze Sache erfahren und es ihrer in Köln wohnenden Schwester gesagt. Sie sei inzwischen in eine neue Stelle; 14 Monate sei sie dort gewesen und sie könnte heute noch dort sein, wenn sie nicht ihre Schwester wegen der Liebesgeschichte dort verleumdet hätte, so daß sie im August 1911 weggemußt habe.

Es habe sie „niemals die Lust" auf die Straße getrieben. Sie habe der Schwester nur zeigen wollen, zu was sie sie gemacht habe, und auf gar keinen Fall mehr in eine Stellung gewollt. Etwa 7 Tage lang, solange das Geld gereicht habe, sei sie noch in einem Stift gewesen, dann sei sie auf die Straße gegangen. Ein Zuhälter habe sie in ein Haus gebracht; „wenn man gut Geld hat, ist einem alles gleich". Bald sei sie 4 Wochen ins Krankenhaus gekommen und dann durch eine Stellenvermittlerin zu einer Damenkapelle, mit der sie 2 Monate in Aachen und anderswo gewesen sei. Sie habe kein Instrument spielen können, auch keines gelernt und nur „markieren" müssen. Sie sei dann wieder nach Köln, sei verhaftet worden, habe 5 Wochen bekommen, wieder ins Krankenhaus gemußt, bei wieder neuer Verhaftung die Kontrolle. Sie sei seither immer in demselben Hause geblieben. Bis sie unter Kontrolle gekommen sei, habe es ihr ganz gut gefallen, sie habe nie daran gedacht, weg zu gehen. An den Männern sei ihr allerdings nie was gelegen; sie sei immer froh, wenn sie zur Tür draußen seien: „ich mache ihnen gern drei Kreuze nach".

Sie sei still, aber in der Stimmung sehr verschieden; an manchen Tagen sei sie über Kleinigkeiten gleich aufgebracht, und es könne dann vorkommen, daß sie mit Geschirr nach jemand werfe. Fromm sei sie nie gewesen: „ich glaub nix". Im Gefängnis springe sie manchmal auf und rase durch die Zelle. In der letzten Einzelhaft habe sie auch allerlei Bekannte gesehen und sich ganz ruhig mit ihnen über gleichgültige Dinge unterhalten, etwa, was sie tun würde, wenn sie heraus käme usw. Die Aufseherin habe sie sprechen hören und sie gefragt, mit wem sie sich unterhalte. Sie habe sich nachher selbst gewundert und nachher darüber gelacht. Sie sei dabei weder aufgeregt noch ängstlich gewesen. Sonst habe sie noch nie etwas Derartiges erlebt, nur spreche sie in der Haft gern vor sich hin und erzähle sich halblaut etwas. Sie sei immer sehr eitel gewesen und habe „immer ein bischen hoch hinaus gewollt". Sie sei gern allein, schon deshalb, weil gleich geredet werde, wenn man eine Freundin habe; wenn die Mädchen laut seien, sei ihr das widerlich. Sie trinke nur wenn sie müsse. Geschlechtliche Dinge interessierten sie nicht, doch schlage sie ganz gern. „Es macht mir Spaß, wenn die schreien"; eigentliche Lust habe sie dabei nicht, sie sei auch erst so geworden. Sie selbst lasse sich nicht schlagen, höchstens für 50 Mark einen Schlag.

„Niemals werde ich wieder anständig werden, lieber eine Kugel durch den Kopf; heut arbeite ich nicht mehr; was ich einmal angefangen, führe ich durch." Sie sei immer so starrköpfig gewesen. Sie wolle jetzt sparen und später vielleicht selbst ein Bordell halten. An Heiraten denke sie nicht; „ich werd' nicht alt". Bereut habe sie ihr Leben nur ganz selten, jedenfalls habe sie nie wieder zurückgewollt. Allerdings, wenn sie die Krankheiten gekannt hätte, hätte sie es vielleicht doch anders gemacht. Einmal habe sie einen ihrer Gäste, einen Juristen, sehr lieb gehabt. Er sei sehr anständig und nie gemein gewesen. Er sei jetzt verheiratet. Daß er sie heirate, sei natürlich nicht in Frage gekommen; „man heiratet doch keine Dirne".

Befund.

Sie ist ein schlankes, hübsches Mädchen von ganz feinen Gesichtszügen. Zur Zeit besteht ein schwerer Ikterus. Sie erzählt, ohne lange zu fragen in durchaus williger, vernünftiger und bescheidener Weise und erscheint recht intelligent. Sie erscheint sehr glaubwürdig, in ihrem Wesen und ihren Ausdrücken durchaus anständig und hat entschieden eine gewisse Würde. Bei der Geschichte mit der Schwester kommt sie in starke Erregung, ihre Stimme zittert, sie versichert immer wieder aufs neue, nur die Wut über das Verhalten der Schwester habe sie auf die Straße gebracht, sie hab's der schon zeigen wollen. Sie macht den Eindruck von jemandem, der sich sehr schwer fügen kann, auf der Abteilung ist dies auch tatsächlich der Fall. Die Prüfung der Schulkenntnisse und Intelligenz, die recht gut ausfällt, macht sie willig mit; sie antwortet rasch und freut sich, daß sie etwas weiß. Beim Gehen fragt sie nach der Bedeutung des Ganzen, sie wolle nicht gern als irrsinnig hingestellt werden.

Objektives.

Die Schule teilt mit, daß sie nur folgende Notiz vorfinde: „Betragen gut, hat die erste Klasse nur besucht vom 1. bis 12. Mai, fehlte wegen Krankheit."

Das Waisenhaus, in dem sie war, berichtet: „Die Martha Stange war ein schwächliches Kind, das aber eingebildet war, es lag vielleicht an ihrer früheren Erziehung. Bei uns im Waisenhaus fügte sie sich, obwohl ihr der Aufenthalt in demselben nicht recht paßte."

Nach den Polizeiakten wurde sie Ende Februar 1912, also mit 20 Jahren, zum ersten Male in Köln aufgegriffen. Sie gab zu, von Oktober bis November 1911 hier heimlich gewerbsmäßige Unzucht getrieben zu haben, dann sei sie krank im Bürgerhospital gewesen. Vom 3. 1. bis zum 21. 2. 1912 habe sie der Damenkapelle Edelweiß angehört. Seither treibe sie gewerbsmäßige Unzucht und steige im Hotel ab. Sie war damals wieder mehrere Monate im Krankenhaus, so daß der Termin vertagt wurde. Sie war nicht vorbestraft. Die Heimat berichtete damals, sie habe bis 1907 dort gewohnt. Die Eltern lebten in ärmlichen Verhältnissen. Nachteiliges sei über die Stange nicht bekannt, doch neige sie zu Diebstahl. Mitte Mai wurde sie dann wieder festgenommen und damals als „freche und raffinierte Person" bezeichnet; sie habe am Tage vorher gesagt, sie würde nicht zum Termin erscheinen. Sie selbst gab an, sie habe seit der Entlassung aus dem Gefängnis am 3. Mai keine gewerbsmäßige Unzucht getrieben und ihren Unterhalt von einem in Aachen wohnenden Herrn bezogen, doch erklärte eine Frau, die Stange gehe sicher der gewerbsmäßigen Unzucht nach, was sie dann auch zugab. Sie bekam am 25. 5. 1912 4 Wochen Haft, da es als erwiesen galt, daß sie in den Monaten Januar bis Mai der gewerbsmäßigen Unzucht nachgegangen war. Bis Ende August war sie dann wieder wegen Gonorrhöe im Krankenhaus. Anfang September 1912 wurde sie wieder aufgegriffen. Diesmal bekam sie 6 Wochen Haft; sie bat selbst um Kontrolle, der sie am 25. 10. 1912 unterstellt wurde.

36. Elisabeth Graf.

Geboren 18. 6. 1887 in Danzig, katholisch, bei der Untersuchung, 3. 4. 1914, 26 Jahre alt.

Eigene Angaben.

Sie sei unehelich geboren; ihr Vater, ein Freiherr von F., sei als Kapitän zur See im Hafen von Danzig gewesen und habe als Logierherr bei ihren Großeltern, Rentnersleuten, gewohnt; die Mutter sei damals 18 gewesen. Der Kapitän sei bald pensioniert worden, habe ihre Mutter heiraten wollen, aber seine Mutter habe sich gesträubt. Sie habe ihn nur bei ihrer Kommunion einmal gesehen. Er sei früh am Herzschlag gestorben. Sie sei bis zum 12. Jahre bei der Großmutter aufgewachsen und dann nach Berlin zu ihrer Mutter gekommen, die ihretwegen geheiratet habe, und zwar einen Zugführer. Bei der Großmutter sei sie sehr verwöhnt worden, bei der Mutter habe sie viel einfachere Verhältnisse angetroffen, was ihr gar nicht behagt habe; nichts sei ihr gut genug gewesen. Sie sei auch sehr kurz gehalten worden und habe sich mit der Mutter nicht verstehen können, während der Stiefvater immer nett gegen sie gewesen sei. Sie habe 2 Stiefgeschwister gehabt; beide seien klein gestorben. Sie habe in Danzig zuerst eine höhere Töchterschule besucht, aber schwer gelernt und im Französischen Nachhilfestunden nehmen müssen. In Berlin sei sie dann in die Mittelschule gegangen, wo sie immer eine der ersten gewesen sei und sogar übersprungen habe, doch sei ihr Betragen „nicht gut" gewesen. Sie sei seit einem Jahr ohne Beziehung zur Mutter; die Großmutter sei tot.

Nach der Schule habe sie bis zum 17. Jahr zu Hause geholfen; sie habe bis dahin nie etwas von geschlechtlichen Dingen gewußt. Mit 17 Jahren habe sie auf einem Ausflug von Bahnbeamten einen 23jährigen Buchhalter kennen gelernt. 3 Monate hätten sie harmlos verkehrt und nur Sonntags mit anderen zusammen Ausflüge gemacht. Auf einem Ausfluge müsse er ihr irgend etwas ins Bier getan haben; sie wisse nur noch, daß sie mit ihm heimgegangen und gegen Morgen in seinem Bett aufgewacht sei. Sie habe große Angst vor den Eltern gehabt, weil sie nicht nach Hause gekommen sei; über die Sache selbst habe sie sich weit weniger Sorge gemacht; sie habe ihn sehr gern gehabt. Sie sei aus Angst nicht mehr nach Hause gegangen, er habe ihr ein Zimmer gemietet und sie ein paar Wochen verhalten, sie aber mit noch nicht 18 Jahren auf den Strich geschickt. Anfangs habe er sie mitgenommen und mehrmals sei es drauf und dran gewesen, nach Hause zu laufen, doch habe er dies immer verhindert und ihr Angst davor gemacht. Sie sei mit kurzen Kleidern und hängenden Zöpfen auf der Friedrichstraße gegangen und habe viel Geld verdient; sie habe die Wohnung bezahlt und ihm auch bares Geld gegeben. Dann sei sie dreimal gefischt worden und die ganze Sache sei herausgekommen, doch ihn habe man nicht erwischt. Der Stiefvater habe ihr ein paar tüchtige hinter die Ohren gehauen und sie sei, im dritten Monat schwanger, unter Fürsorge gekommen in eine Anstalt in der Nähe von Berlin. Von da aus sei sie zur Entbindung in einer Privatanstalt gewesen; der Junge sei mit 2 Monaten an Krämpfen gestorben. In der Anstalt habe sie anfangs manche Schwierigkeiten gemacht, „es war grad im Sommer". Sie sei immer furchtbar aufgeregt, und die Aufsicht sei streng gewesen; erst langsam habe sie sich geschickt. Noch vor Ablauf der Fürsorgeerziehung sei sie in Stellung gekommen zu einem Bauer nach Münster. 14 Tage habe sie noch an die Anstalt gedacht, dann sei es das alte wie früher gewesen. Sie habe sich gleich nach dem Sohne beschwätzen lassen und sei mit 20 Jahren wieder schwanger gewesen. Sie sei nach 4 Monaten laufen gegangen, zu einer Fürsorgedame in die Wohnung gezogen und in Münster niedergekommen. Das Mädchen sei 8 Tage nach der Geburt gestorben. Sie sei dann nach Düsseldorf und habe zuerst 9 Wochen in einem Pensionat eine sehr gute Stelle gehabt und dann verschiedene andere. Sie habe überall leicht Krach bekommen, weil sie sich nie habe sagen lassen. Meist sei sie zu spät nach Hause gekommen, und wenn man ihr Vorwürfe gemacht habe, habe sie alles hingeworfen und sei gegangen. Sie sei zwischendurch auch im Mägdeheim gewesen und zuletzt als Zimmermädchen in Grafenberg. Hier habe sie nach einigen Monaten einen Kellner kennen gelernt, der sie wieder auf den Strich geschickt habe. Anfangs habe sie ihn ganz gern gehabt, später sei er sehr roh gewesen. Sie habe mit 23 oder 24 Jahren Kontrolle geholt, sei aber dann doch wieder 6 bis 8 Monate in Stellung gewesen. Immer wieder habe sie das Geld gezogen, obschon es ihr oft sehr schwer gewesen sei, und sie nicht recht habe mitmachen können. Wegen verschiedener Kontrollversäumnisse sei sie dann auf 6 Monate ins Arbeitshaus gekommen, wegen Freundschaften sei es noch um 4 Monate verlängert worden. Nach ihrer Entlassung sei sie nach Köln, weil es ihr in Düsseldorf zu streng gewesen sei.

Sie habe nur selten traurige Gedanken; sie singe sich darüber weg. Sie bekomme nicht leicht Streit, sei aber sehr rechthaberisch, wenn sie sich benachteiligt glaube; wenn man sie reize, könne sie auch losschlagen. Sie sei viel für sich allein, habe nie viel Freundinnen gehabt, spreche sich auch nicht gern aus, habe „viel' bittere Erfahrungen gemacht". Sie habe draußen einen Freund, könne ihn aber nicht bekommen, weil er verlobt sei. Sie glaube zwar noch, bete noch, gehe aber nicht zur Messe. Sie habe „zu nichts recht Lust", bleibe oft tagelang im Bett, sei mitunter sehr verstimmt, denke dann an Hause und weine. Sie sei auch ziemlich ängstlich, seitdem einmal wirklich jemand unterm Bett gelegen habe. Mitunter fahre sie angstvoll aus dem Schlafe auf, träume von Messern und ähnlichen Dingen. In der Haft sei sie „nicht zu sprechen", ganz in ihre Gedanken versunken und mürrisch.

Sie habe immer ganz gut verdient, habe auch gespart und wolle vielleicht selbst einmal ein Haus aufmachen; mit der Arbeit werde es doch nichts mehr. Sie sei sehr selten betrunken, werde dann lustig und gemütlich, könne aber nicht viel vertragen. Sie sei sehr sinnlich veranlagt, das sei auch die Hauptschuld, „sonst wär' ich ja nie auf den Weg gekommen". Auch jetzt noch habe sie viele Freude am Verkehr, doch habe sie, abgesehen von jenem Buchhalter, den sie nie vergessen könne, nie jemanden gern gehabt. Sie habe auch gelernt, gern mit Mädchen zu verkehren, doch habe sie in Freiheit nur einmal ein schwules Verhältnis gehabt, und zwar sei es nicht von ihr ausgegangen. Sie habe für das Mädchen auf den Strich gehen müssen, es damals allen Männern vorgezogen, es jedoch bald wieder satt bekommen. Auch in der Anstalt habe sie Freundschaften gehabt; jetzt nicht mehr.

Befund.

Das sehr eigenartig aussehende Mädchen hat ein langes schmales Gesicht, angewachsene Ohrläppchen und sehr schlechte Zähne. Sie ist still, bescheiden, ziemlich gedrückt und erzählt anfangs zwar etwas zögernd, aber willig, natürlich, anschaulich und glaubhaft. Sie gilt auf der Abteilung als schwierig und explosiv. Sie erscheint eigensinnig, schwer lenksam, etwas verbissen, und nicht unintelligent. Die Prüfung der Schulkenntnisse und Intelligenz hat ordentliche, fast gute Ergebnisse.

Objektives.

Die höhere Töchterschule, die sie von Ostern 1894 bis 1899 besuchte, schreibt: „das Kind galt als unruhig und wenig sicher in der sittlichen Führung. Die Leistungen waren durchweg kaum mittelmäßig, meines Wissens hatte sie deklamatorische Begabung". Von den Berliner Schulen war nichts zu erfahren.

Nach den Fürsorgeakten erstattete Mitte März 1903 in Berlin ihre eigene Mutter Anzeige, die Elli sei seit dem 1. März in einer Dienststelle gewesen, habe aber am 7. die Stelle verlassen und sei nicht zurückgekehrt; nach den Angaben des Dienstherrn sei sie geschlechtskrank in ein Krankenhaus gekommen. Sie nehme an, daß ihre Tochter sich in schlechter Gesellschaft herumtreibe, und sie sei auch am 9. von ihrem Dienstherrn in der Passage mit zwei Freundinnen und zwei Männern gesehen worden. Sie bitte, ihre Tochter zu suchen. Anfang Mai 1903 wurde die Elli polizeilich eingeliefert. Sie hatte sich tatsächlich Ende März freiwillig wegen Geschlechtskrankheit in ein Krankenhaus begeben, wurde aber anfangs Mai „wegen ungebührlichen Betragens gegen den Anstaltsarzt" entlassen und nun zu weiterer Veranlassung polizeilich eingeliefert. Schon Ende Mai 1903 erfolgte auf Antrag des Polizeipräsidiums Berlin der vorläufige Beschluß auf Unterbringung der Graf in einer Fürsorganstalt, da nach diesen Vorgängen „die dringende Gefahr ihres völligen sittlichen Verderbens" begründet erschien. In den Juni fällt eine Äußerung der Großmutter über die Verhältnisse bei ihrer Tochter. Sie schreibt in sehr flotter und guter Schrift folgendes: „Mein Mündel, Elli Graf, welches bei mir bis zum 12. Lebensjahre erzogen wurde, wurde, als mein Schwiegersohn mit der Mutter des Mündels, der jetzigen Elisabeth Kurz, geb. Graf, in Danzig zu Besuch war, nach Berlin mitgenommen, unter dem Versprechen meines Schwiegersohnes, des Mechanikers Hermann Kurz, Vaterstelle an dem außerehelichen Kinde seiner Frau zu vertreten. Ich hatte keine Bedenken hiergegen, wußte ich doch, daß das Kind bei seiner Mutter war und glaubte ich auch den Worten meines Schwiegersohnes. Bei ihrem Fortzuge wurde Elli entsprechend ausgesteuert. Nach etwa zweijährigem Dortsein kam mein Mündel eines Tages in sehr heruntergekommenem Zustand in Danzig an und erzählte die seltsamsten Dinge von ihrer Mutter bzw. ihrem Stiefvater. Danach soll sie Auftrag erhalten haben, ihre Mutter nur mit „gnädige Frau" anzusprechen, als Dienstmädchen gelten und anderes mehr. Ich ließ das Mädchen, welches nichts mehr von ihren guten Tugenden mitgebracht hatte, einsegnen, kleidete sie zum zweiten Male neu und erwirkte bei dem Herrn Pfarrer einige Empfehlungen, z. B. Dienstbotenheim für katholische Mädchen pp. Da sie nun nach erfolgter Einsegnung zur Annahme von Stellung nach Berlin fuhr, fehlte mir die Kontrolle über sie, und erfahre ich zu meinem Leide jetzt, daß sie bereits sehr tief gesunken sein soll. Während ihres Dortseins habe ich mein Mündel noch durch Zusendung von Geld, Kleidungs- und Wäschestücken unterstützt; auch schrieb sie mir, daß sie in guter, angenehmer Stellung sei. Ich bin gerne damit einverstanden, daß das Mädchen der Fürsorge unterworfen wird, vorausgesetzt, daß mir hierdurch keine Kosten entstehen. Durch die 12jährige Erziehung des Mädchens, welches hier in Danzig eine höhere Mädchenschule besuchte und stets anständig in Garderobe ging, sind mir schon soviele Kosten entstanden, daß ich jetzt nichts mehr herzugeben habe.

Der Ehemann meiner Tochter könnte ja in diesem Falle zu eventl. Beiträgen für diese Erziehung herangezogen werden, zumal er, wie schon bemerkt, Vaterstelle vertreten wollte und außerdem nach seiner Frau Angaben ein monatliches Einkommen von 200 Mark hat. Kinder sind dort nicht vorhanden. Die Schuld an dem sittlichen Verfall meines Mündels Elli kann ich nach meinem eigenen Ermessen nur ihrer eigenen Mutter bzw. deren Ehemann zuschreiben, da ich von meinem Mündel s. Zt. erfuhr, daß ihre Mutter sehr dem Trunk ergeben sein soll."

Auch der Pfarrer befürwortete die Fürsorgeerziehung, da die Elli ihm in sittlicher und religiöser Beziehung ganz und gar verkommen zu sein scheine. Am 3. 8. 1913 erfolgte der endgültige Beschluß: „Die genannte Elli Graf, welche erst vor kurzem ihr 16. Lebensjahr vollendet hat, wird durch ihre Großmutter, Witwe Graf in Danzig bei dem Amtsgericht in Danzig bevormundet. Sie wurde bei ihrer Großmutter bis zu ihrem 12. Lebensjahre erzogen und wurde dann von ihrer Mutter, die sich mit dem Mechaniker Hermann Kurz verheiratet hatte, nach Berlin genommen. Nach etwa zweijährigem Aufenthalt dortselbst kehrte sie nach Danzig zu ihrer Großmutter zurück und wurde hier eingesegnet. Demnächst begab sie sich wieder nach Berlin, um dort als Dienstmädchen in Stellung zu treten. Sie ist in mehreren Stellungen gewesen, zuletzt seit dem 1. März 1903 in Berlin. Diese Stelle hat sie ohne Vorwissen ihrer Mutter, die nun in einem Vorort wohnt, schon am 7. März verlassen und ist seitdem nicht mehr nach Hause zurückgekehrt. Sie wurde in verdächtiger Gesellschaft in den Straßen Berlins umhertreibend gesehen. Nach Angabe ihres Dienstherrn hatte sie sich durch unsittlichen Lebenswandel eine Geschlechtskrankheit zugezogen und sollte sich am 7. März zur ärztlichen Behandlung in ein Krankenhaus begeben. Erst am 24. März meldete sie sich freiwillig in der Krankenstation des Städt. Obdachs in Berlin zur Kur und verblieb hier bis zum 6. Mai, an welchem Tage sie ungeheilt wegen frechen Benehmens entlassen wurde. An demselben Tage wurde sie von der Polizei wegen Umhertreibens festgenommen, am nächsten Tage aber wieder entlassen, weil sie versprach, zu ihrer Mutter zurückkehren zu wollen. Sie tat dies jedoch nicht, sondern trieb sich weiter in Berlin umher, weshalb sie am 8. Mai wieder aufgegriffen und der Krankenstation des Städt. Obdachs zwangsweise zur Heilung zugeführt wurde. Hier befindet sie sich noch. Das Mädchen ist hiernach, wie auch der zuständige Geistliche bestätigt, in sittlicher Beziehung ganz und gar verkommen, und es ist die Fürsorgeerziehung für sie durchaus notwendig, um sie vor dem gänzlichen sittlichen Verderben zu bewahren. Unter Anwendung des § 1 Nr. 3 des Gesetzes vom 2. Juli 1900 hat daher das unterzeichnete Vormundschaftsgericht wie geschehen beschlossen.

Die Vormünderin und die Mutter, letztere bei einer persönlichen Rücksprache mit dem Richter, haben sich mit der Fürsorgeerziehung einverstanden erklärt."

Wegen ihrer langwierigen Geschlechtskrankheit wurde die Graf erst im Mai 1904 in eine Fürsorganstalt in der Nähe von Berlin gebracht. Sie betrug sich die ganze Zeit recht schlecht; sie wird als unbotmäßig, flatterhaft, faul und ungeschickt, aber als geistig normal geschildert. Die Anstalt schrieb später über sie: „Betragen und Arbeitsleistung der Elisabeth Graf waren nicht zufriedenstellend. Sie war unfolgsam, widersetzlich, suchte mit weniger guten Elementen Freundschaften anzuknüpfen und war ein halt- und charakterloses Mädchen. Krankhafte oder merkwürdige Züge in ihrem Wesen wurden diesseits nicht bemerkt. Die Leistungen waren gering."

Aus einer Vernehmung der Mutter wegen der Kostenfrage geht hervor, daß der Vater tatsächlich ein adeliger Marineoffizier war. Im Juli 1906 frug die Anstalt beim Landeshauptmann an, ob man die Graf in Stellung tun könne: „sie ist in allen häuslichen Arbeiten bewandert und in der Lage, sich auf ehrliche Weise ihr Brot zu verdienen". Doch kam sie erst im September 1907 zu einem Tischlermeister nach Berlin, wo sie nach einem Monat entlief. Sie wurde bald wieder in die Anstalt zurückgeführt und kam dann im Dezember in ein Stift nach Münster, von wo aus sie gleich darauf zu einem Gutsbesitzer aufs Land in Stellung kam. Hier blieb sie von Dezember 1907 bis August 1908, also etwas über die im Juni 1908 ablaufende Zeit der Fürsorgeerziehung hinaus. Anfangs war man mit ihr sehr zufrieden, sie gab sich „besondere Mühe", später wird sie als frech und verlogen geschildert, auch hatte sie nachts mehrfach Männer ins Zimmer gelassen. Sie wurde Mitte August von der Dienstherrschaft der Fürsorgerin zugeführt, da sie schwanger war und wieder in Münster in ein Asyl aufgenommen, wo sie bis zu ihrer Entbindung blieb.

Im Juni 1908 schied sie aus der Fürsorgeerziehung aus, und von da ab lauten die Berichte, die sich noch weiter in den Akten finden, zunächst besser. Sie war Anfang 1909 in einer anderen ländlichen Stelle, welche schrieb: „Sie hat ein Kind, führt sich aber jetzt gut"; noch im Februar 1910 war sie nicht vorbestraft. Im März 1910 war sie zum zweitenmal in Hoffnung und sollte diesmal in ein Stift in Düsseldorf. Während beim Ausscheiden aus der Fürsorgeerziehung wegen ihrer augenblicklichen guten Führung der Zweck der Fürsorgeerziehung als „erreicht" anzusehen war, sagt der letzte Bericht vom März 1911 sehr anders: Die Führung sei nicht gut, sie sei nach wie vor sehr leichtsinnig. Sie sei noch in verschiedenen Stellungen gewesen, wo es mit „Ach und Krach" gegangen sei, habe aber dann in Düsseldorf ein Zimmer gemietet und dort mit einem „Maler" verkehrt, der sie habe sitzen lassen. Sie sei dann in „Not und Elend" zu der Fürsorgedame nach Münster gekommen, die ihr noch einmal zu einer Stelle verholfen habe; sie sei dann wieder auf eigene Hand nach Düsseldorf, habe noch einmal geschrieben, aber im letzten Halbjahr nicht mehr.

Am 24. 3. 1911 wurde sie in Düsseldorf der Kontrolle unterstellt.

Aus den Polizeiakten geht hervor, daß sie im März 1912 in Düsseldorf wegen Sachbeschädigung und S.-P.-Ü. mit 3 Tagen Gefängnis, 2 Wochen Haft, im Juni 1912 wegen Übertretung von § 361[6] mit 3 Tagen Haft, im August mit 5 Wochen Haft und Überweisung an die Landespolizeibehörde bestraft wurde. Sie bekam im September eine Zusatzstrafe von 6 Monaten Arbeitshaus, der im April und Juni 1913 je 2 weitere Monate hinzugefügt wurden. Nach ihrer Entlassung ließ sie sich am 13. 8. 1913 in Köln unter Kontrolle stellen. Sie war damals im ganzen 7mal wegen S.-P.-Ü. bestraft, wozu bis zum Untersuchungstag anscheinend keine neuen Strafen kamen; 3mal kam sie geschlechtskrank ins Krankenhaus.

37. Hedwig Rauscher.

Geboren 1. 5. 1889 in einer kleinen Stadt der Oberpfalz, katholisch, bei der Untersuchung, 10. 1. 1913, 23 Jahre alt.

Eigene Angaben.

Der Vater sei Musikmeister einer Privatkapelle, die Mutter vor der Ehe Näherin gewesen. Beide Eltern seien gesund. Ein Sohn der Schwester des Vaters habe sich erschossen,

„weil er zum Militär kommen sollte". Die Tochter einer anderen Schwester des Vaters sei mit ihrem Liebhaber zusammen aus unbekannten Gründen in den Tod gegangen. Bestraft sei keines aus der Familie. Sie sei das dritte unter 5 Kindern; 3 seien klein gestorben. Ein Bruder habe sich mit 20 Jahren ertränkt „wegen eines Mädchens". Eine Schwester sei an einen Wirt verheiratet, ein Bruder sei Mechaniker, eine Schwester Köchin, eine Verkäuferin. Die Verhältnisse seien ganz gut gewesen, sie hätten „nie Not gehabt". Sie stehe noch jetzt im Briefverkehr mit zu Hause.

Als Kind sei sie immer gesund gewesen, nur sei sie mit 4 Jahren von einer Gespielin mit der Schere am Auge verletzt worden, so daß es ausgelaufen sei. Sie sei deshalb viermal operiert worden. Sie sei kein aufgeregtes Kind gewesen, habe „nicht einmal einen Traum gehabt". Sie habe die katholische Volksschule bis zum 13. Jahr, dann 3 Jahre als Hospitantin eine höhere Töchterschule besucht. Sie habe gut gelernt, sei nicht sitzen geblieben, habe am liebsten Rechnen und Geographie gehabt.

Nach der Schule sei sie mit 10 Mark Monatslohn als Verkäuferin in ein Manufakturgeschäft gegangen, nach 2 Jahren habe das Geschäft umgeschmissen, und sie sei dann, daheim wohnend, als Expedientin nach Nürnberg in ein Wäschegeschäft gegangen. Nach einem halben Jahr sei sie wieder ganz nach Hause zurückgekehrt, da sie sich mit einer Nadel ins Auge gestoßen habe.

Mit 19 Jahren habe sie zum erstenmal Geschlechtsverkehr mit einem guten Bekannten aus der Nachbarschaft gehabt. Nach der Nürnberger Zeit, mit 20 Jahren, habe sie in einer Bierbrauerei daheim einen Passauer Fahnenjunker, den Bruder der Besitzerin, kennen gelernt. Sie hätten sich heimlich Briefe geschrieben. Er sei dann nach München auf die Kriegsschule gekommen und hätte ihr geschrieben, sie solle nachkommen. Sie sei durchgebrannt, habe ihn aber in München nur einmal von ferne gesehen. Sie sei als Kellnerin in eine Weinstube gegangen, habe dort viel trinken müssen und sei oft betrunken gewesen. In der ersten Stelle habe der Besitzer der Weinstube, der von seiner Frau geschieden gewesen sei, ein Verhältnis mit ihr angefangen. Sie habe ihn sehr gerne gehabt, obgleich er sie nie gut behandelt habe. Als sie einmal zu ihm gekomen sei, sei eine andere bei ihm gewesen. Sie habe, ohne sich viel aufzuregen, sofort in der nahen Apotheke Lysol geholt, sei wieder in die Wohnung des Mannes gegangen und habe es in seiner Abwesenheit ausgetrunken. Sie habe nicht mehr leben wollen, so habe sie sich gegrämt. Sie wisse nur noch, daß sie dann Wasser und Milch getrunken habe und daß die Leute geschrien hätten, sie habe sich vergiftet. Erst in der psychiatrischen Klinik sei sie im Bett wieder zu sich gekommen. Sie sei sehr viel gefragt worden, habe „weißes Zeug" schlucken müssen und 14 Tage nichts essen können. Sie habe vor die Studenten gemußt. Eine Studentin sei vor ihr gesessen und habe gesagt, sie habe die „ersten Anfänge der Hysterie". Herr Hofrat habe die Studenten vor dem Besuch von Weinkneipen gewarnt. Dies sei Januar 1909 gewesen. Nach etwa 8 Tagen sei sie entlassen worden und nach einer kurzen zweiten Stelle in München sei sie, nachdem sie im ganzen etwa 1½ Jahr dort gewesen sei, nach Frankfurt gefahren, „weil alle Mädchen dort nach Frankfurt gehen". Sie habe keine anständigen Kleider gehabt und sich deshalb keine Stelle suchen können. Sie habe mit einer anderen im Hotel gewohnt und ohne eingeschrieben zu sein, ihren Unterhalt wie jetzt verdient. Nach einigen Wochen hätten sie auf die Brüsseler Ausstellung gewollt, seien aber nur bis Lüttich gekommen. Der deutsche Konsul habe ihnen die Rückfahrt bis Aachen bezahlt, dort hätten sie wieder was verdient, um nach Köln fahren zu können. Dort sei sie in einem automatischen Restaurant von einigen Herrn angesprochen und zum Eintritt in ein Bordell überredet worden. Sie habe sich gleich den zweiten Tag einschreiben lassen und sei immer dort geblieben. Die Hälfte des Verdienstes müsse sie abgeben, sonst gehe es ihr ganz gut; die Frau sei ordentlich zu ihr. In München habe sie nur mit dem Verhältnis verkehrt, erst in Frankfurt Geld genommen. Seit Oktober 1912 sei sie „verlobt", sie werde bald austreten und solide werden, sie habe ihn gern, aber nicht so, wie den in München.

Sie sei immer ein bissel lustig, aber nicht leichtsinnig gewesen, habe Freude am Theater, gehe gern in die Oper und ernste Stücke. Sie sei sehr für Sauberkeit, aber nicht eitel; sie rege sich nicht leicht auf, sei auch nie traurig. Sie trinke nur wenn sie müsse.

Ihr Geschlechtsbedürfnis sei nicht groß, einmal habe sie „ein Mädchen lieb gehabt".

Befund.

Sie kommt forsch herein, benimmt sich zunächst ziemlich frei, sagt, man wolle sie hier wohl auf ihren Geisteszustand untersuchen; genau dieselben Dinge habe man sie in München auch gefragt. Sie erzählt aber dann doch ganz gutwillig. Sie geht mit einem lächelnden, wegwerfenden, wursthaften Ton über alles weg, auch über die Vergiftungsgeschichte. Die Auffassung ist durchaus gut. Die Fragen nach den Schulkenntnissen will sie zunächst nicht beantworten, sie sei nicht mehr in der Schule, sie antwortet aber dann doch, und zwar sehr mühelos und gewandt. Die Ergebnisse sind vorzüglich. Sie erscheint intelligent. Die körperliche Untersuchung kennt sie auch schon, „jetzt wollen Sie meine Ohren sehen". Nach der Prüfung der Patellarreflexe hält sie lächelnd von selbst die Unterarme hin. „Kommt das auch noch?" Dann fragt sie eingehend, sich vertraulich über den Tisch lehnend, was denn „Hysterie" sei. Ihre Stellung zu ihrem Leben ist sehr oberflächlich. Anfangs in Frankfurt sei es ihr ja nicht ganz leicht geworden, aber was solle man tun, wenn man kein Geld habe, und Reue habe doch auch keinen Sinn, nun sei es einmal so. Über ihr Sexualleben ist kaum etwas zu erfahren.

Objektives.

Es liegt ein Zeugnis jener Fortbildungsschule vor, die sie übrigens nur 1 Jahr und nur Mittwochs vormittags besuchte. Die Leistungen werden mit II, Betragen wird mit I, Anstand mit II, Fleiß im letzten Quartal mit III bezeichnet. Sie ging ohne Abmeldung vor Jahresschluß nach Nürnberg. „Wir erinnern uns nur, daß sie einen sehr unregelmäßigen Schulbesuch gepflogen und deshalb mehrmals mit der Überweisung in die Sonntagsschule bedroht wurde."

Nach dem Krankenblatt der Psychiatrischen Klinik in München wurde sie am 30. 1. 1910 wegen Lysolvergiftung eingeliefert. Am Mund fand sich eine frische Brandnarbe. Die Personalien sind die auch hier angegebenen. Klinische Diagnose: Selbstmordversuch, Psychopathie. Die Krankengeschichte erzählt folgendes:

„Patientin wird in völlig bewußtlosem Zustande eingeliefert, riecht stark nach Lysol, hält die Augen geschlossen, sitzt in sich zusammengesunken und auf die Wärter gestützt auf der Bank. Von beiden Mundwinkeln aus, besonders nach links, gehen brandig gerötete Streifen zum Halse, die Schleimhäute des Mundes und der Zunge stark gerötet, ohne Zeichen starker Verätzung. Patientin röchelt, reagiert nicht auf Anrufen noch auf sensible Reize. Puls schnell, weich und klein. Die S. C. gibt an, sie habe Lysol getrunken, sie sei von dem Weinrestaurant, wo sie Kellnerin sei, gerufen worden. Sofortige Magenspülung fördert weißlich trübe, stark nach Lysol riechende Flüssigkeit heraus. Patientin ist völlig komatös, Pupillen sind sehr eng, Atmung schnell und oberflächlich, Puls an der Radialis nicht mehr zu fühlen. Therapie: 2 Spritzen Kampfer. Pat.-S. R. sehr lebhaft, rechts weniger wie links, rechts läßt sich ein Fußklonus ablösen. Babinski —, starkes Zittern am ganzen Körper. Corn.-R. fehlen beiderseits. Pupillen reagieren, rechte Pupille eingezogen durch eine vordere Synechie. Ungefähr 5 Minuten nach der Magenspülung macht Patientin die ersten Willkürbewegungen mit den Händen, die sie vor die Nase hält. Reagiert auf Nadelstiche, öffnet allmählich die Augen, fixiert die Umgebung, gibt auf mehrmaliges Fragen an, wie sie heißt. Atmung und Puls besser. Ins Bett gebracht, fängt Patientin heftig zu jammern an, deutet mit schmerzlichem Gesichtsausdruck auf die Gegend des Kehlkopfes, weint laut. Gibt noch keine weitere Auskunft. Puls schnell, 105 in der Minute aber ganz kräftig. Nach ½ Stunde wird Patientin etwas klarer, gibt an, sie habe Lysol getrunken, weil ihr Schatz sie verstoßen habe. Nochmals Kampfer, 1 Spritze. Weitere Nahrung, Milch und starke Flüssigkeitszufuhr (mit Natriumsulfat) und leichtem Abführmittel. Muß sich dann häufig erbrechen, äußert starken Durst. Der Allgemeinzustand bessert sich jedoch zusehends und Patientin verfällt gegen 1 Uhr nachts in tiefen Schlaf.

31. 1. Kann sich an die Personen erinnern, die an ihrem Bett standen. Sei erst aufgewacht, als sie in die Brust gestochen wurde (Kampferinjektion). Wurde von ihrem Geliebten, der gleichzeitig ihr Dienstherr ist, sehr schlecht behandelt. Als sie gestern Abend in sein Zimmer kam, sah sie ihn mit einem anderen Mädchen zusammen. Darüber regte sie sich auf und trank Lysol (für 25 Pfg.), das sie sich bereits Samstags aus der Apotheke verschafft hatte. Eltern leben, gesund. 3 Geschwister, alle gesund. In der Familie nichts von Geisteskrankheiten bekannt. Patient selbst noch nie krank gewesen. Keine Krämpfe,

keine Ohnmachten. In der Schule gut gelernt, 7 Jahre in der Volksschule und 3 Jahre in der Töchterschule. Mit 15 Jahren zum ersten Male menstruiert; mit 20 Jahren erster Geschlechtsverkehr. Nie geschlechtskrank. Kam vor einem Jahr nach München. Durch ein Zeitungsgesuch wurde sie auf die Weinstube aufmerksam gemacht. Sie habe damals noch nicht gewußt, was eine Weinstube sei. Habe anfangs auch nicht begriffen, was die Gäste von ihr wollten, habe ihre Redensarten nicht verstanden. Wenn Gäste kamen, mußte Patientin in Gesellschaft von zwei Kellnerinnen fest mitzechen. Trank oft 20 Glas Wein, auch Kognak. War öfters betrunken, besonders wenn sie allein im Geschäft war. Das Trinken paßte ihr nicht, sie blieb aber trotzdem im Dienst, weil sie sich in den Besitzer verliebt hatte." Auch in München war das Ergebnis der Intelligenzprüfung sehr gut. Bei der Entlassung, 3. 2. 1910, fand sich körperlich nichts mehr, abgesehen von fehlendem Konjunktival- und Würgreflex.

Aus den Polizeiakten geht hervor, daß sie vor der Kontrollunterstellung nicht bestraft, am 14. 4. 1910, also mit 22 Jahren, auf ihren Wunsch in Köln der Kontrolle unterstellt, 2mal wegen Geschlechtskrankheit ins Krankenhaus eingewiesen und 3mal wegen S.-P.-Ü. verhaftet wurde.

Die in den Akten enthaltenen Briefe zeigen eine gute Orthographie und eine gewandte, etwas gezierte Schrift.

38. Mathilde Thieler.

Geboren 8. 4. 1885 in einem Dorf bei Bonn, katholisch, bei der Untersuchung, 15. 2. 1913, 27 Jahre alt.

Eigene Angaben.

Der Vater sei Ackerer, die Mutter Hebamme. Sie habe früher eine Privatentbindungsanstalt gehabt, sei aber damit verkracht. Sie sei das sechste unter 13 Geschwistern, 4 seien gestorben. Die Brüder seien Schlosser und Bäcker, 3 Schwestern seien verheiratet, andere gingen ins Geschäft. Die Vermögensverhältnisse seien früher gut gewesen.

Sie sei daheim aufgewachsen. Im Hause hätten 5 oder 6 gefallene Mädchen gelebt. Sie sei ein gesundes, doch etwas nervöses Kind gewesen. Mit 10 Jahren habe sie sich eines Abends sehr über einen Hund erschreckt. Am anderen Morgen habe sie beim Spiel im Garten im rechten Arm und Bein das Gefühl gehabt, als ob ein Tier durchkrieche. Schon nach ein paar Tagen sei ein solcher Anfall wiedergekommen, dann etwa alle 8 Tage, meist nach Aufregungen. Sie sei überhaupt ein sehr erregbares Kind gewesen. Später sei sie auch manchmal umgefallen und bewußtlos geworden und „ganze Tage drin gelegen". Sie habe sich nie verletzt, nie eingenäßt, auch nicht um sich geschlagen. An dem „komischen Gefühl" im Arm habe sie oft schon stundenlang vorher den Anfall gemerkt. Sie habe wegen der Anfälle oft in der Schule aussetzen müssen. Mit dem ersten Unwohlsein, etwa mit 15 Jahren, seien die Anfälle verschwunden und nie mehr sei etwas Ähnliches gekommen.

Sie habe die Schule ihres Dorfes besucht, sei nie sitzen geblieben, habe aber nicht sehr gut gelernt. Mit 15 Jahren sei sie in ein Kolonialwarengeschäft in Köln gekommen, wo auch einige ihrer Geschwister gewesen seien, und dann sei sie wieder 2 Jahre daheim gewesen. Während dieser Zeit, etwa mit 16 bis 17 Jahren, sei sie oft mit einem Schulfreund spazieren gegangen. Eines Abends, als die Eltern weg gewesen seien, habe er sie nach Haus begleitet. Die Geschwister seien schon im Bett gewesen. Im Wohnzimmer hätten sie verkehrt, sie habe etwas getrunken gehabt, und sie habe sich nicht gewehrt. 8 Jahre habe sie mit dem Mann ein Verhältnis gehabt; vor 4 Jahren habe sie von ihm ein Mädchen geboren. Es habe einen großen Krach gegeben; er habe sie heiraten wollen, ihre Eltern hätten es aber nicht gewollt, weil er nur Fabrikarbeiter gewesen sei. Er habe nicht zahlen wollen, sei aber verurteilt worden. Das Kind sei bei ihren Eltern und gesund, sie habe es sehr gern. Sonst habe sie, bis sie auf die Straße gegangen sei, keinen Verkehr gehabt. Sie sei dann wieder zeitweise, im ganzen 6 Jahre, in dem alten Geschäft in Köln gewesen. Vor zwei Jahren habe sie einmal in Bonn bei Verwandten einen Bekannten der Familie kennen gelernt, einen Kapellmeister einer Damenkapelle. Er habe Mädchen gesucht, und sie sei mitgereist und habe das Horn gelernt. Ein halbes Jahr seien sie, meist im Rheinland, herumgezogen. Die Eltern hätten nichts davon gewußt, sie sei damals im Streit von den Eltern weggegangen. Nach einem halben Jahr sei sie von Elberfeld aus weggelaufen und nach Hause. Sie habe gesagt, sie sei in einem Geschäft gewesen. Nach ein paar Wochen sei sie wegen Streitigkeiten mit den Schwestern („ich wollte immer Recht haben") nach Köln gegangen. Gleich nachmittags habe sie auf der Hohestraße einen Kellner kennen gelernt. Die erste Nacht sei er mit ihr ausgegangen, dann sei sie allein auf die Straße, habe jedoch noch eine Zeitlang mit ihm verkehrt. Sie habe nicht mehr in ein Geschäft gewollt, „da hat man zu wenig Freiheit". Sie wäre eher wieder in eine Kapelle gegangen, aber sie habe nichts Entsprechendes bekommen. Sie sei bloß wegen des Geldes auf die Straße gegangen. Erst nach einem Jahr sei sie gefischt worden. Im Frühjahr 1912 habe sie Kontrolle bekommen und seither immer allein gewohnt. Sie habe es angenehm empfunden, das Geld so leicht verdienen zu können, sie habe aber alles jenem Kellner gegeben. Er habe sie gut behandelt, und sie habe ihn gern gehabt. Nach ein paar Monaten habe sie aber gemerkt, daß er noch eine losschicke. Deshalb sei sie von ihm weggegangen. Sie habe von ihm einen Jungen bekommen, der auch bei den Eltern sei. Die Eltern verlangten immer, sie solle von der Kontrolle weg nach Hause kommen, sie habe eben jetzt einen Brief von den Eltern bekommen, sie solle jetzt nach ihrer Entlassung aus dem Krankenhaus nach Hause. Sie scheue sich aber vor der Heimat und dem Drumangesehenwerden. Vor 4 Monaten habe sie wieder einen Kellner kennen gelernt, der augenblicklich „von seinen Renten" lebe. Sie habe ihn gern und wolle im Frühjahr heiraten. Sie könne ihn zwingen, denn sie habe auch ihm Geld gegeben. Sie drohe aber nur damit, anzeigen würde sie ihn nie.

Sie rege sich sehr leicht auf, sei gern allein für sich, reizbar, aufbrausend, über Kleinigkeiten könne sie sich aufregen. Auch sei sie oft ohne Grund einen Tag oder einige Stunden lang verstimmt, bleibe dann am liebsten zu Hause und gehe nicht weg. Alte Sachen, über die sie sich früher einmal geärgert habe, kämen dann wieder. Getrunken habe sie nie, es bekomme ihr nicht gut. Sie werde schon nach zwei Gläsern aufgeregt und streitsüchtig und habe auch einmal in der Wut mit Biertellern geworfen. Fromm sei sie nicht, doch gehe sie daheim noch zur Messe. Beim Geschlechtsverkehr habe sie nur Empfindungen, wenn sie den Mann gern habe.

Befund.

Sie ist ein ganz anständig aussehendes Mädchen, das keinen schlechten Eindruck macht. Sie ist bescheiden, willig, verständig, nicht befangen oder verlegen. Sie erzählt ohne Scheu und ohne Zweifel völlig wahrheitsgemäß. Sie bleibt immer in derselben Stimmung, wird nicht gerührt. Nur als man ihr sagt, der jetzige Freund würde sie am Ende vielleicht doch nicht heiraten, wird sie sichtlich erregt und spricht fast drohend. Sie ist sicher wenig begabt, ohne gerade schwachsinnig zu sein. Die Prüfung der Schulkenntnisse und Intelligenz fällt ganz ordentlich aus. Auffallend ist es, daß sie ihren Namen Mathilde ständig falsch schreibt, nämlich „Mahtilde". Auch in den Akten unterschreibt sie sich immer so und gibt an, sie habe ihren Namen schon in der Schule so geschrieben.

Objektives.

Es liegen nur die Polizeiakten vor, nach denen sie am 25. 1. 1912, also mit 26 Jahren, zum erstenmal aufgegriffen wurde. Sie gab zu, innerhalb der letzten 14 Tage fünfmal gegen Bezahlung verkehrt zu haben, gab aber an, ihren Unterhalt von einem Onkel, bei bei dem sie wohne, zu erhalten. Sie bekam 2 Wochen Haft. Sonstige Vorstrafen hatte sie nicht. Der Bürgermeister der Heimatgemeinde schreibt: „Der Vater ist Tagelöhner und besitzt außer einem verschuldeten Wohnhäuschen kein Vermögen . . . . . Die Thieler steht in sittlicher Beziehung in keinem guten Rufe." Sie wurde am 29. 3. 1912 nach einer neuen Übertretung der Kontrolle unterstellt. Außer 10maliger Verhaftung wegen S.-P.-Ü., häufigem Wohnungswechsel, 1maliger Krankenhauseinweisung, verschiedener Reisen „nach Hause" berichten die Akten nichts Wissenswertes. Im Mai 1912 war sie in der Hebammenanstalt, im Juni wohnte sie in einem Hause, in dem Prostituierte nicht wohnen durften.

39. Auguste Daskaljak.

Geboren 3. 8. 1888 in einem Dorf bei Lyck in Ostpreußen, evangelisch, bei der Untersuchung, 20. 2. 1914, 25 Jahre alt.

Eigene Angaben.

Der Vater sei Dachdecker gewesen und an Krebs gestorben, wie sie ½ Jahr gewesen sei. Die Familie sei rein polnisch; die Mutter könne nur ganz wenig deutsch. Die Mutter sei vor der Ehe Dienstmädchen gewesen und habe später auf dem Felde gearbeitet. Sie sei das dritte unter 8 Geschwistern, zwei Brüder hätten früh die Heimat verlassen und seien als Bergleute nach Westfalen. Einer davon habe schon auf einen Hof geheiratet gehabt, aber alles verkauft, weil er etwas von der Welt habe sehen wollen; er sei verunglückt. Die Vermögensverhältnisse seien schlecht gewesen. Sie stehe noch gut mit der Mutter, schreibe ihr alle 4 Wochen und schicke ihr auch öfters Geld. Ihre Angehörigen seien alle nicht bestraft; „so was gibts in unserer Familie nicht".

Sie habe in einer polnischen Volksschule gut gelernt und sei ein stilles Kind gewesen. Nach der Schule habe sie zu Haus geholfen. Mit 15½ Jahren habe sie einen Landwirt kennen gelernt, den sie sehr lieb gehabt habe, und mit dem sie in Freundschaft ein Jahr zusammen gewesen sei. Sein Vater habe Landwirtschaft und ein Wirtshaus gehabt, habe getrunken, abgewirtschaftet und sich schließlich erschossen. Er habe, wie seine Wirtschaft, in schlechtem Ruf gestanden, der Junge sei aber anständig und gut gewesen. Ihre Mutter und ihre Brüder hätten wegen der Familie unter keinen Umständen die Heirat gewollt, deshalb habe es viel Streit gegeben. Hätte die Mutter die Heirat geduldet, wäre sie nicht in die Fremde gegangen und nie auf die Wege gekommen. Die Mutter habe gemeint, sie solle noch etwas lernen, denn sie sei ja viel zu jung. Die Brüder hätten aus Westfalen geschrieben, sie solle kommen, und so sei sie mit 16½ Jahren dorthin. In der Stadt, wo beide Brüder gewohnt hätten, habe sie kochen gelernt und nachher Halbtagstellen bei verschiedenen Leuten gehabt. Sie habe das erste halbe Jahr bei dem gut gestellten verheirateten Bruder gewohnt, dann allein, aber unter seiner ständigen Aufsicht. Er sei immer gegen sie gewesen und habe immer geglaubt, sie sei „so ein Mädchen wie die hier sind". Er habe sie dann viel mit einem ihm bekannten Bergmann zusammengebracht, mit dem sie dann vom 19. Jahr ab zwei Jahre gegangen sei. Der Bruder habe gewollt, daß sie ihn heirate, sie jedoch nicht, und so habe es viel Reibereien gegeben. Mit 20 Jahren habe sie nach einem Bergmannsfest, leicht angetrunken mit ihm einmal Verkehr gehabt.

Sie sei wegen der Streitigkeiten mit dem Bruder dann nach Köln und zuerst Dienstmädchen in einem Konzerthaus gewesen. Als die Leute nach einem halben Jahr das Geschäft aufgegeben hätten, sei sie nach Dortmund und 14 Tage in einem Zigarrengeschäft gewesen. Dann habe sie einen Herrn kennen gelernt, der sie „herausgelockt" habe. Er habe ihr vorgeredet, er wolle ihr eine bessere Stelle verschaffen, habe sie in Cafés herumgeführt, sie „voll gemacht", und am zweiten Abend mit ihr verkehrt. Er habe ihr gut gefallen, vor allem aber sei sie damals so furchtbar einsam gewesen und habe sonst keinen Menschen gehabt. Ob er gearbeitet habe, wisse sie nicht; schon am zweiten Abend habe er sie auf den Strich geschickt, sie aber immer ganz anständig behandelt. Sie sei damals 21 Jahre gewesen. Sie sei über zwei Jahre mit ihm zusammen gewesen. Gegen Ende des zweiten Jahres sei sie gefischt und zu ihrer einzigen Unzuchtstrafe verurteilt worden. Sie habe sich in der Haft nicht schicken können, habe geweint und gesungen. Hauptsächlich aus Angst vor der Polizei sei sie dann von dem Mann weg und nach Köln. Sie habe nicht mehr zu ihrem Bruder gewollt und geglaubt, sie könne wegen der Strafe jetzt nicht mehr in eine Stelle. Durch andere Mädchen sei sie in ein Haus gekommen, wo sie ¾ Jahr geblieben sei. Sie habe gleich Kontrolle geholt; „das Geld, das reizt einen schon". Vor 2 Jahren habe sie als Dienstmädchen wieder zu arbeiten versucht, die Polizei sei aber gekommen, so daß die Frau sie entlassen habe. Damals habe sie sich auch mit ihrem Bruder wieder versöhnt, ihm aber nicht gestanden, was mit ihr los sei.

Sie habe keine andere Wahl gehabt; schwer sei ihr die Sache nicht mehr gefallen, nachdem sie sie doch schon zwei Jahre getrieben habe. Sie sei aber des Lebens nicht froh geworden, nehme es überhaupt nicht leicht und denke jeden Tag zurück. Ihre Mutter sei schuld, sonst wäre sie nie von zu Hause fortgegangen. Sie rege sich leicht auf, und wenn sie sich ärgere, könne sie sehr wild werden. Manchmal sei sie „leidmütig", doch nur, wenn ihr irgendetwas gegen den Strich gegangen sei. Den Tag über mache sie Handarbeiten oder lese, am liebsten fromme Sachen. Sie bete wohl noch, aber nur „wenn's keiner sieht". Mit den anderen Mädchen komme sie gut aus, sie halte sich für sich und sei wenig mitteilsam. Sie sei sehr leicht zu kränken und trage nach. „Vergessen kann man doch nicht gut". Sie wäre längst weggegangen, wenn die Polizei nicht so hinter einem her wäre. Sie fürchte, auch nach Hause könne etwas berichtet werden. Die Mutter habe noch nichts Schlechtes von ihr erfahren. Sie habe noch immer etwas Hoffnung, daß es mit ihrer alten Liebe doch noch etwas werde; er sei noch immer ledig. Sie wolle jetzt ganz bestimmt weg und zum Bruder und dann vielleicht wieder nach Hause; sie mache so nicht mehr mit. Sie habe sich schon viel angeschafft und auch einmal Möbel gehabt; sie verdiene bis zu 75 Mark täglich. Sie sei nicht besonders eitel, aber immer sauber, man sehe ihr nicht an, was sie sei. Sie habe Angst, sie müsse das Arbeitshaus, wo sie schon einmal vorübergehend gewesen sei, vollends abdienen.

Vor 2 Jahren habe sie einmal nach einem Wortwechsel, wie ihr Dortmunder Zuhälter spät nach Hause gekommen sei, Krämpfe gehabt, sie habe um sich geschlagen, alles festgehalten und sei 10 Minuten bewußtlos gewesen. Noch zweimal habe sie, nachdem sie sich erschreckt habe, Ohnmachtsanfälle ähnlicher Art gehabt, doch nie mehr Krämpfe, auch keine Schwindelanfälle oder ähnliches. Sie sei auch schon hier auf der Nervenklinik gewesen. Einmal sei sie betrunken gewesen, das zweitemal nicht. Sie habe sich damals vor einem Schutzmann erschreckt, der sie auf verbotenen Wegen ertappt habe und sei gleich ohnmächtig zusammengestürzt. Sie trinke nicht viel, werde dann gemütlich, sei immer am Lachen und könne viel vertragen. Einmal habe sie im Rausch einen Schutzmann beleidigt und sei gemein zu ihm gewesen; nachher habe sie nur eine ungenaue Erinnerung gehabt. Sie sei geschlechtlich ziemlich erregbar, aber nur wenn sie einen möge. Ein dauerndes Verhältnis habe sie nie mehr gehabt und wolle das auch nicht mehr. An Perversitäten und Mädchenfreundschaften habe sie nie Freude gehabt; „soweit bin ich noch nicht".

Befund.

Sie ist ein kleines kräftiges Mädchen von grobem Gesichtsschnitt und fahlem Aussehen. Zungennarben sind nicht feststellbar. Sie ist willig, aber nicht ganz offen, faßt ordentlich auf, ist aber nicht sehr klug. Sie ist anfangs etwas zurückhaltend und gibt nur befangen Auskunft, die Widerstände verlieren sich aber rasch. Sie ist durchaus bescheiden und erscheint still, nachdenklich, wenig froh. Sie hat zweifellos eine gewisse Empfindung für ihr Gesunkensein, doch hat man den Eindruck, daß sie von Tag zu Tag hindöst. Von den Erinnerungen an ihre Jugendliebe ist sie offensichtlich schmerzlich berührt; ihre Augen leuchten, wie sie sagt, daß sie ihn nie vergesse und immer noch Hoffnung habe. Bei Besprechung der sexuellen Dinge ist sie sehr zurückhaltend.

Die Prüfung der Schulkenntnisse und der Intelligenz hat ordentliche Ergebnisse.

Objektives.

Beide Eltern sind Polen. Auf eine Nachfrage in der Heimat wurde verzichtet, um ihr die beabsichtigte Rückkehr nicht zu erschweren.

Im April 1908, also mit 19 Jahren, wurde sie in einem Dorfe im Rheinland angezeigt, weil sie sich als Dienstmädchen vermietet, 3 Mark bekommen, aber den Dienst nicht angetreten hatte. Sie wurde in Köln vernommen und gab an, nicht gekommen zu sein, weil sie gehört habe, man habe es dort nicht gut. Schon die Ladung zum Termin fand sie nicht mehr in der alten Stelle. Sie hatte nacheinander in Köln verschiedene Wohnungen und mußte steckbrieflich verfolgt werden. Erst im Januar 1909, als sie sich in Dortmund in anderer Sache in Haft befand, wurde sie gefunden und am 17. Februar 1909 wegen Betrugs zu 10 Mark Geldstrafe oder 3 Tagen Gefängnis verurteilt.

Im Dezember 1908 wurde sie in Dortmund wegen gewerbsmäßiger Unzucht verwarnt, am 18. März 1909 nach Verbüßung zweier Unzuchtstrafen von je 2 Wochen unter Kontrolle gestellt. Im Mai 1909 wurde sie wegen Übertretung der polizeilichen Vorschriften angezeigt; sie wurde damals als gemeingefährliche Straßendirne bezeichnet und bekam 3 Tage Haft. Sie stellte sich nicht zur Strafe und verzog und wurde erst im April 1901, im Gefängnis in Köln, gefunden, wo sie eben wieder eine Unzuchtstrafe von 2 Tagen verbüßte. Sie kam damals geschlechtskrank ins Krankenhaus und saß dann ihre Strafe ab. Sie war in Köln Mitte Oktober 1909 wegen gewerbsmäßiger Unzucht und falscher Namensangabe festgenommen worden und hatte angegeben, sie stehe seit Mai in Dortmund unter Kontrolle, sei seit 2 Monaten dort weg und seither auf Reisen gewesen. Sie bat um Kontrolle, die ihr am 13. 10. 1909 gewährt wurde. Damals schrieb die Heimatpolizei, der Vater sei tot, die Mutter sehr arm, „zurzeit dem Trunke ergeben". Vor 7 Jahren habe sie die Heimat verlassen. Im Oktober 1910 wurde sie, weil sie ohne Gewerbeschein Bier verkauft hatte, mit einer Geldstrafe von 20 Mark bestraft; da sich nichts Pfändbares vorfand, mußte sie 4 Tage Haft absitzen. Sie war bis dahin 12mal wegen S.-P.-Ü. bestraft. Um dieselbe Zeit hatte sie Reibungen mit einem Schutzmann, zu dem sie sagte: „Sie sind wohl verrückt", wofür sie am 9. Januar 1911 wegen Beleidigung mit 10 Mark oder 2 Tagen Gefängnis bestraft wurde. Im Juli 1911 verkaufte sie wieder Flaschenbier ohne Konzession auf Rechnung einer 9mal wegen Kuppelei vorbestraften Bordellinhaberin. Sie bekam eine Strafe von 10 Mark oder 2 Tagen Haft wegen „wissentlicher Beihilfe"; wieder konnte nicht gepfändet werden.

Mitte Oktober 1911 wurde sie bei einer Razzia in einer verbotenen Gasse festgenommen, sie beschimpfte mit einem gemeinen Ausdruck die Schutzleute. Diese stellten Strafantrag. Es half ihr nichts, daß sie sagte, sie habe mit den Worten die den Gefängniswagen umstehenden Leute gemeint. Sie wurde am 11. 12. 1911 wegen Beleidigung und groben Unfugs zu einer Woche Haft und zwei Wochen Gefängnis verurteilt. Das Verfahren war verbunden mit einer Anklage wegen Beischlafdiebstahls, wobei es sich jedoch nur um 3 Mark handelte. Sie wurde von der Anklage des Diebstahls, der sich nicht erweisen ließ, freigesprochen. Vom Gefängnis kam sie ins Arbeitshaus. Bei der Festnahme wegen des Diebstahls bekam sie auf der Präsidiumswache „mehrere Tobsuchtsanfälle", so daß sie in die Psychiatrische Klinik kam.

Hier war sie vom 25. bis zum 29. 11. Die Krankheitsform wurde als akuter Erregungszustand bezeichnet. Sie war in der Nacht sehr aufgeregt und laut und roch stark nach Alkohol. Am anderen Tage war sie anfangs ruhig und schrie dann laut los. Sie gab an, sich sehr aufgeregt zu haben, da vor ungefähr einem Jahr ein Liebhaber sie verlassen habe. Oft sei sie so aufgeregt, daß sie nicht wisse, was sie tue. Auch habe sie öfters nachts Ohnmachtsanfälle. Sie war am anderen Tage ganz ruhig und geordnet und konnte bald entlassen werden.

Ende April 1913 beleidigte sie wieder zwei Schutzleute, die sie wegen Übertretung festnehmen wollten, indem sie sagte, sie hätten sie geschlechtlich mißbraucht. Sie gab bei der Vernehmung an, völlig betrunken und ihrer Sinne nicht mächtig gewesen zu sein. Sie erklärte ausdrücklich, daß keiner der beiden Schutzleute was mit ihr gehabt habe, und sprach ihr Bedauern aus. Ein Schutzmann meinte, sie sei zwar stark angetrunken, aber nicht sinnlos betrunken gewesen, und hielt den Antrag aufrecht. Sie wurde, nachdem sie einmal zum Termin zu spät gekommen war, am 4. 8. 1913 zu 3 Tagen Gefängnis verurteilt. Sie war damals 102mal wegen § 361^6 und 5mal wegen anderer Vergehen vorbestraft. Der Schutz des § 51 wurde ihr nicht zugebilligt, weil sie „den Weg zur Wache noch allein und ohne jede Hilfe gehen konnte und sich auch sonst klar ausdrückte".

Am 17. 8. 1913 wurde sie zum zweiten Male in die Psychiatrische Klinik aufgenommen, wo sie bis zum 21. blieb. Wieder kam sie in der Nacht, schrie, schimpfte und schlug mit Armen und Beinen um sich. Sie roch stark nach Alkohol. Die Pupillen reagierten nicht auf Licht, einzelne epileptiforme Zuckungen wurden beobachtet, doch geht aus dem Krankenblatt nicht hervor, ob es sich um ärztliche Beobachtungen handelte. Im Bade kam sie wieder zu sich; am andern Morgen hatte sie eine unklare Erinnerung. Sie sagte, sie habe mehrere Glas Bier getrunken, habe sich sehr aufgeregt, weil sie ihren ehemaligen Schatz gesehen habe. Sie sei auf der Straße umgefallen und erst im Bade wieder zu sich gekommen. Erst später fiel ihr noch manches ein. Sie habe in verschiedenen Wirtschaften herumgetrunken und in einer ihren früheren Schatz gesehen. Später habe sie in der Betrunkenheit keine Luft mehr bekommen, und dann wisse sie nichts mehr.

Aus den Polizeiakten geht weiter noch hervor, daß sie 6mal geschlechtskrank im Krankenhaus war. Im August 1911 nahm sie als Hausmädchen Stellung; sie bat um Kontrollbefreiung, „da ich den Weg zur Unzucht nicht betrete fürderhin als auch in Zukunft". Da das betreffende Haus ganz übler Art war, wurde die Bitte nicht gewährt. 1912 war sie im Arbeitshaus, doch wurde sie anscheinend als Typhusbazillenträgerin früher entlassen. Mehrfach war sie in Untersuchung wegen Diebstahls verwickelt. Bei der Festnahme verfiel sie gelegentlich in „Wutkrämpfe" und kam nicht wieder zu sich.

Die Polizeiakten enthalten sonst nur den Vermerk über 20 gerichtliche S.-P.-Ü.-Strafen.

Auch nach der Untersuchung am 20. 2. 1914 kam sie noch einmal in die Klinik, am 25. 5. 1914; der Nachtbericht der Pflegerin war damals folgender: „Sie kam gegen 2 Uhr sehr erregt, schimpfend und schreiend, ließ sich von 2 Pflegerinnen baden, wollte dann zu Bett. Da die Patientin jedoch andauernd schimpfte, blieb sie im Bad, verlangte den Arzt, sie könne ihn ja bezahlen. Als die Patientin ihren Wunsch nicht erfüllt sah, schlug sie auf die Scheiben ein, wurde gegen die Pflegerin gewalttätig; darauf ins Wasser gebracht, weinte sie und versprach in ruhigem Tone, nicht mehr störend zu sein. Patientin kam ins Bett, weinte leise, dann lauter, klagte über Leibschmerzen und mußte wieder ins Bad, wo sie schrie und tobte, sie wäre keine Irrsinnige. Die Pflegerinnen wären Huren, wie sie auch eine sei, und ein jeder säuft sich als mal einen Rausch an, da soll er in den Klingelpütz gebracht werden, nicht in das Jeckenhaus; sie wollte nicht im Wasser bleiben, da sie angeblich in andern Umständen wäre, der Arzt solle sie sofort untersuchen. Andauernd bediente sich die Patientin gewöhnlicher Ausdrücke und Schimpfwörter über die Krankenwärter, die sie angeblich mißhandelt hätten, wo sie nur einen Ohnmachtsanfall gehabt. Gegen 6 Uhr schlief die Patientin ein." Am anderen Tage gab sie an, sie sei eben aus der Strafe entlassen worden und habe nachher erheblich getrunken. Auf dem Heimweg habe sie plötzlich ein Schutzmann von hinten angefaßt, sie sei sehr erschrocken und umgefallen. Sie habe sich sehr gesträubt, auch gegen die Krankenwärter, die sie auf die Bahre gelegt hätten. Sie habe diese beschimpft und mit der Faust ins Gesicht geschlagen. Die Erinnerung war ganz unklar. Sie hatte im Gesicht verschiedene Kratzwunden, die rechte Gesichtshälfte war verschwollen. Schon am nächsten Tag wurde sie ruhig und geordnet entlassen. Die Diagnose lautete wie auch das letztemal „Alkoholepilepsie", was sich jedoch schwerlich aufrecht erhalten läßt, denn sicher handelte es sich um pathologische Rauschzustände einer Explosiblen.

4. Explosible Ruhige mit Schwachsinn.

40. Franziska Hütter.

Geboren 5. 2. 1891 in Mülheim an der Ruhr, katholisch, bei der Untersuchung, 5. 2. 1913, 21 Jahre alt.

Eigene Angaben.

Der Vater sei Bergmann und Invalide, sei sehr aufgeregt und aufbrausend. Die Mutter sei nach ihrer Geburt gestorben. Sie habe dann eine zweite Mutter bekommen, die mehrere Kinder mitgebracht habe. Sie selbst habe nur einen richtigen Bruder, der ganz wie der Vater sei. Die Vermögensverhältnisse seien ordentlich gewesen, doch habe es zu Hause viel Streit zwischen den Kindern gegeben. Sie habe schon als Kind mit Stricken Geld verdienen müssen. Sie sei gesund gewesen, habe aber viel nachtgewandelt und sei oft mit Angst aus dem Schlaf aufgewacht. Sie habe bis zum 14. Lebensjahr eine Volksschule besucht und schlecht gelernt, sei auch einmal sitzen geblieben. Sie habe in der Schule „viel geschlafen" und zu Haus „zu wenig Zeit" gehabt. Am liebsten habe sie Singen und Handarbeit getrieben. Mit der Stiefmutter habe sie sich nie recht stellen können, sie habe ihre eigenen Kinder auffallend bevorzugt. Vor 2 Jahren seien die Eltern auseinander gegangen; schon als Kinder hätten sie gewußt, daß die Mutter mit anderen Männern gehe.

Nach der Schule sei sie ein halbes Jahr in einer Metzgerei gewesen, dann als Dienstmädchen bei einem Bauern, dann wieder 2 Monate zu Haus, darauf ein halbes Jahr in der Nähe von Düsseldorf als Dienstmädchen, dann ³/₄ Jahr bei einem Onkel in Essen, darauf 2 Jahre in Oberhausen in Stellung.

Damals, mit 17 Jahren, habe sie zum ersten Male verkehrt. Sie habe den Betreffenden schon von der Schule her gekannt; er sei 19 Jahre gewesen. Er habe schon öfters verkehren wollen, sie aber nicht. Sie seien in verschiedenen Wirtschaften gewesen, sie habe etwas getrunken und sei dann mit ihm heimgegangen. Sie habe sich nachher viele Gedanken darüber gemacht und die Sache auch der Stiefmutter erzählt. Das Verhältnis habe ein Jahr gedauert, dann sei sie von Oberhausen weg. In den nächsten Jahren seien dann verschiedene gekommen, aber kein festes Verhältnis. Nach ihrer letzten Stelle sei sie ins Bummeln hineingekommen; die Stiefmutter habe gewollt, sie solle in eine Fabrik gehen, doch habe ihr das nicht gepaßt. Sie sei viel in Cafés herumgezogen und habe damals begonnen, Männer mit heimzunehmen. Sie sei bald gefaßt worden, habe 3 Wochen bekommen und auch Kontrolle. Sie sei dann in ein Haus gegangen, es habe ihr aber nicht gefallen, sie sei zu schüchtern gewesen. Schon nach 14 Tagen sei sie ins Krankenhaus gekommen und dann im Mai vor 2 Jahren nach Köln, um einer Strafe zu entgehen. Sie sei hier 1 Jahr heimlich gewesen; es habe ihr hier viel besser gefallen, man habe viel Geld verdient. Im März 1912 habe sie in der Hebammenanstalt einen Jungen geboren; das Kind sei in Pflege, sie hänge sehr an ihm. Sie habe sich dann auch in Köln Kontrolle geholt und nicht mehr daran gedacht, in Stellung zu gehen, ,,da kann man nicht in eine Stelle gehen, wenn man für ein Kind sorgen muß".

Sie wolle heiraten und kriege sicher einen. Sie sei von diesem Leben nicht befriedigt, ,,ich wollte lieber arbeiten, bis mir der Schweiß auf die Füß' läuft, als dieses Leben — immer krank — Gefängnis". Sie sei früher auch heiterer gewesen, jetzt weine sie viel. Sie rege sich leicht über etwas auf, sie sei sehr empfindlich, lasse sich nichts gefallen und wolle gut behandelt werden. Sie träume gelegentlich ,,von Blut und Leichen" und wache in Angst und Schweiß gebadet auf. Sie sei ,,geschäftlich" oft betrunken, dann sei sie lustig und nicht ungut. Am Verkehr habe sie seit dem ersten Verhältnis keine Freude mehr; im Laufe der Jahre habe sie am Schlagen etwas Freude bekommen.

Befund.

Sie ist ein sehr kleines, kindlich aussehendes Geschöpf, das willig und freundlich erzählt und sehr zugänglich ist.

Sie wurde am 4. Februar 1913 von der Hautklinik zur Psychiatrischen Klinik verlegt und hier untersucht. Sie hatte nach einem Wortwechsel mit der Schwester gesagt, die Schwester lüge; der Abteilungsarzt befahl ihr 3 Tage Bettruhe, sie antwortete ,,mit größtem Vergnügen" und sang vor der Tür ,,denn das haben die Mädchen so gerne". In der Klinik war sie anfangs noch sehr geladen und schimpfte über die Behandlung drüben: Die Schwester habe ihr, als sie nach dem Aufwaschen des Bodens um frische Strümpfe gebeten habe, die nassen ins Gesicht geworfen; ,,die meinen, Kontrollierte müßten sich alles gefallen lassen". Sie beruhigte sich rasch, kam aber, als man auf die Sache zu sprechen kam, in lebhaften Zorn, schimpfte über den Arzt drüben, drohte, es ihm schon noch zu zeigen.

Im übrigen erzählt sie, ohne getrieben zu werden und ganz gleichmütig. Sie ist sicher leicht erregbar, jähzornig und recht kritiklos. Die Ergebnisse der Prüfung der Schulkenntnisse und der Intelligenz sind sehr mäßig.

Objektives.

Im Dezember 1910, also wie sie 19 Jahre war, wurde sie in Oberhausen angezeigt, daß sie seit 2 Wochen arbeitslos und ohne Wohnung dort Unzucht treibe. Ihr Ruf sei schlecht. ,,Die Hütter ist hier als sittlich verkommene Frauensperson bekannt." Sie war geständig und gab an, sie habe 1,50 Mark bis 2 Mark von den einzelnen bekommen. Sie bekam wegen gewerbsmäßiger Unzucht 3 Wochen Haft und noch im Dezember 1910 die Kontrolle. In Köln wurde sie im Mai 1911 zum ersten Male aufgegriffen. Sie gab an, sie sei bis vor 8 Tagen in Oberhausen gewesen und stünde dort unter Kontrolle. Sie habe hier noch keine Unzucht getrieben, doch wolle sie sich auch hier unter Kontrolle stellen lassen. Am 1. 7. 1911 bekam sie wegen gewerbsmäßiger Unzucht 14 Tage Haft; wenige Tage darauf wurde sie wieder aufgegriffen, wobei sie angab, ,,nur zum übernachten" dagewesen zu sein. Es fehlte an Zeugen, doch wurde sie im September 1911 überführt; sie bekam am 5. September 4 Wochen. Ende Oktober 1911 schrieb sie an die Kölner Polizei folgenden Brief: ,,Ich bin 5 Monate schwanger und weiß trotz aller Mühe keinen Erwerb zu finden; denn überall, wo ich bis jetzt vorgesprochen habe, wurde ich auf Grund meines Zustandes abgewiesen. Verwandte, zu denen ich bis nach meiner Niederkunft gehen könnte, habe ich nicht, denn mein Vater ist Ganzinvalide und lebt schon seit langem getrennt von meiner Stiefmutter." Seit Dezember 1910 stehe ich in Oberhausen unter Kontrolle. ,,In Anbetracht meiner traurigen Lage und vollständiger Mittellosigkeit gütige Berücksichtigung hoffend, zeichnet ganz ergebenst hochachtend . . . ." Sie wurde als minderjährig abgewiesen, bat aber im Juni 1912 wieder um Kontrolle. Es wurde festgestellt, daß, abgesehen von der Kontrolle, in Oberhausen nichts Nachteiliges über sie bekannt geworden war. Wieder schrieb sie ,,kann trotz meiner größten Bemühung keine Stellung finden". Sie habe ein Kind von 3 Monaten. Sie wurde dann am 18. 6. 1912 unter Kontrolle gestellt und seither 1mal ins Krankenhaus eingewiesen.

41. Katharina Wag.

Geboren 14. 3. 1878 in einem Dorf im rheinischen Landkreis Waldbroel, katholisch, bei der Untersuchung, 17. 4. 1914, 36 Jahre alt.

Eigene Angaben.

Der Vater sei Arbeiter gewesen. Er habe immer gekränkelt und sei vor 12 Jahren an einem Lungenleiden gestorben. Die Mutter sei Ende der Siebzig und ebenfalls viel krank gewesen; sie habe einmal den Arm gebrochen und sei seither gelähmt. Sie sei das älteste unter 4 Geschwistern. Ein Bruder sei wegen einer Kleinigkeit, „Spetakel", bestraft. Die Vermögensverhältnisse seien wegen der Kränklichkeit der Eltern recht knapp gewesen. Sie habe schon als Kind gelegentlich bei fremden Leuten auf dem Felde arbeiten müssen. Wie sie 3 Jahre gewesen sei, seien die Eltern in die Nähe von Essen gezogen.

Sie habe die Volksschule besucht und nicht besonders gut gelernt. Mit noch nicht 14 Jahren sei sie nach Düsseldorf in ein Hotel als Zimmermädchen gegangen und dort anderthalb Jahr geblieben, dann sei sie wieder einige Wochen zu Hause gewesen und von da aus in die Fabrik gegangen. In dieser Zeit, mit 16 bis 17 Jahren, sei sie auf dem Heimweg von der Fabrik von einem ihr bekannten Arbeiter gebraucht worden. Sie habe sich nicht viele Gedanken darüber gemacht, es sei ja „weiter nichts passiert". Der Mann habe mit ihr ein Verhältnis haben wollen, er habe aber nichts getaugt und sei auch evangelisch gewesen; sie sei nie mehr mit ihm zusammen gewesen. Sie sei dann wieder einige Monate nach Düsseldorf als Mädchen für alles und dann ein halbes Jahr in ein Spezereigeschäft gegangen. Als sie mit etwa 18 Jahren einmal Ostern zu Haus gewesen sei, habe sie da einen Ostpreußen kennen gelernt, der mit dem Vater gearbeitet und bei ihnen in Kost und Logis gewesen sei. Als sie später wieder einmal daheim gewesen sei, habe er ein Verhältnis mit ihr angefangen; sie seien einmal allein zu Haus gewesen und hatten da zusammen verkehrt. Das Verhältnis habe ein halbes Jahr gedauert, dann sei der Mann polizeilich geholt worden; es habe sich herausgestellt, daß er anders heiße, verheiratet und Vater von 4 Kindern sei. Nach 14 Tagen sei er schon wieder gekommen, aber vom Vater hinausgeschmissen worden. Auch sie habe nichts mehr von ihm gewollt. Als nach einem Jahr seine Frau an Schwindsucht gestorben sei, habe er sie heiraten wollen, ihre Eltern hätten das aber nicht gelitten, und sie selbst habe auch gedacht, er würde es ihr ja doch nur wie der ersten Frau machen.

Um seinen Nachstellungen zu entgehen, sei sie mit 21 Jahren nach Köln und zuerst in einem Hause in Stellung gewesen, wo viele Kostgänger verkehrt hätten. Wegen deren Zudringlichkeit sei sie nach wenigen Tagen ohne Geld weggelaufen. Sie habe dann irgendwo übernachten wollen, bis sie wieder eine Stelle gehabt hätte; eine unbekannte Frau habe sie in eine Speisewirtschaft gewiesen, wo sie zunächst als Mädchen gearbeitet habe. Man habe sie dann beschwätzt mit zwei Herren Wein zu trinken, und die hätten sie beredet, in ein Haus zu gehen. Schon nach ein paar Tagen sei sie gefischt worden und habe Kontrolle bekommen; seither sei sie hier, nur einmal sei sie ein Jahr in Düsseldorf gewesen. Sie habe früher viele Strafen gehabt und sei den Verboten gegenüber sehr leichtsinnig gewesen, jetzt habe sie sich gebessert. In der Düsseldorfer Zeit sei sie wegen Unterschlagung angeklagt gewesen. Sie sei einmal mit einer anderen zusammen mit einem betrunkenen Bierbrauer gegangen; er sei vor dem Verkehr eingeschlafen, und da habe die andere ihm den Geldbeutel mit 65 Mark genommen, und sie seien fortgegangen. Sie habe dann für die andere geschwiegen und 9 Monate bekommen. Sie habe viel Pech gehabt und mehrfach Arbeitshaus bekommen. In der Haft sei sie ruhig und nicht ängstlich. Mehrfach habe sie feste Verhältnisse gehabt; mit einem, mit dem sie 6 Jahre zusammen gewesen sei, habe sie viel durchgemacht. Er habe, während sie im Arbeitshaus gewesen sei, immer wieder ihre mühsam ersparten Möbel verkauft und sitze zurzeit wegen Einbruchsdiebstahls und Falschmünzerei. Seit einem Jahr lebe sie mit einem 43jährigen Hausdiener zusammen, dem sie die Wirtschaft führe, und der sie heiraten wolle. Sie gehe nur Samstags und Sonntags noch auf den Strich, um noch etwas zu verdienen und wieder Möbel anschaffen zu können.

Es habe ihr im ganzen nicht gut gefallen, auch in den ersten Jahren nicht. Sie sei immer still, ängstlich und viel traurig gewesen und habe früher viel geweint, was sie jetzt nicht mehr könne; „es wäre leichter, wenn man's könnt'". Sie bete noch, aber nur gelegentlich. Sie rege sich gleich auf und nehme leicht etwas krumm; man dürfe sie nicht ärgern. Sie habe im allgemeinen nicht viel Streit, doch lasse sie sich kein Unrecht tun. Sie beschäftige sich mit Handarbeiten und lese nicht. Sie habe zwischendurch auch wieder zu arbeiten versucht, aber nie lang — „wenn man einmal die Kontrolle hat...." Sie könne nicht viel vertragen und trinke daher sehr wenig. Sie sei körperlich viel krank und immer blutarm gewesen. Am Verkehr habe sie nie besonders Freude gehabt, doch habe das auch bei Fremden noch nicht ganz aufgehört. Geburten oder Frühgeburten habe sie nie durchgemacht, doch würde sie ganz gern ein Kind haben.

Befund.

Sie ist ein hageres, blasses Mädchen mit altem, verlebtem, an einen Totenkopf erinnerndem Gesicht. Sie sieht sehr übel aus und hat ausgesprochen verwüstete Züge. Sie ist sehr bescheiden, unbefangen, natürlich und erzählt ruhig, geordnet und einfach. Daß sie sich an die früheren Zeiten nicht mehr so genau erinnert, ist glaubhaft, doch verschweigt sie auch sicher manches bewußt. Auch von ihrer ersten Liebschaft erzählt sie zunächst nichts, und erst als sie das Verhältnis mit dem Ostpreußen erzählt, sagt sie plötzlich: „als Jungfer hat auch der mich nicht bekommen", und rückt dann damit heraus. Sie ist wenig regsam, faßt nicht gut auf und ist zweifellos ziemlich unbegabt. Nichts kann sie tiefer motivieren. Sie ist recht indolent und gerät auch bei der Unterhaltung nur in Bewegung, als sie erzählt, wie übel es ihr immer gegangen sei, wie immer wieder, als sie vom Arbeitshaus gekommen, alles fortgewesen sei. Bei Erörterung der geschlechtlichen Dinge lacht sie mitunter sehr roh. Sie hat keine Interessen und ist äußerst heruntergekommen. Auf der Abteilung bekam sie einmal, als sie von einer anderen geärgert wurde, einen Anfall, ließ sich auf den Boden fallen, schrie und riß sich an den Haaren, ohne dabei bewußtlos zu werden. Bei der Intelligenzprüfung, die recht schlechte Ergebnisse hat, ist sie läppisch, befangen; sie legt ein Tuch vors Gesicht und antwortet kaum hörbar.

Objektives.

Es steht fest, daß sie am 10. 11. 1896, also mit noch nicht 18 Jahren, wegen Diebstahls zu 4 Wochen Gefängnis verurteilt wurde. Die Akten sind vernichtet; es ist nur noch das Sitzungsprotokoll vorhanden, in dem sie als „frühere Näherin, jetzige Fabrikarbeiterin" bezeichnet wird. Die Sache spielt in einem kleinen Ort. Nach der Urteilsbegründung kam sie am 9. 1. 1896 in die Wohnung einer Frau, gab sich für verheiratet aus, behauptete, auf ihren Bruder warten zu müssen und wußte die Gutherzigkeit der Frau zu mißbrauchen, so daß sie ihr einen Tag lang Kost und Logis gab. „Von Nachbarinnen gewarnt, verschloß sie sorgfältig ihre Sachen, doch gelang es der Wag bei der ersten Gelegenheit, eine Schürze zu entwenden, mit der sie dann schleunigst das Weite suchte. Obwohl sie damals noch nicht 18 Jahre alt war, zeigte ihr raffiniertes Vorgehen, daß sie Einsicht genug besaß, um zu erkennen, daß ihre Tat Strafe verdiente." Den Angaben der Wag, sie habe die fragliche Schürze mitgenommen, um sie ihrer Mutter zu zeigen und sich eine solche anfertigen zu lassen, wurde nicht geglaubt. Beim Strafmaß „kam ihre Jugend, aber auch ihre abgefeimte Handlungsweise in Betracht und der Undank, dessen sie sich schuldig machte".

Am 29. 7. 1898 wurde sie wegen Unterschlagung mit 4 Monaten Gefängnis bestraft. Sie hatte im Juni von ihrem Dienstherrn, einem Wirt auf dem Lande, den Auftrag erhalten, auf der Sparkasse einen Betrag von 350 Mark zu erheben; sie behielt das Geld für sich und verwandte es für Anschaffungen. Ihre Vorstrafe und die Höhe des unterschlagenen Betrages waren strafverschärfend.

Anfang Januar 1900 wurde sie in Köln wegen Umhertreibens und gewerbsmäßiger Unzucht festgenommen und am 10. Januar mit einer Woche Haft bestraft. Schon am 24. Januar wurde sie der Kontrolle unterstellt und seither 21mal wegen Übertretung mit Haft bestraft. Anfangs 1901 erhielt sie dazu eine Woche Gefängnis, weil sie sich eines falschen Namens bedient hatte. Im Juli 1902 schloß sich einer Verurteilung wegen Übertretung von § 361[6] eine Nachhaft von 6 Monaten an, im Juli 1905 eine solche von 15 Monaten, im April 1911 eine von 21 Monaten, so daß sie also im ganzen 42 Monate im Arbeitshaus war. Zweimal scheint sie gearbeitet zu haben, doch immer nur ganz kurze Zeit. Außer mehrfacher Unterkunftsauflage, 6maliger Einweisung ins Krankenhaus, einiger kurzer Reisen, besonders nach Hause und einer aus dem Gefängnis gerichteten Bitte, ihre Möbel zu sichern, während sie im Arbeitshaus sei, enthalten die Akten nichts von Bedeutung.

5. Aktive Ruhige.

42. Emilie Wirker, geborene Krisek.

Geboren 5. 12. 1892 in einem ostpreußischen Dorf, evangelisch, bei der Untersuchung, 9. 5. 1914, 21 Jahre alt.

Eigene Angaben.

Der vor 4 Jahren verstorbene Vater sei Arbeiter und infolge eines Lungenleidens sehr viel kränklich gewesen. Die Mutter, vor der Ehe Dienstmädchen und später Putzfrau, sei eine fromme „stille alte Frau". Sie sei das zweite unter 7 Geschwistern, ein Bruder sei Schiffsjunge, die meisten seien noch daheim. Wie sie 2 Jahre gewesen sei, sei die Familie wegen des besseren Verdienstes von Ostpreußen nach Bochum gezogen. Die Verhältnisse seien sehr dürftig gewesen, der Vater habe wegen seiner Krankheit wenig verdienen können, die Mutter habe durch Putzen mit verdient, sie selbst habe schon mit 10 Jahren morgens früh Brötchen austragen und nachmittags Kinder hüten müssen, was ihr wenig Spaß gemacht habe. Das Familienleben sei gut gewesen. Sie sei ein „jungenhaftes", wildes, ungebärdiges und sehr lebhaftes Kind gewesen, habe die Volksschule besucht und gut und gern gelernt. Nach der Schule sei sie als Lehrmädchen in ein Weißwarengeschäft gegangen, habe aber auch daran keine Freude gehabt. Sie habe sich nichts sagen lassen und sich nicht fügen können. Als der Vater immer kränker geworden sei, sei sie „einfach nicht mehr hingegangen", sondern nach Hause, um dort zu helfen. Etwa ³/₄ Jahr darauf habe sie geheiratet.

Sie habe früher nie eine Liebschaft oder etwas Ähnliches gehabt. Ihren Mann, einen Schlosser, habe sie von Jugend auf gekannt; als Kind habe sie viel mit seinen Geschwistern gespielt. Mit etwa 16 Jahren habe sie ihn auf Tanzereien wieder getroffen; nach einer Festlichkeit hätten sie verkehrt, und sie sei gleich in Hoffnung gekommen. Er habe von Anfang an immer vom Heiraten geredet und hätte sie auch dann geheiratet, wenn sie nicht schwanger gewesen wäre. Die Eltern hätten „geschimpft und gewütet" und hätten die Heirat ungern zugegeben, da der Mann etwas leichtsinnig und vergnügungssüchtig gewesen sei. Er sei aber anständig und unbestraft gewesen, doch kränklich, da er sich beim Militär eine immer wieder eiternde Beinverletzung zugezogen habe. Im Februar habe sie ihn kennen gelernt, im Mai sich verlobt, im August mit etwa 17 Jahren geheiratet, im September habe sie eine Frühgeburt gehabt. Über ein Jahr lang sei ihre Ehe gut gegangen, dann, im Februar 1911, sei ihr Mann wegen neuer Eiterungen am Bein ein halbes Jahr ins Krankenhaus gekommen. Sie sei damals wieder schwanger gewesen und habe nicht arbeiten können, sie sei in große Not gekommen, der Vater sei damals schon tot gewesen und die Mutter habe ihr auch nichts geben können — „was wollte man dann machen!" Sie sei einfach mit Schulfreundinnen „auf den Bummel" gegangen. Sie habe sich wohl geekelt, „aber anfangs ist's wie ein Rausch, wenn man das viele Geld verdient", und deshalb habe sie sich auch daran gewöhnt. „Wie ich erst das schöne viele Geld verdient habe, war's mir nicht mehr so schwer." Nach 6 Wochen sei der Mann dahinter gekommen, da ihm Freunde die Sache geschrieben hätten; er sei wütend gewesen, habe ihr verboten, ihn weiter im Krankenhaus zu besuchen, und gedroht, sie zu erschießen. Er sei zu so was auch völlig imstande, „er ist ja verrückt". Er sei überhaupt äußerst schwierig und reizbar, namentlich wenn er trinke. Er sei „etwas idiotisch veranlagt", habe „einen Vogel", ende noch einmal im Irrenhaus oder durch Selbstmord; eines natürlichen Todes sterbe er jedenfalls nicht. Als er aus dem Krankenhaus entlassen worden sei, sei sie aus Angst vor seinen Drohungen durchgebrannt und nach Köln. Arbeiten sei ihr „gar nicht mehr in den Sinn gekommen". Schon nach 3 Wochen sei sie gefischt worden und dann 14 Tage ins Krankenhaus gekommen, von wo sie Mann und Mutter abgeholt hätten. Sie sei dann in Bochum wieder mit ihm zusammengezogen; er habe wieder in der Fabrik gearbeitet, und sie sei wieder solid gewesen. Das habe ein knappes Jahr gedauert, dann sei die alte Eiterung an seinem Bein wieder aufgetreten, und er habe wieder ins Krankenhaus gemußt; das Bein sei steif geworden, er könne nun nichts mehr arbeiten, sei bei ihrer Mutter und mache mit ihren jüngeren Geschwistern die Hausarbeiten. Sie habe gleich wieder gebummelt, zunächst in Bochum, dann in Oberhausen; an beiden Orten habe sie Kontrolle geholt.

Im September 1913 sei sie hierher gekommen, um auch hier gleich Kontrolle zu nehmen; ihr Mann glaube, sie sei hier Hausdame. Er sei jetzt ein Krüppel, könne mit seiner kleinen Rente nicht bestehen, und so müsse sie ihn ernähren, dagegen könne man nichts sagen; wenn er nun einmal von der Stadt nicht verhalten werde, müsse man sie das besorgen lassen. Sie kenne die Gesetze wohl, einmal sei er auch deshalb angeklagt worden, man werde ihm aber nichts tun, denn wenn sie ihm nichts geben dürfe, falle er dem Staat zur Last. Die Mutter wisse, daß sie unter Kontrolle sei; sie habe sich darein gefunden und sage nur noch, sie wolle für sie beten. Die Geschwister seien noch zu klein, um zu verstehen, aber alle würden „niemals so sein wie ich", nur der Bruder auf dem Schulschiff gleiche ihr etwas. Mit ihrem Mann stünde sie jetzt gut, sie habe ihn „immer noch genau so gern wie früher".

Das Leben gefalle ihr „so schlecht wie eben möglich", weil sie aber nirgends soviel verdiene, habe sie nie daran gedacht, etwas anderes zu tun; sie arbeite aber auch nicht gern. Ja, wenn sie etwas hätte lernen dürfen; an Handelsschule und Sprachen hätte sie Freude gehabt; sie habe auch einmal für sich angefangen, Englisch zu lernen, sei aber nicht weit damit gekommen.

Sie fühle sich nicht wohl; wenn sie einmal vergnügt sei, sei es „eine Art Betäubung, nachher ist's wieder das alte Lied". Sie denke nicht viel nach, „es ist nicht gut". „Das Leben ist nichts, man ist froh, wenn man's hinter sich hat". Sie sei empfindlich, rege sich leicht auf, bekomme aber nur Streit, wenn man ihr Unrecht tue. Dann werde sie „handgreiflich". Sie habe „eine ganze Portion Mißtrauen", behalte gern was für sich, spreche sich nicht gern aus. Sie glaube „an gar nichts", das Glauben habe bei ihr „nicht gut angeschlagen". Die Schuld liege allein am Kranksein ihres Mannes, sie wäre nie auf solche Gedanken gekommen. Wenn sie ein Kind gehabt hätte, dann wär's vielleicht anders gekommen, dann hätte es noch Zweck, es zu etwas zu bringen, „aber so"! Sie lese viel schlechte Romane: „liest man ein gutes Buch, muß man nachdenken, und dann kommt man auf sein eigenes Leben". Sie gehe viel zur Unterhaltung ins Theater, „nur lustige Sachen". Jede Woche fahre sie einmal nach Hause zu Mutter und Mann. Sie lege viel Wert auf ihre Sachen, sei schon als Kind ziemlich eitel gewesen und habe sich „gern schön gesehen". Sie spare aber und wolle vielleicht einmal selbst ein Haus aufmachen. Wenn sie 30 bis 35 Jahre alt sei und noch das, was sie jetzt sei, wolle sie sich erschießen. Sie trinke nicht, könne aber viel vertragen und werde dann heiter. Sie rauche bis 60 Zigaretten am Tag. Die Haftstrafen hätten ihr nie viel ausgemacht. Ihr erster Geschlechtsverkehr sei mit ihrem späteren Mann gewesen. Von diesen Sachen habe sie früher nichts gewußt, „bei meinem Mann sind die Triebe dann aufgewacht", aber seit langem sei das ganz vorbei, „es schläft mit der Zeit ein". Seitdem sie auf den Strich gehe, empfinde sie nie mehr etwas; bis zum heutigen Tag sei ihr der Verkehr mit Fremden „ekelhaft", was man ihr aber nicht anmerke. Sie habe sich nie daran gewöhnt, und so sei es auch mit allen Perversitäten, an denen sie nie Freude gehabt habe.

Befund.

Sie ist eine sehr hübsche Frau mit bräunlicher Hautfarbe, angenehmem Gesichtsausdruck, gesundem Aussehen und besonders schönen Händen. Sie ist durchweg willig, erzählt sehr klar und drückt sich ebenso gewählt wie anschaulich aus. Es berührt sympathisch, wie sie sich vor ihren Mann stellt, den sie allem nach noch sehr liebt. Sie ist sehr selbstbewußt und liebt ironische Bemerkungen. Ihre bitteren Sätze über das Leben kommen mit großer Lebendigkeit heraus; an ihrem Ernst ist nicht zu zweifeln. Sie stellt sich mit einer gewissen Gereiztheit der Gesellschaft gegenüber, „die über uns Mädchen doch gleich den Stab bricht". Es kommt ihr sicher nie der Gedanke, daß sie selbst etwas nicht recht gemacht hat. Sie fühlt sich durch die schlechte Versorgung ihres dienstbeschädigten Mannes in ihrem Leben gedrängt und empfindet sein Zuhältertum dadurch als völlig gerechtfertigt. Sie posiert etwas, ist nicht ganz aufrichtig und verschweigt manches. Sie hat etwas Lauerndes, und man kann sich vorstellen, daß sie, wenn sie gereizt wird, brutal und gefährlich werden könnte. In ihrer Sicherheit und Selbstverständlichkeit imponiert sie einigermaßen. Sie ist sicher nicht unintelligent und auch nicht oberflächlich. Die Prüfung der Schulkenntnisse hat gute, die der Intelligenz ordentliche Ergebnisse.

Objektives.

Beide Eltern haben polnische Namen. Eine Lehrerin berichtet, daß sie 1905 und 1906 ihre Schülerin war: „Sie zeigte sich im ersten Jahre aufgeweckt, aber im zweiten wurde sie lässig und träumerisch." Über das Entlassungszeugnis ist nichts bekannt.

Im Mai 1909 erfolgte in Bochum eine Anzeige gegen die 16jährige Einlegerin Emilie Krisek und den 24jährigen, wegen Körperverletzung und Beleidigung vorbestraften Bergmann Fritz Knapper, weil sie abends gegen 9 Uhr eine Wiese unbefugt betreten und dort durch Ausführung des Beischlafs öffentliches Ärgernis erregt hatten. Knapper bezeichnete die 16jährige Krisek als seine Braut, die Krisek den Knapper als ihren Schatz. Wegen Strafaufschubs wurden Erkundigungen über das Mädchen eingezogen. Sie wird als guter Charakter geschildert und habe sich bisher einwandfrei geführt. Sie sei Einlegerin in verschiedenen Druckereien gewesen und habe nie Anlaß zu Klagen gegeben. Die Verhältnisse der Eltern seien geordnet; der auf einer Ziegelei als Arbeiter beschäftigte Vater komme meist nur Samstags nach Hause. Die Eltern seien gut beleumundet und wollten nun mit besonderer Sorgfalt über ihre älteste „durch Unerfahrenheit und Verführung gefallene" Tochter wachen. Am 24. 7. 1909 wurde die Krisek zu einer Strafe von 15 Mark oder 3 Tagen Gefängnis, der Knapper zu einer Geldstrafe von 80 Mark oder 16 Tagen Gefängnis verurteilt. Die Strafe wurde aufgeschoben, da dies auch der Pfarrer befürwortete, der übrigens vom Vater schreibt, daß er gelegentlich trinke und das Geld nicht abgebe. Strafaufschub wurde bis zum 30. Juni 1911 genehmigt. Auch als die Krisek im Juli 1910 zu einer Geldstrafe von 3 Mark verurteilt worden war, weil sie eine Frau mit Steinen geworfen hatte, wurde der Strafaufschub nicht widerrufen. Erkundigungen im April 1911 hatten dann sehr schlechte Ergebnisse. Die Polizei Bochum schrieb damals: „Sie ist hier allgemein als eine Straßendirne bekannt, welche täglich, besonders in den späten Abendstunden in den Straßen der hiesigen Stadt sich umhertreibt und Mannspersonen anlockt; der Verdacht steht nahe, daß sie der gewerbsmäßigen Unzucht nachgeht. Sie hat nach der Verurteilung keine Besserung gezeigt, vielmehr hat sie das Gegenteil bewiesen. Seit ihrer Verurteilung hat sie nur ein paar Tage in einer Zeitungsdruckerei gearbeitet, ist aber, da sie als eine zweifelhafte Person bekannt wurde, entlassen worden. Ihre Umgebung war, wie auch heute noch, eine sehr zweifelhafte, da sie mit Dirnen ihresgleichen sowie mit Mannspersonen, welche als Tagediebe und Zuhälter bekannt sind, einen sehr großen Verkehr hat. Sie ist seit Ende August 1910 mit dem Arbeiter Karl Wirker, welcher ebenfalls in schlechtem Rufe steht, verheiratet." Sie wurde steckbrieflich gesucht und sehr lange nicht gefunden. Erst im Januar 1913 wurde sie in Oberhausen, wo sie unter Kontrolle stand, ermittelt und die Geldstrafe erhoben. Am 4. 5. 1911 bekam sie wegen Übertretung des § 361[6] eine Woche Haft. Die Polizei Bochum schreibt, daß die Wirker dort der gewerbsmäßigen Unzucht nachgehe. Der Mann, der als Viehwärter bezeichnet wird, sei „ein arbeitsscheuer Mensch, der nur von dem Verdienst seiner Frau lebt". Wirker ist in den Jahren 1899 bis 1912 zehnmal bestraft worden, und zwar wegen schweren Diebstahls, Diebstahls, Hehlerei, Unterschlagung, Widerstands, Körperverletzung, Mißhandlung. Die Höchststrafe ist ein Jahr Gefängnis, sonst handelt es sich nur um wenige Wochen oder Monate. Zur Zeit dieser Auskunft der Polizeibehörde befand er sich ebenfalls im Gefängnis, seine Frau bei ihrer Mutter. Am 29. 9. 1912 wurde die Wirker in Bochum unter Kontrolle gestellt, im Oktober entwich sie ungeheilt aus dem Krankenhause. Auch die Sittenpolizei bezeichnet ihren Mann als ausgesprochenen Zuhälter. „Sie hatte auch gegen ihn, da er sie mißhandelt hatte, wegen Zuhälterei Anzeige erstattet, da sie sich inzwischen aber wieder vertragen hatten, die Anzeige zurückgenommen und die Aussage verweigert."

Im November 1912 wurde sie zum erstenmal in Köln aufgegriffen. Sie gab zu, gegen 7 Mark einmal verkehrt zu haben, habe aber im übrigen von den mitgebrachten Geldmitteln gelebt. Sie sei bis vor 8 Tagen bei der Mutter in Bochum gewesen, der Mann bis vor einigen Tagen im Gefängnis. „Weil ich nicht wieder mit ihm zusammen sein wollte, habe ich Bochum verlassen." Wenige Tage darauf erschien der Mann in Köln und verlangte die Entlassung seiner Frau aus dem Krankenhaus. Er bezeichnete sich als Montagearbeiter und gab an, er wohne in Bochum mit der Mutter seiner Frau zusammen. Die Wirker wurde am 6. 9. 1913 auf eigenen Antrag der Kontrolle unterstellt. Seither wurde sie nicht mehr bestraft, aber 4mal ins Krankenhaus eingewiesen; mehrfach meldete sie sich nach Bochum ab, was sie mit der Krankheit ihres Mannes begründete.

43. Margarete Seitz.

Geboren 14. 7. 1888 in Odenkirchen bei München-Gladbach, katholisch, bei der Untersuchung, 14. 4. 1913, 24 Jahre alt.

Eigene Angaben.

Der Vater sei Fabrikarbeiter gewesen und habe die Wassersucht gehabt; sie sei ihm zuletzt ins Gehirn gestiegen, und er sei vor 3 Jahren in einer klösterlichen Irrenanstalt gestorben. Die Mutter sei vor 15 Jahren an Magen- und Leberkrebs gestorben, sie sei mit 21 Jahren anschließend an eine Geburt blind geworden. Die Vermögensverhältnisse seien ordentlich gewesen. Sie sei das fünfte unter 6 Geschwistern; die Brüder seien Handwerker, einer sei in Indien beim Militär, er sei auf einer Reise im Rausch angeworben worden. Ihre Brüder, die sie mitunter besuche, seien im Glauben, sie sei hier Kellnerin.

Sie habe die Volksschule besucht und gut gelernt. Nach der Schule sei sie noch 1½ Jahre zu Hause gewesen, dann habe ihr Vater wieder geheiratet. Mit der zweiten Mutter habe der Vater nicht gut gelebt, auch sie sei von Anfang an nicht mit ihr ausgekommen. Sie sei sehr eigen und nervös gewesen; auch die Brüder seien alle wegen der Stiefmutter von Hause weg. Nach ½ Jahr sei sie in einem Kloster bei Köln für 5½ Jahre untergebracht worden; es habe keinen anderen Grund gehabt als die „Familienverhältnisse". Mit 21 Jahren sei sie nach Düsseldorf zu einem verheirateten Bruder, von Beruf Maurer, und von dort ins Nähen gegangen. In diese Zeit falle ihre erste Bekanntschaft; es sei ein in der Nähe wohnender Arbeiter gewesen, mit dem sie anfangs „nur so" gegangen sei. Später sei sie mit ihm manchmal auch die Nächte ausgeblieben; das erstemal sei sie leicht betrunken gewesen. Die Geschwister hätten das Verhältnis nicht dulden wollen, der Mann sei ihnen zu unsolid gewesen. Der Bruder habe sich über das späte Heimkommen geärgert, sie sei ein paarmal verwarnt und eines Morgens verprügelt worden. Sie sei deshalb heimlich nach Köln gefahren, habe zuerst möbliert gewohnt und sei 2 Tage zur Aushilfe in einer Stelle gewesen. Eine alte Stubengenossin, die sie getroffen habe, habe ihr gesagt, wie man schön Geld verdienen könne; so sei sie in ein Haus gekommen. An die Fürsorge habe sie sich nicht wenden wollen, „da hätt' ich was rechts gehabt". Sie habe zunächst nicht dort bleiben wollen, die Wirtin habe ihr aber „soviel vorgeschwätzt", daß sie sich darein gefunden habe; „um Geld tut man viel"; auch habe sie ihr die Kleider weggenommen. Sie habe sich anfangs sehr unglücklich gefühlt; am ersten Abend habe sie so geweint, daß ein Herr sie ausgefragt und sie habe befreien wollen; sie habe aber aus Furcht vor Strafe nicht den Mut gehabt. Später habe sie sich an das Leben gewöhnt, aber anfangs gar kein Geld verdient, nur was sie „in den Strumpf" bekommen habe. 6 Wochen sei sie ohne Kontrolle da gewesen, dann habe sie sich Kontrolle geholt. Seit 2½ Jahren gehe sie auf die Straße. Vor 1½ Jahren sei sie von Hannover gekommen, wo sie 2½ Jahre mit einem Fabrikbesitzer gewesen sei. Im März 1912, wie sie auf Reisen gewesen sei, sei sie wegen Kontrollversäumnis denunziert und darauf für 6 Monate ins Arbeitshaus gekommen. Abgesehen von Polizeistrafen sei sie nicht bestraft. Vor 2 Jahren habe sie ein 7-Monatskind geboren, das nach wenigen Wochen an Krämpfen gestorben sei.

Sie sei immer sehr still gewesen, sei nie ausgelassen, habe keine Freundin, rege sich nicht leicht auf. Sie sei nicht so leicht aus dem Gleichgewicht zu bringen. Sie lese wenig, beschäftige sich mit Handarbeiten. Sie meine immer, wenn sie das Verhältnis nicht gehabt habe, wäre es nicht so weit gekommen; jetzt habe sie einen Friseur, der aber zum Militär müsse; sie wollten später heiraten und Zimmer vermieten.

Sie habe nie zu fremden Herren Sympathie gehabt, „das ist doch auch ganz verständlich", auch Freundschaften habe sie nie gehabt. Sie trinke kaum. Etwa alle paar Wochen habe sie Schmerzen über beiden Augen mit Erbrechen, wogegen sie Antipirin nehme. Ohnmächtig sei sie nie dabei gewesen.

Befund.

Sie ist ein kleines, kräftiges, dunkles, ganz hübsches Mädchen mit klugen Augen. Sie ist anfangs etwas lauernd und mißtrauisch, aber ganz willig. Sie ist etwas überlegen, altklug, durchaus nicht dumm, ziemlich ernst, verschlossen, in ihren Erzählungen wenig produktiv. Sie hat ganz gute Umgangsformen, benimmt sich überhaupt völlig korrekt. Sie ist sicher nicht ganz glaubwürdig und geht wenig aus sich heraus. Die Prüfung von Schulkenntnissen und Intelligenz ergibt ordentliche bis gute Ergebnisse.

Objektives.

Mit 15 Jahren, im März 1904, wurde sie in einer kleinen Stadt angezeigt, weil sie in einem Krankenhaus einer anderen Kranken aus dem unverschlossenen Nachttisch eine goldene Uhr mit Kette entwendet hatte. Sie kam in den Verdacht, weil sie die Stube gereinigt und sich nach ihrer Entlassung so auffallend schnell entfernt hatte. Wenige Tage darauf wurde „die sich umhertreibende arbeitslose Seitz" verhaftet. Als sie vernommen wurde, war sie schon in einer klösterlichen Erziehungsanstalt bei Köln. Sie war geständig, habe die Uhr aber einer anderen Arbeiterin gegeben. Sie habe die Uhr zurückgeben wollen, aber die Besitzerin nicht mehr getroffen. Die andere Arbeiterin gab an, sie habe die Uhr von der Seitz um 2 Mark gekauft und um 3 Mark weiter verkauft; der Käufer hatte sie für 8 Mark versetzt. Bei der gerichtlichen Vernehmung gab die Seitz an, sie habe sich mit der Uhr „nur schmücken wollen", dann aber gab sie zu, sie habe eben der Versuchung nicht widerstehen können. Sie machte dabei einen reumütigen Eindruck. Am 25. 8. 1904 wurde sie zu einem Tag Gefängnis verurteilt, doch Strafaufschub bewilligt. Später wurde die Strafe auf Befürwortung des Landeshauptmanns erlassen. Sie war nämlich schon am 31. 3. 1904 unter vorläufige Fürsorgeerziehung gekommen.

Aus den Fürsorgeakten geht hervor, daß sie bis zum Schluß des Wintersemesters 1902 die Volksschule ihres Dorfes besuchte und dann als Dienstmädchen in das Ruhrgebiet ging. Sie hatte zwei Stellen, zuletzt war sie in der kleinen Stadt, wo sich der Diebstahl ereignete. Sie war schon zu Hause frech und verlogen gewesen und mußte öfters gezüchtigt werden. Der Vater, Fabrikarbeiter, war zum zweiten Male verheiratet. Die Mutter führte die Haushaltung. Es waren im ganzen 6 Kinder vorhanden, von denen ein 25jähriger Bruder damals eben eine zweijährige Gefängnisstrafe verbüßte. Der endgültige Beschluß erfolgte am 2. 11. 1904 und lautete folgendermaßen:

„Margarete Seitz ist eine Tochter erster Ehe des Fabrikarbeiters Johann Seitz. Ihrer verstorbenen Mutter gegenüber hat sie sich — nach der Bekundung von Nachbarn — schon äußerst frech benommen; sie war schon damals verlogen und trieb sich abends bis 9 und ½10 Uhr draußen mit jungen Burschen herum, so daß sie deswegen gezüchtigt werden mußte; es wird von ihr berichtet, daß sie naschhaft und sich in jener Zeit schon eines — wenn auch geringfügigen — Diebstahls schuldig gemacht habe. Schon bevor ihr Vater zur weiteren Ehe schritt, hatte sie angekündigt, daß sie nicht bei der Stiefmutter verbleiben werde und davonlaufen werde. Kaum hatte sich Seitz wieder verheiratet, so ist sie dann auch aus dem Elternhause fortgegangen; ob nicht allerdings hieran übertriebene Züchtigungen des Vaters, der über ihre Frechheiten gegen ihn und seine Ehefrau sich beklagte, bestimmend mitgewirkt haben, mag dahingestellt bleiben; es haben jedenfalls in jener Zeit Verhandlungen darüber geschwebt, ob nicht dem Vater mit Rücksicht auf angeblich vorgekommene Mißhandlungen die Sorge für die Person seiner Tochter entzogen werden solle; diese haben jedoch ihren Abschluß damit gefunden, daß Margarethe — mit ausdrücklicher Zustimmung des Vaters — ihrem älteren Bruder Clemens zur Beaufsichtigung anvertraut wurde, der für sie in seiner Nähe eine Stelle ausfindig machte; das war anfangs Juni 1902. Dort hat sie sich anfänglich anscheinend gut geführt, später hat es aber auch dort daran wieder gemangelt, und hat sie sich wiederum in die hiesige Gegend begeben in der ihrem Bruder geäußerten Absicht „sich selbständig einzulogieren", um eben ein freies Leben zu haben. Der Vater hatte sie dann wieder einige Monate bei sich im Hause, ihre Führung war aber, wie der Vater sagt, mit einem Worte „schlecht", sie gehorchte in keinem Teile; er versuchte nun dadurch eine Besserung, daß er für die Margarethe eine gute Stellung als Dienstbote ausfindig machte; diesen Dienst verließ sie vorzeitig — nach kurzer Frist — wider Willen und Wissen des Vaters, angeblich weil ihr der Dienst zu schwer war. Margarethe Seitz ging darauf nach einem anderen Ort in Stellung, verließ aber auch diese wieder alsbald, zog unabgemeldet wiederum an ihren letzten Wohnsitz. Den Willen ihres Vaters ließ sie in allen Teilen außer acht; sie ging eine Zeitlang als Arbeiterin zur Fabrik und hatte sich auch eine Wohnung gewählt bei Leuten, deren Charakter eine ordentliche Führung der Margarethe zu garantieren geeignet schien; sie mußte jedoch wegen einer Erkrankung (Krätze) das städtische Krankenhaus aufsuchen.

Hier hat sie sich nun am Tage des Verlassens eines Diebstahls an einer goldenen Uhr mit Kette schuldig gemacht, dessentwegen sie letzthin bestraft wurde. Nunmehr nahm sie Wohnung bei einer Person, der selbst ein Sohn durch Fürsorgeerziehung entzogen ist; sie suchte also ein Quartier auf, von dem sie annehmen durfte, sie könne dort ein ungebundenes Leben führen. Es ergab sich dann auch, daß Margarethe Seitz inzwischen einige Zeit hindurch mit einer sattsam bekannten Prostituierten längeren Verkehr gepflogen hatte, und endlich wurde sie von der Polizeibehörde in der Wohnung einer anderen Prostituierten aufgegriffen. Was lag näher, als anzunehmen, daß auch Margarethe Seitz der Gewerbsunzucht bereits verfallen war. Hat nun auch die ärztliche Untersuchung nicht einmal mit Sicherheit ergeben, ob sie überhaupt schon Geschlechtsumgang gepflogen hat, so besteht nach wie vor der begründete Verdacht, daß dieses der Fall gewesen ist, da sie sich jedoch der Aufsicht des Vaters oder eines strengen Kostgebers entzogen hatte und sich vorzüglich in liederliche Gesellschaft begeben hatte, von der sie trotz aller Verwarnungen nicht gelassen haben würde — das beweist ihre Unbotmäßigkeit im Vorleben — so würde sie zu einem schlechteren Lebenswandel noch weiter angereizt worden sein und sie unvermeidlich der Gewerbsunzucht verfallen sein.

Berücksichtigt man noch, daß ihr Vater sie auch bezichtigt, sich auch in einer früheren Zeit bei einer Dienstherrschaft eines referneren Diebstahls schuldig gemacht zu haben, und daß der Vater selbst einmal eine — nachher wieder zurückgenommene — Strafanzeige wegen Diebstahls ihm gegenüber erstattet hat, daß endlich auch Nachbarn sie wiederholt im Verdacht gehabt haben, daß sie bei diesen Diebstählen verübt hat, so ist nur zu schließen, daß Margarethe Seitz jetzt schon in hohem Maße sittlich verdorben ist, und daß dem Fortschreiten dieser Verderbnis nur vorgebeugt werden kann durch Anordnung der endgültigen Fürsorgeerziehung, der keine der zu hörenden Personen oder Behörden widersprochen hat."

Sie war am 7. 4. 1904 vorläufig in einem Kloster bei Köln untergebracht worden, wo sie dann aber auch die ganze Zeit blieb. Sie wird als ein „sehr leichtfertiges, stolzes und eigensinniges Mädchen" bezeichnet, deren Hang zu sinnlichen Freundschaften viel Schwierigkeiten machte. Die Berichte an den Landeshauptmann klagen stets über Leichtsinn und Gedankenlosigkeit. Auch über „flüchtiges kindisches Benehmen" wird geklagt. Für Unterbringung in einer Stelle schien sie nicht geeignet.

Im September 1908 bat der Vater um Entlassung aus der Anstalt, was jedoch abgeschlagen wurde. Um die Zeit ihrer Großjährigkeit, am 29. Mai 1909, ging sie zu ihrem Bruder, einem Maurerpolier in Düsseldorf, der in einem frömmelnden Schreiben bat, daß sie schon an Pfingsten da sein möge („will daher mit dem festen Vertrauen auf Gott und Ihre Zustimmung zu unserer Bitte schließen mit dem schönen Ruf: gelobt sei Jesus Christus"). Aber schon Ende Oktober 1909 wurde sie in Köln als stellenlose Näherin wegen Verdachts der gewerbsmäßigen Unzucht festgenommen und kam wegen Tripper ins Krankenhaus. Sie war dort bis Mitte März 1910 und wurde auf ihren eigenen Wunsch am 6. April der Kontrolle unterstellt. Bald darauf ging sie nach Hannover, wo sie im Oktober 1910 ebenfalls wegen des Verdachts der gewerbsmäßigen Unzucht festgenommen wurde. Sie gab an, sie sei eben von ihrem Bruder aus Düsseldorf gekommen und habe sich eine Stelle als Verkäuferin suchen wollen und bestritt die recht offensichtliche gewerbsmäßige Unzucht. Sie hatte auch einen falschen Namen angegeben und sich der Verhaftung widersetzt. Sie kam geschlechtskrank ins Krankenhaus, damals nicht vorbestraft. Im Krankenhaus wurde angefragt, „ob etwa die Zurechnungsfähigkeit in Zweifel gezogen werden könnte". Die Antwort lautete verneinend, „allerdings macht sie einen dummen Eindruck". Am 3. Dezember wurde sie wegen Widerstands zu 2 Wochen Gefängnis, wegen Übertretung von § 360^8 und § 92 H.-P.-O. zu 2 Wochen Haft verurteilt. Vom Krankenhaus aus legte sie Beschwerde gegen den Haftbefehl ein, da sie im 6. Monat schwanger sei. Sie wolle versuchen, eine Stelle als Aushilfe im Mägdeheim anzunehmen, damit sie bei ihrer Niederkunft nicht mittellos sei; eine Fürsorgedame wolle sie aufnehmen und ihr diese Stelle verschaffen. Die letzte Angabe stimmte nicht, doch wurde der Haftbefehl aufgehoben.

Im Juni 1911 ist sie wieder in Köln; bald darauf kommt sie auf 6 Monate ins Arbeitshaus. Im Juni 1912 beantragte ein Friseur ihre Entlassung aus der Kontrolle, doch wurde das abgelehnt, weil er als ihr Zuhälter bekannt war, und gegen ihn verschiedene Verfahren wegen Zuhälterei schwebten. Nach ihrer Unterstellung unter die Kontrolle wurde sie im ganzen noch 3mal wegen Geschlechtskrankheit ins Krankenhaus eingewiesen und 8mal wegen S.-P.-Ü. verhaftet.

6. Aktive Ruhige mit Schwachsinn.

44. Maria Schwarz.

Geboren 4. 9. 1890 in einem Dorf bei Bonn, katholisch, bei der Untersuchung, 24. 1. 1913, 22 Jahre alt.

Eigene Angaben.

Der Vater sei Fabrikarbeiter gewesen und vor 13 Jahren gestorben, die Mutter sei Arbeiterin. Sie sei das vierte unter 6 Geschwistern; seit einem Jahr habe sie keine Beziehungen mehr zu der Heimat. Sie sei zu Haus aufgewachsen und habe bis zum 14. Jahr eine katholische Volksschule besucht; sie habe gut gelernt, sei nicht sitzen geblieben und habe sich gut betragen. Krank sei sie als Kind nie gewesen.

Nach der Schule sei sie in Bonn als Dienstmädchen in einem Mädchenpensionat gewesen, und zwar 3 Jahre ohne Unterbrechung. Mit 17 Jahren habe sie zu Hause auf der Kirmes einen Arbeiter kennen gelernt; den Tag nachher sei er, wie verabredet, zu ihr ins Haus gekommen und habe sie dann im Wohnzimmer vergewaltigt. Sie habe sich geschämt und nicht mehr mit ihm verkehrt. Wie sie 19 Jahre gewesen sei, habe sie dann ein Verhältnis mit einem andern gehabt, den sie in einem Tanzsaal kennen gelernt habe. Sie sei 7 Monate mit ihm gegangen.

Die Mädchen im Pensionat hätten immer Kleider hängen lassen. Die Putzfrau, die sehr arm gewesen sei, habe sie verleitet, Kleider für sie wegzunehmen. Sie habe eines Abends ein paar bessere Kleider aus den Schränken geholt und sie der Frau gebracht. Der Verdacht sei auf die Putzfrau gefallen, die verhaftet worden sei; sie selbst habe sofort der Herrschaft gestanden, die ihr aber nicht habe glauben wollen, da sie sich 3 Jahre so gut geführt habe. Sie habe dann 5 Monate bekommen, da die Putzfrau sie angezeigt habe, obschon sie gar keinen Nutzen von dem Stehlen gehabt hätte. Nach dieser ersten Stelle in Bonn sei sie 2 Jahre in einer anderen gewesen, damals habe sie schon oft, durch Freundinnen veranlaßt, von denen eine unter Kontrolle gestanden sei, von den Tanzgelegenheiten einen mitgenommen und sei irgendwo mit ihm abgestiegen; Geld habe sie nie genommen, erst später in Köln. Diese kontrollierte Freundin, die von Köln gewesen sei, habe ihr nämlich gesagt, sie habe hier eine schöne Stelle für sie. Sie sei dann vor 2 Jahren mit ihr hierher und gleich in ein Haus gegangen; ein ganzes Jahr sei sie heimlich da gewesen. Im Juni habe man sie dann gefischt, und sie habe nach einer 14tägigen Strafe sich selbst Kontrolle geholt. Anfangs habe es ihr nicht gefallen, man habe aber keine Aussicht, wieder los zu kommen.

Sie sei furchtbar still, nie aufgeregt, nie reizbar, nicht streitsüchtig, könne keine Freundin brauchen, trinke wenig, sei immer viel für sich gewesen, mache Handarbeiten, lese auch ganz gern Romane und gehe gern ins Opernhaus. Sie sei seit einem halben Jahr mit einem Schlosser verlobt, sie habe sich aber immer von der Wirtin beschwätzen lassen, noch zu bleiben. Gleich nach ihrer Entlassung hier wolle sie heiraten. Sie möge ihn ganz gern, aber sie sei da „furchtbar komisch", eigentlich gemocht habe sie noch keinen Mann. Sie sei sehr kühl, habe auch am Geschlechtsverkehr nie besondere Freude gehabt; mit Mädchen habe sie nie verkehrt.

Befund.

Sie hat einen sehr schwachsinnigen Gesichtsausdruck. Sie ist ordentlich, willig, sehr phlegmatisch und stumpf. Sie ist ohne jedes Mißtrauen, erzählt trocken und kalt, meint, nur jenes Mädchen, das sie hierher gebracht habe, sei schuld gewesen. Die Prüfung der Schulkenntnisse und der Intelligenz ergibt sehr mäßige Resultate.

Objektives.

Nach dem Berichte der Schule besuchte sie 1896—1904 regelmäßig den Unterricht. „Ihr Betragen während der letzten Jahre ließ manches zu wünschen übrig und wurde ihr mit Rücksicht auf ihre Zukunft bei der Entlassung das Prädikat „gut" erteilt. Fleiß und Kenntnisse konnten nur mit „genügend" bezeichnet werden. Daß während ihrer Schulzeit etwas Besonderes vorgekommen wäre, entsinne ich mich nicht."

Der Bürgermeister der kleinen Stadt, in der die Mutter wohnte, schreibt, daß die Maria Schwarz „wegen vermuteter Betreibung gewerbsmäßiger Unzucht" dort in schlechtem Ruf stand.

Am 11. 3. 1909 erfolgte ein Bericht eines Gendarms, es gehe das Gerücht, daß die damals 18jährige Schwarz kurz vor Weihnachten geboren habe, „aber von einem Kind bis heute nichts zu sehen ist, auch soll keine Hebamme und kein Doktor dabei anwesend gewesen sein". Die Herrschaft, bei der die Schwarz bis kurz vorher in Stellung gewesen sei, habe gesagt, sie „könnte sie nicht mehr gebrauchen, sie könnte jeden Tag in Wochen kommen". Wenige Tage nach dieser Anzeige wurde von einem Arbeiter auf dem Speicher des Hauses, in dem die Familie Schwarz bis vor kurzem gewohnt hatte, ein totes Kind in einem Leintuch gefunden. Die schon in Verwesung übergegangene Leiche schien die eines im 6. oder 7. Monat geborenen Kindes zu sein. Die Schwarz wurde festgenommen. Ein früherer Nachbar der Familie Schwarz gab an, im Sommer sei das Gerücht gegangen, die Maria sei schwanger, und zwar habe sie ein Verhältnis mit einem Dienstknecht gehabt. Sie habe im September auf ihn den Eindruck einer Hochschwangeren gemacht. Ein anderer sagte, eines nachts im Oktober habe die Schwarz in ihrem Schlafzimmer fürchterlich geschrien und gestöhnt und die Mutter habe gesagt: „Wenn du nicht das Maul hältst, schlage ich dir die Zähne zum Arsch hinein." Am übernächsten Tag habe er die Schwarz wieder am Fenster und am Tag darauf im Hof gesehen. Der Leib sei nicht mehr so dick gewesen.

Die Schwarz gab an, sie sei tatsächlich im 7. Monat von einem Fuhrunternehmer Wocken schwanger gewesen. Am 7. Oktober 1908, also mit nicht ganz 18 Jahren, habe sie eine Waschmaschine aus dem Keller in die Küche getragen. Auf der Treppe sei sie rückwärts hingefallen, die Maschine sei auf ihren Leib gefallen, und es sei zur Frühgeburt gekommen. Das Kind sei tot gewesen. Um Mutter und Bruder die Sache zu verheimlichen, habe sie das Kind in ein Tuch gewickelt und auf dem Speicher versteckt. Sie sei allein im Hause gewesen und habe dann weiter gearbeitet; es sei ihr nur etwas schlecht gewesen. Am 11. Oktober habe sie nachts nur starke Magenschmerzen gehabt und deshalb stöhnen müssen.

Die ärztliche Besichtigung der Kindsleiche ergab ein nahezu oder ganz ausgetragenes Kind; im übrigen „könnten die Angaben der Schwarz richtig sein".

Jener damals 25jährige Fuhrunternehmer Wocken gab an, er habe seit Oktober 1907 ein Verhältnis mit der Schwarz. Im Januar 1908 sei er mit Mutter und Tochter auf einer Festlichkeit gewesen. „Vor Mitternacht kamen wir wieder zurück, die Mutter ging schlafen, ich habe nun die Maria Schwarz mit deren Einverständnis in der Wohnstube im Stehen geschlechtlich gebraucht. Es war dieses das erstemal und ist dieses auch später nicht mehr vorgekommen". Seit Fastnacht 1908 hätten sie keinen Verkehr mehr gehabt. Die Schwarz, die er noch öfters gesehen habe, habe nie etwas zu ihm gesagt, daß sie schwanger sei, weshalb er sich auch nicht für den Schwängerer gehalten habe. Das Verfahren wurde am 5. 4. 1909 eingestellt „mangels begründeten Verdachts einer strafbaren Handlung". Die Angabe der Beschuldigten erschien glaubwürdig und „eine Widerlegung auf Grund des Ermittlungsverfahrens ausgeschlossen".

Seit März 1910 war die Schwarz in Bonn als Dienstmädchen in einer Stelle, wo sie als „sehr verlogen" galt. Am 27. 9. 1910 wurde sie von ihrer Dienstherrin, einer Pensionatsleiterin, angezeigt, daß sie in einer Kolonialwarenhandlung auf ihren Namen Waren im Wert von fast 100 Mark geholt und immer habe anschreiben lassen, obschon sie das Geld stets mitbekommen habe. Außerdem sei eine Kommode und auch die Strafkasse des Pensionats erbrochen worden, und es hätte Geld gefehlt. Ferner werde eine Handtasche mit 30 Mark vermißt. Die Schwarz habe alles eingestanden, und man habe von der Anzeige absehen wollen; diesen Morgen sei sie aber plötzlich verschwunden.

Im Oktober 1910 trieb sich die Schwarz unter einem falschen Namen in Bonn herum und verkaufte mehrere Kleidungsstücke an eine Althändlerin. Bei der Vernehmung gab sie alles zu, doch sei die Kommode offen gewesen, und hätten die verkauften Kleider tatsächlich ihr gehört. Sie wurde 18. 11. 1910 wegen schweren Diebstahls in einem Falle, einfachen Diebstahls in 2 Fällen und Unterschlagung zu 6 Monaten Gefängnis verurteilt, wobei ihr ein Monat Untersuchungshaft angerechnet wurde. Die Strafe lief bis zum 18. 3. 1911.

Über die nun folgende Zeit schreibt die Polizeiverwaltung Bonn: sie war „sittlich und moralisch sehr verkommen, führte einen zweifelhaften Lebenswandel und empfing Herrenbesuche".

Am 15. 6. 1912 wurde sie in Köln in einem öffentlichen Hause aufgegriffen. Sie gab an, schon seit 26. 12. 1911 da zu sein und heimlich gewerbsmäßige Unzucht getrieben zu haben. „In Bonn hatte ich zuletzt auch keine Stellung, weil ich krank war." Die Adresse, die sie als ihre letzte Bonner Wohnung angegeben hatte, stimmte nicht. Sie wurde am 15. 6. 1912 der Kontrolle unterstellt.

Außer dem Vermerk 5maliger Verhaftung wegen Übertretung und 2maliger Einweisung ins Krankenhaus wegen Gonorrhöe enthalten die Polizeiakten nichts Wesentliches.

7. Sensitive Ruhige.

45. Christine Tomae.

Geboren 20. 2. 1886 in einem Flecken in Sachsen-Koburg-Gotha, evangelisch, bei der Untersuchung, 16. und 17. 1. 1913, 26 Jahre alt.

Eigene Angaben.

Der Vater sei Gerichtsdiener und Gendarm und lebe wahrscheinlich noch. Er habe nicht ungern getrunken, sei „gleich oben raus", aufbrausend und heftig. Die Mutter sei an einer Frühgeburt gestorben, wie sie 2 Jahre gewesen sei. Sie sei das dritte unter 3 Geschwistern und habe außerdem noch 3 Halbgeschwister. Seit 9 Jahren habe sie mit dem Elternhaus keinerlei Verkehr mehr. Eine Schwester der Mutter sei in einer Irrenanstalt, sonst wisse sie nichts von Geisteskrankheiten in der Familie, auch sei niemand bestraft worden. Die Vermögensverhältnisse seien ordentlich gewesen.

Sie habe früh eine Stiefmutter bekommen, die sie schlecht behandelt habe, und mit der sie sich nie habe stellen können; die Heimat sei dadurch für sie nie schön gewesen. Sie sei, abgesehen von Kinderkrankheiten, ein gesundes Kind gewesen, habe aber bis zum 12. Jahre an Bettnässen gelitten, weshalb sie von der Stiefmutter viel bestraft worden sei. Auch sei sie oft mit Angst aus dem Schlaf aufgeschreckt. Vom 12. Jahre ab habe sie, von der Schwester verführt, masturbiert. Sie sei bis zum 14. Jahr in die Mittelschule gegangen. Das Lernen sei ihr nicht schwer gefallen, doch sei sie einmal sitzen geblieben; sie sei nämlich nachlässig gewesen, habe allerdings vielfach die Hausaufgaben auch deshalb nicht machen können, weil die Stiefmutter sie zuviel in der Haushaltung beschäftigt habe. Anfangs habe sie gut und leicht gelernt, später weniger. Das Gedächtnis habe oft „ausgesetzt". Es sei ihr plötzlich nichts eingefallen, was auch jetzt noch mitunter vorkomme. In den letzten Jahren habe sie viele Streiche gemacht. Singen, Malen seien ihre Lieblingsfächer gewesen.

Nach der Schulzeit habe sie auf alle Fälle von der Stiefmutter fortgewollt. Sie sei nach Koburg in eine Nähmaschinenhandlung gegangen, aber nur ein Vierteljahr, dann sei sie wieder daheim gewesen. Dort habe es immer Streit mit der Stiefmutter gegeben. So sei sie eines Tages ausgerückt und zu Verwandten ihrer richtigen Mutter gereist. Dort sei sie kurz in ein Geschäft gegangen. Die Eltern hätten sie wieder zu Hause haben wollen, sie sei aber, nachdem sie einen Paten um Geld gebeten habe, 4. Klasse nach Berlin gefahren, wo eine dort verheiratete Kusine sie nach Verabredung abgeholt und aufgenommen habe. 2 Jahre sei sie in deren Haus gewesen und habe ihr das Dienstmädchen ersetzt. Der Mann sei Ingenieur. Sie sei kurz in einem Restaurant gewesen, um kochen zu lernen, sei aber mit der Köchin, die sie einmal geschlagen habe, nicht ausgekommen. Nach den 2 Jahren habe der Vater geschrieben, ob sie denn nicht wisse, daß sie noch Eltern habe, sie solle kommen. Zu Haus sei es wieder die alte Geschichte gewesen. Einmal habe die Stiefmutter ihr morgens vorgeworfen, sie habe ihr nicht guten Morgen gesagt, sie habe geschrien „nicht einmal deiner Mutter sagst du guten Morgen", sie habe erwidert, „du bist nicht meine Mutter", worauf ihr der Vater eine Ohrfeige gegeben habe. Das habe sie veranlaßt, schon nach 4 Wochen wieder zu jenen Verwandten ihrer richtigen Mutter zu fahren. Sie sei dort in ein Geschäft und dann als Kindermädchen in Stellung gegangen, habe es aber nie lange aushalten können und immer alles hingeschmissen, wenn irgendeine Kleinigkeit, ein unfreundliches Wort vorgekommen sei. Von dort sei sie einmal in Wiesbaden gewesen, wo ihr eine dort dienende Schwester eine Stelle habe verschaffen wollen. Auf dem Bureau habe sie ein Mädchen kennen gelernt, mit dem sie dann etwas spazieren gegangen sei. Im Park habe sie ein junger „hübscher Kerl" angesprochen und sie beide auf den Neroberg begleitet. Er habe dann zu ihr gesagt, ob sie sich nicht einmal Heidelberg ansehen wolle, wo er Student sei. Sie sei mit ihm nach Heidelberg gefahren. Sie habe damals an gar nichts Schlimmes gedacht; „ich war noch so dumm". Er habe sie in seiner Heidelberger Pension als Schwester eingeführt und einquartiert. Abends hätte er ihr sein Zimmer gezeigt, sie hätten Rotwein getrunken. Schon nach dem ersten Glas sei ihr ganz schlecht gewesen, sie habe erst auf der Chaiselongue wieder etwas von sich gewußt. Ihre Kleider seien schon offen gewesen. Lust habe sie wenig gespürt, „es hat ja so geschmerzt das erstemal". Damals sei sie 17 Jahre gewesen. Am anderen Tag sei sie gleich aus der Pension gegangen, sie habe sich furchtbar geschämt, „wirklich, ich bin damals noch so unschuldig gewesen". Wenige Tage darauf habe sie sich das Leben nehmen wollen. Sie habe sich dauernd so geschämt und dazu sei noch gekommen, daß sie kein Geld mehr gehabt habe, um eine Unterkunft zu bezahlen. Sie sei im Regen an den Neckar gelaufen im festen Entschluß, sich das Leben zu nehmen. Sie sei die Böschung herunter, habe den Hut abgelegt und sich eben das Taschentuch vor die Augen binden wollen, als sie jemand am Arm gerissen habe. Es sei ein älterer Herr gewesen, dem sie dann ihre pekuniäre Mißlage erzählt habe. Er habe sie in einem sehr anständigen Gasthaus untergebracht, für eine Nacht und das Frühstück vorausbezahlt, sei aber nicht wiedergekommen. Sie sei dann noch als Kellnerin in Heidelberg geblieben und dann mit einer Kollegin nach Frankfurt gefahren, um dort eine neue Stellung zu suchen. Auf einem Bureau habe sie ein Wirt für Offenbach engagiert. Sie hätten gleich hinfahren wollen. Der Wirt habe sie aber nicht zum Bahnhof, sondern auf die Landstraße geführt. In einer Ortschaft habe er einkehren wollen, habe ihr Most aufgenötigt und begonnen, unanständige Dinge zu reden, was sie sehr geängstigt habe. Sie seien dann weiter gegangen und es sei schon dunkel gewesen. Der Wirt, der ihren Karton getragen habe, habe sich im Wald an sie gedrängt und sie dann plötzlich hingeworfen. Sie habe ihn aber zurückstoßen können, sei aufgesprungen und gerannt, bis sie Licht gesehen habe. Es sei ein Wirtshaus gewesen. Sie habe der Frau das Erlebnis erzählt, und die habe einen zufällig anwesenden Polizisten gerufen, der ihr dann auch ihren Karton wieder verschafft habe. Von Offenbach sei sie dann wieder zurück zu den Verwandten ihrer Mutter. Bald darauf sei sie, da sie sich wegen des inzwischen Vorgefallenen auch mit diesen Verwandten nicht mehr habe stellen können, nach Leipzig gefahren. Die Dame des Vereins zum Schutz alleinreisender Mädchen habe sie auf dem Bahnhof angesprochen, sie in ein Heim gebracht und ihr eine Stelle bei einer älteren Dame verschafft. Bald habe sie die Stelle genug gehabt, und sie sei auf ein Vermittlungsbureau gegangen. Dort habe sie der Direktor einer kleinen serbischen Tanztruppe, die im „Europäischen Hof" aufgetreten sei, engagiert, sie habe nämlich „damals besser ausgesehen wie heut". Sie habe bei der Truppe tanzen gelernt und 1 Mark für den Tag bei freier Station bekommen. In diese Zeit falle auch ein „kleines Verhältnis" mit einem Kaufmann, den sie sehr lieb gehabt habe. In Leipzig habe sie sonst nur einmal Verkehr gehabt; sie sei kurz als Kellnerin in Stellung gewesen, und da habe man die Herren zu einer Flasche Wein in das „obere Zimmer" begleiten müssen. In der Leipziger Zeit sei sie auch ein halbes Jahr lang im Krankenhaus gewesen wegen einer Eierstocksentzündung. Sie habe viel Blut verloren, vielleicht sei es eine Frühgeburt gewesen. Von der serbischen Truppe sei sie bald zu einer ungarischen gegangen. Sie sei tatsächlich die einzige Deutsche gewesen und hätte sich, da die anderen Mitglieder nur ungarisch sprachen, sehr verlassen gefühlt. In den ersten 14 Tagen, während sie noch ungarische Lieder gelernt habe, sei sie einmal abends ganz allein im Artistenhotel gesessen und habe an ihrem Kostüm genäht. Sie wisse das noch wie heute: Sie habe in einem Schrank Futter holen wollen und dabei 106 Mark liegen sehen. Da sei ihr blitzschnell der Gedanke gekommen, fortzufahren. Sie habe einen Zettel geschrieben, sie werde alles zurückschicken und den hineingelegt, dann sei sie nach Berlin gefahren. Schon in der Bahn habe sie alles gereut. In Berlin habe sie sich in „irgendein Hotel", wie sie dem Kutscher gesagt habe, fahren lassen und sei zuerst dort geblieben. Es sei ihr nicht wohl gewesen, „ich habe richtig an Verfolgungswahnsinn gelitten". Sie habe sich immer gedacht, ob man sie nicht doch angezeigt habe; jeden, der sie angesehen habe, habe sie für einen Geheimpolizisten gehalten. Es sei eine ganz schreckliche Zeit gewesen. Im Passagetheater habe sie dann einen Herrn kennen gelernt, der sie auch gefragt habe, warum sie so gedrückt sei; sie habe ihm ihre Angst gestanden, und er habe ihr auch etwas Geld gegeben, um es nach Leipzig zu schicken. Bald habe sich der Herr aber von ihr getrennt. Sie sei zwar einmal bei ihrer Kusine gewesen, sie habe sich aber sehr geniert, da noch hinzugehen, vollends da sie von der ungarischen Truppe her noch schwarz gefärbtes Haar gehabt habe. Die Kusine habe sie auch nicht mehr haben wollen. Sie sei ganz ratlos geworden und habe es vor Angst kaum ausgehalten. Sie habe anfangs noch privat gewohnt, als sie aber gar kein Geld mehr gehabt habe, habe sie sich durch ein Mädchen, das sie in der Friedrichstraße kennen gelernt habe, in ein Haus in der Kurfürstenstraße bringen lassen, wo eine Frau drei Mädchen gehalten habe. Sie sei damals noch nicht 21 gewesen. Sie habe nun unangemeldet in Berlin gelebt, sei meist in Cafés gegangen, habe aber nur Herren mitgenommen, die ihr gefallen hätten und im ganzen nicht viele. Sie habe in einer fortgesetzten Angst vor der Verhaftung gelebt und sei eines Abends auch auf der Straße verhaftet worden. Ihr erster Gedanke sei da gewesen: ,,Gott sei Dank, kriegst du das jetzt von dir". In Moabit habe sie viel geweint, den ganzen Tag nichts gegessen, sich fortgesetzt Vorwürfe gemacht und voll Angst daran herumgedacht, man könne sie nach Hause befördern, wo doch der Vater selbst Gerichtsdiener sei. In der Zelle habe sie nachts allerlei undeutliche Gestalten, namentlich die Mutter gesehen; es sei nur ,,wie Nebel" gewesen, sie habe keinen Augenblick gedacht, daß es die Mutter wirklich sei, sondern die Erscheinungen nur ihren überreizten Nerven zugeschrieben. Der Arzt habe sie auf die Lazarettabteilung gelegt. Nach ihrer Entlassung nach einigen Wochen sei sie wieder in das alte Leben zurückgegangen. Sie habe gedacht, nun sei sie einmal bestraft, nun könne sie doch keine Stellung mehr finden. 2 Jahre habe sie so in Berlin gelebt, dann sei sie zur Zeit der Ila mit einer Bekannten nach Frankfurt a. M. gefahren. Sie habe dort ein paar Freunde gefunden, die sie verhalten hätten, sei aber wegen Obdachlosigkeit ein paarmal bestraft worden. Der Sekretär der Sittenpolizei sei dann immer so furchtbar grob gewesen, habe ihr gedroht, sie müsse ins Arbeitshaus oder unter Kontrolle. In einem solchen Auftritt, der sie sehr erregt habe, habe sie die Kontrolle verlangt. Wie sie die Statuten und alle die Verbote gelesen habe, habe sie sofort sehr bereut. In der Zelle — sie habe damals wegen Obdachlosigkeit ein paar Tage Haft abgesessen — sei sie ,,wie blödsinnig" herumgelaufen, sie habe ja doch eigentlich nicht unter Kontrolle gewollt. Um der Kontrolle zu entgehen, sei sie nach kurzem Aufenthalt in Darmstadt zur Zeit des Karnevals nach Köln gefahren. Auf der Hohestraße habe sie nach einigen Tagen ein Mann angeredet, ob sie ,,in ein Haus" wolle. Sie habe ,,ja auch nicht mehr viel Geld gehabt" und nur gesagt ,,mir ist's egal, es darf nur nicht so ein gewöhnliches Haus sein". Er habe sie in ein Haus gebracht, wo die Wirtin gleich verlangt habe, daß sie die Kontrolle nehme. Seither sei sie hier, habe allerdings viel das Haus gewechselt; allein habe sie nie gewohnt.

Sie habe das Leben nie leicht genommen, sei aber früher doch wesentlich lustiger gewesen. In ihren schwermütigen Stunden habe sie oft daran gedacht, sich das Leben zu nehmen. Ihre Stimmung wechsele sehr, an einem Tage könne sie ,,die Fliege an der Wand" ärgern, an anderen Tagen könne sie über alles lachen. Das wechsele oft tageweis, längere Zeiten dieser grundlosen Traurigkeit habe sie nie gehabt, auch nicht das Gegenteil. Sie sei aufbrausend und jäh, ganz wie der Vater gewesen sei, namentlich könne sie sich über das geringste ungute Wort gleich furchtbar aufregen und so habe sie oft in augenblicklicher Aufwallung ihre Stellen verlassen. Manchmal seien die Gedanken ganz weg, etwas ganz Naheliegendes falle ihr aus. Sie denke viel nach und habe wenig Freude. Oft müsse sie an irgendeiner ganz belanglosen Sache herumdenken, Kleinigkeiten ließen ihr oft keine Ruhe, so müsse sie oft immer wieder nachsehen, ob sie auch die Tür geschlossen habe, obgleich sie das sicher wisse. Auch zur Uhr müsse sie, wenn sie gerade darauf gesehen habe, immer wieder hingehen, um nachzusehen. Auch gleichgültige Worte müsse sie sich manchmal dauernd vorsagen und oft müsse sie gegen ihren Willen an geschlechtliche Szenen denken, namentlich an solche, in denen sie geschlagen würde. Sie sei auch sehr abergläubisch, namentlich beim Kartenlegen; sie könne da in Angst und Unruhe kommen, obgleich sie das für unsinnig halte. Sie habe keine Freundin unter den anderen Mädchen, komme schwer mit ihnen aus, habe leider viel Streit, könne auch in der Wut einmal etwas hinschmeißen und grob sein, es sei ihr aber dann immer gleich leid. So etwas wie in Moabit habe sie nie wieder erlebt. Nur zur Zeit der ersten Periode habe sie oft Alpdrücken gehabt und sich manchmal eingebildet, es sei jemand im Zimmer. Auch jetzt träume sie noch oft ängstliche Sachen, sie schwebe, sie falle herunter, und wache mit Angstschweiß und Herzklopfen auf. Fromm sei sie nicht mehr, aber sie könne nicht leiden, wenn man über solche Sachen spotte. Fromm sein bei ihrem Lebenswandel wäre „ja der reinste Hohn". Sie habe zeitweise stark getrunken, namentlich in Frankfurt. Man könne „so schön alles vergessen", — aber zum Schluß habe sie dann doch immer geweint.

Sie sei nicht kalt, habe aber kein sehr starkes geschlechtliches Bedürfnis. Mit Mädchen habe sie nie verkehrt. Früher habe sie sich die Männer immer ausgesucht, jetzt gehe das ja nicht mehr so, jetzt sei es ihr auch einerlei. An Perversitäten habe sie wohl im Laufe der Zeit „alles mitgemacht", sie finde aber nur Gefallen daran, geschlagen zu werden, das komme wohl davon, daß sie als Kind soviel geschlagen worden sei. Auch die geschlechtlichen Szenen, die sie sich mitunter gegen ihren Willen vorstellen müsse, seien ja dieser Art. In Berlin habe sie einmal längere Zeit mit einem russischen Lebemann verkehrt, der sie geschlagen und gepeitscht habe; zu weh habe es aber nicht tun dürfen. Notwendig zur sexuellen Lust sei das Geschlagenwerden nicht für sie.

Befund.

Sie ist ein mittelgroßes Mädchen mit rötlichem Haar, feinen hübschen Zügen, traurigem Gesichtsausdruck und müden umränderten Augen. Sie kommt rasch herein, verzieht den Mund, wie sie Papiere liegen sieht, beruhigt sich aber sofort. Sie hat in ihrem Wesen etwas sehr Bescheidenes, Ruhiges, fast Vornehmes. Sie erzählt langsam, besinnt sich dazwischen, korrigiert sich, ist fast durchweg sehr ernst. Ihre Darstellungen sind sehr schlicht, ihre Ausdrucksweise hat gar nichts Dirnenhaftes. Über allem liegt ein deutlich trauriger Ton. Als sie auf Berlin zu reden kommt und auf die Zeit ihres Tiefergleitens, kommen ihr sofort die Tränen, und sie weint leise vor sich hin; dabei fehlt alles Theatralische. Man hat durchaus den Eindruck, daß sie leidet, und daß sie es dankbar empfindet, sich auszusprechen. Sie versichert mehrmals, sie wolle alles ganz genau erzählen, auch was sie noch nie jemandem erzählt habe. In ihren Bewegungen ist sie außerordentlich keusch; mehrmals hat sie während des Berichtes das Taschentuch irgendwo in das Kleid verschoben, jedesmal wendet sie sich weg, wenn sie es sucht. Als man sie fragt, ob sie nicht versuchen wolle, wieder heraus zu kommen, schüttelt sie traurig den Kopf, sie wisse nicht, wie sie das machen solle. Sie sei zum Arbeiten nicht mehr zu gebrauchen, sie merke das hier, wo selbst die geringe Arbeit sie so sehr anstrenge. An die Fürsorge sich zu wenden, widerstrebe ihr, dann heiße es doch immer, man sei in Fürsorge gewesen, sie sei dazu „noch zu stolz", und dann komme sie ja dort unter eine strenge Aufsicht, man befehle ihr etwas, und sie wisse schon, das ertrage ihre Natur nicht, das gebe doch wieder Streit; eher würde sie es noch allein versuchen. Sie schämt sich sehr, über ihre abnorme Triebrichtung zu sprechen; während sie sonst alles ohne jede Scheu erzählt, will sie damit gar nicht heraus, sie sagt mehrmals, das könne sie nicht sagen und legt die Hände vor das errötende Gesicht; erst als man sie bittet, erzählt sie und auch dann befangen, verlegen und stockend.

Da die Unterredung das Mädchen stark mitnimmt und es starke Kopfschmerzen bekommt, wird abgebrochen. Am anderen Tag werden noch einige Ergänzungen zu dem Lebenslauf notiert und wird die Intelligenzprüfung und Prüfung der Schulkenntnisse vorgenommen, die ausgezeichnete Resultate ergeben.

Objektives.

Was an objektivem Material über sie vorliegt, stimmt bis in alle Einzelheiten mit ihren Angaben überein. Sie besuchte von 1892 bis 1900 als Tochter eines Gerichtsdieners eine „Zahlschule". Das Betragen war in den ersten 2 Jahren „gut", später aber „tadelnswert" oder „nicht ohne Tadel". Der Fleiß schwankte meist zwischen „genügend" und „ungenügend". Die Leistungen waren meist „genügend"; Angaben über Führung und sittliches Verhalten konnten nicht mehr gemacht werden.

Aus den Polizeiakten geht hervor, daß sie im Oktober 1906, also mit 20 Jahren, vom Schöffengericht Leipzig wegen Diebstahls mit 5 Wochen Gefängnis bestraft wurde. Die den Diebstahl betreffenden Akten decken sich aufs genaueste mit ihren Angaben. Am Abend des 5. 3. 1905 fand der Direktor der Truppe den Brief vor; seine Frau hatte die 106 Mark gespart, um ihm etwas zum Geburtstag zu kaufen. Der Direktor gab an, er habe die Tomae „auf Bitten eines Kollegen und aus Mitleid" aufgenommen. — „Sie war mittellos und konnte nicht musizieren". — „Sie war ein kleines, schwächliches Mädchen mit länglichem, blassem, aber geschminktem Gesicht . . . . . das Haar hatte ich tiefschwarz färben lassen, die Augenbrauen ließen sich jedoch nicht färben".

Die Kriminalpolizei Berlin teilte im April 1905 mit, die Tomae habe in den elektrischen Werken in der Schlegelstraße gearbeitet und sich dann nach der Wohnung ihrer Kusine abgemeldet, bei der sie aber seit ihrem Leipziger Aufenthalt nur einmal gewesen sei, um 3 Mark zu borgen. In der Nacht vom 25. zum 26. wurde sie in der Kurfürstenstraße, wo sie unangemeldet wohnte, verhaftet. Sie war mit einer kontrollierten Dirne zusammen. Sie war gleich geständig und sagte nur, sie habe 10 Mark bereits abgezahlt. Sie wurde unter Anrechnung einer dreiwöchentlichen Untersuchungshaft am 23. 10. 1906 wegen Diebstahls zu 5 Wochen Gefängnis verurteilt, „die Tat enthielt einen Vertrauensbruch, andererseits ist die Angeklagte noch unbestraft und hat die Tat unumwunden eingestanden". Sie bat dann später schriftlich in bescheidenem Tone mit guter Schrift, 71 Mark in Raten zahlen zu dürfen, da sie es nicht auf einmal könne, was genehmigt wurde. März 1910 bis Januar 1912 bekam sie in Frankfurt wegen Obdachlosigkeit dreimal einige Tage Haft. In Frankfurt, wo sie einmal geschlechtskrank war, stand sie seit 16. 1. 1912 unter Kontrolle; in Köln wurde sie am 15. 2. 1912 eingeschrieben. Die Eltern waren damals seit 8 Jahren ohne Nachricht über die Tochter. Die in den Akten enthaltenen Briefe zeigen eine hübsche, gute Schrift mit guter Orthographie. In Köln wurde sie einmal wegen Gonorrhöe ins Krankenhaus eingewiesen.

46. Sofie Fischer.

Geboren 14. 7. 1892 in einem Dorf im Reg.-Bez. Düsseldorf, evangelisch, bei der Untersuchung, 19. 2. 1914, 21 Jahre alt.

Eigene Angaben.

Der Vater sei Fabrikarbeiter und habe eine kleine Landwirtschaft. Die Mutter sei vor etwa 6 Jahren an einem Schlaganfall gestorben. Sie habe zuletzt jährlich einen Schlaganfall bekommen und sei die letzten Jahre gelähmt, aber bis zum Tode geistig ganz rüstig gewesen. In der Familie der Mutter seien alle Verwandten, im ganzen sechs, in jungen Jahren an Schlaganfällen gestorben; alle seien sehr dick gewesen. Ein Onkel habe getrunken. Sie sei das zweite unter 4 Geschwistern, von denen sie nur wenig wisse. Die Vermögenslage sei ordentlich gewesen, dagegen das Familienleben nicht sehr glücklich. Die Mutter sei „herzensgut" gewesen, sie habe aber mit dem Vater nie gut gestanden. Sie hätten „mit dem Vater wegen der Mutter so viel Schwierigkeiten gehabt". Ihre Jugend sei „einerseits schön, andererseits wieder nicht" gewesen.

Sie habe eine Volksschule besucht und gute Zeugnisse gehabt; fleißig sei sie nur bei Fächern gewesen, die sie interessiert hätten, wie Schreiben und Handarbeit. Schon als Kind sei sie nie besonders lustig gewesen, gerne allein und „zurückhaltend", und habe sich leicht verstimmen lassen. Nach der Schule sei sie in eine nur 20 Minuten vom Elternhaus entfernte Seidenfabrik gegangen, und zwar bis ins 15. Jahr. Nach dem Tode der Mutter habe sie dann zu Hause bleiben müssen, doch sei die Arbeit für sie zuviel gewesen, auch habe sie in der Haushaltung wenig Erfahrung gehabt und es dem Vater nie recht machen können. Seit dem Tode der Mutter hätten sie den Vater „abends fast nie gesehen"; er sei immer schwieriger, zorniger und anspruchsvoller geworden und habe das Trinken angefangen. Mit 18 Jahren sei sie zu Hause weggegangen. Die Gründe hierfür könne sie nicht erzählen; es hänge mit ihrem Vater und der ältesten Schwester zusammen, mit der sie sich nie habe stellen können. Sie habe wieder in derselben Seidenfabrik gearbeitet, auch nachdem sie aufs neue wo anders hingezogen sei, „weil ich noch immer keine Ruhe hatte". Damals sei sie öfters nach dem nahen Elberfeld gekommen, und in diese Zeit falle ihr erstes Verhältnis. Sie sei mit ihm im Theater gewesen und nachher in ein Hotel gegangen; sie sei beim ersten Verkehr stark angetrunken gewesen, habe aber doch noch gewußt, was sie tue. Am anderen Tag habe sie sich Vorwürfe gemacht, und sie hätten nicht mehr verkehrt, obschon sie ihn sehr gern gehabt habe. Sie hätten sich noch bis in die allerletzte Zeit geschrieben, er habe viel vom Heiraten gesprochen, aber jetzt könne es wohl nichts mehr werden.

Sie sei eigentlich ganz zufällig, etwa mit 20 Jahren, nach Köln gekommen. Zuerst habe sie noch 2 Monate als Kellnerin in einem kleinen Café gearbeitet. Sie habe dann einen Herrn kennen gelernt, den sie nicht sehr gemocht habe, doch habe sie damals Geld gebraucht. Er habe sie ein halbes Jahr lang ausgehalten und sie auch, nachdem er weggezogen sei, immer noch unterstützt, doch habe sie nicht mehr davon leben können. Dann habe sie ein Mädchen kennen gelernt, das sie veranlaßt habe, in ein Haus zu gehen, wo sie nun ein Jahr heimlich gewesen sei. Am ersten Tag habe ihr das Ganze Freude gemacht, denn sie habe noch nicht verkehren müssen, dann habe sie „schwer darunter gelitten". Alles sei ihr schrecklich gewesen, namentlich im Salon vorzumachen, vor allem Sachen mit Mädchen. Man habe sie festgehalten, und sie sei ein ganzes Jahr lang nicht aus dem Hause gekommen. Dann sei es besser geworden; sie habe sich sehr an einen Freund angeschlossen, und sie seien gegen Ende des Jahres nach Nizza gereist; es sei die fröhlichste Zeit ihres Lebens gewesen. Auch jetzt stehe sie noch sehr gut mit ihm, sie bespreche alles mit ihm, er verstehe sie in allem. Im letzten September habe sie Kontrolle geholt.

Sie sei immer ruhig, rege sich nicht leicht auf, lese sehr viel, in letzter Zeit besonders Schiller, doch auch viel perverse Bücher. Sie lese auch in religiösen Büchern und bete jeden Abend. Sie habe das Leben immer sehr schwer genommen und viel darüber nachgedacht. Die Schuld liege an den häuslichen Verhältnissen, aber auch an ihr. Das Geld habe bei ihr keine Rolle gespielt, dagegen sei von großer Bedeutung der Einfluß jenes Mädchens gewesen, das sie in das Haus gebracht habe. Sie sei ziemlich weich, empfindlich, etwas mißtrauisch und ziemlich verschlossen. Je nachdem die Gesellschaft sei, könne sie aber auch ganz heiter sein. Oft könne sie „einen ganzen Tag nicht aufgucken" und wolle dann gar niemanden sprechen, höchstens ihren Freund. Sie mache sich viele Gedanken über die Zukunft. Der Vater müsse wohl erfahren haben, was mit ihr sei, er sei neulich hier im Krankenhaus bei ihr gewesen und wolle sie in eine Anstalt oder nach Hause bringen; vielleicht gehe sie auch. Sie habe manches zurückgelegt; zum zweiten Male würde sie aber ihr Leben doch anders machen. Sie mache sich große Vorwürfe, wenn sie jemanden angesteckt habe, sie sei darin überhaupt sehr vorsichtig und den polizeilichen Vorschriften gegenüber sehr peinlich. Vor der Kontrolle müsse sie immer noch einmal nachsehen, ob nichts da wäre, denn immer meine sie, es werde gewiß etwas gefunden. Sie habe nur einmal Haft gehabt und sei sonst nicht bestraft. Sie müsse viel trinken, sei aber selten betrunken. Wenn sie zuviel habe, dürfe man ihr nicht zunahe kommen. Vor etwa einem halben Jahr habe sie sich im Rausch einmal zwei Zähne ausgefallen, vor 4 Wochen sich am Ofen die linke Seite verbrannt; beide Male habe sie nachher gar nichts davon gewußt. Sie rauche 30 Zigaretten am Tag. Sie schlage sehr gern. Beim Liebsten empfinde sie auch ohne das stark. Während ihr das Schlagen nicht viel bedeute, mache sie gern „französische Sachen"; sie könne sich das Leben ohne dies gar nicht vorstellen.

Befund.

Sie sieht nicht gut aus, ist ziemlich dick und hat ein wenig feines, aber ganz ansprechendes Gesicht. Sie erregt sich allem nach ziemlich, als sie gerufen wird, beruhigt sich aber rasch. Ihr Wesen ist ruhig und anständig. Sie erzählt nachdenklich und hütet sich peinlichst, jemanden bloßzustellen. Sie faßt ausgezeichnet auf, versteht auch tiefer liegende Fragen sofort und erscheint intelligent und empfindsam. Sie benimmt sich natürlich und hat einen gewissen Anstand in jeder Bewegung. Die Stimmung ist ausgesprochen gedrückt, die Unterhaltung durchweg auf sehr ernsten Ton gestimmt. Die anfängliche Befangenheit verschwindet rasch. Man hat den Eindruck, daß sie Vertrauen gewinnt, nur am Schluß bittet sie noch einmal, auch dem Abteilungsarzt nichts zu erzählen. Trotz ihres freundlichen und zunehmend freieren Wesens bleiben gewisse Grenzen, so ist über ihre häuslichen Verhältnisse nichts zu erfahren. Sie lehnt eine Auskunft darüber freundlich, aber so entschieden ab, daß es unmöglich wäre, weiter zu fragen. Was sie erzählt, stimmt sicher. Sie steht zweifellos menschlich recht hoch. Das zeigt sich besonders, als sie über ihre Stellung zur Religion spricht und gesteht, sie bete jeden Abend. Als man sie fragt, ob sie dabei nie gedacht habe, daß das doch mit ihrem Leben nicht ganz zusammenpasse, sagt sie „auch empfunden, nicht allein gedacht". Sichtlich sehr schmerzlich berührt spricht sie von ihrem Konfirmationsspruch: „Siehe, ich bin bei euch alle Tage....". Man hat den Eindruck, daß der gegenwärtige Freund zur Zeit in ihrem inneren Leben eine sehr große Rolle spielt. Die Prüfung der Schulkenntnisse und der Intelligenz hat sehr gute Ergebnisse. Auf der Abteilung ist sie sehr fleißig, ordentlich, still und lenksam.

Objektives.

Nachdem die Schule nichts zu berichten wußte, schreibt der frühere Geistliche: „Auch ich kann Ihnen wenig dienen, da das Mädchen bereits vor 7 Jahren von mir konfirmiert wurde. Ich erinnere mich aber, daß sie ein gut geartetes Kind war. Später hat sie die Hoffnung freilich nicht erfüllt, die man auf sie setzte. Die häuslichen Verhältnisse waren traurig. Es fehlte den Kindern die leitende Hand, besonders nachdem die Mutter fort war. Ich erinnere mich nicht, krankhafte oder merkwürdige Züge an dem Kind bemerkt zu haben. Es war gut zu leiten, sah aber körperlich immer sehr schlecht aus".

Nach den Polizeiakten wurde sie Mitte September 1913, also mit 21 Jahren, zum erstenmal in Köln aufgegriffen. Sie bestritt, wurde aber überführt und am 20. September auf einen Antrag der Kontrolle unterstellt. Die Polizeibehörde der Heimat schreibt, sie sei bis Anfang August 1913 dort gewesen, wo auch der Vater lebe, Vermögen sei nicht vorhanden. Es bestehe der Verdacht, daß eine gewisse Haan und deren Kostgänger Simon die Fischer der Unzucht zugeführt hätten. Sie war dann zweimal im Krankenhaus. Strafen sind nie vermerkt. Im Januar 1914 schreibt sie, sie habe sich die linke Seite verbrannt.

47. Margarete Kurze.

Geboren 20. 5. 1890 in Barmen, evangelisch, bei der Untersuchung, 8. 5. 1914, 23 Jahre alt.

Eigene Angaben.

Ihr Vater sei Bureauassistent am Rathaus gewesen und an Lungenentzündung gestorben, wie sie ein halbes Jahr gewesen sei; die Mutter sei früher ohne Beruf, später in Elberfeld Taglöhnerin gewesen; sie sei leicht aufbrausend und nervös. Sie habe nur einen richtigen Bruder, der Fabrikarbeiter sei. Mit 3 Jahren habe sie einen zweiten Vater, Schneider von Beruf, bekommen, von dem die Mutter ein Mädchen habe. Er sei gestorben, wie sie etwa 6 gewesen sei. Wie sie 21 gewesen sei, habe die Mutter zum dritten Male geheiratet, und zwar einen Fabrikarbeiter, der drei Söhne mitgebracht habe. Seit anderthalb Jahren sei sie ohne Beziehungen mit der Heimat; sie habe nie mehr geschrieben. Die Vermögensverhältnisse seien knapp gewesen.

Sie habe verschiedene Volksschulen besucht, ziemlich gut gelernt und einmal sogar übersprungen und sich „immer sehr gut oder gut" betragen. Sie sei ein ziemlich lustiges, lebhaftes Kind gewesen. Nach der Schule sei sie im ganzen 7 Jahre in eine Bandfabrik gegangen und habe zu Hause gewohnt. Mit 18 Jahren habe sie dreiviertel Jahr lang ein rein freundschaftliches Verhältnis mit einem Rathausbeamten, einem alten Bekannten ihrer Familie, gehabt. Sie habe ihn sehr geliebt. Er habe mit 26 Jahren einen Schlaganfall bekommen und sei sofort tot gewesen. Sie sei damals etwa 19 gewesen und habe vor Trauer etwa 2 Jahre lang überhaupt niemand angesehen. Mit etwa 21 Jahren sei sie wegen Arbeitsmangels aus der Fabrik entlassen worden. In der Zeit habe sie viele Auseinandersetzungen mit der Mutter gehabt; sie habe es nämlich nicht ertragen können, daß diese „immer weiter herunter geheiratet" habe. Man müsse „doch sehen, daß man sich hinaufarbeitet und nicht hinunter". Sie habe den dritten Vater, obgleich er ein „anständiger Mensch" gewesen sei, nicht anerkennen und nicht „Vater" zu ihm sagen wollen, und die Mutter habe ihr gesagt, „wenn dir das nicht paßt, dann gehst du". Das sei die ganze Auseinandersetzung gewesen, nach der sie von zu Hause weggezogen sei. Sie habe ein paar Wochen für sich in Barmen gewohnt und sei damals noch völlig harmlos und unschuldig gewesen; als sie mit 19 Jahren die Hochzeit einer Kusine mitgemacht habe, habe sie noch nicht gewußt, was das sei. Bald sei sie von Barmen nach Düsseldorf, zunächst mit der Absicht, zu arbeiten. Schon nach ein paar Tagen habe sie „ein sogenannter Zuhälter", der sie schon einige Tage lang ohne ihr Wissen beobachtet gehabt habe, angesprochen. Es sei ein „netter Mann" gewesen. Sie habe sich beschwätzen lassen, da er ihr allerlei geschenkt habe. Sie hätten ein halbes Jahr zusammen gewohnt, und sie habe gleich auf die Straße gemußt und habe ohne jemand anzureden, was sie auch heute noch nicht tue, viel verdient. Sie habe sich anfangs sehr schwer schicken können; er habe ihr bis auf wenige Pfennige alles Geld abgenommen und sie habe sehr Angst vor ihm gehabt, obgleich er sie nicht mißhandelt habe. Mit der Polizei sei sie nicht aneinandergekommen; sie habe damals in Düsseldorf noch so harmlos ausgesehen, daß niemand so etwas hinter ihr vermutet habe.

Nach einem halben Jahre habe sie sich ein Herz gefaßt und sei heimlich nach Köln gefahren, wo sie dasselbe Leben, aber jetzt auf eigene Rechnung geführt habe; „wie man sich in alles einlebt". Sie sei nach 3 Monaten, in denen sie nie verhaftet worden sei, auf ein Vierteljahr nach Dortmund und dann nach Elberfeld, wo sie einem verwitweten Freunde 4 Monate lang den Haushalt geführt habe. Er habe ihr verheimlicht, daß er

Kinder habe, diese aber eines Tages kommen lassen. Der 13jährige Junge sei sehr unverschämt gegen sie gewesen, weshalb sie auch das Heiratsangebot des Mannes ausgeschlagen habe. Sie sei dann zum zweiten Male nach Köln, auch viermal gefischt worden und unter Kontrolle gekommen. Jetzt sei sie so gewohnt, ,,jetzt liegt der Fluch einmal auf mir".

Sie sei immer ziemlich lustig und höchstens im Krankenhause nachdenklich; draußen habe sie kaum trübe Gedanken. An ihre erste Liebe denke sie noch immer viel, ,,wenn der Mann nicht gestorben wäre —". Sie beschäftige sich mit Handarbeiten, gehe auch viel ins Theater, wo sie mehr das Heitere liebe. Sie sei sehr empfindlich, leicht zu kränken und sehr energisch, ,,was ich mir einmal in den Kopf gesetzt habe, das bleibt so", doch bekomme sie nicht leicht Streit, sie gehe lieber weg und schweige. ,,Manche freudige Stunde" komme schon vor, aber im ganzen sei es ,,eben nichts". Sie schließe sich leicht an jemand an und habe viele, aber nur oberflächliche Freunde, ,,es läßt mich der eine so kalt wie der andere; wenn ich die Leute nicht mehr sehe, dann ist's vorbei; ich habe nie mehr für jemand etwas empfunden". Sie gelte als die Vornehmste im Hause, könne sich nicht über dumme Sachen unterhalten, liebe nicht, wenn man zote oder wenn es lärmend und wild zugehe. Sie höre gern zu, wenn jemand von Ausflügen oder Reisen erzähle; jedes Jahr komme einer, der in Italien lebe, und mit dem stünde sie eigentlich am besten. Freundinnen habe sie nicht: ,,lieber schütte ich einem fremden Mann mein Herz aus, als einem Mädchen", denen würde sie nie etwas anvertrauen. Sie halte sich mitunter ganz für sich, sei aber dann durchaus nicht traurig. Sie sei ziemlich eitel, aber sparsam; sie wolle vielleicht in einem Jahr ein Zigarrengeschäft anfangen, heiraten wolle sie nie; ,,einen anderen will ich nicht". Die Haft habe sie immer schwer ausgehalten; das schlechte Essen nehme sie mit, sie weine dann viel, werde ängstlich und schreckhaft, auch störe sie das Mitleid mit den andern und der Gedanke, eingesperrt zu sein. Sie hüte sich vor Versäumnissen und Übertretungen und wolle mit der Polizei nichts zu tun haben. Sie trinke wenig, könne aber viel vertragen. Am Verkehr habe sie selten Freude, doch reize sie mitunter ein schöner Mann. Es sei dann einerlei, ob sie den kenne oder nicht. Auch ,,Behandlung" mache sie, weil die, die es getan habe, weggegangen sei, und es jemand habe übernehmen müssen; sie habe es der abgelernt, doch keinerlei Freude daran.

Befund.

Sie sieht gut aus, ist schlank und hat ein hübsches, feines Köpfchen; nur ihr Lachen klingt etwas roh. Die Bewegungen sind ruhig, selbstverständlich; ohne eine Spur kokett oder geziert zu sein, spricht sie recht gewählt. Sie erzählt sachlich, lebhaft, mitunter mit etwas wegwerfendem Ton. Ihre Augen werden häufig nachdenklich und sind sehr ausdrucksvoll. In tiefste Bewegung kommt sie, als sie von ihrem ersten Geliebten redet, der zweifellos noch viel für sie bedeutet; ,,ich kann mich nicht zusammennehmen, wenn ich daran denke". Sie bekommt sofort Tränen in die Augen, sieht zuerst weg, kann sich dann nicht mehr beherrschen, zieht das Taschentuch aus dem Hemdausschnitt, schluchzt und beruhigt sich erst langsam. Auch bei der Erwähnung ihrer gegenwärtigen Erkrankung werden ihre Augen feucht. Sie schildert ihre Persönlichkeit sehr plastisch und ist natürlich, aufrichtig, dankbar, nur anfangs fragt sie etwas mißtrauisch, ob das nicht die anderen Ärzte alle lesen würden. Sie hat einen gewissen gemessenen Anstand, und man hat das Gefühl, einen Menschen vor sich zu haben. Sie ist in äußeren Dingen sehr peinlich, stolz bis hochmütig, jedenfalls sehr selbstbewußt, eigensinnig und einer gewissen behaglichen Lebensführung bedürftig. Sie hat zweifellos ein ziemlich reiches Gefühlsleben. Man hat oft den Eindruck, daß sich hinter ihrem wegwerfenden Ton etwas verbirgt. Sie ist ganz intelligent, auch die Prüfung hat recht gute Ergebnisse.

Objektives.

Die Schulen, die sie besuchte, bestehen zum Teil nicht mehr; es war nichts zu erfahren.

Zum erstenmal wurde sie am 6. 7. 1912, mit 22 Jahren, in Düsseldorf wegen gewerbsmäßiger Unzucht mit einer Woche Haft bestraft.

Im Januar 1913 erstattete in Barmen ihr Stiefvater, der als Bandwirker bezeichnet wird, eine Anzeige gegen sie. Sie sei seit Anfang November 1912 in seinem Hause gewesen und habe eine ganze Reihe von Gegenständen, meist Wäsche und Kleider, auch eine goldene Damenuhr und etwas Geld, entwendet. Die Gegenstände seien zum Teil verschlossen gewesen. Sie habe es getan, als sie zufällig allein im Hause gewesen sei. Seine Stieftochter sei „total heruntergekommen und hat noch 8 Tage Haft wegen Sittenpolizeiübertretung in Düsseldorf zu verbüßen". Die Mutter schloß sich dem Strafantrag an. In dem damals aufgestellten Personalbogen wird ihr Vater als Bureaugehilfe, sie selbst als Hasplerin, ihr Ruf als schlecht bezeichnet, und als äußeres Merkmal eine dunkelblonde Perücke erwähnt. Erst im März 1913 wurde sie in Köln verhaftet. Sie gab an, sie habe das Elternhaus verlassen, weil ihr zwanzigjähriger Stiefbruder, der schon einmal mit ihr geschlechtlich verkehrt habe, sie zu weiterem Verkehr habe zwingen wollen. Die Uhr habe sie versetzt, das übrige besitze sie noch. Die gestohlenen Sachen fanden sich in ihrem Besitz; den Pfandschein hatte ihr Bräutigam, ein Straßenbahnschaffner, von dem sie aber nicht einmal wußte, wo er wohnte. Sie beharrte darauf, daß ihr Stiefbruder anfangs Januar, allerdings mit ihrem Einverständnis, zu Hause mit ihr verkehrt habe. Die Vernehmung dieses Stiefbruders bestätigte dies, doch gab er folgendes über sie an: „Die Kurze hat mich zu dem Geschlechtsverkehr überredet. Sie verfolgte mich auf Schritt und Tritt und hat mich solange gequält, bis ich mich dazu bereit erklärte. Wenn sie sagt, ich hätte ihr keine Ruhe gelassen, dann sagt sie die Unwahrheit, und es ist auch nicht wahr, daß ich sie zu weiterem Geschlechtsverkehr hätte zwingen wollen". Die Kurze, die in diesen Tagen, am 12. 3. 1918, in Köln wegen gewerbsmäßiger Unzucht zu 2 Wochen Haft verurteilt worden war, schrieb damals aus dem Untersuchungsgefängnis folgenden Brief: „Meine lieben Eltern! Euer reumütiges Kind wagt es, sich Euch noch einmal schriftlich zu nähern. Liebe Mutter, bedenke, es ist Dein Kind, das noch einmal mit einer ernstgemeinten Bitte vor Dich treten möchte. O liebe Mutter schenke Deinem Kinde Gehör. Du hast schon so manches überwunden; so bitte ich Dich auch, verwirf meine letzte Bitte nicht, mit der ich mich an Dich, mein treues Mutterherz, wende. Das jetzt Vorgefallene wäre mir niemals in den Sinn gekommen, wenn Heinrich mir meine Ruhe gelassen hätte und mir nicht in so schmählicher Weise entgegengetreten wäre. O hätte ich Euch, meine lieben Eltern, doch gleich etwas davon gesagt, dann hättet Ihr eine Änderung schaffen können. O liebe Mutter, könnte ich Dich doch noch ein einziges Mal sehen, um mich mit Dir über die Sache auszusprechen. O liebes, teures Mutterherz, versuche es, diesen Schmerz zu überwinden und mich ein einziges Mal zu besuchen hinter den Kerkermauern. O, wenn Du wüßtest, wie meine Gesinnung ist und wie sehr ich schon gelitten habe in der Zeit, daß ich hier hinter Schloß und Riegel sitze, so würdest Du mir meine Bitte nicht abschlagen. O liebe, unvergeßliche Mutter, rette, rette Dein Kind vor dem ewigen Verderben. Lege doch bitte ein gutes Wort für mich beim Vater ein, damit er mich nicht verstößt. Er ist mir ein sehr guter Vater gewesen und ich hoffe, daß auch er, mein getreuer Vater, den Schmerz überwinden kann, mich wieder als sein Kind anzuerkennen; liegt es doch daran, mich für mein ganzes Leben zu retten. O Ihr innigstgeliebten Eltern, verwerft die flehende Bitte Eures Kindes nicht. Wenn ich auch jetzt mein Versprechen nicht gehalten habe, so schwöre ich jetzt bei dem Allmächtigen Gott, jetzt niemals wieder auszuarten. Meine Gedanken sind stets bei Euch. Bei Tag sowie bei Nacht habe ich keine Ruhe. Immer wieder treten mir meine lieben Eltern vor die Augen. O gebt mir doch bitte meine Ruhe wieder, denn es steht ja in Eurer Kraft. Die Sachen, die ich mitgenommen habe von Hause sind alle noch vorhanden. . . . . . . Ich bin auch bereit, dieselben sofort herauszugeben. Nur die Uhr habe ich versetzt gegen 8 Mark. Solltet Ihr, meine lieben Eltern, mir noch einmal verzeihen können, so schreibt mir doch bitte einmal wieder so, wie Ihr darüber denkt. O Ihr lieben Eltern, es stehet geschrieben: Wenn eure Sünde gleich blutrot ist, so soll sie doch schneeweiß werden. Bitte, bitte versucht es noch ein einziges Mal mit mir. Ihr werdet Euch jetzt nicht mehr täuschen in mir. Verdient habe ich es ja nicht, aber ich hoffe das beste. O meine geliebte Mutter, komme mich bitte einmal besuchen. Errette, errette Dein Kind. In spannender Erregung und dem Besten entgegensehend, schreibt Euch dieses Eure Tochter Grete. Verwerft mich bitte nicht!"

Sie wurde am 14. 4. 1913 in Barmen zu 3 Wochen Gefängnis, abzüglich der 2 Wochen Untersuchungshaft verurteilt und saß die Strafe in Elberfeld ab.

Am Tage ihrer Entlassung aus dem Gefängnis, am 21. 4. 1913, ließ sie sich in Elberfeld der Kontrolle unterstellen. Im Juli und August desselben Jahres wurde sie in Köln noch zweimal wegen Gewerbsunzucht mit wenigen Tagen Haft bestraft und am 25. 9. 1913 auch in Köln der Kontrolle unterstellt. Sie wurde nur noch 1mal wegen S.-P.-Ü. verhaftet und kam 4mal geschlechtskrank ins Krankenhaus.

48. Maria Krone.

Geboren 10. 1. 1891 in einer kleinen Industriestadt bei Solingen, katholisch, bei der Untersuchung, 31. 1. 1913, 22 Jahre alt.

Eigene Angaben.

Der Vater sei Schneidermeister, die Mutter, wie sie 4 Jahre gewesen sei, im Wochenbett gestorben. Sie sei das siebente unter 8 Geschwistern; ein Bruder sei Schneider, einer Schriftsetzer; beide Schwestern seien verheiratet, vier Kinder klein gestorben. Sie schreibe noch gelegentlich Briefe nach Hause und stehe auch mit den Geschwistern „soweit ganz gut". Sie hätten nie Not gehabt, das Familienleben sei aber nicht schön gewesen, es habe sehr viel Streit gegeben, denn der Vater sei sehr streng, reizbar und streitsüchtig. Sie habe als Kind im Haus viel Arbeit verrichten müssen. Bis zum 14. Lebensjahr habe sie an Bettnässen gelitten. Sie habe eine Volksschule bis zum 14. Jahr besucht und ordentlich gelernt; ihre Lieblingsfächer seien Handarbeit, Gesang und Zeichnen gewesen. Sie habe eine Stiefmutter gehabt, mit der sie sich immer sehr gut gestanden habe, sie habe aber dem strengen Vater nicht dreinreden können. Gleich 14 Tage nach der Schulentlassung habe sie in Solingen bei einem früheren Lehrer eine Stelle als Dienstmädchen angetreten; sie sei dort ein Jahr geblieben. Auf Wunsch des Vaters, der mehr Lohn habe sehen wollen, sei sie darauf zu einem Fabrikanten in Solingen und nach einem Jahr nach Barmen in eine Konditorei als Dienstmädchen. Dort sei sie von den Gesellen belästigt worden, weshalb sie nach einem Vierteljahr weg in eine Herrenpension gegangen sei; dort sei sie 3 Jahre geblieben. Sie habe dann kochen lernen wollen und sei deshalb zu einer feinen Herrschaft nach Barmen, bei der sie etwa $3/4$ Jahr gewesen sei. Zwischen ihrem 18. und 19. Lebensjahre habe sie in der Schwebebahn einen Landarbeiter kennen gelernt. Erst gegen Schluß der Bekanntschaft, die etwa acht Wochen gedauert und stets nur zu Sonntagsausflügen geführt habe, hätten sie in den Anlagen verkehrt. Es sei nur zweimal vorgekommen; danach habe sie überhaupt bis Köln nie mehr Verkehr gehabt. Der Vater habe immer gewollt, daß sie Sonntags nach Hause komme. Sie habe auch den ganzen Lohn abliefern müssen und im Monat nur 2 Mark vom Vater bekommen, die eben zum Nachhausefahren ausgereicht hätten. Auch zu Hause habe sie gar nicht ausgehen und nicht einmal abends in den katholischen Jungfrauenverein gehen dürfen. Einmal habe sie 2 Mark zu Handarbeiten verbraucht und deshalb sehr Angst vor dem Vater gehabt, dessen Strenge sie sehr gefürchtet habe. So habe sie sich am nächsten Sonntag nicht getraut, nach Hause zu gehen. Sie habe daher den nächsten Lohn genommen und sei nach Düsseldorf gefahren. Auch die anderen Geschwister hätten aus ähnlichen Gründen möglichst früh das Elternhaus verlassen. Aus Angst vor dem Vater sei sie gleich weiter nach Aachen gefahren, habe aber keine Stelle gefunden und sei deshalb mit noch 2 Mark in der Tasche nach Köln gefahren. Sie habe sich eine Schlafstelle genommen mit der festen Absicht, eine Stelle zu suchen. Sie habe sich auch 4 Tage nach einer umgesehen, aber nichts Geeignetes gefunden. Die anderen Mädchen hätten sie verleitet, abends in Hotels zu gehen, und sie sei etwa von Januar 1911 ab nun $3/4$ Jahr lang von der Schlafstelle aus nach Männern gegangen. Dann sei sie in der Hosengasse gefaßt worden, obschon sie immer zwischendurch noch Aushilfsstellen angenommen habe. Sie sei geschlechtskrank ins Krankenhaus gekommen; durch Vermittlung der Fürsorgedame sei sie vom Vater abgeholt worden und ein halbes Jahr daheim gewesen; vormittags sei sie in einem Dienst beschäftigt gewesen. Eines Abends sei sie mit einer Schulfreundin in den katholischen Jungfrauenverein gegangen. Sie sei etwas nach 10 Uhr heimgekommen; der Vater habe eine große Szene gemacht und die ganze Nacht wüst geschimpft, sie solle, wenn sie nicht folgen wolle, nur wieder dahin gehen, wo sie hergekommen sei. Sie sei gleich am anderen Tag, ohne Adieu zu sagen, wieder nach Köln zurück. Hier sei sie zuerst 14 Tage in einem Restaurant und dann einen Monat in einer Metzgerei gewesen; von da aus sei sie wegen Gelenkrheumatismus ins Hospital gekommen. Nach ihrer Entlassung habe die Herrschaft ein anderes Mädchen gehabt; sie habe auch keine Lust mehr gehabt, in Stellung zu gehen und sich Kontrolle geholt. Das Geld habe sie so gereizt, auch habe sie Freude an schönen Kleidern gehabt.

Sie sei ihres Lebens nie froh geworden, habe auch am Verkehr in keiner Form Freude gehabt. Sie trinke nicht. Sie sei immer still gewesen, habe das Leben schwer genommen, sich nicht leicht angeschlossen und auch in Köln immer allein gelebt. An manchen Tagen sei sie sehr verstimmt, weine oft, denke an zu Hause. Sie bete auch noch. Sie selbst sei schuld, daß sie nicht in Stellung geblieben sei, sie sei aber durch das viele Herumlaufen und Stellensuchen so mutlos geworden, und auch die Strenge des Vaters sei schuld. Sie habe im Sinn, wieder in eine Stelle zu gehen, „aber wie eine Stelle bekommen?".

Befund.

Sie sieht sehr ordentlich aus und erscheint still, gedrückt, weich, empfindlich und nachdenklich. Sie ist durchweg sehr ernst, lacht nie, erzählt sehr willig und offenbar wahrheitsgemäß. Als sie von ihrer ersten Kölner Zeit spricht, kommt sie bald ins Weinen und kann nur schwer getröstet werden. Sie leidet offenbar unter ihrem verfehlten Leben und hat auch oft daran gedacht, sich loszumachen, hat aber wenig Glauben, daß es gelingen könnte. Sie meint, man erfahre ihr Leben dann ja doch, und dann müsse sie wieder weiter. Allem nach neigt sie zu starken Affektausbrüchen; sie will zart angefaßt werden und kann sich nicht ducken. Sie scheint beide Male im Trotz von Hause fortgelaufen zu sein.

Sie scheint durchaus intelligent, gibt bei der Prüfung der Schulkenntnisse und der Intelligenz auch sehr gute Antworten und hat in Bewegungen, Ausdrucksweise und Benehmen gar nichts Dirnenhaftes.

Objektives.

Die Schule schreibt über sie: „Soweit sich die Lehrerinnen der Maria Krone erinnern, war das Mädchen eine Schülerin, die in keiner Weise hervortrat, weder im Guten noch im Schlimmen, mittelmäßige Begabung und Leistungen; Führung gab zu ernsten Klagen keinen Anlaß".

Nach den Polizeiakten wurde sie im Juni 1911, also mit 20 Jahren, in der Hosengasse betroffen, wo sie gegen 3 Mark abgestiegen war. Sie gab an, sonst noch keine Gewerbsunzucht getrieben zu haben, sondern ihren Unterhalt als Stundenarbeiterin erworben zu haben. In ihrer Heimat war nichts Nachteiliges über sie bekannt. Sie wurde wegen Gonorrhöe ins Krankenhaus eingewiesen und im Dezember 1911 wieder in Köln aufgegriffen. Sie gab an, sie sei bis vor drei Tagen bei den Eltern gewesen und habe sich hier eine Stelle als Dienstmädchen suchen wollen. Jenes Haus habe sie nur mit einem Herrn betreten „um dort Bier zu trinken". Sie wurde dann noch dreimal aufgegriffen, und nachdem sie am 4. Mai 1912 „in Bordellkleidern in einem Versteck" vorgefunden wurde, am 6. Mai 1912 unter Kontrolle gestellt, obschon sie angab, bis zum 15. eine Stelle in Düsseldorf angenommen zu haben. Sie war dann mehrfach wegen Gonorrhöe und Lues im Krankenhaus, angeblich auch wiederholt bei ihren Eltern, was sie in schlechter Schrift, aber guter Orthographie mitteilte, 4mal geschlechtskrank und wurde 2mal wegen S.-P.-Ü. festgenommen.

8. Einfach Unruhige.

49. Gertrud Flott.

Geboren 5. 8. 1889 in einem Dorf im Kreise Mayen, katholisch, bei der Untersuchung, 22. 1. 1914, 24 Jahre alt.

Eigene Angaben.

Der Vater sei früher Bauer gewesen, habe aber wegen Schulden sein Häuschen versteigern müssen und sei, wie sie etwa 7 Jahre gewesen sei, nach Koblenz gezogen, wo er seither als Straßenkehrer und Tagelöhner arbeite. Er sei lungenkrank, „bös", jähzornig, oft betrunken, schimpfe viel, könne „nichts leise sprechen", habe die Kinder viel geprügelt und den erwachsenen Töchtern die schönen Kleider zerrissen. Seine Familie seien „bessere Leute"; eine Kusine von seiner Seite sei „richtig nervenkrank". Die Mutter sei ruhig und als Mädchen brav gewesen, auch ihre Verwandten seien „alle brav". Sie sei das vierte unter 7 Geschwistern, zwei Schwestern seien verheiratet, zwei Brüder Schlosser. Alle vier Schwestern seien unsolid; die beiden verheirateten hätten kurz nach der Heirat geboren, die jüngste stehe unter Fürsorge. „Alle sind grad wie ich — aber ich hab' am ersten angefangen". Die Vermögensverhältnisse seien ordentlich gewesen. Beziehung zu der Heimat habe sie jetzt nicht mehr.

Sie habe eine Volksschule besucht und sei unter den Besten gewesen, doch habe sie immer viel Unsinn gemacht und immer „gewibbelt". Sie sei überhaupt ein sehr wildes

Kind gewesen. Schon vor Beendigung der Schulzeit sei sie 2 Jahre Kindermädchen bei einem Metzger gewesen; sie habe Kinder immer gerne gehabt. Nach der Schule habe sie Nähen gelernt und zuerst 2 Jahre bei einer Näherin, dann 7 Jahre zu Hause und außer dem Hause genäht. Sie habe früher als andere und schon in der Schule von geschlechtlichen Dingen gewußt, habe „immer die Ohren gespitzt", wenn von solchen Dingen die Rede gewesen sei; „wir sind alle so in der Familie".

Mit einer Schulfreundin, die oft bei einem alten Oberstleutnant gewesen sei, sei sie eines Abends gebummelt; es sei irgendetwas los gewesen und der Ehrenbreitstein illuminiert. Der alte Herr, 1,91 groß und dick, habe sie angesprochen und sie beide in die Wohnung bestellt. Als sie gekommen seien, habe er die Freundin hinausgeschoben und sie alleine aufs Zimmer genommen, sie hätten Wein und Schnaps getrunken. Sie habe sich wenig Gewissensbisse gemacht. Um Geld habe sie nicht gebeten, ja, sie sei sehr überrascht gewesen, als er ihr am anderen Morgen 12 Mark geschenkt habe. Sie sei damals etwa 16 gewesen und sei noch etwa 5mal zu ihm gegangen. Kurz darauf habe sie einen Hauptmann kennen gelernt, auf den sie „verrückt gewesen" sei. Sie habe mit ihm bis zum 18. Jahr verkehrt, habe zu Hause gewohnt und sei etwa 4mal in der Woche zu ihm gegangen. Er habe ihr viel geschenkt, namentlich Kleider. Sie habe immer, auch jetzt noch, für wesentlich ältere Männer geschwärmt. Im März 1908 habe sie ein Mädchen geboren, das zu Hause sei. Er habe gezahlt, sei aber dann nach Afrika gegangen; ganz Koblenz habe die Sache gewußt. Wie er weg gewesen sei, sei sie erst „flatterhaft" geworden, „es ist so viel Militär in Koblenz". Sie habe in Tanzlokalen und sonst viele Männer getroffen. „Ich war so leichtsinnig, das glaubt keiner". Auch Geld habe sie immer genommen, doch bis Pfingsten 1912 daneben noch genäht. Längere Zeit habe sie mit einem Feuerwerksoffizier ein Verhältnis gehabt und im Sommer 1909 auch noch einmal geboren. Wahrscheinlich sei das Kind von ihm, sie wisse es aber nicht genau, „ich hab' immer geguckt, wem das Kind gleicht; das dürfen sie aber nicht aufschreiben". Dann habe es einen Prozeß gegeben, und der jetzt verheiratete Feuerwerker, ein „guter Kerl", der auch jetzt noch mitunter zu ihr komme, habe bezahlen müssen. Auch das zweite Kind sei bei ihren Eltern daheim.

Die Schutzleute seien schon wegen ihrer eleganten Kleidung immer hinter ihr her gewesen. Auch mit dem Vater habe sie viel Streit gehabt. Ende 1911 sei sie zum erstenmal bestraft und zu 14 Tagen und Überweisung verurteilt worden. Sie habe Berufung eingelegt, die Überweisung sei weggefallen, und sie Sommer 1912 in Koblenz unter Kontrolle gekommen. Der Vater habe das lang nicht gemerkt, bis sie einmal ein Schutzmann von einer Kirmes als Kontrollierte weggeschickt habe. Sie sei mit Schwestern und Schwager dort gewesen und durch den habe der Vater es erfahren; er habe sie „schier tot gehauen" und sie rausgeschmissen. Sie sei dann nach Köln und habe nach 8 Tagen die Kontrolle geholt; sie sei hier immer in demselben Hause gewesen.

Sie habe anfangs geweint „vor Heimweh nach den Kindern", sie habe sich dann gewöhnt, aber „früher war's schöner". Sie sei lustig und umgänglich, lebe „in den Tag rein", denke „nichts anderes als von heut' auf morgen", sei nie traurig und mache sich selten Vorwürfe, höchstens „in der Blech und hier". Den Tag über gehe sie spazieren. Lesen könne sie „keine drei Worte", denn sie habe zu nichts Geduld, alles müsse fix gehen, es kribble sie in der Fingern. Sie rege sich nicht leicht auf, „falle nie aus der Rolle", sei immer zum Scherzen aufgelegt, springe „über Stühle und Bänke", habe aber nicht ungern gearbeitet, namentlich am Nähen Freude gehabt. Immer sei sie sehr eitel gewesen. Schuld an allem sei sie selbst, ihre Natur, aber wohl auch der Vater, „irgendwo muß man's doch her haben". Sie sei etwa 15mal bestraft worden und in der Haft sehr ängstlich und könne alles kaputt schlagen. Sie habe auch sonst sehr viel ängstliche Träume und große Angst und Herzklopfen im Dunkeln vor dem Einschlafen. Sie stecke tief unter die Decke, jedes Geräusch sei ihr fürchterlich, sie denke an Diebe und Räuber. Sie träume besonders von Dingen, die sie am Tage gehört habe. Nie stehe sie nachts allein auf. In der Haft sei dies alles ganz besonders schlimm, jeden Lichtschein halte sie für etwas Böses. Irgend eine Person, die sie sich vorstelle, ein Mörder, von dem sie gehört, eine alte Frau, von deren Tod man erzählt habe, stünde dann so deutlich vor ihr, daß sie sie in der Ecke sehe und gar nicht wage, aufzugucken. Es seien keine richtigen Träume. Schlafen könne sie in der Haft vor lauter Angst gar nicht. Im Hellen habe sie nie so etwas erlebt, auch nie Sprechen gehört. Sie sei jeden Tag betrunken, werde dann bös, reizbar, streitsüchtig und schimpfe viel. Genaue Erinnerungen habe sie nicht daran.

Sie habe mitunter viel verdient und oft zwanzig Männer in einer Nacht. Es strenge nur an, wenn man sich aufrege. Früher habe sie nie etwas am Verkehr gefunden, jetzt mehr, besonders seit den Geburten. Bei rohen Kerls habe sie oft Ekel und Wut, schicke sie auch wohl weg. „Wenn einer es gut macht", habe sie viel Lust, jedenfalls weit mehr, als früher. Vor der Kontrolle habe sie das noch nicht so recht verstanden. „Man lernt viel dazu." Sie gehe in hochroten Kleidchen. Anfangs habe sie sich gescheut, sich im Salon auszuziehen und „Dummheiten" zu machen, doch sich bald daran gewöhnt. Sie schlage gern und habe „schon immer die Kinder in der Schule durchgewichst". Das Schlagen mit Stock oder Riemen mache ihr als solches Freude, nicht der Verkehr nachher. Sie selbst lasse sich nicht schlagen. Auch französische Sachen mache sie gern, „wenn einer lieb ist". Mädchen möge sie nicht; „da braucht man kein Mädchen dafür".

Befund.

Das kleine, zierliche Mädchen hat kluge Augen und ein hübsches, keckes Gesicht. Sie erzählt äußerst lebhaft, lustig und ist von einer sprudelnden Lebendigkeit. Sie ist bester Laune und erzählt munter und ohne jede Befangenheit. Man hat nicht ein einziges Mal den Eindruck, sie erzähle bewußt etwas falsch. Trotz ihrer Heiterkeit ist sie durchaus nicht frech und auch nicht albern; sie scheint recht klug. Ihr Benehmen ist natürlich und frei von jeder Pose. Auch die Abteilungsschwester sagt günstig über das „Quecksilber" aus.

Die Prüfung der Schulkenntnisse und der Intelligenz hat gute Ergebnisse.

Objektives.

Die Schule schreibt, daß etwas Besonderes an ihr nie aufgefallen sei. Das Betragen war gut, der Fleiß befriedigend, die Zensuren in den Einzelfächern teils gut, teils genügend.

Schon im Oktober 1911, also wie sie 22 Jahre alt war, wurde sie angezeigt, weil sie „seit einigen Monaten arbeitslos zu jeder Tageszeit in der Stadt umherlief" und zwar immer wieder in Begleitung anderer Herren. Ein Offizier sei angeblich geschlechtskrank von ihr geworden, sie habe auch Geld genommen. Oft sei sie nicht nach Hause gegangen und deshalb von ihrem Vater in der Stadt gestellt worden. Sie sei dringend der gewerbsmäßigen Unzucht verdächtig. „Sie ist sittlich heruntergekommen und hat auch zwei Kinder". Sie gab zu, in letzter Zeit mit verschiedenen Herren gegangen zu sein, nannte verschiedene Namen und schilderte sehr schamlos die Einzelheiten der mit diesen Herren vorgenommenen, zum Teil perversen, sexuellen Handlungen. Einige dieser Vorgänge reichten bis 1910 zurück. Stets habe sie nur Geschenke angenommen. Die Zeugen bestätigten ihre Angaben, sagten aber aus, daß sie ihr auch Geld gegeben hätten, allerdings bemerkte einer: „ich hatte nicht den Eindruck, daß sie nur mitging, um Geld zu bekommen". Ein Wirt berichtete, daß die Flott in den letzten 14 Tagen mindestens 6mal mit Herren in seinem Hotel gewesen sei.

Die Flott gab zu ihrer Entlastung vier Frauen an, bei denen sie genäht habe. Die Ermittlungen ergaben, daß sie mitunter noch Arbeit angenommen, doch viel Kundschaft verloren hatte, weil sie nur gelegentlich ein oder zwei Tage arbeitete und auch Arbeiten unerledigt wieder zurückgab. Vielfach handelte es sich um Kundinnen, bei denen die Familie Flott Bäcker- oder Metzgerschulden hatte. So hatte sie in 3 Monaten nur 29 Mark verdient. Die jüngere Schwester war eben in Fürsorgeerziehung gekommen, die Schwester trüge „eine große Schuld mit". Es stellte sich auch heraus, daß die Flott einmal in Gegenwart der 17jährigen Schwester morgens in einem Eisenbahnabteil mit einem Referendar, der davon geschlechtskrank wurde, verkehrt hatte. Auf Veranlassung des Referendars wurde sie dann verhaftet. Sie wurde am 22. 12. 1911 vom Amtsgericht zu 2 Wochen Haft und Überweisung verurteilt. Letztere wurde „wegen der hochgradigen Verkommenheit und ihres gemeingefährlichen Treibens" ausgesprochen. Strafverschärfend war, daß sie sich in Gegenwart ihrer jüngeren Schwester aufs Schamloseste aufgeführt hatte. Ihr Anwalt legte Berufung ein, und das Urteil des Landgerichts ließ im März 1912, „im Hinblick auf ihre bisherige Unbescholtenheit" die Überweisung wegfallen. Sie legte aufs neue Berufung ein, da gewerbsmäßige Unzucht nicht festgestellt sei, doch verwarf das Oberlandesgericht im Mai diese Berufung. Im Juni 1912 saß sie diese Strafe ab.

Am 20. 7. 1912 wurde sie in Koblenz der Kontrolle unterstellt. Im August 1912 bekam sie wegen S.-P.-Ü. in Koblenz zweimal und im Oktober 1912 einmal 5 Tage Haft. Am 19. 10. 1912 bat sie, in Koblenz regelrecht abgemeldet, in Köln um Kontrolle, die ihr gewährt wurde. Die Heimatpolizei berichtete damals, die Familie sei arm, der Vater Straßenkehrer, sie habe in Koblenz schon seit langem unter dem Verdacht der gewerbsmäßigen Unzucht gestanden, „doch ging sie immer sehr raffiniert zu Werke". Ihre übrigen Schwestern stünden ebenfalls in sittlich schlechtem Ruf, die jüngste Schwester befinde sich wegen sittlicher Verdorbenheit in Fürsorgeerziehung. Die Polizeiakten enthalten weiter nichts als häufige, sehr saubere Briefe mit der Nachricht, sie sei krank, 1mal einen Vermerk über Verhaftung wegen S.-P.-Ü. und 3malige Einweisung ins Krankenhaus.

50. Elisabeth Schumacher.

Geboren 28. 10. 1891 in Köln, katholisch, bei der Untersuchung, 1. 12. 1913, 22 Jahre alt.

Eigene Angaben.

Der Vater sei Kontrolleur an der Straßenbahn gewesen und habe nebenher mit seiner Schwiegermutter ein Geschäft betrieben. Er sei sehr streng gewesen und habe sich mit der Schwiegermutter, die seinerzeit die Heirat nicht gebilligt habe, nie gut gestanden. Die Mutter sei „nervenkrank", aber nie im Krankenhaus gewesen. Die Vermögensverhältnisse seien gut gewesen. Sie sei das älteste unter 5 Geschwistern, die anderen seien noch klein. Seit 2 Jahren sei sie ohne Verkehr mit zu Hause. Sie sei als Kind mitunter „mondsüchtig" gewesen und im Schlaf die Treppe hinunter gelaufen. Von der ersten Schule, einer Mittelschule, sei sie „geschaßt" worden. Es habe sich um harmlose Liebeleien mit einem „Studenten" der nahe gelegenen Realschule gehandelt. Sie seien in aller Unschuld miteinander gegangen und hätten sich Briefchen geschrieben, die der Lehrer entdeckt habe. Sie habe deshalb viel nachsitzen müssen und die Lehrer absichtlich mit der Sache geärgert. Später in der Volksschule sei nichts mehr vorgekommen. Wenige Wochen vor Schulschluß seien sie nach Aachen gezogen; gelernt habe sie gut, am liebsten habe sie Rechnen gehabt.

Sie sei wenig lenksam, wild und unartig gewesen und während ihrer Kindheit dauernd zwischen Eltern und Großmutter mütterlicherseits hin und her gependelt. Vom 6. bis zum 8. Jahr sei sie eine Zeitlang ganz bei der Großmutter gewesen. Später in Aachen habe es immer mehr Streit mit dem Vater gegeben, in dessen Geschäft sie nach der Schule geholfen habe. Bei dem geringsten Anlaß sei sie nach Köln zur Großmutter durchgebrannt; mit dem Taschengeld habe man sie nie kurz gehalten; „vielleicht war das auch daran schuld". In der Zeit zwischen dem 14. und 17. Jahr sei sie so mindestens achtmal zur Großmutter nach Köln gefahren. Auch zwischen dieser und dem Vater hätten die Zerwürfnisse immer mehr zugenommen.

Mit etwa 16½ Jahren sei sie als Telephonfräulein in einem großen Geschäft in Aachen gewesen, und damals habe sie ein Verhältnis mit einem Einjährigen angefangen. Sie sei eine Zeitlang „so" mit ihm gegangen. Kurz vor ihrem 17. Geburtstag, an seinem Namenstag, sei sie mit ihm in verschiedenen Restaurants, Cafés und Bars gewesen; sie hätten Schnäpse und Sekt getrunken, und sie sei nachher mit ihm nach Hause gegangen. Es sei ihr so schlecht gewesen, daß sie auch morgens nicht habe nach Hause gehen können. Als sie nachmittags in ihr Geschäft gekommen sei, habe der Vater, der sie vermißt habe, schon telephoniert gehabt und sei selbst hingekommen. Sie habe behauptet, sie sei bei einer Freundin gewesen, und der Vater sei mit ihr zu der Freundin gegangen. Sie habe der Freundin im Spiegel ein Zeichen gemacht. Der Vater habe es gesehen und ihr eine heruntergehauen. Auch die Mutter habe sich sehr aufgeregt und mit ihrem blutigen Hemd zum Arzt gewollt, damit der feststelle, ob sie entjungfert sei. Man habe sie dann mehrere Wochen nach Hause genommen; dann, nachdem der Freund ihr eine Wohnung in Aachen gemietet habe, sei sie ausgekniffen. Bald sei sie schwanger gewesen; doch habe man das erst in einer klösterlichen Erziehungsanstalt festgestellt, in die sie mit etwa 18 Jahren gekommen sei. Sie sei deshalb entlassen worden, habe den Auftrag bekommen, nach Hause zu fahren, sei aber eine Station weiter gefahren, als sie den Vater auf der Station habe warten sehen. Sie sei in Aachen zuerst wieder für sich gezogen und dann in die Entbindungsanstalt gekommen, von wo aus die Eltern erst Nachricht über sie bekommen hätten.

Das Kind sei nicht lebensfähig gewesen. Sie sei wieder in das Asyl gekommen, aber schon nach 4 Monaten nach Köln ausgekniffen. Sie habe große Strecken zu Fuß zurückgelegt und nur eine 10-Pfennigmarke besessen. In Wesel habe sie einen älteren Herrn angesprochen, ob er für die 10-Pfennigmarke einen Groschen geben wolle. Er habe ihr in einem Restaurant zu essen gegeben, heimlich für sie bezahlt und außerdem 5 Mark in einem Kuvert auf dem Tisch liegen gelassen. Er habe gar nichts von ihr gewollt; „das war schön". Mit diesem Geld sei sie nach Köln und zuerst zur Großmutter, dann als Kellnerin für einige Wochen in eine Stelle gegangen, die sie durch eine Annonce gefunden habe. Es sei aber ein übles Café gewesen. Mit einer Kollegin sei sie einmal in deren Wohnung gegangen. Sie habe dort ihren jetzigen Freund kennen gelernt, mit dem sie nun seit ihrem ersten Verhältnis den ersten Verkehr gehabt habe. Sie habe 20 Mark bekommen; „das war mir damals viel". Die Kollegin sei „eben älter" gewesen, und so sei sie ihr vorgezogen worden. Sie sei dann bald, ohne sich etwas dabei zu denken, auf den Strich gegangen und aus dem Geschäft ausgetreten. Einmal sei sie nach Aachen gefahren und habe dort ahnungslos — „ich war damals noch so dumm" — im Hotel ihren richtigen Namen eingeschrieben, worauf sie am anderen Morgen die Polizei aus dem Bett geholt, und der Vater sie wieder in ein Asyl getan habe. 4 Monate sei sie da gewesen. Sie habe dann den Nonnen vorgeredet, sie werde mündig; als man nicht darauf hereingefallen sei, sei sie aus dem 2. Stock gesprungen. Sie habe sich nichts gebrochen, aber sich arg zerschunden und habe 3 Wochen wegen ihrer Quetschung ins Krankenhaus gemußt. Noch hinkend sei sie nach Hause gekommen, dann gleich wieder nach Köln durchgebrannt. Hier sei sie gleich wieder auf den Strich gegangen und habe viel verdient. Ein Jahr lang sei sie zuerst heimlich gegangen, zwischendurch sei sie auch einmal kurz in Stellung in einem Hotel gewesen und habe dort „tüchtig gearbeitet". Auch in Elberfeld sei sie kurz gewesen, und zwar in einer Bar; sie habe auch in Köln Barfräulein werden wollen, doch sei da ja kein großer Unterschied, die Barmädels gingen doch alle nebenher auf den Strich. Im Juni habe sie dann hier selbst Kontrolle geholt aus Angst, „verschütt zu gehen". Um Kontrolle zu bekommen, habe sie vorgelogen, sie sei schon in Düsseldorf unter Kontrolle und schon wegen Unzucht bestraft; in Wirklichkeit habe sie nur einmal 4 Tage gehabt. Das sei eine große Dummheit gewesen, und sie habe ihren Antrag am anderen Tag wieder zurücknehmen wollen, was aber nicht mehr gegangen sei.

Sie habe sehr viel verdient, aber auch beim Tippen sehr viel verloren. Ihre Stimmung sei eigentlich immer gut, nur wenn sie allein sei, kämen gelegentlich Reuetage, an denen sie sehr launisch und verstimmt sei und sich Mühe geben müsse, höflich zu sein; „ich könnt mich dann selber auffressen". Anfangs habe sie sich geekelt, auch jetzt noch manchmal, doch denke sie dann an das schöne Geld. „Ich habe nie einen anderen Gedanken dazwischen — — — das wird einem zur zweiten Natur mit der Zeit". Sie träume viel vor sich hin, spinne Zukunftspläne und lese gern 10 Pfg.-Romane; womöglich soll es schlecht, aber zuletzt dann doch wieder gut gehen; „je kräftiger desto lieber". Sie lüge viel und mache sich gar nichts daraus; nur die zwei Menschen, die sie lieb gehabt habe, habe sie nie angelogen. Der zweite sei ihr jetziger Freund, den sie noch viel lieber habe als ihren ersten Geliebten. Er sei Hochschüler und gebe ihr außer der Wohnung 40 Mark in der Woche. Wenn sie es klug mache, könne vielleicht was draus werden: „ist das denn ganz unmöglich?" Sie träume sich gern in solche Zukunftspläne hinein. Zu ihm sei sie ganz aufrichtig und ehrlich, nur jetzt habe sie ihm gesagt, sie fahre nach Hause; das sei nur eine Notlüge. Ihre Besuche fragten sie häufig aus, sie erzähle dann irgend ein Märchen; hier habe sie aber ganz bestimmt die Wahrheit gesagt. Sie sei sehr launisch und schon als Kind sehr eitel gewesen. Schon damals habe sie „so'n bißchen was Extra's" sein wollen. Schuld an ihrer Laufbahn sei „der Hang, daß ich nie was gern getan habe", oder „die Sucht nach Geld", oder, „daß man sich nett macht". Sie träume viel ängstliche Sachen und wache dann ganz naß auf, habe auch nachts oft das Gefühl, sie falle herunter und fast immer Angst vor dem Einschlafen. Sie sehe Tote und Gestalten aus dem, was sie gelesen habe. Sie sei auch abergläubisch. Im Kloster habe sie sich zu religiösen Dingen sehr hingezogen gefühlt und große Angst vor der falschen Beichte gehabt. Sie fühle oft sechsmal, ob die Türe sicher zu sei, sehe unters Bett und drehe jeden Augenblick das Licht an, ob niemand im Zimmer sei. Sie sei nervös, ungeduldig, schreckhaft und früher in der Wut auch gleich frech und jähzornig geworden, sie könne sich aber jetzt besser beherrschen. Sie trinke nicht viel und werde dann gemütlich. Das Geschlechtliche habe keine Rolle gespielt, sie sei außerordentlich kühl, könne auch gar nicht markieren, so daß keiner zum zweitenmal zu ihr komme.

Befund.

Sie ist ein sehr hübsches, etwas bleiches Mädchen mit lebhaften Augen, das sich recht gut benimmt. Sie ist sehr gut gelaunt, entgegenkommend und erzählt überaus flott, lebhaft, anschaulich und anscheinend völlig aufrichtig. Die Unterhaltung macht ihr sichtlich Freude; sie ist sich selbst ziemlich interessant und kokettiert mit ihrem Leichtsinn. Sie scheint sich ganz gut zu kennen. Sie ist dankbar für gute Behandlung, geht völlig aus sich heraus, ohne unbescheiden zu werden, fragt häufig selbst etwas dazwischen und stellt sich gewissermaßen gleichberechtigt neben den Untersucher. Sie hat ein ziemlich kokettes, manchmal leicht affektiertes Mienenspiel, macht mitunter träumerische Augen und senkt nachdenklich den Kopf. Die Auffassung ist ausgezeichnet, die Ergebnisse der Prüfung von Schulkenntnissen und Intelligenz sind vorzüglich.

Objektives.

Nur eine der angegebenen Schulen wußte von ihr, konnte aber keine Auskunft geben. Die Schwestern des ersten Asyls, in dem sie war, schrieben, daß sie von Mitte Dezember 1909 bis Anfang 1910 dort war und dann dem katholischen Fürsorgeverein, der sie auch gebracht hatte, wegen Schwangerschaft zurückgegeben werden mußte. Im Mai 1910 sei sie wieder gekommen, bald aber wegen Krankheit in ein Hospital verlegt worden, von wo sie im November 1910 entwichen sei. „Elisabeth war, soweit wir sie in der kurzen Zeit kennen lernten, ein gewecktes, fleißiges, talentiertes und raffiniertes Mädchen. Anormales wurde hier nicht bemerkt. Der Vater, der einen höheren Posten an der Eisenbahn inne hat, wollte von seiner Tochter eines Verhältnisses wegen nichts mehr wissen." Die zweite Anstalt, in der sie war, schreibt, daß sie von Juni bis Ende Oktober 1911 dort war und dann zu ihren Eltern entlassen wurde. „Ihre Führung war mangelhaft, die Leistung in der Arbeit mangelhaft. Sie ist aus einem Fenster der ersten Etage entsprungen, erhielt aber nur eine kleine Verletzung am Fuß."

Nach den Polizeiakten wurde sie Mitte April 1912, also mit 20 Jahren, zum erstenmal in Köln aufgegriffen. Sie hatte einen Kriminalschutzmann zu Zwecken der gewerbsmäßigen Unzucht angesprochen und 8 Mark gefordert. Sie bestritt und gab an, sie sei bis vor wenigen Tagen bei ihren Eltern in Aachen gewesen und seit dem 2. des Monats in Köln Kellnerin. Beweise ließen sich nicht erbringen; vorbestraft war sie nicht. Am 24. 6. 1913 ließ sie sich dann selbst der Kontrolle unterstellen. Sie wurde 1mal wegen S.-P.-Ü. verhaftet und nur 1mal ins Krankenhaus eingewiesen. Briefe, die den Akten beiliegen, zeigen beste Form, Schrift und Orthographie.

51. Maria Robinowski.

Geboren 2. 11. 1888 in einer kleinen Stadt bei Allenstein, evangelisch, bei der Untersuchung, 9. 12. 1913, 24 Jahre alt.

Eigene Angaben.

Der Vater sei Zechenarbeiter, sehr jähzornig und streng und eingefleischter Pole. Zu Hause dürfe man nur polnisch sprechen. Schon wie sie 6 Jahre gewesen sei, habe der Vater die Heimat verlassen, da man dort wenig verdienen könne, und sei als Bergarbeiter nach Westfalen gegangen, von wo er regelmäßig Geld nach Hause geschickt habe. Sie seien nach 2 Jahren nachgezogen, dann wieder, als sie etwa 11 gewesen sei, zurück und nach etwa einem weiteren Jahr in die Gegend von Bochum gezogen, wo die Eltern jetzt noch wohnten. Die Mutter sei vor der Ehe Dienstmädchen gewesen, sie sei ruhig und still. Sie habe noch Beziehungen zu den Eltern und fahre mitunter einfach gekleidet nachHause. Die Eltern glaubten, sie sei hier in Stellung; das Lügen tue ihr leid. In Ostpreußen hätten sie „beim Grafen" auf dem Feld gearbeitet, wie sie selbst als Kind auch; jetzt in Westfalen besorge die Mutter nur noch den Haushalt. Sie sei das zweite unter 6 Geschwistern, die meist noch zu Hause seien. Eine 22jährige Schwester, die in ein Geschäft gehe, habe ein Verhältnis mit einem Bankier gehabt und ein Kind, das daheim bei den Eltern sei. Die Vermögensverhältnisse seien knapp, die Eltern stünden sich gut.

Sie sei daheim aufgewachsen, immer sehr wild und ein „Taugenichts", doch der Liebling von allen gewesen. Mit 8½ Jahren, auf der Durchreise durch Berlin, sei sie einmal den Eltern weggelaufen, aber nicht in böser Absicht; man habe sie polizeilich gesucht und in Charlottenburg gefunden. Sie habe in Ostpreußen verschiedene Schulen besucht und kaum etwas gelernt. In der Volksschule sei nur vormittags Unterricht gewesen, auch seien sie auf Polnisch unterrichtet worden. Sie habe überhaupt erst mit 8 Jahren Deutsch gelernt. Sie sei mehrmals sitzen geblieben; am liebsten habe sie Gesang gehabt. Schon als kleines Mädchen sei sie geschlechtlich sehr erregbar gewesen; schon mit 10 Jahren sei sie viel mit Jungens herumgezogen und habe sich von ihnen betasten lassen. Nach der Schule sei sie 1 Jahr lang daheim als Dienstmädchen in Stellung gewesen. In dieser ersten Stelle sei man sehr mit ihr zufrieden gewesen, sie habe viel und gern gearbeitet, nur die Kinder nicht gern gemocht; es seien ihr zu viele, nämlich vier gewesen, deshalb sei sie auch weg. Sie sei für ein paar Wochen nach Hause und damals abends immer viel mit Freundinnen weggewesen. Sie habe deshalb viel Schläge bekommen, was sie aufs neue zum Weglaufen veranlaßt habe. Sie sei viel mit Jungens zusammen gewesen, ohne daß damals etwas passiert sei, „ich war damals noch mehr für's Küssen". Oft sei sie lange ausgeblieben, oft auch durch's Fenster geschlitzt, „Kamm und Spiegel im Strumpf". Nach ein paar Wochen sei sie wieder auf das Land als Zimmermädchen in Stellung gekommen, und zwar 10 Monate lang; es sei ihr dort sehr gut gegangen. Dann sei sie wieder nach Hause und darauf wieder in ihre erste Stelle, nach 4 Wochen aber wegen zu wenig Lohn wieder weg. Dann sei ihr erstes Verhältnis mit einem sehr feinen Herrn gekommen, den sie nicht näher bezeichnen wolle. Sie habe kein bares Geld bekommen, aber Kleider und Schmuck, damit er sich habe mit ihr sehen lassen können. Es habe viel Streit mit dem Vater gegeben, während die Mutter eher zu Entschuldigungen bereit gewesen sei. Der Herr habe sie in Bochum eingemietet und nicht gewollt, daß sie arbeite. Nach etwa 2 Jahren sei das Verhältnis öffentlich geworden, der Herr habe weg gemußt, und sie habe sich sehr „angestellt" und sei sehr traurig gewesen. Sie habe ihn sehr lieb gehabt, natürlich aber an ein Heiraten nie gedacht; noch jetzt denke sie oft an ihn. Dann sei sie nach Elberfeld gegangen und habe gelegentlich wieder Verkehr gehabt. Sie habe dort die Stellungen viel gewechselt, da sie sich nie etwas habe sagen lassen können, leicht gekränkt gewesen sei und immer im Zorn gekündigt habe. Dann sei sie in Münster bei Seiner Durchlaucht dem Oberpräsidenten als Küchenmädchen gewesen. Auch dort habe sie, aber ohne besondere Liebe, wieder ein Verhältnis mit einem Herrn erster Kreise gehabt. Nach einem Jahr sei sein Vater gestorben, und er sei zu seiner Mutter gezogen, weshalb Schluß gewesen sei. Sie sei wegen Dienerschaftsgeschichten, „Dinge, die man nicht so recht erzählen kann", vom Schloß weg und wieder einige Tage nach Hause gefahren, wo man ihr einen Mechaniker, einen Polen und braven Kerl zugeschustert habe, den sie hätte heiraten sollen. Sie sei dann in Düsseldorf in einem Weinrestaurant gewesen, wo sie der Pole einmal besucht habe. Bald nachher habe sie Syphilis gehabt, die sie nur von ihm habe haben können, da sie sonst seit Münster nie verkehrt habe. Sie habe ihm geraten, ins Krankenhaus zu gehen, ihm sogar etwas dorthin geschickt, aber energisch erklärt, es werde nichts aus der Heirat, obschon es die beiderseitigen Eltern noch immer gewollt hätten. Auch sie sei ins Krankenhaus, aber nach 14 Tagen geschäßt worden wegen Verstößen gegen die Krankenhausordnung. Sie habe aber selbst nichts getan und sei nur dabei gewesen, wie andere Kranke mit solchen der Männerseite angebändelt hätten. Sie sei ungeheilt entlassen worden und habe keine Ansprüche an die Kasse mehr gehabt. Sie sei nach Elberfeld gefahren und habe sich dort, nur um behandelt zu werden, Kontrolle geholt. Nach der Entlassung aus dem Krankenhaus im Juni 1913 sei sie gleich nach Düsseldorf und dort in das vornehmste Haus. Von da sei sie, um sich zu verbessern, Herbst 1913 nach Köln gefahren, wo es ihr viel weniger gefallen habe, namentlich wegen der „Heimlichen" deren 5 in ihrem Hause seien. Sie sei einmal wenige Tage in Mainz gewesen, sonst immer hier.

Anfangs habe es sie sehr angewidert, sie habe aber „auf die Zähne gebissen". Der Gedanke an das Geld habe überwogen, es sei ihr nur darum gewesen, Geld zu verdienen.

Sie sei immer lustig, „nur für Gesang, Musik und Tanzen" und wisse nichts von Angst oder Unbehagen. Nur mitunter habe sie verleidete Tage, in denen sie auf dem Zimmer bleibe und niemand zulasse. Sie sei überhaupt sehr launisch, sei „krankhaft eifersüchtig", besonders den „Heimlichen" gegenüber, sei reizbar, heftig, leicht beleidigt und sehr empfindlich, aber aufrichtig und nicht bösartig. An ihre Zukunft denke sie kaum. Sie wolle noch 2 bis 3 Jahre mitmachen und noch viel Geld verdienen, dann vielleicht ins Ausland als Stütze gehen; zuletzt fische sie sich doch noch einen alten Kavalier. Schuld sei ihre erste Erkrankung; sie sei aber doch froh, daß sie den Polen nicht geheiratet habe; „ich wär' ihm doch davon gelaufen, mit einem Mann komm' ich auf die Dauer nicht aus". „Einen feinen Herrn" bekomme sie ja doch nicht, die seien nur dazu da, „die armen Mädchen unglücklich zu machen". Man wisse es ja, was die allein wollten. „Sie wissen das ja auch gut, Herr Doktor."

Sie trinke sehr viel; wenn sie von dem miserablen Sekt betrunken sei, werde sie melancholisch und denke an ihre Sünden. Sie heule gleich und gehe ins Bett. Sie sei sehr eitel, „wenn ich sehe, daß eine etwas hat, das mir gefällt, muß ich's auch haben". Sie gehe elegant, aber sehr einfach; es sehe ihr kein Mensch an, was sie sei. Den Tag über schlafe sie. Für was Ernstes interessiere sie sich nicht, doch gehe sie viel ins Theater, am liebsten in Carmen und Alt-Heidelberg. Früher habe sie viel erotische Romane gelesen, doch habe sie das sinnlich zu sehr aufgeregt.

Sie sei sehr früh reif und sexuell immer sehr erregbar gewesen. Im allgemeinen gehe es ihr nur ums Geld, aber mitunter komme doch ein Herr, der ihr lieb sei. Sie schlage gern und habe immer beim Beischlaf gekniffen und gebissen, „daß das Blut rausspritzt", Die Neigung, weh zu tun, sei ihr angeboren; die Polen seien alle etwas pervers veranlagt, sie könne nichts dafür. Sie lasse sich aber auch schlagen. „Französische Sachen" und Mädchenfreundschaften seien ihr widerlich; sie verstehe so was nicht.

Befund.

Sie sieht sehr niedlich aus, hat gescheiteltes, krauses Haar und dunkle, etwas schiefstehende Augen. Sie hat sehr gute Umgangsformen und erzählt mit einer sprudelnden Lebendigkeit, die ihr sehr gut steht. Anfangs hält sie sichtlich zurück, erst später rückt sie mit den Erlebnissen ihrer Jugend heraus, sieht aber streng darauf, niemand bloßzustellen. Sie ist überaus heiter und leicht kokett Sie hat sich sehr an Wohlleben und Luxus gewöhnt und denkt mit Schauder ans Arbeiten und an Männer ihres Standes. Sicher hat sie ein „gutes Herz". Sie macht sich große Sorgen, daß sie vielleicht einen Kürassieroffizier angesteckt habe. Er habe zum erstenmal ohne Condom mit ihr verkehrt und wiederholt gefragt, ob sie sicher gesund sei. 5 Tage, nachdem er bei ihr gewesen sei, habe man ihre Gonorrhöe festgestellt. Sie sagt, es tue ihr leid, nicht nur wegen des guten Gastes, sondern hauptsächlich seinetwegen; es würde ihm beim Reiten so störend sein. Sie habe sicher nicht geahnt, daß sie krank sei. Sie ist zweifellos durch und durch leichtsinnig und oberflächlich, auch nicht sehr intelligent. Die Prüfung der Schulkenntnisse hat ordentliche, die der Intelligenz recht schlechte Ergebnisse.

Objektives.

Es liegen nur Polizeiakten vor, nach denen beide Eltern Polen sind und sie mit 24 Jahren, am 28. 8. 1903, in Düsseldorf unter Kontrolle gestellt wurde. Sie blieb dort bis zum 22. September und bat am 26. September in Köln um Kontrolle. Sie gab an, auch in Elberfeld und Düsseldorf Kontrolle zu haben. In ihrer Heimat war nichts Nachteiliges über sie bekannt. Sie wechselte in Köln mehrfach das Haus und wurde 2mal ins Krankenhaus eingewiesen, aber nie bestraft.

52. Maria Mack.

Geboren 10. 4. 1892 in einem Dorf bei Saarbrücken, evangelisch, bei der Untersuchung, 9. 10. 1913, 21 Jahre alt.

Eigene Angaben.

Sie wisse nicht, was der Vater von Beruf gewesen sei; er sei schon lang gestorben. Die Mutter sei Invalidin, kränklich, nervös und rechts gelähmt; sie habe schon mehrfach Schlaganfälle gehabt. Sie habe eine Schwester; eine andere sei an Herzschlag gestorben. Not hätten sie nie gehabt.

Mit 6 Jahren sei sie „wegen Familienverhältnissen" von den Eltern weg und zu Pflegeeltern aufs Land in die Nähe von Düsseldorf gekommen und mit 8 Jahren unter Vormundschaft. Ihr Vormund sei Pastor, der Pflegevater sei auf einem Bureau gewesen. Sie sei ein wildes, schwieriges, trotziges und eigensinniges Kind gewesen und deshalb mit 12 Jahren in ein Waisenhaus gekommen. Sie habe dort mäßig gelernt, später sei es besser gegangen; am liebsten habe sie Geographie und Geschichte gehabt. Nach 3 Jahren sei sie als Dienstmädchen auf den Hunsrück in Stellung gekommen und dort 16 Monate geblieben. Damals, mit 15 Jahren, habe sie mit einem Sekretär der Bürgermeisterei den ersten Verkehr gehabt. Das Verhältnis habe etwa 1 Jahr lang gedauert; sie sei oft lang ausgeblieben, weshalb die Dienstleute nicht sehr mit ihr zufrieden gewesen seien; namentlich der Vater des Dienstherrn, ,,der Alte", sei grob gewesen und habe sie deswegen viel geschimpft. Auf Veranlassung ihres sehr strengen Vormundes sei sie dann in ein Asyl gekommen und nach einem halben Jahr in ein zweites, wo sie im April 1909 geboren habe. Der Junge sei mit 11 Monaten an Darmkatarrh gestorben, nachdem sie mit ihm noch einige Zeit im Zufluchtshaus gewesen sei. Der Tod des Kindes sei ihr sehr nahe gegangen, sie denke und träume noch viel davon. Vater sei der Sekretär gewesen, und er habe auch gezahlt. Sie sei dann in eine andere Erziehungsanstalt gekommen und dort 22 Monate gewesen. Sie sei dort nur einmal mit 5 Wochen Isolierung bestraft worden; eine andere habe ihr etwas Häßliches vorgeworfen, etwas, wovon sie damals noch gar nichts gewußt habe, und sie sei daraufhin wütend geworden. Wegen guter Führung seien ihr dann 15 Monate geschenkt und sie sei im Dezember 1911 zu ihrer kränklichen Mutter entlassen worden. Sie habe bei ihr gelebt und für sie gearbeitet. Die Mutter habe schon vor 10 Jahren wieder geheiratet gehabt, und zwar einen lungenkranken nicht mehr arbeitsfähigen früheren Fremdenlegionär, der sehr roh sei und trinke. Einmal im Rausch habe er das Essen hingeschmissen und sie verprügelt. Sie habe gleich das Haus verlassen und sei 14 Tage als Serviermädchen in einem Restaurant gewesen, doch sei sie auch dort nicht vor ihm sicher gewesen, weshalb sie nach Köln gefahren sei, um sich eine Stelle zu suchen. Sie sei damals noch ganz solide gewesen und habe, abgesehen von dem Sekretär, nie Verkehr gehabt.

Im Februar 1912 sei sie hier angekommen. Gleich am Bahnhof habe sie ein ,,Herr" wegen einer guten Stelle angesprochen, und sie sei gleich mit ihm in das feinste hiesige Haus gegangen. Die Wirtin habe sie gleich frisieren lassen; es sei ihr alles ,,sehr fein" vorgekommen, doch sei sie vor dem ersten Besuch laufen gegangen. Sie habe schüchtern in einer Ecke gesessen und sich recht unbehaglich gefühlt, bald habe sie sich aber daran gewöhnt und schon vom dritten Tag ab mitgetan. Die Mädchen seien ihr sehr freundlich entgegengekommen, es sei keinerlei Zwang oder Beschränkung gewesen, es habe nie Streit gegeben, und die Wirtin sei durchaus reell gewesen und habe keine Gemeinheiten geduldet. Besonders sei auf Reinlichkeit gesehen worden, sie hätten sogar einen Hausarzt gehabt. Am 21. 3. 1912 sei sie gefischt worden und ins Krankenhaus gekommen, weil sie sich im Rausch mit einer zu starken Sublimatlösung Blase und Harnröhre verätzt habe. Sie sei dort fälschlicherweise auf Tripper behandelt worden und habe seither ein sehr schmerzhaftes Blasenleiden. Ihre Wirtin habe sie im Krankenhaus immer besucht. Auch die Schwester ihres früheren Zufluchtshauses sei da gewesen, sie habe aber keine Lust gehabt, ins Heim zurückzukehren. Sie sei nach 13 Wochen entlassen und gleich in das frühere Haus zurück, wo sie seither sei. Allerdings sei sie mehrfach krank gewesen, so August 1912 an einer Fehlgeburt, und wegen Krankheit auch zweimal auf kurze Zeit nach Hause gefahren. Zu Hause sei es schlimmer denn je gewesen. Der Stiefvater habe dauernd getrunken, die kranke Mutter und die Schwester mißhandelt, Möbel zusammengeschlagen und sie bedroht. Als er einmal eine Bettlade kaputt geschlagen habe, habe sie ihn mit einem der Bretter verprügelt. Wegen dieser Auftritte sei sie dann wieder nach Köln, nach 3 Monate gefischt worden, dann nach München und Wien gereist und dann wieder auf 3 Monate zu Hause gewesen. Vor einigen Wochen habe sie sich in angeheiterter Stimmung Kontrolle geholt.

Obschon sie jetzt alle guten Vorsätze habe, müsse sie nach ihrer Entlassung zunächst unbedingt wieder in das Haus zurück, weil sie dort 100 bis 200 Mark Schulden habe. Sie sei darin sehr peinlich. Sie könnte übrigens schon längst verheiratet sein, habe aber nicht gewollt. Seit Juli habe sie ein festes Verhältnis, mit dem es vielleicht etwas werde, er sei aber noch beim Militär und Kapitulant.

Früher sei sie ein Wildfang und der reinste Junge gewesen, mit der Zeit sei sie ernster geworden, auch grüble sie viel. Sie sei sehr für Stille, immer verschlossen und sehr mißtrauisch. Sie sei freundlich, nur wenn man sie reize, aufbrausend. Sie dulde nicht, daß über religiöse Dinge gespottet werde und gehe auch draußen viel in die Kirche, aber mit den Katholischen in den Dom; das sei doch einerlei. Sie sei sehr nervös und abends, wenn man Spukgeschichten erzählt habe, sehr ängstlich. Sie träume oft schreckhafte Dinge, so, daß ihr ein Tiger mit der Tatze auf den Hals schlage und sie erwürge. Sie träume auch von Kinderleichen und wache mit Angst und in Schweiß gebadet auf. Letztes Jahr habe sie zwischen Wachen und Schlafen ihr verstorbenes Kind gesehen, es habe im weißen Hemdchen am Bett gesessen und sei dann aufgestanden und herausgegangen. Als sie sich aufgesetzt habe, sei es weggewesen. Sie habe mitunter daran geglaubt, daß das Kind ihr wirklich erschienen sei, doch sei ihr das jetzt nicht mehr wahrscheinlich. Sonst habe sie nie Erscheinungen gehabt, auch nicht die wenigen Male, die sie in der Sistierzelle gewesen sei, wo sie allerdings nicht habe schlafen können.

Sie lese viel heitere Geschichten und Kriminalromane und mache viel Handarbeiten. Sie trinke nicht viel, sei sofort betrunken und dann denkbar ausgelassen. Das Rauchen mache sie schwindelig, weshalb sie es lasse. Am Verkehr habe sie wenig Freude. Sie habe nie jemand wirklich gern gehabt, auch keine Mädchen. Sie habe nur eine „platonische" Freundschaft, das andere sei ihr ekelhaft. Sie schlage ganz gern, aber nur solche, die es wünschten; sie sei von Haus aus nicht grausam, „man wird nur so".

Befund.

Das sehr hübsche, blonde, schlanke, etwas blasse Mädchen macht in seinem Auftreten einen ganz guten Eindruck. Sie ist zunächst sehr zurückhaltend, scheu, mißtrauisch, vorsichtig und man hat den Eindruck, daß sie manches verschweigt. Über alle geschlechtlichen Dinge drückt sie sich sehr zart aus, ihr Erwerbsleben umschleiert sie mit einer gewissen Blasiertheit. Sie faßt gut auf und ist wohl ganz intelligent. Über ihre Erlebnisse spricht sie nicht gern, dagegen recht anschaulich von ihren Ansichten. Sie bleibt durchweg leicht befangen, aber willig, höflich, bescheiden, vernünftig und ist nicht ohne eine gewisse Würde. Die Prüfung der Schulkenntnisse und der Intelligenz hat gute Ergebnisse.

Objektives.

Aus Fürsorgeakten geht hervor, daß der Vater, ein Maurer, zu liederlichem Lebenswandel neigte und nur geringe Arbeitslust hatte. Er war wegen Diebstahls, Urkundenfälschung, Beleidigung, Körperverletzung und groben Unfugs vorbestraft, einmal mit einem Jahre Zuchthaus. Die Mutter stand in zweifelhaftem Rufe. Die Leistungen des Kindes in der Schule waren „im Vergleich zu den Anlagen" höchst mangelhaft, da es meist recht faul und unaufmerksam war. Außerdem bestahl es häufig andere Schulkinder und leerte ihnen die Taschen aus. Am 26. 1. 1900 wurde vom Vormundschaftsgericht Saarbrücken Zwangserziehung angeordnet. Die Gründe waren folgende:

„Nach dem glaubhaften Geständnis der Maria Mack ist als festgestellt zu erachten, daß dieselbe sich im Laufe des Jahres 1899 mehrerer strafbaren Handlungen schuldig gemacht hat. So hat dieselbe bei zwei Krämern in einem unbewachten Augenblick Bonbons entwendet, hat in einer Wirtschaft heimlich von dem zur Bezahlung eines Glases Bier auf den Tisch gelegten Gelde 5 Pfg. genommen und einem Kind beim Spielen ein Kinderbügeleisen im Werte von 50 Pfg. entwendet. Wie ferner der Rektor bekundet, hat das Kind gerade in letzter Zeit wieder in der Schule seinen Kameraden Frühstücksbrote und andere Gegenstände entwendet, trotzdem es von seinen Eltern mit Brot versehen worden war. Diese Tatsachen lassen eine ausgeprägte diebische Neigung erkennen. Der Umstand, daß die letzterwähnten Vorfälle sich in jüngster Zeit abgespielt haben, beweist zur Genüge, daß das in vorigem Jahr gegebene Versprechen der Mutter, für eine gewissenhafte und ordentliche Erziehung und Besserung des erst 7 Jahre alten Kindes Sorge zu tragen, nichts gefruchtet hat. Sei es nun, daß die Eltern es an gutem Willen fehlen lassen, oder daß ihr Einfluß auf das Kind nicht soweit reicht, dasselbe von seinen bösen Wegen abzubringen. Die Erklärung der Eltern, sie seien wohl imstande, das Kind ordentlich zu erziehen, bietet demnach keine Gewähr dafür, daß die Maria Mack vor folgenden Verfehlungen bewahrt bleiben wird.

Auch das Auftreten des Vaters Mack, der in der heutigen Verhandlung mehrmals in brutaler und anmaßender Weise dem Rektor, der lediglich die zu seiner Kenntnis gelangten Tatsachen vortrug, und zwar in Gegenwart des Kindes, gegenübertrat und dabei das Geständnis der Maria Mack durch die Behauptung zu entkräften suchte, von dem Kinde sei das Geständnis durch Drohungen und Schläge erpreßt worden, läßt seine Persönlichkeit nicht in einem solchen Lichte erscheinen, daß man von einem guten erzieherischen Einflusse des Vaters und von dem Ernste seiner guten Absichten überzeugt sein könnte".

Die Eltern waren nicht einverstanden, doch bestätigten im Mai und Juni 1900 Landgericht und Kammergericht den Beschluß. Am 22. August wurde Maria in einer ländlichen Familie untergebracht, wo sie bis zum Sommer 1904 blieb. Anfangs war man mit ihr zufrieden, so daß sie sogar im Januar 1902 eine Prämie von 3 Mark für gutes Betragen bekam. Später wird immer mehr über ihr Lügen und Bummeln geklagt, bis Ende Juli 1904 Anstaltsbehandlung am Platze erschien, da sie in letzter Zeit Geld entwendet und vernascht, den Gehorsam verweigert hatte und von kleinen Gängen stundenlang, einmal die ganze Nacht, nicht zurückgekommen war. Sie kam daher am 24. 8. 1904 in ein Waisenhaus, von dem in den folgenden Jahren häufig über ihr kokettes, unzuverlässiges, unaufrichtiges, widerspenstiges, dünkelhaftes, eitles, ungehorsames, schwatzhaftes, augendienerisches, „schwer durchsichtiges" Wesen geklagt wird. Ganz besonders viel zu schaffen machte ihre „schon sehr früh zutage tretende, unverhältnismäßig starke Sinnlichkeit". Schon in der Schule bändelte sie mit Jungens an. Ende März 1907 wurde sie auf dem Lande in einer Stelle untergebracht, Ende Juni 1908 in einer anderen, weil sie sich in der ersten sehr wild gebärdete, gern den jungen Burschen nachgelaufen und bis über Mitternacht auf Tanzgelagen geblieben war. Die zweite Stelle war in einer „einsamen Mühle", wo nur zwei alte „sehr verständige" Knechte waren, von denen man nur annehmen konnte, „sie würden dem Mädchen verständig zureden". Schon im Oktober 1908 kamen Klagen von da; man glaubte sie durch Güte und Geduld zu einem tüchtigen Mädchen heranbilden zu können, weil sie so viele gute Eigenschaften und Anlagen habe, doch blieb sie auch hier nach einem Marktbesuche die ganze Nacht aus und stieg erst gegen Morgen zu einem kleinen Fenster herein, „was nicht ohne Gefahr geschehen konnte und fast unglaublich scheint". Die Verantwortung wurde abgelehnt, und Maria Ende Oktober 1908 in ein Asyl untergebracht. Dort stellte sich heraus, daß sie schwanger war, und zwar Ende Januar 1909 im 7. Monat. Sie kam daher Mitte Februar in ein anderes Zufluchtshaus und wurde am 26. 2. 1909 entbunden.

Als wahrscheinlicher Vater wurde einer jener zwei alten „verständigen" Knechte der erwähnten Mühle, ein 62jähriger Mann, festgestellt, der aber angab, die Mack habe in der Zeit von Juni bis Oktober 1908 mit mehreren Männern verkehrt. Ein Zeuge gab dies auch zu. Die Alimentationsklage der Mack wurde daher abgewiesen, doch legte der Anwalt Berufung ein, da die Mack behauptete, den anderen gar nicht zu kennen, und das Kind so ausgetragen erschien, daß ein Verkehr in der von dem zweiten angegebenen Zeit nicht in Betracht komme. Es kam nicht mehr zum Urteil in der Berufungsinstanz, da das Kind im März 1910 starb. Die Mack war bereit gewesen, ihre Angaben zu beschwören, doch zweifelte niemand, daß das ein Meineid gewesen wäre.

Nach sehr schlechten Berichten, die von gelegentlichen Fluchtgedanken und notwendiger Isolierung sprechen, wurde Ende Februar 1910 eine strenge Anstaltsfürsorgeerziehung in der Provinzial-Anstalt empfohlen, wo sie dann auch am 7. 3. 1910 aufgenommen wurde.

Die Schulbildung bei der Aufnahme war „im allgemeinen genügend". Während der nächsten Zeit wird häufig über ihr freches, „äußerst flegelhaftes Benehmen" geklagt. Anfang Februar hatte der Landeshauptmann im Sinn, sie nach einer Bewährungsfrist von 3 Monaten zu entlassen, doch war trotz dieser Aussicht die Führung mangelhaft, und sie unterhielt viele verbotene Freundschaften. Auch nach einer zweiten Bewährungsfrist, im Sommer 1911, erschien sie nicht für die Entlassung geeignet, da sie dauernd „sehr leichtsinnig" und dazu „hochgradig sinnlich veranlagt" war. Im September wurde die Entlassung befürwortet; ihr Vater war inzwischen gestorben und die Mutter mit einem städtischen Arbeiter wieder verheiratet. Beide standen in gutem Rufe und wollten für gute Erziehung sorgen. Mitte Dezember 1911 hielt der Landeshauptmann ihre endgültige Entlassung nach Hause für das Beste „mit Rücksicht darauf, daß die Mack schon über 11 Jahre in Fürsorgeerziehung untergebracht ist, und diese an ihr in erzieherischer Hinsicht wohl erreicht hat, was bei dem Mädchen überhaupt zu erreichen ist". Die Verschaffung einer Dienststelle wurde nicht für angezeigt erachtet, „weil sich eine solche wohl kaum wird finden lassen, und sie es in einer Stelle wohl kaum aushalten würde". Am 27. 12. 1911, wurde die Mack nach Hause nach Saargemünd entlassen, und am 9. 1. 1912 die Fürsorgeerziehung aufgehoben.

Nach den Polizeiakten wurde sie schon Ende März 1912, also mit noch nicht 20 Jahren, zum erstenmal in Köln aufgegriffen, weil sie wohnungs- und mittellos sei und seit längerer Zeit dort gewerbsmäßige Unzucht betreibe. Sie gab an, sie sei seit 3 Tagen da und erst am 27. 12. 1911 aus einer Erziehungsanstalt entlassen. Bis vor 3 Tagen sei sie bei ihrer Mutter gewesen. Man konnte ihr nichts nachweisen, doch kam sie wegen Tripper ins Krankenhaus. Erst Ende September 1912 wurde sie im selben Hause wieder aufgegriffen. Sie gab an, sie sei erst gestern von Hause gekommen und habe nun die Absicht gehabt, der Unzucht nachzugehen. Zu Haus war nichts Nachteiliges über sie bekannt. Wieder kam sie wegen Tripper ins Krankenhaus. Am 20. 9. 1913 wurde sie dann der Kontrolle unterstellt. Sie scheint keinerlei gerichtliche Vorstrafen zu haben.

53. Anna Meyner.

Geboren 10. 7. 1892 in Magdeburg, israelitisch, bei der Untersuchung, 2. 6. 1913, 20 Jahre alt.

Eigene Angaben.

Der Vater sei Bäckermeister, die Mutter vor der Verheiratung Modistin gewesen, sie sei „nervenkrank und zuckerkrank" und sehr aufgeregt. Die Vermögensverhältnisse seien gut gewesen, sie hätten ein eigenes großes Haus gehabt. Sie sei das jüngste unter 6 Geschwistern; die Brüder seien Chauffeur, Bäcker, Klempner, 2 Schwestern verheiratet; eine Schwester, „von Jugend an vollständig gelähmt", sei mit 7 Jahren gestorben. Sie sei zu Haus aufgewachsen, das Familienleben „sehr glücklich" gewesen, sie habe es zu Hause „zu gut gehabt". Abgesehen von einer Halsoperation sei sie als Kind immer gesund gewesen.

Sie habe bis zum 14. Jahr eine israelitische Schule besucht, aber nicht viel gelernt, sie sei „mindestens viermal sitzen geblieben", habe keine Lust gehabt, ihre Gedanken seien immer wo anders gewesen.

Nach der Schule sei sie zunächst zu Hause gewesen. Sie sei immer viel ausgegangen, jedoch hätten die Eltern nichts dagegen gehabt. Später habe es aber doch viel Streit gegeben, weil sie immer zu viel außer Haus gewesen sei, besonders beim Tennisspiel und beim Rudern; nachts sei sie nie weggewesen.

Mit 17 Jahren habe sie in der Kirche einen großen Fabrikanten kennen gelernt. Von Anfang an sei der Verkehr mit ihm geschlechtlich gewesen, schon wie zum ersten Male mit ihm ausgegangen sei. Sie wisse nur noch, daß sie von einem Café oder Weinrestaurant mit ihm nach Hause gegangen sei, sinnlos betrunken. Sie sei im Bett aufgewacht, „es war mir ganz egal". Das Verhältnis habe ein ganzes Jahr gedauert. Später sei sie öffentlich mit ihm verlobt gewesen, sie habe jetzt noch den Ring. Mit etwa 18 Jahren sei sie eines Morgens erst um 5 Uhr nach Hause gekommen; sie habe ihren Vater gesehen und sei deshalb vor Angst gleich umgekehrt. Sie sei nach Köln gefahren; es habe derzeit auch viel Streit gegeben, weil die Eltern einen anderen Mann, einen Bäckerssohn, für sie gehabt hätten.

In Köln, wo sie Verwandte gehabt habe, sei sie 2 Tage geblieben und dann mit 500 Mark nach Brüssel gefahren. Sie sei „eigentlich einem Magdeburger Tenor nachgefahren", den sie einmal kennen gelernt und in den sie sehr verliebt gewesen sei. Näheren Verkehr hätte sie nie mit ihm gehabt. Nach 8 Tagen sei sie ihm in Brüssel begegnet, wo seine Eltern gewohnt hätten. Sie habe 4 Monate mit ihm in Brüssel zusammen gelebt, doch habe er ihre Eltern verständigt. Sie habe mit den Eltern Briefe gewechselt, doch nicht mehr nach Hause gewollt. Der Tenor habe dann nach Berlin gemußt, sie sei nach Köln gefahren. Er habe ihr in Köln noch eine Wohnung gemietet und einem israelitischen Asyl geschrieben. Sie habe aber nicht gewollt. In dem Hause, wo sie gewohnt habe, sei eine Putzfrau gewesen, die für Bordelle gewaschen habe; durch ihre Vermittlung sei sie in ein Haus gekommen.

Hier sei sie zunächst einen Monat geblieben. Es habe ihr anfangs sehr gut gefallen, sie habe sich auch nie Vorwürfe gemacht, „soweit denke ich gar nicht", es sei ihr nur ums Geld gewesen; die ersten 3 Monate habe sie auch am Verkehr große Freude gehabt. Nach

1½ Monaten sei sie zum ersten Male gefischt worden, und sie habe sich selbst Kontrolle geholt. Bald sei ihr dieses Leben sehr verleidet gewesen. Im Oktober wolle sie einen Chauffeur heiraten, es sei ihr aber eigentlich schon leid.

Sie sei immer sehr flatterhaft gewesen, dabei sehr reizbar, die geringste Kleinigkeit könne sie in Wut bringen, sie sei besonders in letzter Zeit sehr nervös geworden, könne keinen Spektakel vertragen. Traurig sei sie niemals, sie würde ihr Leben zum zweitenmal genau wieder so einrichten. Sie sei gerne für sich und könne nicht leiden, wenn man Schweinereien rede. Sie sticke viel und lese viel Liebesromane, „sie müssen sich immer kriegen". Sie „gebe furchtbar gern Geld aus", ausschließlich für Kleider und Hüte. Zeitweise habe sie sehr viel getrunken, sie sei dann sehr bös, schlage alles zusammen und wisse nachher nichts davon. Vor 10 Wochen sei sie einmal im Rausch nackt auf die Straße gelaufen; die Frau habe sie eingeholt, sonst habe es niemand gesehen. Sie rauche 40 Zigaretten am Tag und könne ohne Zigarette nicht leben. Sie halte sich für nicht sehr sinnlich veranlagt und sei gegen den Verkehr sehr gleichgültig, nur wenn sie schlagen dürfe, habe sie Genuß; das sei seit der Bekanntschaft mit dem Tenor so, der habe geschlagen sein wollen.

Befund.

Das schlanke, blonde Mädchen hat ausgesprochen jüdischen Typus. Sie erzählt ruhig und sachlich, ohne lang genötigt zu werden und ohne sich lang zu besinnen ihre Lebensgeschichte. Man hat nicht den Eindruck, daß alles genau so stimmt, wie sie es erzählt. Sie scheint nicht sehr begabt zu sein, doch kann man kaum von Schwachsinn reden. Die Prüfung der Schulkenntnisse und der Intelligenz hat gute Ergebnisse.

Objektives.

Die von ihr angegebene Schule weiß nichts von ihr.

Aus den Polizeiakten, in denen sie als evangelisch geführt wird, geht hervor, daß sie im September 1911, also mit 19 Jahren, zum erstenmal in Köln aufgegriffen wurde. Sie gab damals an, sie sei bis vor 1½ Jahren in Hamburg unter Kontrolle gewesen, dann in Magdeburg als Verkäuferin in Stellung. Sie habe auch hier Stellung suchen wollen und keine Unzucht getrieben. Die Polizeibehörde Magdeburg schreibt damals: Der Vater sei Arbeiter, 5 Geschwister seien daheim. Sie sei nach der Konfirmation Dienstmädchen, dann Verkäuferin gewesen und gegen den Willen der Eltern abgereist. Die Familie genieße einen guten Ruf, auch über sie selbst sei nichts Nachteiliges bekannt geworden.

Mitte März 1912 wurde sie wieder aufgegriffen; sie gab zu, seit 3 Tagen gewerbsmäßige Unzucht zu treiben. Sie sei inzwischen 4 Monate in Brüssel Kellnerin gewesen und nachher noch 2 Tage in Bochum. Sie kam geschlechtskrank ins Krankenhaus. Bis Mai 1913 enthalten die Polizeiakten nichts mehr über sie, nur den Brief einer „unglücklichen Gattin und Mutter", in dem und dem Haus sei eine Anna Meyner, die ihrem Mann das Geld abnehme. Sie war damals nicht zu finden. Am 5. 5. 1913 ließ sie sich anscheinend freiwillig der Kontrolle unterstellen.

54. Hedwig Altmüller.

Geboren 10. 3. 1892 in einem kleinen westpreußischen Dorf, katholisch, bei der Untersuchung, 9. 1. 1914, 21 Jahre alt.

Eigene Angaben.

Der Vater sei vor 15 Jahren an Lungenschwindsucht gestorben, er sei Landwirt gewesen auf eigenem Gütchen, das jetzt der älteste Bruder habe. Sie hätten 2 Kühe und 10 Schweine. Die Mutter sei „schwer nervenkrank" und sehr aufgeregt; Näheres wisse sie nicht. Sie sei das sechste unter 8 Geschwistern; die 5 Schwestern seien verheiratet. Seit 4 Jahren wisse sie nichts mehr von Hause.

Sie sei daheim aufgewachsen und „immer gesund wie ein Fisch im Wasser" gewesen. Sie habe bis zum 14. Jahr eine Volksschule besucht und gut gelernt, „ich war nicht so dumm". Sie sei auch ganz fleißig gewesen „wenn man's muß". Gern sei sie nicht in die Schule gegangen, „wir waren froh, wenn wir draußen waren". Nach der Schule habe sie sich 2 Jahre zu Hause in der Landwirtschaft beschäftigt, dann sei sie nach Deutsch-Krone zu einem Professor der Bauschule in Stellung gegangen. Nach einem halben Jahr sei sie mit ihrer Herrschaft nach Münster gezogen, wo sie noch etwa 9 Monate bei ihr geblieben sei; dann habe es ihr nicht mehr gefallen. Sie habe von dem Professor kein Zeugnis bekommen, er habe es ihr erst schicken wollen, wenn sie zu Hause wäre; einen besonderen Grund habe das nicht gehabt. Sie sei damals, jetzt vor etwa 4 Jahren, ,,aus eigenem Interesse" nach Köln und zunächst 2 Monate als Dienstmädchen bei einem Arzt gewesen, dann ,,gefiel mir's Arbeiten nicht mehr". Mit 18 Jahren sei sie auf den Strich gegangen, zuerst 2 Jahre heimlich; wie das alles gekommen sei, wisse sie nicht mehr. Vor 1½ Jahren habe sie dann Kontrolle genommen, weil man ihr mit dem Arbeitshaus gedroht habe. Sie sei immer auf der Straße gewesen, denn sie wolle für ihr Geld, nicht für andere schaffen, und im ganzen etwa 15mal bestraft worden.

Jetzt würde sie nie mehr arbeiten, ,,man verdient's Geld doch viel leichter". Geekelt habe sie sich nie, ,,da gewöhnt man sich schnell dran, ich war einmal dran". Vorwürfe mache sie sich keine: ,,Ich bin doch selber schuld". Sie mache sich auch keine Zukunftsgedanken, ,,für was denn? — bis dahin bin ich vielleicht schon lange tot". Sie sei heiter und gern mit anderen zusammen. Oft sei sie schlecht gestimmt, dann lasse sie sich nichts gefallen. Sie sei sehr eitel, besonders auf Kleider und Wäsche. Den Tag über schlafe sie, ,,was soll man sonst tun?", sie spiele höchstens Karten. Zum Lesen habe sie keine Geduld, auch Kriminalromane lese sie nicht, ,,ich bin froh, wenn ich selber nichts damit zu tun habe".

Sie trinke nicht viel, sei selten betrunken, sei dann verschieden, je nachdem sie aufgelegt sei. Beim Verkehr habe sie keine Empfindung, doch wisse sie nicht, wie andere seien. Am Verkehr mit Mädchen habe sie mitunter Freude gehabt.

Befund.

Sie ist blond, ganz hübsch und hat gesunde Farben. Sie ist wenig willig und geht mit großem Mißtrauen an die Sache heran. Sie benimmt sich gewollt forsch und ziemlich vorlaut und sagt bei allem lächelnd: ,,Das braucht doch nicht darin zu stehen, man macht sich nur darüber lustig". Namentlich verweigert sie über ihr Sexualleben in früherer Zeit und über den Beginn ihrer Prostitution jede Auskunft. Sie sagt nur, das wisse sie nicht mehr. Während sie sonst leidlich Auskunft gibt, sind alle Versuche, darüber etwas zu erfahren, vergeblich; dennoch ist die Persönlichkeit einigermaßen klar. Sie ist sicher wenig begabt, aber wohl sehr gerissen. Auf die Intelligenzprüfung muß mit Rücksicht auf die Aussichtslosigkeit verzichtet werden.

Objektives.

Die Schule schreibt: ,,Die Führung der Hedwig Altmüller war gut, ihre Leistungen befriedigend. Sie war normal. Auffallendes habe ich nicht beobachtet. Ihr Bruder ist Idiot. Ihre Mutter erzählte früher, daß ihr Sohn in einer schweren Krankheit den Fehler bekommen hat. Der Bruder des Vaters war in den späteren Lebensjahren hochgradig nervös; in diesem Zustande hat er sich erhängt. Der Vater ist tot. Die Mutter lebt noch. Die Eltern waren gesund, die übrigen Geschwister auch."

Nach den Polizeiakten wurde sie im September 1910, also mit 18 Jahren, zum ersten Male aufgegriffen, als sie sich einem Kriminalschutzmann um 10 Mark angeboten hatte. Ihre Kleidung war ,,total verwahrlost". Sie gab an, seit Anfang des Jahres in Köln und bis vor 2 Wochen in Stellung gewesen zu sein. Seither habe sie von Ersparnissen gelebt; Zeugen waren nicht vorhanden. Erst am 15. 7. 1911 wurde sie wieder aufgegriffen und nun mit 3 Tagen Haft bestraft. In den nächsten Monaten wurde sie noch verschiedentlich festgenommen, doch konnte man ihr meist nichts nachweisen, nur am 28. August wurde sie wegen gewerbsmäßiger Unzucht in 3 Fällen mit 2 Wochen Haft bestraft. Sie kam damals wegen Gonorrhöe ins Krankenhaus. Sie wurde dann immer wieder aufgegriffen und im September 1912 auch noch einmal mit 3 Wochen Haft bestraft, worauf sie am 25. 9. 1912 der Kontrolle unterstellt wurde. Von da ab enthalten die Akten nur den Vermerk 3maliger Einweisung ins Krankenhaus und 11maliger Verhaftung wegen S.-P.-Ü.

9. Unruhige mit Schwachsinn.

55. Antonie Weyer.

Geboren 24. 5. 1888 in einem Dorf in Braunschweig, evangelisch, bei der Untersuchung, 15. 5. 1914, 25 Jahre alt.

Eigene Angaben.

Der Vater sei Musikdirektor einer eigenen Kapelle von 6 bis 7 Leuten und ein „ganz gelassener Mann". Die Mutter sei vor der Ehe Köchin gewesen. Sie sei das älteste unter 9 Geschwistern, die zum Teil in der väterlichen Kapelle seien. Die häuslichen Verhältnisse seien geordnet gewesen, die Eltern hätten gut zusammen gelebt. Der Vater sei oft umgezogen, um sich wieder zu verbessern. Sie habe verschiedene Schulen besucht und „alles furchtbar leicht begriffen", sie habe sich „immer gut geführt", und „immer gut gelernt", am liebsten Geographie. Meist hätten sie in kleineren Orten gewohnt, doch etwa von ihrem 8. bis 12. Jahr in Kassel. Sie sei ein ruhiges Kind gewesen, habe nie viele Streiche gemacht, habe sich schwer angeschlossen und sei gern für sich gewesen. Nach der Schule sei sie bis zum 16. Jahr daheim gewesen. Ein Musikinstrument zu erlernen habe sie kein Talent und auch „kein Interesse" gehabt. Mit 16 Jahren sei sie als Kindermädchen in eine Stelle gegangen und $3/4$ Jahr geblieben; anfangs habe sie sich schlecht geschickt, doch habe sie Freude an dem Kind gehabt. Dann sei die Mutter erkrankt, und sie habe für ein halbes Jahr nach Hause gemußt. Nachher sei sie in einem kleinen Städtchen als Dienstmädchen in einem Erholungsheim gewesen, nach $1\frac{1}{2}$ Jahr wieder ein paar Monate zu Hause, dann etwa 2 Jahre in der Augenklinik zu Marburg. Überall habe sie „schöne Zeugnisse" bekommen. Nach $1\frac{1}{2}$jähriger Tätigkeit beim „Roten Kreuz" in Kassel sei sie als Pflegerin in eine Heilanstalt gegangen. Die Stelle habe sie in der Zeitung ausgeschrieben gefunden und da sie immer Freude an der Krankenpflege gehabt habe, habe sie sich gemeldet. Sie sei bei den ganz ruhigen Kranken gewesen, aber schon nach einem halben Jahr weggegangen, weil ein Pfleger ihr nachgestellt habe; man habe sie nicht gehen lassen wollen, weil sie es so gut mit den Kranken verstanden habe. Sie sei nach Hannover, habe aber dort keine Stelle als Krankenpflegerin gefunden und sei deshalb als Zimmermädchen in Stellung.

Bis dahin sei sie stets ganz solid gewesen. Damals habe sie einen Oberbäcker kennen gelernt, mit dem sie zuerst 4 Wochen „so" gegangen sei. Er habe es gemacht wie alle Männer es machen, die anders nichts erreichten: er habe sie voll gemacht. Sie seien in verschiedenen Lokalen gewesen, und es sei in einem kleinen Lokal passiert, wo sie alleine gesessen hätten. Sie habe gar nichts davon gemerkt; erst am anderen Morgen habe sie das viele Blut an sich gesehen. Sie habe sich große Vorwürfe gemacht, aber doch „Neigung zu ihm gefaßt". „Ich war ja auch schon zweiundzwanzig, es mag wohl der Trieb gewesen sein". Nachdem sie einige Male verkehrt hätten, sei sie schwanger geworden. Sie habe sich aber so geschnürt, daß es kein Mensch gemerkt habe, und sei bis 2 Tage vor der Entbindung in Stellung gewesen; zwei Stellen in Hotels habe sie in der Zeit gehabt. Die Geburt sei schwer gewesen; das Kind sei in Hannover in Pflege; der Vater sorge dafür. Sie habe aber nach der Geburt ganz mit ihm gebrochen; sie habe ihn „nicht mehr sehen" wollen, obgleich er sie habe heiraten wollen. Sie sei dann nach Hause gegangen. Ihre Mutter habe sehr geweint, man habe ihr aber verziehen, denn man habe sie zu Hause doch immer leiden mögen.

Sie sei dann nach Kassel zu einem Rentner und es sei ihr wieder gut gegangen; sie sei „nicht aus der Rolle gefallen". Einmal habe sie geschwind in Hannover ihr Kind besuchen wollen. Wie sie von Hannover habe wegfahren wollen, habe sie ein Mädel angesprochen und ihr dann zugeredet, sie solle doch nicht wieder in Stellung gehen. Sie habe mit der gebummelt, und die andere habe Herren angesprochen — „dann hab ich's auch so gemacht — jeder hat seine schwache Seite". Imponiert habe ihr, „daß man's Geld so leicht verdient und man kann aufstehen, wann man will". Schon nach einigen Wochen sei sie gefischt worden, habe später 4 Tage Haft bekommen und 8 Wochen ins Krankenhaus gemußt. Dort habe sie von einer Stelle als Pflegerin in einer anderen Heilanstalt gelesen. Sie habe hingeschrieben und sei angenommen worden. Dann sei aber die Strafe ausgesprochen worden, und sie deshalb nicht hingegangen, denn sie habe gedacht, wenn man dort davon erfahre, behalte man sie doch nicht. Im Krankenhaus habe sie dann erst recht die Mädchen kennen gelernt, und sie sei nachher gleich wieder auf den Strich gegangen. „Wie die Mädels mir alle entgegenkamen." Zwischendurch sei sie 4 Wochen in Bremen gewesen, wo sie 10 Tage bekommen habe, dann sei sie bald nach Goslar, wo ein Haus eröffnet worden sei und habe sich dort gleich Kontrolle geholt; „es war nun einmal so weit — ich hatte ja doch keinen Spaß am Arbeiten mehr". Ein Jahr sei sie dort gewesen und habe viel verdient; das Leben habe ihr ganz gut gefallen, „besser als auf der Straße". Nach einem Jahr sei sie, weil die Besitzerin gewechselt habe, nach Halberstadt in ein Café in Stellung gegangen und dort 4 oder 5 Wochen ganz solid gewesen. Da sie wieder eine Stellung gehabt habe, hätten die Eltern ihr ihren Leichtsinn verziehen. Einer von der Schließgesellschaft, der sie in Goslar gesehen habe, habe dann der Besitzerin erzählt, was mit ihr los sei, und sie sei deshalb trotz ihres guten Verhaltens entlassen worden. Sie habe zunächst in Hannover als Plätterin gearbeitet, „dann kam wieder so'ne Tour, wo ich das mußte; ein unbestimmter Drang, als ob's ins Blut schlage". Sie habe nicht mehr arbeiten können, sei weg und nach Düsseldorf, wo sie sich gleich Kontrolle geholt habe. Vor 14 Tagen sei sie wegen zu geringen Verdienstes nach Köln gekommen, — „es ist immer das Geld", — um es einmal hier zu versuchen. Sie sei hier zunächst wenige Tage in einem Haus, dann auf der Straße gewesen, dann habe sie 5 Tage bekommen, weil sie am Dom gegangen sei, und sei bei der nächsten Kontrolle dann „geflogen". Sie habe jetzt einen Photographen, mit dem sie schon 2 Jahre gehe, und den sie sehr gern habe; er wolle sie frei machen und heiraten.

Schuld sei eigentlich ihr „Leichtsinn"; sie habe das Leben immer sehr leicht genommen; auch jetzt mache sie sich nur „dann und wann arge Vorwürfe". Gelockt habe sie nur das Geld; „am besten ist ja das solide Leben". Sie sei „gleich ein bißchen" aufgeregt, doch in letzter Zeit „bedeutend ruhiger" geworden. Sie lese wenig, habe zu nichts Zeit, könne auch keine Handarbeiten machen. Sie sei immer etwas eitel gewesen, „immer ganz proper". Das Beten habe sie nicht verlernt, „das verlerne ich auch nicht"; sie gehe alle 14 Tage in die Kirche, „für unsereins gibt es ebensogut eine Kirche — es kommt auch wieder eine andere Zeit". Sie trinke viel, der Alkohol mache sie „ganz fidel"; doch rauche sie kaum. Geschlechtlich sei sie wenig erregbar; bei Fremden empfinde sie gar nichts, nur bei ihrem Freund; „das ist doch ganz was anderes, das andere ist doch nur Geschäft"; so sei es von Anfang an gewesen.

Befund.

Sie sieht sehr schlecht aus; hat dünnes Haar, einen Ausschlag im Gesicht und eine belegte Stimme. Sie ist sehr unbefangen, willig, natürlich und gibt sich bei der Untersuchung sehr Mühe. Sie erzählt glaubhaft und anschaulich, faßt aber nicht sehr gut auf und ist sicher nicht sehr intelligent. Sie bleibt durchweg sehr sachlich, wird nicht weich oder gerührt. Die Prüfung der Intelligenz und Schulkenntnisse hat sehr mäßige Ergebnisse.

Objektives.

Eine Schule, aus der sie im Herbst 1898 entlassen wurde, teilt das Entlassungszeugnis mit, in dem Betragen, Aufmerksamkeit und die meisten Fächer mit „3" bezeichnet werden, mit dem Zusatz, daß die Note 3 im Betragen „außergewöhnlich schlecht" sei. Nur in Erdkunde und Naturgeschichte ist das Zeugnis „3—4". Der Schulbesuch war regelmäßig.

Eine Kasseler Bürgerschule, in der sie bis zum März 1899 war, berichtet, daß das Betragen gut, der Fleiß „befriedigend", die Aufmerksamkeit „wenig befriedigend", die Ordnun „befriedigend" waren. Auch in den einzelnen Fächern hatte sie durchweg „befriedigend" bis „gut", nur im Rechnen „wenig befriedigend bis befriedigend".

Jene Heilanstalt schreibt, daß die Weyer dort von Oktober 1908 bis März 1909 als Wärterin war. „Sie war zwar fleißig, aber wenig gewissenhaft und zeigte geringes Verständnis für ihre Aufgaben, namentlich für den Umgang mit den Kranken. Sie war in ihren Leistungen minderwertig, wurde deshalb auch nach der vorgeschriebenen dreimonatlichen Probedienstzeit nicht mit längerem Kündigungstermin eingestellt. Ihren hiesigen Dienst hat sie nach vorgeschriebener Kündigung auf ihren eigenen Wunsch verlassen."

Nach den Polizeiakten stand sie vom 15. 10. 1912 bis 23. 1. 1913 tatsächlich in Goslar unter Kontrolle. Die Heimatbehörde berichtet von ihrem unehelichen Kind und daß sonst nichts Nachteiliges über sie bekannt sei. Am 12. 7. 1913 wurde sie das erste und einzige Mal wegen Übertretung von § 361[6] mit 10 Tagen Haft bestraft, und zwar in Bremen, und am 7. 1. 1914 zum erstenmal in Köln aufgegriffen. Sie gab an, seit 2 Tagen hier zu sein; Beweise für ihre Übertretung konnten nicht erbracht werden. Auf eigenen Antrag wurde sie dann am 27. 4. 1914 hier unter Kontrolle gestellt und im Mai wegen Lues ins Krankenhaus eingewiesen.

56. Ida Pflüger, geborene Schild.

Geboren 25. 7. 1884 in Barmen, evangelisch, bei der Untersuchung, 17. 11. 1913, 29 Jahre alt.

Eigene Angaben.

Der Vater sei Stuckateur und ein sehr aufgeregter Mann, die Mutter eine kräftige, ruhige, gesunde Frau. Sie sei das zweite unter 9 Geschwistern; trotzdem seien die Verhältnisse ganz ordentlich gewesen. 9 Geschwister seien gestorben, darunter ein Bruder an Lungenschwindsucht. Alle Geschwister seien sehr aufgeregt. Die Eltern hätten sich gut gestanden. Sie habe zu Hause niemals etwas Unschönes gehört oder gesehen.

Sie habe in der Volksschule gut gelernt. Mit 14 Jahren sei sie in eine Spulerei gegangen, habe aber zu Hause gewohnt. Mit 17½ Jahren habe sie ihren späteren Mann kennen gelernt, der sei ein paar Monate lang immer von der Fabrik abgeholt habe. Anfangs habe sie ihn nicht so sehr gemocht; auf einem Spaziergang hätten sie zum erstenmal verkehrt. Sie sei erst um 10 Uhr nach Hause gekommen und habe gesagt, sie sei bei einer Freundin gewesen. Mit etwa 18 Jahren sei sie schwanger geworden und März 1903 habe sie ein Mädchen geboren. In dieser Zeit sei ihr Verlobter wegen Diebstahls verhaftet worden; er habe 1½ Jahr Gefängnis bekommen. Wie er aus dem Gefängnis gekommen sei, habe er wieder anfangen, sie aber anfangs nichts von ihm wissen wollen. Auch der Vater habe keinen solchen Schwiegersohn gewollt. Er habe aber versprochen, sich nichts mehr zuschulden kommen zu lassen. Im Oktober 1906, wie sie zum zweitenmal, und zwar im dritten Monat, schwanger gewesen sei, hätten sie geheiratet; dann habe ihr Mann 2 Jahre im Elsaß gedient. Sie glaube nicht, daß er ihr während seiner Militärzeit treu geblieben sei, wie sie ihm. Sie sei während der Zeit bei den Eltern gewesen und habe März 1907 ihr zweites Kind bekommen. In einem Urlaub habe er sie wieder geschwängert. September 1908 habe sie in einer Hebammenanstalt in Elberfeld zum drittenmal geboren. Dann seien sie zusammengezogen, kurze Zeit sei es auch ganz gut gegangen. Doch habe es bald viel Streit wegen des ältesten Mädchens gegeben, das sich immer vor ihm geekelt und Angst vor ihm gehabt, und das er deshalb grün und blau geschlagen habe. Dann habe er nichts mehr gearbeitet, sei morgens nicht mehr aufgestanden, und sie hätten viel gehungert, trotzdem sie mit Waschen verdient habe. Es habe fortgesetzt Szenen gegeben, so daß die Nachbarn zusammengelaufen seien. Wegen eines Gebärmuttergewächses sei sie dann 3 Monate im Krankenhaus gewesen. In der Zeit habe er das damals 7jährige Töchterchen „wie seine Frau gehabt". Das Kind habe das in der Schule ausgeplaudert; er sei verhaftet und vor 3 Jahren mit 2 Jahren Zuchthaus und 5 Jahren Ehrverlust bestraft worden. Das Kind habe geschlechtskrank im Krankenhaus gelegen. Sie sei noch etwa ½ Jahr in Elberfeld gewesen und habe gearbeitet, dann sei sie wieder für ein paar Monate zu den Eltern gezogen und habe von dort aus Fabrikarbeit verrichtet. Ostern 1912 sei sie zu einer in Köln verheirateten Schwester gegangen, um ihr den Haushalt zu führen. Sie habe dort einen Maurer getroffen, den sie schon von früher gekannt habe, und mit ihm ein Verhältnis angefangen. Dieser Sache wegen habe sie mit dem Schwager viel Streit gehabt; sie selbst habe sich nichts dabei gedacht, als verheiratete Frau ein Verhältnis zu haben, da ihr Mann doch so einer sei. Sie sei dann mit ihm zusammengezogen, doch seien sie wegen Eifersucht auseinander gekommen. Bald sei sie, durch ein anderes Mädchen verleitet, in ein Haus gekommen; sie habe noch bis zuletzt auf Arbeit gehofft, aber keine bekommen. Schon am zweiten Tag sei sie gefischt worden, und sie habe sich von anderen beschwätzen lassen, gleich Kontrolle zu holen, was eine große Dummheit gewesen sei. Sie habe es aus Not getan, das Geld allein habe sie gelockt. Seit ¾ Jahr sei ihr Mann wieder frei, doch habe sie ihn noch nicht gesehen.

Sie sei von Haus aus lustig, doch hier mitunter traurig, denn sie habe viel Heimweh nach ihren Kindern. Sie rege sich viel auf und werde leicht bös. Sie gelte als besonders beherzt, gehe „auf einen Mann an", müsse die anderen aufs Klosett begleiten, wenn es dunkel sei. Auch die Haft habe sie ohne alle Schwierigkeiten ertragen. Sie bete noch und wolle, wenn sie von der Kontrolle weg sei, auch wieder in die Kirche gehen; so spotte man doch nur darüber. Den Tag über gehe sie spazieren; sie interessiere sich für Liebesgeschichten und Unglücksfälle; sie lese nichts. Seit einiger Zeit habe sie wieder einen Liebhaber, mit dem sie zusammenlebe; er sei sehr eifersüchtig und wolle immer, sie solle weg. Sie dürfe auf der Straße keinen Mann grüßen. Sie brauche noch viel, um heiraten zu können. Im Frühjahr werde sie genügend beisammen haben, um solid werden zu können. Ihr Liebhaber wolle, wenn sie verheiratet seien, auch ihre Kinder nehmen. Er verdiene schön; sie habe ihm noch nicht einen Pfennig gegeben. Das Leben könne vielleicht doch noch ganz schön werden. Sie trinke kaum und rauche gar nicht. Bei fremden Männern habe sie nie Empfindung gehabt, nur bei dem Geliebten.

Befund.

Sie sieht für ihr Alter noch ganz frisch aus, macht einen leidlich guten Eindruck und erzählt, ohne lange genötigt werden zu müssen, lebhaft und fließend, doch mitunter etwas sprunghaft. Die Stimmung ist gut, die Einstellung gegen Ende der Unterhaltung etwas kokett. Sie bleibt aber durchweg bescheiden. Sie erscheint recht glaubwürdig und ehrlich. Sie faßt nicht sehr gut auf und erscheint wenig intelligent. Die Ergebnisse der Prüfung von Schulkenntnis und Intelligenz sind recht mäßig.

Objektives.

Aus ihrer Schulzeit war nichts mehr zu erfahren.

Nach den Akten über das Sittlichkeitsverbrechen des Mannes kam Mitte Januar 1911 das 7jährige Töchterchen wegen Tripper ins Krankenhaus. Es erzählte, vor etwa 6 Wochen habe es ein junger Mann in einer Anlage gebraucht. Eine Mitschülerin sagte, sie habe die Sache beobachtet und der Mutter Pflüger erzählt; die habe gesagt, das wäre nicht schlimm. Anfang März wurde das Kind vernommen; es gab an, daß der Vater Anfang Januar, während die Mutter im Krankenhaus gewesen sei, verschiedentlich mit ihm verkehrt habe. Der Vater habe ihr gesagt, wenn jemand danach frage, solle sie sagen, ein junger Mann in den Anlagen habe es getan. Frau Pflüger bestätigte, daß das Kind im Novemper 1910 solche Dinge erzählt, und daß ihr Mann seit Dezember einen Ausfluß habe. Pflüger selbst wird als Hilfsarbeiter bezeichnet. Die Polizei heißt ihn „einen heruntergekommenen Menschen, der nicht gern arbeitet, lieber trinkt und müßig geht". Er war dreimal wegen schweren Diebstahls und einmal wegen schwerer Körperverletzung vorbestraft, im ganzen mit 5½ Jahren Gefängnis. Er gab später die Möglichkeit zu, daß er so was getan habe, doch sei er dann völlig betrunken gewesen. Er wurde psychiatrisch begutachtet; man fand keinerlei pathologische Züge, und daß die etwaige Betrunkenheit zu § 51 nicht ausreiche. Am 22. 3. 1911 wurde Pflüger zu 2 Jahren Zuchthaus und 5 Jahren Ehrverlust verurteilt. Man nahm als sicher an, daß das Kind von ihm angesteckt war; die anderen Geschichten von dem Fremden erschienen „auswendig gelernt". Frau Pflüger tritt in den Akten kaum hervor. Es ist auch nicht sicher, ob sie etwas von der Blutschande wußte. Das Kind, das sich in der Schule „sehr gut" führte, kam dann in Fürsorgeerziehung, Pflüger verließ Ende April 1913 das Gefängnis.

Nach den Polizeiakten wurde die Pflüger am 25. 10. 1912, also mit 28 Jahren, zum ersten Male in Köln wegen gewerbsmäßiger Unzucht aufgegriffen. Sie gab zu, sie in den letzten 2 Tagen „aus Not" getrieben zu haben, sonst verrichte sie bei der Schwester Hausarbeit. Ihr Mann sei seit 1½ Jahren wegen eines Sittlichkeitsverbrechens in Haft. Sie habe 3 Kinder im Alter von 9 bis 4 Jahren, die im Waisenhaus seien. Am 6. 11. 1912 wurde sie auf eigenen Antrag der Kontrolle unterstellt.

Aus den Akten ist nur noch zu erwähnen, daß sie 5mal geschlechtskrank ins Krankenhaus kam, 7mal wegen S.-P.-Ü. verhaftet wurde, und daß im August 1913 ein Brief des Mannes bei der Polizei eintraf, was denn seine Frau treibe, und ob es wahr sei, daß sie mit einem Arbeiter zusammenlebe.

57. Nelli Jettersen.

Geboren 8. 2. 1888 in Hamburg, evangelisch, bei der Untersuchung, 11. 2. 1913, 25 Jahre alt.

Eigene Angaben.

Der Vater, Jude, sei Konzertunternehmer. Er sei früher Theaterbesitzer, die Mutter vor der Ehe Varietésängerin gewesen. Der Vater sei leicht schwindsüchtig, nervös, aufgeregt, die Mutter sehr jähzornig. Sie sei das dritte unter 4 Geschwistern; 2 davon seien Stiefgeschwister. Ein Stiefbruder sei schwindsüchtig, ein Bruder sei Kaufmann, einer Elektrotechniker, eine Schwester an einen Kaufmann verheiratet. Seit 4 Jahren habe sie keine Beziehungen mehr mit zu Hause. Die Vermögensverhältnisse seien früher gut, später schlecht gewesen. Sie sei zu Haus aufgewachsen; im Haushalt hätten noch 7 Gesangschülerinnen gelebt. Sie habe 3 Jahre lang eine höhere Töchterschule besucht, sei aber herausgenommen worden, weil sie nicht mitgekommen sei. Sie habe nicht gut gelernt, sei einmal sitzen geblieben, habe leicht vergessen, viele Streiche gemacht, sich „wenig um die Arbeit gekümmert" und sei faul gewesen. Sie sei ein lebhaftes, wildes und sehr heiteres Kind gewesen und habe immer viele Freundinnen gehabt. Nach der Schule sei sie 1 Jahr lang in einer Haushaltungsschule gewesen, habe aber zu Hause gewohnt; dann sei sie ½ Jahr lang in ein Warenhaus als Verkäuferin gegangen, später in ein Spielwarenlager. Darauf sei sie 1 oder 2 Jahre zur Hilfe nach Hause und dann als Kindermädchen in Stellung gegangen. Nach 1½ Jahren sei sie wieder nach Hause. Sie habe nie gern gearbeitet. Sie sei zu Hause immer sehr streng gehalten worden und habe niemals allein ausgehen dürfen. Vor 4 Jahren sei sie einmal am Tage in einem Café in St. Pauli gewesen. Sie habe eine Frau dort getroffen, die sie angesprochen und sie aufgefordert habe, sie möge in ihr Zigarrengeschäft kommen. Sie habe damals viel Streit mit der Mutter gehabt, „wir sind beide so nervös gewesen". Sie sei gleich mitgegangen, „ich war immer so leichtsinnig veranlagt, ich hab's nur nicht ausnützen können, ich durfte ja nicht heraus". Die Frau habe sie in ihre Privatwohnung genommen und sie als Verkäuferin angemeldet. Am ersten Abend sei sie mit ihr ausgegangen, auch die nächsten Tage. Bald habe sie den ersten gefunden. Sie habe ihn aus einem Café in die Wohnung der Frau mitgenommen, sie sei etwas angetrunken gewesen und habe „gar nichts davon gemerkt". Das Verdienen habe sie sehr gelockt, „ich habe gleich ans Geldverdienen gedacht". „Alle gehen sie da so fein und schön angezogen, da wollte ich auch einmal fein sein". Sie habe sich „immer gern geschmückt". Sie habe sich rasch an das Leben gewöhnt und sich nie Gedanken darüber gemacht. Nach einem Jahr habe sie einen Redakteur kennen gelernt, den sie sehr gern gehabt habe. Er habe sie aus Eifersucht 7 Monate in ihre Wohnung eingesperrt und habe ihr selbst das Essen gebracht. Sie sei dann krank geworden, habe Unterleibsbeschwerden gehabt und sei eines Nachts zu den Eltern gegangen, die sie ein paar Wochen da behalten und ihr mit einer Erziehungsanstalt gedroht hätten. Sie sei dann wieder ausgerückt und habe diesmal allein gewohnt. Im Dezember 1910 habe sie sich „fangen lassen" und dann Kontrolle bekommen; sie sei vorher nie bestraft worden. Sie habe immer allein gewohnt. Im September 1912 sei sie von Hamburg weg und zuerst nach Wiesbaden gegangen, dort habe sie „drei Tage solide gelebt". Dann sei sie nach Frankfurt und von da hierher, „das Geld war alle". In den ersten 8 Tagen sei sie in einer Bar gewesen, aber dann, weil man dort nichts verdiene, auf die Straße gegangen. Mitte November habe sie 3 Wochen Strafe bekommen und die Kontrolle geholt.

Sie denke dieses Leben immer so fortzuführen, mindestens noch 25 Jahre; sie sei immer vergnügt. Sie habe immer noch große Freude am Verkehr, wenn auch nicht mehr so wie anfangs. Heiraten wolle sie nie, „ich kann mich an einem Mann nicht begnügen". „Arbeiten kann ich nicht, dazu bin ich zu schwach." Sie sei schreckhaft, rege sich über Kleinigkeiten auf, habe keine besonderen Interessen und trinke nie.

Befund.

Sie trägt im strohblond gefärbten Haar ein himmelblaues Band, hat ein leeres, aber ziemlich frisches Puppengesicht, eine niedere Stirn, ein sehr dirnenhaftes Aussehen. Sie ist willig, leicht kokett, erzählt, ohne viel aufgemuntert zu werden, sehr lebhaft, besinnt sich kaum einmal, ist gar nicht verlegen. Sie ist äußerst oberflächlich und leichtsinnig und ohne Frage ziemlich beschränkt. Die Prüfung ergibt recht gute Schulkenntnisse. Beim Denken und Definieren versagt sie jedoch vollkommen.

Objektives.

Eine Schule schreibt, daß sie im Abgangsprotokoll (bei einer Abstufung der Zeugnisse von 1 bis 5; 4: „nicht befriedigend, mangelhaft") Betragen 4, Ordnung 4, Schulfleiß 4, Hausfleiß 4, Leistungen in allen Fächern 4, nur im Schreiben 5 und im Singen 2 gehabt habe.

Aus den Hamburger Polizeiakten geht folgendes hervor:

Im Januar 1909, also als sie noch nicht 21 war, forschte der Vater nach ihrem Verbleib. Sie sei seit dem 27. 11. 1908 von Hause fort; die Eltern lebten getrennt, die Familienverhältnisse seien „zerrüttet". Der Vater schildert sie als „auffallend schönes Mädchen". „Aus ihren Briefschaften habe die Mutter ersehen, daß dieselbe reiche Herren, namentlich Ärzte, an der Hand habe. Sie gehe in Seide, und müßten sie befürchten, daß ihre Tochter dazu in unredlicher Weise gekommen sei." Kurz darauf wohnten die Eltern wieder zusammen. Anfang Februar 1909 wurde Nelly in einem Café gefunden und dem Vater übergeben. Kurz darauf erklärte dieser, die Tochter habe gesagt, sie sei geschlechtskrank; er bitte, sie in ein Krankenhaus zu versetzen. Am Tag nachdem der Brief abgeschickt war, verschwand sie aber und kehrte erst einen Monat später, Ende März, freiwillig zu den Eltern zurück. Im Mai 1910 lief eine Anzeige ein, die Jettersen treibe sich in den letzten 10 bis 14 Tagen in den Cafés von St. Pauli umher; man habe sie mit Männern in ein Haus gehen sehen. Sie gab an, sie sei bis 1. 2. 1911 in Hamburg als Verkäuferin, dann bis 1. Mai in Harburg als Köchin gewesen. Seit der Zeit sei sie hier ohne Beschäftigung und Wohnung. Sie habe den ersten Verkehr mit 20 Jahren gehabt, „es war dies aber aus Zuneigung". Vom 1. bis 10. 5. 1910 habe sie in der Wohnung einer Frau Solt mit 4 bis 5 Männern geschlechtlichen Verkehr gehabt und 5 bis 6 Mark bekommen, wovon sie 3 habe abgeben müssen. Die Solt habe ihr ein Zimmer angeboten; sie habe sie in einem Hause kennen gelernt, in dem sie mit einem Mann abgestiegen sei. Gegen die Frau wurde ein Bericht wegen Kuppelei aufgesetzt. Von Mitte Mai bis Ende 1910 war die Jettersen geschlechtskrank im Krankenhaus. Damals versicherte sie, sie wolle ein anständiges Leben beginnen und zu ihren Eltern zurückkehren, worauf sie am 30. Mai ihrem Vater übergeben wurde. Ende Juni meldete sie sich nach Rügen ab.

Am 19. 11. 1910 erfolgte in Westerland eine Anzeige einer Frau, die Kellnerin Jettersen, die seit dem 1. Oktober in ihrem Hause wohne, habe in der Nacht vom 17. auf den 18. „heimlich unter Mitnahme ihres Gepäcks die Wohnung verlassen, ohne ihre Schuld für Miete, Wäsche und Essen in Höhe von Mark 39,75 zu bezahlen". Wiederholt habe sie die Beschuldigte um Regelung ihrer Schuld ersucht, „sie hatte aber stets Ausreden, indem sie erklärte, sie bekäme Geld geschickt". Ferner habe die Jettersen bei ihrem Weggang verschiedene ihr gehörige Sachen mitgenommen. Es handelte sich um eine kleine Handtasche, einen Unterrock, eine Nachtjacke, 2 Hemden. „Die Gegenstände lagen in der Wohnung der Jettersen und die Hemden hingen zum Trocknen auf der Leine im Hof." Gegen eine andere Kellnerin erfolgte ebenfalls Anzeige, wozu der Polizeiwachtmeister bemerkte: „Beide sind übrigens auch der gewerbsmäßigen Unzucht dringend verdächtig." Sie wurden beide schon am Tag darauf festgenommen und die vermißten Gegenstände fanden sich alle bei ihnen. Die Jettersen gab an, sie habe die Sachen irrtümlicherweise eingepackt, die Hemden und den Unterrock habe ihr die Frau geschenkt. Auf weiteres Befragen gab sie an: „ich gebe zu, in den Monaten August bis September hierorts gewerbsmäßige Unzucht getrieben zu haben, ich habe hier so meinen Lebensunterhalt bestritten." Beide bekamen 3 Tage Haft. Die Jettersen soll in den letzten Novembertagen geschlechtskrank nach Hamburg abgereist sein. Der Diebstahl wurde nicht weiter verfolgt, weil die Frau die Überzeugung hatte, „daß die beiden Mädchen die Absicht des Diebstahls nicht hatten".

Ende Dezember 1910 tauchte die Jettersen wieder in Hamburg auf, wurde wegen gewerbsmäßiger Unzucht festgenommen und am 20. 12. 1910 der Kontrolle unterstellt. Sie war bis dahin 8mal wegen S.-P.-Ü. verwarnt, 1mal auch mit 8 Tagen Haft bestraft worden. Gerichtliche Strafen hatte sie nicht.

Im Juni 1911 kam sie lange ins Krankenhaus. Sie bat damals die Behörde um Beistand, „da meine Mutter hier war, heute am 20. Januar, und mich in Gegenwart von der Oberwärterin und einer anderen Wärterin ohne Grund ins Gesicht geschlagen hat, daß meine Nase blutete. Ich denke, da ich 23 Jahre am 10. Februar werde, das ich mündig wäre. Meine Mutter will mich zwingen, daß ich wieder nach Hause soll, sie will hier unterschreiben, daß sie mich abholen will. Nun bitte ich nochmals die Behörde um etwas Beistand". Sie wurde dann sehr oft wegen Kontrollentziehung, Betreten verbotener Wirtschaften, Wohnungslosigkeit, Unter-der-Tür-stehen und Anlocken von Passanten („im weißen Salonkostüm") mit Haft bedroht, aber nur 1mal mit 8 Tagen Haft bestraft und war 2mal geschlechtskrank. Anfangs September 1912 war sie von Hamburg verschwunden. Schon Mitte November wurde sie in Köln aufgegriffen. Sie gab an, sich seit 8 Wochen hier aufzuhalten und anfangs ihren Unterhalt als Bardame verdient zu haben. Sie gab die Gewerbsunzucht zu und wurde am 10. 12. 1912 auch in Köln der Kontrolle unterstellt.

58. Adelheid Pejkowski.

Geboren 3. 9. 1892 in einem Dorfe zwischen Bonn und Köln, katholisch, bei der Untersuchung, 13. 1. 1913, 20 Jahre alt.

Eigene Angaben.

Der Vater sei Fabrikarbeiter und lebe noch, die Mutter sei vor 14 Jahren an Lungenentzündung gestorben. Mit 8 Jahren habe sie eine zweite Mutter bekommen, mit der sie sich gut gestellt hätte. Sie sei das erste von 2 Geschwistern, habe außerdem 5 Stiefgeschwister; alle seien daheim. Sie gehe noch ab und zu nach Hause, obschon die Eltern nicht mit ihr einverstanden seien. Die Familienverhältnisse seien geordnet; Not habe nie bestanden. Sie sei zu Hause aufgewachsen und immer gesund gewesen. Sie habe die katholische Volksschule ihres Dorfes besucht, habe gut gelernt, sei aber einmal sitzen geblieben. Am liebsten habe sie Handarbeit gehabt. Mit 7 Jahren sei sie von einem Jungen zur Onanie verleitet worden; sie habe auch Verkehr mit ihm gehabt. Die Eltern hätten es gemerkt; sie habe viel Schläge deshalb bekommen. Nach der Schule sei sie 14 Tage in Köln in Stellung als Dienstmädchen gewesen. Sie habe sich dort nicht schicken können, es sei ihr zu schwer geworden. Während dieser Stelle habe sie wohl einen Freund, doch keinen geschlechtlichen Verkehr gehabt. Sie sei dann ins Kloster zum guten Hirten gekommen, ohne daß etwas Besonderes vorgefallen sei. Dort habe sie genäht und in der Küche gearbeitet. Sie sei gerne da gewesen, 4 Jahre geblieben und ungern weggegangen. Sie habe dann Stellen in der Nähstube von Kölner Krankenhäusern gehabt, habe Streit mit der sich in derselben Stelle befindenden Schwester bekommen, die sie immer verklatscht habe, wenn sie etwas „zu laut" gewesen sei. Damals, mit 18 Jahren, habe sie ein 2 Jahre dauerndes Verhältnis mit einem „Schriftsteller" gehabt, den sie in einem Café kennen gelernt habe, und dem sie die ganze Zeit treu gewesen sei. Sie sei zu der Zeit in einer Wirtschaft als Dienstmädchen gewesen, habe aber schon nach einem Monat Streit mit dem anderen Mädchen bekommen. Einmal sei sie bei Verwandten in Deutz gewesen. Da habe sie einen Mann auf der Straße getroffen, der sie mitgenommen und ihr Wäsche geschenkt habe. Wie sie mit der Wäsche nach Hause zu den Verwandten gekommen sei, hätten diese sie verhaften lassen, doch sei sie nach 3 Wochen Untersuchungshaft freigesprochen worden. In jener Wirtschaft habe sie einen Mann kennen gelernt, der sie verleitet habe, nach Düsseldorf zu gehen. Am 3. Tag habe er sie verlassen. Er sei gleich wegen eines großen Einbruchsdiebstahls in Antwerpen verhaftet worden und sei dann auch ihretwegen hereingefallen. Sie selbst habe im Sinn gehabt, sich in Düsseldorf eine Stelle zu suchen. In den ersten 8 Tagen hätte sie in einer großen Wirtschaft geholfen. Sie habe dort einen 21 jährigen Former kennen gelernt; wie er zum zweiten Male gekommen sei, habe er sie mitgenommen. Sie habe ihn anfangs gut leiden mögen, später nicht mehr ansehen können. Beim zweitenmal sei sie im Bett mit ihm vom Schutzmann verhaftet worden. Sie habe Kontrolle bekommen, sei gleich ins Krankenhaus gekommen und an spitzen Kondylomen, die sie schon 1½ Jahre gehabt habe, operiert worden. Nach 8 Wochen sei sie entlassen worden und wieder in dasselbe Restaurant gegangen. Dort sei sie einmal von einem sinnlos betrunkenen Herrn mit einem Hundertmarkschein beschenkt worden, den sie ruhig eingesteckt habe. 3 Tage darauf sei sie ganz überraschend in Köln verhaftet worden. Der Herr habe sie angezeigt; sie sei 4 Wochen in Untersuchungshaft gesessen, dann freigesprochen worden. Nach der Entlassung aus der Untersuchungshaft sei sie zunächst heimlich in Köln in einem Bordell gewesen. Dort sei sie verhaftet worden; sie habe 14 Tage bekommen. Später habe sie in Köln allein gewohnt. Wie sie 20 Jahre alt gewesen sei, habe sie sich freiwillig für Kontrolle gemeldet. Sie habe einen jungen Mann in einer Kneipe kennen gelernt, mit dem sie jetzt noch verkehre und den sie gern habe.

Anfangs habe sie viel Freude an dem Leben gehabt, namentlich am Geschlechtsverkehr selbst, so daß sie gar nicht mehr daran gedacht habe, einen anderen Beruf zu suchen. Jetzt habe sie das Leben im allgemeinen satt, sie wolle wieder los kommen und den Eltern schreiben. Der Trieb zum Verkehr sei nicht geringer geworden. Sie habe aber oft angstvolle Träume, Alpdrücken und wache mit Schreien auf. Sie habe schon mehrfach einen Pferdekopf auf ihrer Brust liegen sehen.

Befund.

Sie ist ein kleines, mageres, wenig hübsches Mädchen mit niederer fliehender Stirn, starken Backenknochen, kleinen verbildeten Ohren, behaarter Oberlippe. Sie hat ein munteres, aber nicht freches oder unbescheidenes Benehmen. Ohne zu fragen, geht sie auf alles ein. Sie scheint sich tatsächlich vielfach an Reihenfolge und Einzelheiten ihrer Erlebnisse nicht mehr zu erinnern. Sie ist freundlich, ohne aufdringlich zu sein, und erzählt sehr frisch; sie schämt sich gar nicht ihrer vielen Bestrafungen oder ihres Lebens. Sie erscheint wenig intelligent. Sie reflektiert ganz naiv, sie habe ihr Glück „mit Füßen getreten"; ein junger Mann habe ihr einmal angeboten, sie zu unterhalten und nachher zu heiraten. Sie habe gesagt, er sei ihr zu jung, weil er erst 18 sei. Das Mädchen, das er dann genommen habe, habe er tatsächlich geheiratet. Sie spricht mit gleichgültigem Tone davon, „soweit gesunken" zu sein. Bei der Frage nach der Kriminalität ihrer Familie meint sie gleich „niemand außer mir". Sie hat vielleicht die Absicht, sich durch die Eltern wieder heraufhelfen zu lassen, sie wolle fern von hier eine Stelle antreten. Als man sie fragt, ob sie glaube, ein anderes Leben durchführen zu können, zuckt sie mit den Schultern und schweigt. Der Ausfall der kurzen Prüfung der Schulkenntnisse und der Intelligenz ist schlecht. Sie antwortet auf die Frage, wie findet man Norden: „Wenn man sich mit dem Gesicht nach Osten wendet, findet man Norden doch gleich". Auch bei den Unterschiedsfragen und dem Sprichwörtererklären findet sie nicht das Wesentliche.

Objektives.

Die Mutter hat einen deutschen Mädchennamen.

Die Volksschule, die sie besuchte, schreibt, daß sie im 5. Schuljahr aus der 3. Klasse entlassen wurde. Die Kenntnisse seien „mit Rücksicht auf die Anforderungen an Kinder des 5. Schuljahres" „genügend" gewesen; jede Rechenfertigkeit sei ihr abgegangen. Das Betragen sei gut gewesen.

Das Kloster teilt mit, daß sie „wegen sittlicher Gefährung" von Juli 1906 bis April 1910 dort untergebracht war. „Der Vater veranlaßte die Unterbringung. Die häuslichen Verhältnisse scheinen äußerst ärmlich. Das Mädchen war sehr beschränkt. Schlechte, verdorbene Neigungen wurden an dem Zögling nicht wahrgenommen, aber im Anfange war er träge, unordentlich, zuweilen auch lügenhaft. Später war seine Führung viel besser und zeigte das Kind auch guten Willen, so daß sein Verhalten seiner geistigen Befähigung entsprechend im allgemeinen kein schlechtes war."

Nach den Polizeiakten wurde sie am 6. 12. 1912, also mit 20 Jahren, in Köln unter Kontrolle gestellt.

Nach der Strafliste ist sie am 8. 6. 1911, also mit 18 Jahren, in Köln zum ersten Male wegen S.-P.-Ü., außerdem vor ihrer Kontrollunterstellung noch 8mal wegen dieses Vergehens, 2mal in Verbindung mit Diebstahl, meist mit mehreren Wochen Haft bestraft worden. So wurde sie im Februar 1912 in Düsseldorf wegen Gewerbsunzucht festgenommen; gegen ihren Partner schwebten Verhandlungen wegen Zuhälterei. Es handelt sich um denselben Menschen, der die Pejkowski nach Düsseldorf brachte, und der nach ihren Angaben wegen eines großen Einbruchsdiebstahls in Antwerpen verhaftet wurde. Die Pejkowski wurde wegen spitzer Kondylome ins Krankenhaus gebracht und „mit Rücksicht auf ihre zahlreichen einschlägigen Vorstrafen, insbesondere darauf, daß sie erst im Oktober 1911 einschlägig mit 6 Wochen Haft bestraft worden", am 29. 3. 1912 mit 6 Wochen Haft bestraft. Sie schreibt aus der Untersuchungshaft mit schlechter Schrift, man möchte sie ihr auf die Strafe anrechnen, „denn das soll meine letzte Strafe sein". Auch am 26. 10. 1912 wurde sie wieder in Köln wegen Gewerbsunzucht, die sie in einem Dirnenhaus betrieb, zu 6 Wochen Haft verurteilt. Der Tag der Entlassung aus dem Gefängnis ist derselbe, an dem sie der Kontrolle unterstellt wurde.

Abgesehen von den Unzuchtstrafen, wurde sie zum erstenmal ebenfalls am 8. 6. 1911 in Köln wegen Diebstahls bestraft. Sie war im Februar 1911 zu einer Bekannten gekommen und hatte gesagt, sie wolle eine Stelle suchen. Sie war 5 Minuten allein in der Küche und entwendete aus einem Geldbeutel 2 Mark. Die Bestohlene lief ihr nach und holte sie ein. Die Pejkowski hatte jedoch eine Mark weggeworfen, um nicht überführt zu werden. Doch war sie geständig. Das Verfahren wurde mit dem folgenden vereinigt. Im Mai 1911 erstattete in Köln der 38jährige Händler Anton Groß eine Anzeige gegen die Pejkowski. Er habe sie vorige Woche auf der Straße angesprochen und sie, da sie kein Unterkommen hatte, mit in seine Wohnung genommen. 2 Tage danach habe er eine Bluse und ein paar Schuhe, die seiner bei ihm wohnhaften Braut gehörten, vermißt. Die

Pejkowski, die angab, daß sie seit März ohne Arbeit und feste Wohnung sei, gab zu, daß sie die Schuhe genommen habe, sagte aber, die Bluse sei ihr von der Braut des Groß geschenkt worden. Sie habe die Schuhe aus Not gestohlen. Sie stehe nicht unter Kontrolle, habe aber schon für Essen und Logis mit Männern verkehrt. Die Braut des Groß gab zu, daß sie ihr verschiedenes, unter anderem auch eine Bluse, geschenkt habe, doch daß die gestohlene Bluse eine andere sei. Wegen gewerbsmäßiger Unzucht bekam die Pejkowski 2 Wochen Haft, wegen Diebstahls in zwei Fällen 3 Wochen und 5 Tage Gefängnis.

Im April 1912 wurde die Pejkowski in Köln polizeilich vorgeführt auf Veranlassung eines Formers Peter, weil sie in Düsseldorf einem ihm unbekannten Herrn 100 Mark unterschlagen habe. Der Former Peter, 20 Jahre alt, nicht vorbestraft, gab an, daß er seit Februar dieses Jahres ein Verhältnis mit der Pejkowski habe, „um sie wieder auf geregelten Weg zu bringen". In einer Wirtschaft in Düsseldorf habe in seiner Anwesenheit die Pejkowski von einem unbekannten Herrn 100 Mark genommen. Er habe dann mit der Pejkowski das Lokal verlassen. Sie seien nach Köln gefahren und hätten von dem Geld gelebt. „Da ich jetzt mittellos bin, wollte die Pejkowski mich verlassen und mit einem anderen verkehren, deshalb ließ ich sie vorführen". Die Pejkowski bestätigte diese Angaben. Sie hatte den größten Teil des Geldes für Kleider und Schuhe gebraucht, auch einer Unbekannten 5 Mark geschenkt. Sie wurde wegen Unterschlagung am 10. 5. 1912 zu 2 Wochen Gefängnis verurteilt. Der Former Peter bekam wegen Hehlerei 1 Woche Gefängnis.

Im Juni 1912 wurde die Pejkowski angezeigt, weil sie einer Frau in der Kölner Altstadt einen Hut gestohlen hatte. Die Wohnung hatte sie mit dem richtigen Schlüssel, der versteckt war, geöffnet. Die Pejkowski gab an, sie habe den Hut genommen, um ihn zu tragen, „da ich hier keinen hatte, denn meine Sachen sind noch in Düsseldorf". Sie gehe seit 14 Tagen in Köln ohne Kontrolle der Unzucht nach und suche mit den Herren gewöhnlich Absteigequartiere auf. Früher sei sie in Düsseldorf unter Kontrolle gestanden. Sie bekam am 11. 6. 1912 wegen gewerbsmäßiger Unzucht 3 Wochen Haft, wegen Diebstahls 1 Monat Gefängnis. Nach verbüßter Strafe im September 1912 wurde sie in einer anderen Sache weiter in Haft behalten.

59. Mathilde Mertens.

Geboren 20. 4. 1890 in Hagen in Westfalen, katholisch, bei der Untersuchung, 28. 2. 1913, 22 Jahre alt.

Eigene Angaben.

Der Vater sei Fabrikarbeiter, die Mutter ohne Beruf; beide seien sie ruhige Menschen. Sie sei das neunte unter 10 Geschwistern, die meist noch zu Hause seien; 3 seien klein gestorben. Sie hätten „viel Not" gehabt, das Familienleben sei aber „glücklich" gewesen. Ihre Stellung zu den Eltern sei jetzt nicht mehr gut. Sie habe eine Volksschule besucht, sei einmal sitzen geblieben, habe aber gut gelernt und sich immer sehr gut betragen. Ihr Lieblingsfach sei Geographie gewesen.

Nach der Schule habe sie in einer Handarbeitsschule Nähen gelernt, dann sei sie wegen Bleichsucht ein Jahr zu Hause gewesen. Sie habe mit der älteren Schwester dauernd Streit und Reibereien gehabt, sei auch selbst sehr schwierig gewesen; „ich war ein Jung zu Haus". Wegen der Schwester sei sie durchgebrannt, nach Aachen gefahren und dort 8 Monate als Dienstmädchen in Stellung gewesen. Aus Heimweh sei sie wieder nach Hause, doch habe sie nach ein paar Tagen wieder Krach gehabt und sei wieder nach Aachen gegangen. Nach 8 Wochen sei sie weg und einige Wochen bei einer Kusine gewesen und dann, mit 19 Jahren, nach Köln, um Stellung zu suchen.

Sie habe bis dahin nie ein Verhältnis gehabt. Am Bahnhof habe sie eine Frau angesprochen; die habe gesagt, sie brauche ein Dienstmädchen und habe sie in ein Haus gebracht. Es habe ihr gar nicht gefallen, besonders weil sie so wenig Freiheit gehabt habe: „wenn man heimlich ist, kommt man nicht 'raus". Mit 20 Jahren, im September 1910, habe sie in der Bonner Klinik geboren; das Mädchen sei bei den Eltern zu Hause. Mit der Zeit habe ihr das Leben besser behagt, weil sie schlauer geworden sei; früher habe sie alles abgeben müssen, jetzt behalte sie das Geld selber. In einigen Monaten wolle sie heiraten; sie habe einen Schreiber.

Sie sei schon als Kind immer vergnügt gewesen und habe sich leicht angeschlossen.

Sie sei nie verstimmt und mache sich nie viele Gedanken; „warum Gedanken?". Sie bekomme auch nicht leicht Streit, aber manchmal haue sie eine „vor die Fresse, wie sich's gehört". Sie sei ziemlich schreckhaft und unruhig, „Sitzen macht mich nervös", und von jeher sehr eitel: „ich mache mich gern fein". Namentlich lege sie Wert auf „schicke Schuhe, möglichst schmal und klein". Sie trinke nicht, das Geld spare sie sich. Den Tag über spiele sie Karten, lese auch Romane. Ins Theater gehe sie nicht, sie könne nicht so lange stillsitzen. Manchmal denke sie schon, wärst du lieber anständig geblieben; jedes Mädchen denke einmal so, aber es sei nicht leicht, wieder los zu kommen, auch wenn man gern arbeite wie sie; anfangs, als Heimliche, werde man nicht losgelassen, weil die Frauen Angst hätten, es käme heraus, und später könne man doch in keiner Stelle bleiben, da gleich bekannt werde, daß man unter Kontrolle stehe und einem dann gekündigt werde. Ihr liege an und für sich gar nichts an diesem Lebenswandel; der sei auch sehr anstrengend, aber der Gedanke zu sparen sei so verlockend. Am Verkehr habe sie nie große Freude, habe auch nie einen Geliebten gehabt, „wenn einer Geld hat, hat man ihn gern, sonst kann man ihn nicht leiden". Mit Mädchen habe sie nie verkehrt. Am Schlagen habe sie etwas Freude, „das ist doch ganz schön". Sie habe mehrere Haftstrafen, sei aber sonst nicht bestraft.

Befund.

Sie sieht leidlich hübsch und frisch aus. Sie ist von Anfang an sehr ungeduldig, fragt wiederholt, wozu man denn das alles brauche, will eine genaue Erklärung haben, meint, „wenn Sie das nicht müßten, täten Sie es auch nicht", antwortet dann sehr schnell und seufzt dabei. Sie fragt immer wieder, ob man noch nicht bald fertig sei, sie müsse hinauf und Karten spielen; wenn sie gewußt hätte, daß es so lange dauern würde, hätte sie wenigstens Zigaretten mitgebracht. Sie sagt alles in ziemlich keckem Ton, lacht dazwischen und benimmt sich äußerst frei. Sie nimmt auf dem Tisch liegende Formulare auf und blättert sie durch, sie lehnt sich über den Tisch und sieht ins Protokoll. Sie ist in fortwährender Unruhe, kann nicht stillsitzen, rückt hin und her, sagt unwillig „jetzt halte ich es nicht mehr aus", wenn die Seite aus sei, gehe sie weg; sie ruft häufig dazwischen, „Gott was Sie alles fragen!" In ihren Ausdrücken ist sie sehr roh, dabei versucht sie möglichst flott und schneidig zu sein, kokettiert mit den Augen, schneidet Grimassen, verzieht bei entsprechendem Anlaß geringschätzig das Gesicht und hat vielfach einen sehr gekünstelten, gezierten Ton. Wenn man an ihren Aussagen zweifelt, wird sie sehr ungeduldig und ärgerlich. Es scheint auch, daß sie wenig lügt, zum mindesten klingt das, was sie über sich selbst sagt, sehr wahrscheinlich. Das ist auch der einzige Punkt, über den man sich einigermaßen mit ihr unterhalten kann. Auf eine Prüfung der Schulkenntnisse und der Intelligenz muß wegen ihres störrigen Verhaltens verzichtet werden. Sie macht alles in allem den Eindruck einer fahrigen Person, die über eine gewisse kalte Berechnung, viel Angelerntes und sicher eine erhebliche Durchtriebenheit verfügt und im Grunde äußerst roh, urteilslos und schwachsinnig ist.

Objektives.

Es liegen nur die Polizeiakten vor, nach denen die Mertens Ende Februar 1910, also mit 19 Jahren, in Köln zum erstenmal aufgegriffen und geschlechtskrank befunden wurde. Sie gab zu, im Januar 2 Tage gewerbsmäßige Unzucht getrieben zu haben („mein Gewerbe übte ich im Freien aus"), die letzte Zeit jedoch nicht, sie habe vielmehr ihren Lebensunterhalt mit Waschen und Putzen bestritten. Sie bat um Kontrolle, der sie aber erst am 4. 10. 1910 unterstellt wurde. Die Polizei ihres Heimatortes gab an, sie sei seit 1907 in Köln. Der Vater sei Fabrikarbeiter, die Verhältnisse seien ärmlich. Im Oktober 1910 meldete sie sich von Bonn zurück. Außer gelegentlichen Reisen wegen Erkrankung des Kindes, 2maliger Verhaftung wegen S.-P.-Ü., 4maliger Einweisung ins Krankenhaus, enthalten die Akten nichts Besonderes. Die Briefe zeigen stets eine sehr schlechte Schrift und mangelhafte Rechtschreibung.

60. Katharina Wieland.

Geboren 5. 1. 1887 in einem Dorf im Siegkreis, katholisch, bei der Untersuchung, 21. 2. 1913, 26 Jahre alt.

Eigene Angaben.

Der Vater sei Ackerer gewesen und vor 2 Jahren an Asthma gestorben. Die Mutter sei schon 2 Jahre nach ihrer Geburt an einem Magenleiden gestorben. Sie habe mit 2 Jahren eine zweite Mutter bekommen, die jetzt aber auch schon tot sei. Sie habe ein 6- und ein 12jähriges Mädchen mitgebracht, mit denen sie immer Streit bekommen habe. Die Stiefmutter sei gegen sie und ihren Bruder sehr hart gewesen, nicht so zu ihren eigenen Kindern. „Es hat immer Streit und Zank wegen uns Kindern gegeben". Außer diesem Bruder habe sie keine richtigen Geschwister. Er sei ebenfalls Ackerer. Die Vermögensverhältnisse seien ordentlich gewesen. Sie hätten ein eigenes Haus und Grundbesitz gehabt. Als Kind habe sie viel auf dem Feld arbeiten müssen. Sie habe die Volksschule ihres Dorfes besucht, habe nicht viel gekonnt, namentlich nicht rechnen, sei faul gewesen und öfters sitzen geblieben. Ihre ganze Jugend sei voll von Streitereien zu Hause gewesen. Der Vater habe meist zur Stiefmutter gehalten.

Mit 14 Jahren sei sie nach Köln in eine Metzgerei in Stellung, doch nach 3 Monaten wegen zu schwerer Arbeit weg. Sie sei dann 1 Jahr auf einem Bauernhof in der Heimat gewesen, doch habe es ihr auf dem Lande auf die Dauer nicht gefallen, dann sei sie wieder einige Wochen zu Hause gewesen und dann nach einer Streiterei wieder fort. Der Vater habe nämlich nicht leiden wollen, daß sie sich Fastnacht maskiere, weil eine Stiefschwester erst vor 3 Wochen an einer Operation gestorben sei. Sie sei ein halbes Jahr in einem Vorort von Köln als Dienstmädchen gewesen, doch auch diese Stelle sei ihr zu schwer gefallen. Bis damals, bis etwa zum 16. Jahr, habe sie nie Verkehr gehabt, auch keine Liebschaften.

Eines Tages habe sie in der Elektrischen ein Mädchen getroffen, das sie aufgefordert habe, mit zu gehen, sie wolle ihr eine Stelle verschaffen. Sie sei in ein Bordell gekommen; ein paar mal habe sie weglaufen wollen, doch habe die Wirtin sie nicht gehen lassen und sie immer vor der Polizei versteckt. Auch sie selbst habe in einer Angst vor der Polizei gelebt. Sie sei damals sehr traurig gewesen, schließlich hätten Nachbarn der Polizei geschrieben; sie sei geholt und für 2 Jahre in einen guten Hirten gebracht worden. Dort habe es ihr trotz der Arbeit gut gefallen, und sie habe sich gut geschickt. Dann habe man ihr auf dem Land eine Stelle als Dienstmädchen in einer Wirtschaft verschafft, doch habe der Vater, der sich sonst nie um sie gekümmert habe, ihren Aufenthalt erfahren und sie kommen lassen. Sie sei nach Hause gegangen, und die erste Zeit sei es auch ganz ordentlich gewesen. Dann habe es einmal wieder Streit gegeben, wie der Vater ausnahmsweise betrunken nach Hause gekommen sei und ihrem Bruder kein Sonntagsgeld habe geben wollen. Sie sei sofort heimlich weg nach Köln und von selbst wieder in das alte Haus, „ich wußte doch nicht wo ich hingehen sollte, ich kannte doch niemand in Köln". Am meisten habe sie der Gedanke, nicht arbeiten zu müssen, gelockt: „das habe ich nie gern getan". Es sei dann sehr schön dort gewesen, und nach einigen Tagen habe sie sich Kontrolle geholt. Sie habe damals auch viel Freude am Verkehr gehabt; es sei ihr ganz einerlei gewesen, was für ein Mann gekommen sei. Nach 5 Monaten habe sie wegen verschiedener Kontrollversäumnisse Arbeitshaus angetragen bekommen, sie habe sich aber selbst an die Fürsorge gewandt, da sie ein anderes Leben habe anfangen wollen. So sei sie statt ins Arbeitshaus auf 2 Jahre in einen guten Hirten gekommen. Anfangs habe ihr diesmal das Arbeiten nicht behagt, auch habe sie den Umgang mit Männern vermißt, später habe es ihr gut gefallen. In der Zwischenzeit sei der Vater gestorben; sie sei nach Hause gefahren, und der Bruder habe gewollt, daß sie bei ihm bleibe. Sie habe sich aber mit seiner Frau nicht vertragen können und sei nach 8 Tagen wieder weg und wieder in das alte Haus nach Köln gegangen. „Der Hauptgrund ist gewesen, weil ich den Verkehr nicht lassen konnte." Noch einmal sei sie 3 Tage in dem Kloster gewesen, aber nur um ihre Sachen zu holen. Man habe sie halten wollen, aber sie sei nicht geblieben. Das sei vor 3 Monaten gewesen.

Jetzt habe sie ein Verhältnis mit einem Gerichtsschreiber, der sie heiraten wolle. Sie wolle vom Krankenhaus aus nicht mehr zurück, sondern zu einem Onkel des Gerichtsschreibers, der eine Wirtschaft bei Köln habe. Der Bräutigam komme jetzt zum Militär, nachher wollten sie heiraten. In den letzten Wochen habe sie das Leben doch sehr satt bekommen, auch den Geschlechtsverkehr. Sie sei immer eine heitere Natur gewesen, nie nachdenklich, schließe sich leicht an, sei gutmütig, gar nicht nervös. Sie trinke wenig, sei nur ab und zu angetrunken, dann sei sie lustig; vertragen könne sie nicht viel.

Befund.

Sie ist ein gesund und frisch aussehendes Mädchen. Sie trägt viele geschmacklose Schmuckstücke, kommt mit lautem Lachen herein, erscheint anfangs geradezu ausgelassen lustig, faßt sich aber schnell und bleibt beim Erzählen dann doch ziemlich ernst, nur wenn sie irgendwelchen Grund zur Heiterkeit hat, bricht sie in lautes Lachen aus. Der Gesichtsausdruck, der sonst nichts Bemerkenswertes bietet, erscheint beim Lachen äußerst schwachsinnig. Sie erzählt ohne Verlegenheit, recht lebhaft und munter und allem nach auch aufrichtig, nur die Strafe verschweigt sie; erst auf Fragen, ob sie bestraft sei, erzählt sie, daß sie einmal, vor dem Aufenthalt im guten Hirten, in Bonn, wo sie 2 Monate als Dienstmädchen gewesen sei, der Besitzerin der Pension ein Kleid weggenommen habe. Sie habe dies aus Not getan, auch habe sie einmal „im Absteige" der Wirtin eine Uhr mitgenommen und noch einmal in Köln aus Not Kleider gestohlen.

Die Prüfung der Schulkenntnisse und der Intelligenz ergibt sehr mäßige Ergebnisse.

Objektives.

Eine Dienststelle, von der nicht genau bekannt ist, wann sie sie inne hatte, schreibt über sie: „Die Katharina Wieland ist nur kurze Zeit bei uns im Dienst gewesen. In dieser Zeit ist sie dreimal von hier fortgelaufen, das letzte Mal unter Mitnahme von ein paar Pantoffeln und einem Tuch. Jedesmal ist sie von ihrem Bruder unter starken Züchtigungen wiedergebracht worden. Bei Abwesenheit der Frau hat sie die Kommode durchsucht und sich daraus eine goldene Brosche angeeignet und dann die Sparbüchsen der Kinder geleert. Da wir den Diebstahl aber sofort bemerkt hatten, mußte sie die Brosche wiedergeben. Auch ist sie nachts hier mittels Leiter aus dem Fenster gestiegen und mit Jungen zur Tanzmusik gegangen. Arbeiten konnte dieselbe ganz gut, hatte aber wenig Lust dazu und war froh, wenn die Frau nicht zu Hause war,."

In die Jahre 1905 bis 1907 fallen verschiedene kleine Delikte, deren Akten übereinandergreifen, und über die daher nach dem Zeitpunkt der Anzeige geordnet berichtet wird.

Im November 1905, also wie die Wieland 18 Jahre alt war, machte eine Schuhverkäuferin in Köln Anzeige, daß die Wieland, damals Dienstmädchen in einer Metzgerei, ein Paar Stiefel gekauft und gesagt habe, ihre Frau würde sie bezahlen. Diese wisse aber nichts davon, auch habe die Wieland ihre Stelle am selben Tage verlassen.

Im Dezember 1905 wurde die Wieland bei einem Obsthändler in einer berüchtigten Straße entdeckt und sie war geständig. Ihre Heimatgemeinde schrieb damals: „sie hat sich mehrmals heimlich aus der väterlichen Wohnung unter Mitnahme von Schmucksachen entfernt und ist einmal auf Antrag des Vaters polizeilich zurückgeführt worden." Es wurde dann wegen ihrer Jugend in ihrer Heimat noch einmal angefragt, ob Strafaufschub am Platze sei, wozu der Pfarrer schrieb: „Sie hat in der Schule durch ihr Verhalten nie zu besonderen Klagen Veranlassung gegeben, aber außerhalb der Schule hat sie stets eine ganz außergewöhnliche Neigung zum Stehlen gezeigt. Nach meinem Dafürhalten leidet sie an Kleptomanie, so daß es mir zweifelhaft erscheint, ob sie ganz zurechnungsfähig ist." Der Bürgermeister schrieb folgendes: „Die Wieland hat bis vor ungefähr 1½ Jahren, mit welchem Zeitpunkte sie einen auswärtigen Dienst annahm, stets hier gewohnt und ist während ihres hiesigen Aufenthaltes weder gerichtlich noch polizeilich bestraft worden. Nach eingezogenen Erkundigungen soll die Wieland aber schon während der letzten Zeit ihres Aufenthaltes im elterlichen Hause durch schlechtes Betragen, Umhertreiben bei Unzeit und einen unnatürlichen Hang zu Diebereien aufgefallen sein und durch solches Benehmen sehr nachteilig von den übrigen braven Geschwistern abgestochen haben. In der letzten Zeit hat sie sich wiederholt heimlich und ohne den Willen ihres Vaters, der Ackerer ist, von dem elterlichen Haus entfernt und in Köln einen Gesindedienst angenommen, den sie jedoch meistens nach ganz kurzer Zeit, oft schon nach wenigen Tagen, wieder verlassen hat. Im Sommer 1905 wurde vom Vater einmal die polizeiliche Zurückführung dieser ihm gegen seinen Willen entlaufenen Tochter beantragt. Ob dieses auffällige Betragen, namentlich aber der Hang zum Stehlen, einer angeborenen verbrecherischen Neigung pp. oder dem Leichtsinn oder der Verführung zuzuschreiben sind, oder endlich ob solches bei der Wieland, wie der frühere Seelsorger und Lokalschulinspektor derselben in seinem beiliegenden Schreiben andeutet, auf Kleptomanie und geistiger Unzurechnungsfähigkeit beruht, kann hier nicht ohne weiteres angegeben werden und dürfte wohl am besten eine vorherige fachärztliche Untersuchung des Geisteszustandes der Wieland darüber erfolgen, ob sie geistig gesund ist oder nicht. Vorher kann diesseits auch eine gutachtliche Äußerung, ob die Wieland eines Strafaufschubs mit bedingter Begnadigung gemäß Allerhöchstem Erlaß vom 23. 10. 1895 würdig ist, nicht abgegeben werden."

Das Verfahren wurde dann wegen ihrer Abwesenheit vorläufig eingestellt, und erst am 26. 9. 1906 wurde sie wegen Betrugs zu 2 Tagen Gefängnis verurteilt. „Mildernde Umstände konnten nicht gewährt werden, da sie inzwischen noch mehrere Diebstähle begangen hat und eine verdorbene Person ist." In einem Bericht in Sachsen der Strafvollstreckung heißt es, daß sie in den Hauptverhandlungen „einen etwas passiven, aber geistig durchaus gesunden Eindruck" gemacht habe.

Die zweite Anzeige fällt in den Mai 1906, und zwar berichtete ein Fräulein in Bonn, die Wieland sei seit 14 etwa Tagen bei ihr im Dienst; jetzt sei sie verschwunden unter Mitnahme einer goldenen Brosche und verschiedener Kleidungsstücke, im ganzen im Werte von etwa 50 Mark. Sie wurde steckbrieflich verfolgt und im September 1906 in Köln festgenommen. Sie gab zu, die Sachen zum Teil entwendet zu haben, und zwar habe sie das getan, „da meine Sachen zu schlecht waren". Sie wohne jetzt bei einem Vetter in Köln und verrichte Stundenarbeit. In der Verhandlung am 9. 10. 1906 gab sie dann alles zu; sie sei bereit, die goldene Brosche zurückzugeben, die anderen Sachen habe sie zerschlissen. Sie bekam 14 Tage Gefängnis, wobei ihre Jugend und bisherige Straflosigkeit, aber auch der grobe Vertrauensbruch in Erwägung gezogen wurde.

Im Juni 1906 rückte sie aus einer Kölner Speisewirtschaft ebenfalls unter Mitnahme von verschiedenen Kleidungsstücken im Werte von über 40 Mark aus. Auch hatte sie einem Kostgänger 3 Mark aus einem verschlossenen Koffer entwendet. Bei der Vernehmung bestritt sie, die Absicht gehabt zu haben, die Dinge zu behalten, sie hätte sie nur angezogen, um in Köln eine Verwandte zu besuchen, da ihre Kleider zu schlecht gewesen seien. „Ich bin nämlich im Streit mit meinem Vater von diesem fortgegangen und hat er mir meine Kleider und Papiere festgehalten, so daß ich mir nichts anziehen konnte und mir auch keine Stellung suchen kann." Bevor sie Gelegenheit gefunden habe, die Sachen zurückzugeben, sei die Anzeige erfolgt. Sie gab auch den Diebstahl der 3 Mark zu. Der Schlüssel des Koffers sei in einer Schublade gewesen. Der Vater wurde geladen, verweigerte aber die Befolgung: „Ich weiß nicht, wo sich meine Tochter gegenwärtig aufhält und kann hierüber keine Auskunft geben, diese hat sich heimlich aus meinem Haus entfernt und treibt sich seit langem in der Welt herum." Am 26. 9. 1906 wurde sie wegen Diebstahls zu 8 Tagen Gefängnis verurteilt und dann wegen einer anderen Strafsache weiter in Haft behalten.

Im Juni 1906 wurde sie in Köln nämlich noch einmal angezeigt, weil sie beim Besuch eines Dienstmädchens deren Herrschaft wieder eine Anzahl Kleidungsstücke entwendet hatte. In diese Zeit fällt auch ihr erstes Auftauchen in den Kölner Polizeiakten. Ende Juli 1906 lief ein anonymer Brief an die Polizei ein, daß in einem „gewissen Hause eine ganz tolle Geschichte herrscht, dort sind nämlich 2 Mädchen im Alter von 16 und 18 Jahren, die müssen auf Befehl der Frau Bier trinken, sich nackend ausziehen und an den Tisch setzen. Die Mädchen sind noch jung und fremd, bekommen kein Geld, sondern die Hausfrau nimmt alles in Empfang und sagt, dafür kaufe ich den Mädchen schöne Kleider, wenn diese brav sind, und später rechnet man ab". Die Wieland wurde dort festgenommen und bestritt, gewerbsmäßige Unzucht getrieben zu haben. Sie halte sich seit 4 Jahren in Köln als Dienstmädchen auf. Der Vater gab damals an, die Tochter sei ihm bereits zweimal auf seine Kosten zugeführt worden und jedesmal wieder entlaufen. Mehrere von ihm besorgte Dienststellen habe sie heimlich verlassen.

Die Wieland wurde im August 1906 zunächst wieder freigelassen und aus Köln ausgewiesen und dann im September in der Diebstahlsangelegenheit in Haft genommen. Sie gab zu, seit einem Monat gewerbsmäßige Unzucht zu treiben, gestand auch den Diebstahl. Hierzu kam im September noch eine Anzeige einer Vermieterin eines Absteigequartiers, daß die Wieland, die seit August täglich bei ihr verkehrt habe, einer anderen eine Uhr und Kleidungsstücke gestohlen habe; auch dies gab die Wieland zu. Sie wurde am 3. 10. 1906 wegen Diebstahls zu 2 Wochen Gefängnis, wegen Übertretung zu einer Woche Haft verurteilt und nach der Verbüßung der Strafe in Haft behalten. Im November 1906 wurde sie in Mülheim bei Köln angezeigt, weil sie einer Frau, in deren Haus sie wohnte, vom Speicher ein Korsett gestohlen hatte. Sie war geständig und gab an, bis vor 10 Tagen in Köln als Arbeiterin einer Zuckerfabrik gewohnt zu haben. Mit einem Invaliden Schotter sei sie nach Mülheim gekommen, hier teils bei ihm, teils bei einem gewissen Peter Räther nächtigend. Sie habe nur Essen und Getränke erhalten und sich sonst nicht mit Männern abgegeben. Sie habe ihre Sachen noch in Köln, wo sie seit 9 Monaten sei; das erste halbe Jahr sei sie Dienstmädchen gewesen. Der 20jährige Taglöhner Räther gab an, sie 8 Tage zu kennen, und sie mehrfach, aber ohne ihr Geld zu geben, nachts auf dem Zimmer gehabt zu haben. Am 29. 12. 1906 wurde sie wegen Diebstahls und gewerbsmäßiger Unzucht zu 3 Wochen Gefängnis und 10 Tagen Haft verurteilt.

Schon am 2. 1. 1907 wurde sie wieder in Köln und wieder wegen Diebstahls mit 5 Tagen Gefängnis bestraft, doch waren die Akten hierüber nicht mehr aufzufinden.

Kurz darauf kam sie in einen guten Hirten bei Köln, wo sie bis zum August 1908 war, und zwar wurde sie auf Veranlassung des Fürsorgevereins vom Gefängnis aus dort untergebracht. „Hier war ihr Verhalten im allgemeinen nicht schlecht, sie war zugänglich, sehr gutmütig und fügte sich leicht in die Hausordnung. Beobachtet wurde indessen bei ihr eine Neigung zum Diebstahl, Lügen und ausgesprochene Arbeitsscheu. Diese Fehler abzulegen gab sie sich zeitweise recht Mühe, aber sie war geistig beschränkt, hatte Begriffs- und Urteilsvermögen gering, war leicht und sinnlich veranlagt oder hatte wenigstens zur Sinnlichkeit eine erworbene Neigung, so daß an ein ernstes Durchführen nicht zu denken war."

Einen Monat nach ihrer Entlassung wurde sie in Köln wieder aufgegriffen. Sie bat um Kontrolle, der sie am 29. 9. 1908 auch unterstellt wurde. Der Vater erklärte sich damals bereit, ihr nach Eintritt der Großjährigkeit 1500 Mark, ihr mütterliches Erbteil, zu zahlen. Vom Krankenhaus aus kam sie im Dezember 1908 noch einmal in ein klösterliches Asyl. Im Dezember 1908 wurde sie vom Schöffengericht der Landespolizeibehörde überwiesen, doch genehmigte auf Antrag des Fürsorgevereins der Regierungspräsident, daß sie statt im Arbeitshaus in jenem Kloster auf 2 Jahre untergebracht wurde. Dieses schreibt über sie: „Hier verblieb sie bis zum November 1912 und hat sich während dieser Zeit im allgemeinen zu unserer Zufriedenheit geführt. Sie ist ein haltloser leichtfertiger Charakter, jedoch gutmütig und lenksam; obgleich von schwerer Auffassung, war sie doch nach einiger Zeit befähigt, die ihr aufgetragenen Weißnäharbeiten auszuführen, jedoch verfertigte sie dieselben zeitweise absichtlich sehr schlecht und infolge des dadurch erfolgten Tadels verursachte sie störende Auftritte. Bemerkenswert ist, daß sie sich selbst bei ernsten Verweisen sowie bei gleichgültigen Gesprächen oft fortwährend am Lachen hielt. Sie zeigte auch Hang zur Hehlerei, lügt gern, verschwendet ihren kleinen Besitz von 7 bis 800 Mark in ganz kurzer Zeit in der frivolsten Weise und macht uns stets den Eindruck, als sei sie geistig nicht ganz normal."

Sofort nach ihrer Entlassung meldete sie sich für dasselbe Haus, aus dem sie gekommen war, wieder an, war aber im Dezember 1912 wieder einige Tage in der Anstalt. Außer dem Vermerk, daß sie im ganzen 4mal geschlechtskrank im Krankenhaus war, ist aus der Zeit ihrer Kontrolle nichts mehr zu vermerken.

61. Auguste Bürger.

Geboren 5. 4. 1891 in einer kleinen Stadt in der Provinz Sachsen, evangelisch, bei der Untersuchung, 24. 1. 1914, 22 Jahre alt.

Eigene Angaben.

Die Familie des Vaters sei sehr vermögend gewesen, doch habe schon der Großvater seine Fabrik vertrunken. Nur ein Bruder des Vaters sei noch Fabrikbesitzer. Der Vater habe im Umherziehen mit Betten gehandelt, so daß er oft lang von zu Hause weg gewesen sei. Er habe auch getrunken und sich mit der Mutter nicht gut gestanden; sie hätten viel Krach gehabt. Die Mutter sei im Wochenbett gestorben. Sie sei das fünfte unter 6 Geschwistern; die Schwestern seien verheiratet, die Brüder Steinsetzer, Musiker, Barbier und Schmied; 6 Geschwister seien klein gestorben. Ein Bruder, der Barbier, sei schwindsüchtig. Wie sie 13 Jahre gewesen sei, sei der Vater einmal ganz weg geblieben. Man habe geglaubt, er sei tot, weil in dieser Zeit ein unbekannter Mann irgendwo in der Eisenbahn gestorben sei. Vor ganz kurzer Zeit habe er wieder geschrieben, er lebe im Harz mit einer

Witwe, und es gehe ihm gut. Sie habe durch den Bruder Barbier, mit dem sie noch stehe, seine Adresse erfahren.

Sie habe in der Schule mäßig gelernt, sei wild und schwer zu haben, aber trotz ihrer Faulheit doch der Liebling des Lehrers gewesen. Zweimal sei sie sitzen geblieben. Nach der Schule sei sie noch ein Jahr zu Hause gewesen. Die ältere Schwester habe den Haushalt geführt und sei sehr streng zu ihr gewesen. Sie habe als Kind auf dem Feld für andere Leute arbeiten müssen. Die Not sei nach dem Weggehen des Vaters recht groß gewesen; sie habe einmal im Auftrag der Schwester Holz stehlen müssen und sei dabei angeschossen worden; die Schwester habe wegen Verleitung zum Diebstahl 8 Tage Gefängnis bekommen. Später habe sie dann mit der Schwester Krach bekommen, weil sie nie zum Tanzen gedurft habe.

Wegen solcher Reibereien mit der Schwester sei sie mit etwa 15 Jahren in eine andere kleine Stadt als Zimmermädchen in ein Hotel gegangen. Auf einem Maskenball, den sie als „Schneekönig" besucht habe, habe ein betrunkener Leutnant sich mit ihr angefreundet und sie nachher mitgenommen. Sie sei 8 Tage in seiner Wohnung gewesen, der Bursche habe ihr das Essen gebracht. Sie sei deshalb von dem Hotel weggeschickt worden, sei aber in der Stadt geblieben und habe nun häufig mit verschiedenen Männern Verkehr gehabt. Wie der Leutnant nach Erfurt versetzt worden sei, sei sie auch dorthin, und zwar in eine Konditorei. Sie sei dort ein Jahr geblieben, und man sei mit ihr ganz zufrieden gewesen. Dann sei sie schwanger nach Hause gekommen, wo es große Schimpfereien gegeben habe. Sie habe geboren, der Junge sei aber nach 6 Wochen gestorben. Der Vater, jener Leutnant, habe das Wochenbett bezahlt, sie aber nicht mehr angesehen. Seit dem Leutnant sei sie scharf auf zweierlei Tuch. „Jeden Sonntag einen anderen"; doch habe sie nie Geld genommen. Sie sei dann nach Krefeld und zuerst in einer Villa Zimmermädchen gewesen. Die Frau sei nervös und sehr streng gewesen, und man habe sie nach 14 Tagen hinausgeschmissen, weil sie erst um 5 Uhr früh heimgekommen sei. Ihr Zeugnis sei gewesen: „Ehrlich und fleißig, aber sonst bleibt viel zu wünschen übrig." So habe sie keine Stelle mehr gefunden. Sie sei dann „viel um die Husarenkaserne herumgestrichen", habe aber auch damals noch nie Geld genommen. Sie habe bei den Husaren viel Anschluß gehabt, da einer ihrer Brüder damals dort gedient habe. Von Krefeld sei sie dann nach Düsseldorf, wo sie 4 Wochen auf der Straße gewesen und dann gefischt worden sei, und zwar sei es herausgekommen, weil sie einen Berhardinerhund gefunden habe, und die Wirtin sie, als der Schutzmann ihr die Belohnung von 10 Mark habe bringen wollen, angeschwärzt habe. Sie habe nur wenig verdient, sei ihre Miete schuldig geblieben und habe regelmäßig in der Frühe aus Hunger die Brötchen von den Türen weggestohlen. 1910 sei sie dann mit zwei „Stenzen" nach Köln. Die beiden hätten sie sehr ausgenutzt; sie habe namentlich für den einen gearbeitet, vor dem sie große Angst gehabt habe. Ein halbes Jahr sei sie noch als Dienstmädchen in einer Speisewirtschaft gelaufen. Später, als sie schon allein auf den Strich gegangen sei, sei sie gefischt worden, ins Krankenhaus und dann in Fürsorge gekomen. Während ihres 1 Jahr langen Anstaltsaufenthalts sei sie mehrfach in Krankenhäusern gewesen, habe Nierenentzündung gehabt und auch einmal 4 Wochen lang die Sprache verloren. Der Arzt habe gesagt, sie sei „jeck". Sie habe damals mit einem Kranken der Männerabteilung durch ein an einer Schnur heruntergelassenes Briefchen angebändelt und Geschlechtsverkehr verabredet, weshalb sie in die Anstalt zurückgemußt habe. Es habe eine Szene gegeben, sie habe den Pastor angelogen, und sie ins Gesicht gespuckt, dann sei sie entlassen worden und wieder nach Köln zurückgefahren. Nach verschiedenem Wechsel der Häuser habe sie nach einem halben Jahr, inzwischen wieder zweimal gefischt, die Kontrolle bekommen. Wieder habe sie ein Jahr lang einen Zuhälter gehabt, den sie sehr gerne gehabt, der sie aber sehr ausgenutzt habe; jetzt sei er angezeigt. Auch jetzt habe sie wieder einen Freund, aber einen reichen Mann, der 42 Kellner unter sich habe und ihr Geld gebe; er wolle sie solid machen und heiraten.

Sie sei immer lustig, beliebt als „fidele Sächsin", nie verstimmt, nicht empfindlich, nie ärgerlich; sie wolle „immer was Lustiges". Mit ihrem Leben sei sie zufrieden. Abends sei sie mitunter ängstlich, seitdem sie einmal ein Italiener wegen Zahlungszwistigkeiten mit dem Messer bedroht habe. Manchmal habe sie auch ängstliche Träume, so daß sie die anderen weckten; die Haft habe sie immer gut vertragen. An die Zukunft denke sie selten;

schuld sei, ,,daß ich ins Rheinland gekommen bin", und das komme daher, daß sie in Erfurt einmal das Lied gehört habe: ,,Nur am Rhein, da möcht' ich leben, nur am Rhein begraben sein". Sie hätte sich gedacht, am Rhein müsse es doch wunderschön sein, und sei nach Krefeld. Sie verdiene sehr viel, etwa 100 Mark am Tage und müsse 12 Mark abgeben. Einmal habe sie 81 Gäste an einem Tag gehabt. Von dem Geld unterstütze sie ihre Geschwister. Sie zahle bis zu 300 Mark für ein Kleidchen, sie habe 14 Kleider, darunter 3 Ballkleider und 14 Paar Schuhe, auch hohe Reitstiefel. Sie müsse viel trinken und sei oft betrunken, könne aber viel vertragen. Sie rauche etwa 80 Zigaretten am Tag. Am Verkehr habe sie immer Freude gehabt. Sie sei ,,ein bißchen pervers" und schlage gern. Sie könne die perversen Männer gut ,,behandeln". Einer komme oft zu ihr, dem müsse sie auf jeden Gesäßteil drei Schnitte mit dem Messer machen; es mache ihr Vergnügen, wenn das Blut spritze; der Verkehr nachher rege sie auf. Auch lasse sie sich ganz gern schlagen und lasse auch gerne französische Sachen an sich machen. Sie habe auch schon einmal eine Freundin gehabt, die jetzt nach Brauweiler gekommen sei.

Befund.

Das kleine häßliche Mädchen hat wulstige Ohrläppchen und ist schlappig und unordentlich frisiert. Sie hat schmutzige Nägel, eine zerrissene Jacke an und benimmt sich sehr dreist, unverfroren; so hebt sie den Rock auf, um die Höhe ihrer Reitstiefel zu zeigen. Sie ist von einer läppischen Heiterkeit, plappert ohne Scheu und erzählt mit Stolz von ihren Einnahmen, ihren Kleidern, ihrer Beliebtheit. Die Prüfung der Schulkenntnisse und der Intelligenz hat äußerst schlechte Ergebnisse. Sie ist hochgradig schwachsinnig und urteilslos.

Sie ist auch der Schrecken der Abteilung und gilt bei Schwestern, Beamten, Mitkranken als ,,jeck". Sie spreche den ganzen Tag, lache und schreie laut, mache dauernd Krach und erzähle fortgesetzt.

Objektives.

Ein früherer Lehrer schreibt über sie sehr bezeichnenderweise: ,,Die Auguste Bürger war eine äußerst leichtlebige Natur, die in meiner Erinnerung nur als ewig lächelndes Mädchen lebt; ihre Leistungen waren nur gering, aber mit einem Lächeln stand sie zum Ansagen auf und quittierte auch alle Ermahnungen zu größerem Fleiße mit einem Lächeln. Sie besaß eine durchaus harmlose Natur und war zum Ausüben irgendwelcher dummen oder gar schlechten Streiche nach meiner Ansicht nicht fähig."

Ein anderer Lehrer schreibt über die Familie: ,,Die Mutter ist früh gestorben, der Vater ist Handelsmann gewesen, der selten, oft $1/4$ Jahr lang nicht nach Haus gekommen ist. Seit 5—6 Jahren soll er von hier weg sein. Der Großvater der Auguste soll auch ein Herumtreiber gewesen sein, der seine Frau verlassen hat; er soll im Krankenhaus gestorben sein. Der Bruder und die Schwester des Vaters leben noch und erfreuen sich des besten Ansehens. Die älteste Schwester der Auguste, die verheiratet ist, hat die Kinder nach dem Tode der Mutter erzogen und soll sie zu nichts Gutem angehalten haben. Sie soll die Auguste beispielsweise zum Betteln und Holzstehlen angeleitet haben, wofür sie eine Strafe von 3 Tagen Gefängnis bekommen haben soll. Im Heimatsort ist die Auguste unter dem Namen ‚wilde Guste' bekannt."

Nach dem Schulentlassungszeugnis wurde sie Ostern 1905 aus der dritten Klasse entlassen. Im Betragen hatte sie zuletzt die Note 2. Die einzelnen Zeugnisse waren während ihrer ganzen Schulzeit meist 3—4.

Ende August 1910, also mit 19 Jahren, versuchte sie durch Fälschung ihres Geburtsjahres in Köln unter Kontrolle zu kommen. Am 2. 9. 1910 wurde sie aufgegriffen; sie gab an, seit 14 Tagen in Köln zu sein, und war geständig. Ihr bisheriges Leben erzählte sie ähnlich wie hier. Sie kam geschlechtskrank ins Krankenhaus und wurde am 10. 10. 1910 mit 3 Tagen Haft bestraft. In der Begründung heißt es, daß sie schon seit Juli oder August in Köln gewerbsmäßige Unzucht getrieben habe. Es wurde Fürsorgeerziehung beschlossen, doch war der Beschluß irrig, da in ihm 1893 als Geburtsjahr angenommen war.

Nach ihrer Entlassung aus dem Krankenhaus kam sie in eine Rettungsanstalt, wo sie mit Ungeziefer bedeckt am 31. 10. 1910 aufgenommen wurde und von Anfang an auf der venerischen Station war. Damals wird sie als ,,erheblich schwachsinnig", erziehungsunfähig, schwatzhaft und hysterisch" bezeichnet. Ihre Stimmung war stets fidel und albern. Einmal hörte sie ganz auf zu sprechen, doch wurde die Störung durch Elektrisieren behoben. Im Juli 1911 mußte sie, da sie geschlechtlich geheilt war, entlassen werden. Sie wollte zu einer „Tante" nach Krefeld, doch scheint es sich nicht um eine Verwandte gehandelt zu haben.

Schon am 10. 7. 1911 wurde sie wieder in Köln aufgegriffen. Sie war geständig und bekam 2 Wochen Haft. Am 25. 7. 1911, eben aus dem Gefängnis zurückgekehrt, ließ sie sich dann der Kontrolle unterstellen. Die Heimatgemeinde gab damals an, daß der Vater „in unbekanntem Aufenthalt" lebe, die Familie besitze ein Haus und einen Morgen Land, beides überschuldet; die Mutter sei 1897 gestorben; die Bürger selbst sei 1909 nach Erfurt und habe ein Kind geboren, das bald gestorben sei. Den Polizeiakten ist noch zu entnehmen, daß sie 5mal geschlechtskrank im Krankenhaus war und anscheinend nicht mehr bestraft wurde. In sehr schlechter Schrift und Orthographie bittet sie häufig um den Arzt und klagt über alle möglichen Beschwerden.

62. Christine Zaun.

Geboren 20. 7. 1891 in Köln, katholisch, bei der Untersuchung, 10. 2. 1914, 22 Jahre alt.

Eigene Angaben.

Der Vater sei Schuhmacher, zwei bis dreimal wöchentlich betrunken und lungenleidend. Die Mutter habe sich aus unbekannten Gründen, wie sie 8 Jahre gewesen sei, das Leben genommen; sie wisse sonst nichts von ihr. Die Ehe der Eltern sei schlecht gewesen, der Vater habe die Mutter viel geschlagen. Sie sei das jüngere von 2 Geschwistern; der Bruder sei Kutscher, er wegen Unterschlagung bestraft, aber sonst solide. Ihre Stellung zum Vater sei schlecht, sie spreche nicht mit ihm, wenn sie ihm zufällig begegne, auch den Bruder kenne sie nicht mehr. Nach dem Tode der Mutter sei sie noch 2 Jahre zu Hause gewesen. Die Großmutter väterlicherseits habe den Haushalt geführt, doch sei sie dann an einem Herzleiden gestorben. Sie sei darauf in ein Asyl gekommen und habe nur zweimal jährlich nach Hause gedurft. Sie habe schlecht gelernt, sei zweimal sitzen geblieben und sei ein „freches" Kind gewesen, das „immer dummes Zeug" gemacht habe. Mit 14 Jahren sei sie in ein Marienheim gekommen, um die Haushaltung zu lernen und nach 2 Jahren als Dienstmädchen in ein Kloster, wo sie 1½ Jahre geblieben sei. Der Vater habe wieder geheiratet, und zwar eine kinderlose Witwe. Sie sei damals manchmal nach Hause gegangen; die Stiefmutter sei ganz gut zu ihr gewesen. Wie sie 16 gewesen sei, habe eine Schwester ihrer Mutter, eine Arbeitersfrau aus Elberfeld, sie besucht und ihr gesagt, sie solle doch heraus und „nicht das ganze Leben bei den Nonnen verschleißen". Sie sei 8 Tage bei ihr in Elberfeld gewesen, habe dann die Kölner Stellung gekündigt und sich in Elberfeld eine andere gesucht, in der sie 6 Monate geblieben sei. Sie sei damals noch ganz harmlos gewesen, habe noch nicht einmal gewußt, wo die Kinder herkämen. Die Arbeit sei ihr dann zu schwer geworden, und sie sei auf ein Jahr als Dienstmädchen zu einer Hebamme gegangen und dann aus Heimweh wieder nach Köln. Sie sei zuerst 4 Monate bei einem Referendar in Stellung gewesen, dann wieder in einem Mägdeheim; damals habe sie aber schon gebummelt. Auf Veranlassung des Vaters sei sie 4 Wochen in eine klösterliche Anstalt gekommen und dann wieder ins Mägdeheim. Durch eine andere habe sie „Freier" kennen gelernt, mit denen sie ins Café gegangen sei. Sie selbst habe gar nichts gemacht, doch habe sie zugesehen, wie die andere in einem Absteigequartier verkehrt habe. Sie seien dann gefischt worden, die andere habe ihr eingeredet, sie solle gewerbsmäßige Unzucht zugeben, und sie habe das ohne Überlegung aus Angst auch getan. Strafe habe sie nicht bekommen. Die Schwestern in dem Mägdeheim hätten dann dem Vater geschrieben, der sie in einen guten Hirten getan habe. Sie sei dort 2 Jahre geblieben; sie sei etwas „bockig" gewesen, doch habe man sie nur einmal in die „Einsamkeit" getan. In der letzten Zeit habe sie sich weniger schicken können, weshalb man sie entlassen habe. Sie sei dann 2 Monate in Bonn in einem Restaurant gewesen, da sie aber keinen Lohn bekommen habe, und das Geld der Fürsorgedame ausgezahlt worden sei, habe sie nicht arbeiten wollen. Sie habe damals einen Menschen kennen gelernt, der eben aus dem Zuchthaus gekommen sei. Es sei bei einem Ausgang gewesen; sie habe immer am Rhein gesessen und den Schiffen zugesehen, weil sie ja kein Geld gehabt habe. Sie hätten zusammen Bier getrunken, und sie sei bald mit Krach aus der Stelle weg und mit ihm in Köln zusammengezogen. Dies sei ihr erster Verkehr gewesen. Sie habe sich nichts dabei gedacht, nur Angst gehabt, ein Kind zu bekommen. Er habe als Bäcker gearbeitet und sie die Zimmer besorgt. Er sei ein roher, gemeiner Patron gewesen und habe auch viel gestohlen, was er ihr dann mitgebracht habe. Sie habe in großer Angst vor der Polizei gelebt. Nach einigen Wochen sei sie ihm laufen gegangen, um auf einem Schiff als Küchenmädchen zu arbeiten. Der Koch habe ihr nachgestellt, doch habe sie sich nicht mit ihm eingelassen. Dann habe sie einen Zuhälter kennen gelernt; sie hätten nicht zusammen gewohnt, sondern er bei seinen Eltern, und sie privat. 3 Monate habe das Verhältnis gedauert; schon nach 4 Wochen habe er sie auf den Strich geschickt, es sei ihr aber ganz einerlei gewesen; ,,wie ich immer viel Geld kriegte, da war mir's egal". Sie habe gespart, aber später alles für den Rechtsanwalt gebraucht. Der Mensch sei nicht gut gegen sie gewesen; wenn sie Geld gebracht habe, sei sie sein ,,Puppchen" gewesen, im anderen Fall habe er sie geschlagen. Er sei dann ihretwegen mit 6 Monaten bestraft worden. Dann sei sie mit seinem Freund gegangen, dem sie anfangs auch Geld gegeben habe, und der auch wegen ihr hereingefallen sei, doch sei er immer nett zu ihr gewesen, und auch sie habe ihn gern. Er arbeite jetzt und wolle sie, ,,wenn ein Kind kommt", heiraten. Vor 2 bis 3 Jahren habe sie Kontrolle geholt. Wegen Kontrollversäumnis sei sie 10 Monate im Arbeitshaus gewesen, nachher habe sie arbeiten wollen, doch sei sie nebenher auf den Strich gegangen, und man habe sie dann weggeschickt, weil die Polizei nach ihr gefragt habe.

Vorwürfe habe sie sich nie gemacht: ,,die Vorwürfe vertrinkt man". Das Leben gefalle ihr ganz gut, ,,sonst tät man's nicht". Sie sei ,,immer lustig und fidel" und denke nicht viel nach, ,,nützt mir doch nichts". Sie sei ziemlich eitel, ,,schöne Kluft ist die Hauptsache", doch nur weil ihr Freund das haben wolle, ihr selbst sei es ziemlich egal. Sie bete nicht mehr, ihren Rosenkranz habe sie im Arbeitshaus hängen lassen, doch sei sie Weihnachten mit der Familie ihres Freundes in der Kirche gewesen. Sie trinke gern; ,,mir schmeckt's Bier, wenn ich es kriege", doch trinke sie auch Schnaps. Sie werde dann bös und ,,gradraus gemein". Sie sei nur zweimal verschütt gegangen und habe beide Male 3 Tage bekommen; die Haft vertrage sie gut. Sie verdiene etwa 10 Mark im Tag, wovon sie eine abgeben müsse. Sie sei früher in einem Haus gewesen, jetzt auf der Straße. Sie wolle jetzt nach ,,Fastnacht" wieder arbeiten, ,,wenn man will kann man alles — dann geht alles von selber, — und die liederliche Gesellschaft muß man meiden". Sie habe nur beim Freund Empfindung; ,,das Geld ist die Hauptsache". Nach der Zeit im Arbeitshaus habe sie eine Zeitlang eine Freundin gehabt, die ihr gefallen habe; ,,da wird man schon so", jetzt sei das wieder aus; ,,ja wenn ich die kriegte".

Befund.

Das blonde magere, schlecht aussehende Mädchen trägt ein schmieriges hellblaues Band um den Hals und hat einen schwachsinnigen Gesichtsausdruck. Wie sie hereinkommt und als Fräulein Zaun angeredet wird, meint sie verlegen lachend: ,,Ich bin kein Fräulein". Sie erzählt heiter und unbefangen und ist nur anfangs etwas verlegen. Sie wird dann rasch zutraulich, legt sich über den Tisch und plappert mit großer Geschwätzigkeit darauflos, haftet viel an Nebensächlichkeiten und erzählt eingehend belanglose Erlebnisse. Sie ist in ihren Ausdrücken äußerst gemein und erzählt ausführlich, behaglich und ohne sich im geringsten zu schämen von den ,,Schwulitäten" der Mädchen im Arbeitshaus. Sie ist hochgradig schwachsinnig, trotzdem die Prüfung der Schulkenntnisse und der Intelligenz verhältnismäßig ordentliche Ergebnisse hat, und im höchsten Maße verwahrlost. Sie ist eine Dirne letzter Klasse. Auf der Abteilung ist sie sehr laut, ausgelassen, aber nicht schwer zu haben.

Objektives.

Die Übungsschule eines Asyls schreibt über sie, daß ihr Vater Schuster war, und sie im Aril 1903 dort aufgenommen wurde. 1905 wurde sie aus der zweiten Klasse im 5. Schuljahr entlassen. Zeugnisse waren nicht mehr zu finden, doch erinnerte sich die Lehrerin noch ihrer: ,,Ihr Betragen war befriedigend, der Charakter gutmütig, aber sehr eigensinnig, die Leistungen bei der Entlassung höchst mangelhaft, fast ungenügend, was man wohl mangelndem Fleiß, aber noch mehr geringer Beanlagung und schlechter Vorbildung in den früheren Jahren zuschob. Jedenfalls waren auch wohl die häuslichen Verhältnisse, denen das Mädchen ja nur während der beiden letzten Schuljahre entzogen war, ungünstig, da nach Angaben einer Schwester des Asyls das Betragen der Mutter nicht einwandfrei gewesen sei."

Das von ihr erwähnte Marienheim schreibt, daß sie von Mai 1905 bis September 1907 dort mit Hausarbeit beschäftigt war: „Sie war sehr schwächlich und auch beschränkt und zeigte eigentümliche Charakteranlagen."

Die Oberin des Klosters, in dem sie nachher war, telephonierte, sie sei so eigensinnig gewesen, daß sie „gar keine Worte finde". Sie habe sich nicht das Geringste sagen lassen, habe in der Wut einmal ihre Waschschüssel auf den Boden geschüttet und sei überhaupt sehr schwierig gewesen. Einmal habe sie zu einer Tante nach Elberfeld Urlaub gehabt; sie sei nicht wiedergekommen, sondern die Tante sei angerückt und habe geschimpft, die Mädchen bekämen hier nichts zu essen, kein Geld in die Hand usw. Die Tante sei auch eine verrufene Person gewesen. Sie hätten wohl auch einmal daran gedacht, die Zaun in eine Erziehungsanstalt zu bringen, und sie nur so lange behalten, weil man eben etwas Geduld mit dem Mädchen haben müsse.

Ein anderes Mädchenheim schreibt, daß die Zaun häufig, und zwar zuletzt im Jahre 1909, dort war: „Der Vater des Mädchens ist ein Gewohnheitstrinker und hat sich nie viel um die Familie gekümmert. Die Mutter stürzte sich in den Rhein; ob sie geistig nicht zurechnungsfähig war, wissen wir nicht. Christine war nach der sexuellen Seite unglücklich veranlagt; verwahrlost, wie sie durch die häuslichen Verhältnisse überdies war, trieb sie sich in schlechten Häusern herum, als ganz junges Mädchen, und kam deshalb eine Zeitlang in ein Kloster vom guten Hirten. Zeitweilig war sie dann in Stellung, hielt aber nirgends. Wenn sie sich stellesuchend hier im Mägdehaus aufhielt, hatte man den Eindruck, daß ein anormaler Geisteszustand Mitursache ihrer sittlichen Minderwertigkeit sein dürfte. Im Jahre 1909 wurde sie wegen schlechten Betragens aus dem Mägdeheim verwiesen, und haben wir seither nichts mehr von ihr gehört."

Ein Kloster vom guten Hirten berichtet über sie, daß sie ihm im Februar 1909 auf Veranlassung ihres Vaters polizeilich zugeführt wurde: „Da sie auf keiner Stelle blieb, mit Männern sich herumtrieb, schlechte Reden führte und andere Mädchen verdarb. Hier konnte sie nur bis Juni 1909 gelassen werden. Abgesehen von ihrer beispiellosen Frechheit benahm sie sich wie eine Irrsinige, schrie, tobte, zeitweise schlief sie nicht und hatte Selbstmordgedanken. Auch an Größenwahn litt sie .... Jedenfalls hat das Mädchen einen moralischen Defekt, und wäre es gut, wenn es irgendwo interniert würde."

Nach den Polizeiakten wurde sie zum ersten Male im August 1909, also mit 18 Jahren, in Köln aufgegriffen. Sie gab zu, seit 14 Tagen je um 2 Mark auf der Straße und in Quartieren gewerbsmäßige Unzucht getrieben zu haben. Vorher sei sie Dienstmädchen in der Gegend von Bedburg gewesen. Seit 3 Jahren sei sie von zu Hause weg. In dem angegebenen früheren Aufenthaltsort war nichts Nachteiliges über sie bekannt. Sie kam wegen Tripper ins Krankenhaus und wurde anscheinend nicht bestraft.

Von Oktober 1909 bis April 1911 war sie noch einmal in einer Anstalt; diese schreibt: „Zöglings Führung war eine sehr mangelhafte; die Leistungen waren weniger als mittelmäßig, Fürsorgeerziehung war nicht angeordnet, sondern die Unterbringung erfolgte durch den katholischen Fürsorgeverein Köln wegen sittlicher Verkommenheit und wegen Herumtreibens. Über die Familienverhältnisse des Mädchens ist uns nichts mehr bekannt. Christine war ungemein empfindlich, reizbar und zum Zorne geneigt. Letzterer steigerte sich wiederholt zu Wut und Raserei. Sie schlug dann um sich, zerriß die Kleider und wäre geneigt gewesen, alles zu zertrümmern. Nach solchen Anfällen konnte man sie durch ernste Vorstellungen wieder zu Tränen rühren. Wir mußten das Mädchen der anderen Zöglinge wegen entlassen und stellten dasselbe dem Fürsorgeverein zurück. Was später daraus wurde, ist hier nicht bekannt."

Im Juli 1911 wurde sie wieder in Köln aufgegriffen. Sie gab an, bis vor 3 Monaten in einem guten Hirten gewesen zu sein, dann 2 Monate in Bonn in einem Restaurant; seit 14 Tagen sei sie hier, seit 3 Tagen treibe sie Unzucht. Wieder kam sie ins Krankenhaus. Als sie im September 1911 aufs neue aufgegriffen wurde, gab sie an, sie sei im September aus dem Gefängnis entlassen worden und wohne bei den Eltern. Sie habe in dem Haus, in dem sie ergriffen wurde, nur ihre Sachen abholen wollen und keine Unzucht getrieben. Im Oktober 1911 verhaftete man sie wieder, und am 27. Dezember wurde sie auf eigenen

Antrag der Kontrolle unterstellt. Im Juni 1912 wurde sie wegen Widerstands zu 3 Tagen Gefängnis, wegen Kontrollübertretung zu 6 Wochen Haft verurteilt, außerdem kam sie für 6 Monate ins Arbeitshaus. Sie kam dann noch 5mal geschlechtskrank ins Krankenhaus und wurde noch 6mal wegen S.-P.-Ü. verhaftet; häufig wechselte sie die Wohnung.

63. Maria Hagenhalter.

Geboren 18. 12. 1885 in einem Dorf bei Kreuznach, katholisch, bei der Untersuchung, 13. 9. 1913, 27 Jahre alt.

Eigene Angaben.

Sie sei unehelich geboren. Vom Vater wisse sie nichts; die Mutter sei Tagelöhnerin gewesen und vor 10 Jahren gestorben. Zwei andere uneheliche Töchter der Mutter seien verheiratet; sie seien ganz so dick wie sie selbst gewesen und auch so lustig. Sie seien zu Hause streng erzogen worden, sie hätten keine zwei Schritte aus dem Hause gedurft und viel Prügel gekriegt. Die Verhältnisse seien „wie's so sein soll" gewesen. Sie habe erst mit 5 Jahren laufen gelernt und die Volksschule ihres Dorfes besucht. Sie sei meist kränklich gewesen, aber auch „wegen Frechheit" oft sitzen geblieben, sie habe „immer Jeckereien" gemacht. Ihre Kindheit sei schön gewesen. Nach der Schule sei sie ein Jahr lang in Kreuznach in einer Wirtschaft in Stellung gewesen, dann ein weiteres Jahr auf dem Land. Dann sei sie mit einer andern nach Mainz und dort als Dienstmädchen in eine Wirtschaft gegangen. Gearbeitet habe sie immer gern, auch hier lobe man sie stets. In Mainz habe sie, mit etwa 23 Jahren, einen Bäcker kennen gelernt; das sei ihr erster Verkehr gewesen. Sie sei gleich in die Hoffnung gekommen. Nach 2 Monaten sei sie von Mainz weg und habe bei einer der verheirateten Schwestern einen Jungen geboren; vor einem Jahr sei er „aus Heimweh" nach ihr gestorben. Sie sei 3 Monate bei der Schwester geblieben und dann nach Köln, um Stellung zu suchen; bis dahin sei sie immer solid gewesen.

In Köln habe sie in einer Wirtschaft eine Frau getroffen, die gesagt habe, sie könne bei ihr arbeiten, und sie in ein Haus gebracht habe. Sie habe im August 1910 Kontrolle geholt und habe anfangs sehr viel verdient, immer ihre 30 Mark im Tag, „wenn eine Neue wo ist, hat sie gar keine Zeit zum Sitzen". Einmal sei sie weggelaufen und habe 2 Monate für sich gewohnt, die Frau habe sie aber wieder geholt. Nach 3 Monaten habe sie sich soweit eingewöhnt; es sei ihr alles gleich gewesen. Es sei ihr in all den Jahren immer gut gegangen; seit Dezember 1912 sei sie auf der Straße.

Sie sei immer heiter, „mich kann keiner ärgerlich machen". Sie rege sich nie auf, bekomme nie Streit, sei für Gemütlichkeit. Sie lese nichts, gehe viel ins Kino; am meisten freuten sie die Indianerstücke. Sie mache sich nie Gedanken und habe auch nie bereut, auf den Weg gekommen zu sein; „sonst ist's mir egal; nur das Kranksein". Sie bete noch, gehe aber nicht in die Messe. Sie habe seit ein paar Monaten ein Verhältnis mit einem Metzger; er wolle sie heiraten, und sie wolle „davon kommen". Sie habe nie im Leben einen Mann gemocht, auch den Bäcker nicht. Heiraten hätte sie schon oft gekonnt, sogar einen Bahnbeamten; es sei ihr egal, ob aus der jetzigen Sache etwas werde. Am Verkehr habe sie wenig Freude gehabt. Für Freundinnen sei sie „bisher noch nicht". Zweimal habe sie einen gehabt, der sie sehr verprügelt habe. Sie möge das nicht und würde lieber selber hauen, aber so einen finde man selten. Onaniert habe sie „bis jetzt noch nicht". Sie sei, abgesehen von Polizeistrafen, nie bestraft worden. Sie trinke wenig, sei selten betrunken; wenn sie getrunken habe, werde sie noch lustiger und nie bös. Letztes Jahr, November, habe sie wegen Typhus auf der Lindenburg gelegen.

Befund.

Sie ist unmäßig dick und sieht äußerst gewöhnlich aus. Sie kommt forsch herein, setzt sich ungezwungen an den Tisch, stützt die Ellenbogen auf, sagt häufig „lieber Herr Doktor", schlägt die Beine übereinander, kratzt sich an den Waden. Die Stimmung ist ausgezeichnet, sie lacht häufig, erzählt flott in derben Ausdrücken und kommt von einem zum anderen. Sie ist durchweg freundlich und leicht vertraulich und erzählt unaufgefordert alles mögliche Nebensächliche, wobei sie viel über Kontrollärzte und Polizei schimpft. Sie zeigt nicht eine Spur von Kritik, findet alles in schönster Ordnung und macht sich nicht die geringsten Gedanken. Sie ist eine denkbar tiefstehende Dirne. Über ihr Vorleben lügt sie hartnäckig; sie will mit 23 Jahren den ersten Verkehr gehabt haben und außer den Sittenstrafen nicht bestraft sein. Auch bei der Prüfung der Schulkenntnisse und Intelligenz, die sehr schlecht ausfällt, ist sie durchaus nicht verlegen. Bemerkenswert ist ihre Antwort auf die Frage: „Was ist schlimmer, Stehlen oder Töten?" Sie meint: „Bleibt sich gleich — damit kann ich mich beruhigen". Auf die Aufforderung, das Sprichwort „Man soll den Tag nicht vor dem Abend loben", zu erklären, sagt sie: „Soll mer auch nit; für was denn?". Die Lösungen, die sie gibt, befriedigen sie außerordentlich.

Objektives.

Ein früherer Lehrer schreibt über sie: „Maria Hagenhalter ist ein uneheliches Kind der vor etwa 10 Jahren hier verstorbenen Margarete Hagenhalter. Außer ihr hatte die Mutter noch zwei uneheliche Kinder. Die Mutter starb an einer Unterleibskrankheit; man sprach von Syphilis. Das Mädchen wuchs in sehr ärmlichen Verhältnissen auf. Die Mutter führte, wie man sagte, das Leben einer öffentlichen Dirne aus Armut. Das Mädchen war sehr beschränkt; ihre Leistungen waren außerordentlich gering. Sie war unordentlich in ihrer Kleidung, ziemlich unsauber und schlappig. Sie verrichtete während ihrer Schulzeit schon Stundenarbeit und trieb sich häufig abends auf der Straße umher. Mit 15 Jahren wurde sie dann selbstverständlich Mutter. Später kam sie auswärts in Dienst, tötete ihr neugeborenes Kind und wurde verurteilt. Später kamen mehrere Anfragen aus Großstädten, wo sie wahrscheinlich in öffentlichen Häusern und Krankenhäusern Unterkunft fand. An ihrem Falle sind meiner Ansicht nach ihre große Dummheit, traurige häusliche Verhältnisse und erbliche Belastung schuld".

Aus den sehr umfangreichen, die Kindstötung betreffenden Gerichtsakten geht hervor, daß im Oktober 1905 in einem Dorf in der Nähe von Kreuznach ein Gastwirt mitteilte, daß die Maria Hagenhalter schwanger gewesen und jetzt der dicke Leib verschwunden sei, ohne daß sie geboren habe. Der Bürgermeister des Ortes habe sie wegen der Schwangerschaft zum Verlassen der Stelle aufgefordert, sie habe das nicht getan, und seit der Zeit sei der dicke Leib verschwunden. Der Kreisarzt untersuchte die Hagenhalter auf Aufforderung der Staatsanwaltschaft und fand sie geburtsverdächtig. Es wurde dann ein gewisser Roller, der mit ihr von April bis September 1905 ein Verhältnis gehabt hatte, vernommen. Er gab an, er habe sich wegen des Gerüchts der Schwangerschaft zurückgezogen, selbst aber nie etwas wahrgenommen, „sie war stets gleich dick". Auch von Abtreibung sei ihm nichts bekannt. Im Dezember 1905 wurde dann die Leiche eines neugeborenen Kindes gefunden. Die Hagenhalter wurde vernommen und gestand, die Leiche sei die des von ihr im September geborenen Kindes. „Ich bin am 1. 3. d. J. bei dem Landwirt Harder in Dienst getreten. Etwa Mitte März hatte ich mich mit dem Arbeiter Roller geschlechtlich eingelassen. Anfang April bemerkte ich schon, daß ich schwanger war, worauf mir dieser versprach, mich zu heiraten. Ich habe auch, nachdem ich mich schwanger fühlte, noch mit dem Roller geschlechtlich verkehrt. Im September d. J. war ich vormittags im Auftrage meines Dienstherrn in der Nähe des Bachs mit Dickwurzelblättern beschäftigt. Etwa 11 Uhr wollte ich nach Hause gehen, bekam jedoch, unmittelbar nachdem ich den Acker, worauf ich gearbeitet habe, verlassen hatte, Geburtswehen. Ich setzte mich, gab mir einen Druck, und es kam alsbald ein Kind zum Vorschein, ebenso die Nachgeburt. Ich glaube nicht, daß das Kind ausgetragen war, denn es war bei der Geburt schon tot. Ich habe die Leiche an derselben Stelle, an der ich geboren hatte, begraben, indem ich mit den Händen ein Loch grub und die Leiche hineinlegte und mit Erde nur oberflächlich bedeckte. Ich hatte bei der Geburt großen Blutverlust, ging aber trotzdem nach Hause und verrichtete meine Arbeit wie gewöhnlich. Ich hatte bereits im 15. Jahre schon einmal geboren, kann mich aber an die Vorgänge nicht mehr erinnern. Ich bleibe nach wie vor dabei, daß das Kind bei der Geburt tot war. Irgendwelches Mittel zur Abtreibung habe ich nicht angewandt."

Die Obduktion ergab, daß das Kind anscheinend nicht völlig ausgetragen war. Der Schädel war verletzt, doch konnte diese Verletzung nachträglich entstanden sein. Bei einer zweiten Vernehmung gab die Hagenhalter an, sie wisse nicht einmal genau, wie der Roller sich schreibe, „wir haben Briefe nie gewechselt". Er sei bekannt mit dem neben Harder wohnenden Maurer Lanz; so habe sie ihn kennen gelernt. „Roller holte mich jeden Sonntag Abend vor dem Hause von Harder ab, und wir gingen dann gewöhnlich auf dem Feldweg spazieren. Roller, der 24 Jahre alt ist, sagte mir schon beim zweiten Male, er wolle mich heiraten. Ich gab mich ihm auf sein Verlangen noch am selben Abend, gegen Mitte März 1905, hin, und zwar hat er mich in dem Chausseegraben hinter dem Kirchhof gebraucht." Sie hätten dann bis Anfang Oktober jeden Sonntag zusammen verkehrt; Anfang April sei ihre Regel ausgeblieben. Roller habe gesagt, er wolle die Ringe holen, doch sei es nie dazu gekommen; sie habe nach wie vor mit ihm verkehrt. Er habe immer vom Heiraten gesprochen, doch schließlich nichts mehr gesagt, wenn sie ihn gemahnt habe. Über die Art der Kindstötung machte sie später folgende weitere Angaben: „Am letzten Donnerstag im September, genau 4 Wochen vor meiner Untersuchung durch den Kreisarzt, spürte ich morgens nach dem Kaffee die ersten Geburtswehen. Ich habe davon keiner Person im Hause etwas gesagt, weil ich mich schämte, und weil ich mit niemand im Hause von meiner Schwangerschaft gesprochen hatte. Die Wehen setzten alsbald sehr hart ein. Ich ging den am Hof von Harder vorbeifließenden Bach entlang nach dem Stege zu. Auf derselben Stelle, wo das Kind kürzlich gefunden wurde, auf einem Acker, setzte ich mich, da ich merkte, daß meine Niederkunft unmittelbar bevorstand. Ich hatte die Empfindung, daß das Kind alsbald abgehen müsse. Ich verspürte plötzlich einen Ruck im Unterleib und ließ das Kind auf den Acker fallen. Das Kind lebte. In meiner Verzweiflung drückte ich dem Kinde, das mitten auf dem Acker lag, mit meinen beiden Händen den Schädel ein. Ich wartete noch einige Minuten auf dem Acker, bis ich merkte, daß das Kind kein Leben mehr hatte. Das Kind war etwa so groß wie mein erstes. Ich bemerke, daß ich schon mit 15 Jahren einmal im Hause meiner Mutter geboren hatte. Das Kind, das ich auf dem Acker gebar, war ein ausgetragenes Kind. Es hatte geatmet, ehe ich ihm den Schädel eingedrückt hatte. Nachdem ich sicher war, daß das Kind nicht mehr lebte, wickelte ich es in meine Schürze und brachte es in mein Mansardenzimmer in dem Harderschen Hause. Bei meinem Gang dahin bin ich niemand begegnet, weil ich an den Häusern nicht vorbei mußte, auch niemand, wie ich vorher festgestellt hatte, auf dem Felde in der Nähe war". Dann habe sie das Kind unter dem Bett verborgen und erst nach der ärztlichen Untersuchung auf den Acker gebracht. Der Roller habe sie einmal aufgefordert abzutreiben.

Die Heimatgemeinde teilte damals mit, daß die Hagenhalter in sittlicher Beziehung schlecht beleumundet sei, ebenso wie auch ihre Mutter. Ein Kind von ihr sei im Waisenhaus in Kreuznach. Vorbestraft sei sie nicht, auch seien keine Geistes- oder Nervenkrankheiten in der Familie vorgekommen.

Bei einem Termin Mitte Dezember 1905 gab der Dienstherr Harder an, er sei mit ihren Arbeiten stets zufrieden gewesen, sie sei fleißig gewesen. Schwangerschaft habe er nicht bemerkt. Die Knechte sagten, sie habe in gleicher Weise wie immer ihre Arbeit versehen, doch hätten sie später den Verdacht gehabt, daß sie schwanger sein könnte. Der Roller selbst äußerste sich wie beim ersten Mal: er habe das Verhältnis aufgegeben, weil er gehört habe, sie habe vorher mit einem anderen verkehrt und von dem auch ein Kind bekommen. Einer, der ihr seinerzeit als erster von dem Fund der Leiche erzählt hatte, sagte: „Meine Mitteilung machte, soviel man sehen konnte, keinen Eindruck auf sie".

Bei einer Vernehmung Mitte Dezember 1905 wurde über die Angaben der Hagenhalter folgendes Protokoll aufgenommen, das wegen des großen psychologischen Interesses wörtlich wiedergegeben sei: „Ich kann die Anschuldigung nicht in Abrede stellen. Ehe ich bei Harder in den Dienst trat, war ich 5 Monate in einer Wirtschaft in Kreuznach bedienstet, ich habe dort aber kein Verhältnis gehabt und war namentlich nicht, als ich bei Harder eintrat, schwanger. Die Nachbarsleute von Harder hatten allerdings die Harder wegen meines etwas dicken Leibes aufmerksam gemacht, ob ich nicht schwanger sei. Der Knecht, der bei Harder bedienstet war, mit dem ich aber keine Beziehungen und geschlechtlichen Umgang unterhielt, war einmal in meiner Abwesenheit in meiner Kammer und hatte in dem Bett Blutspuren gesehen. Er hat das der Herrschaft mitgeteilt, die sich dann auch überzeugte, daß ich meine Regel hatte. Am 1. März war ich zu Harder gekommen. Im selben Monat lernte ich den Anton Roller durch den Harders benachbarten Lanz kennen. Er knüpfte ein Verhältnis mit mir an; ich habe mich von ihm im März schon gebrauchen lassen. Roller hat mich dann allsonntäglich abgeholt und hat mich dann jedesmal abends auf dem Felde gebraucht. Schon im April, als meine Regel wieder kommen sollte, blieb sie aus; ich rechnete schon mit eingetretener Schwangerschaft; ich habe aber dem Roller noch nicht alsbald davon Mitteilung gemacht, weil ich hoffte, daß sich meine

Regel vielleicht doch wieder einstellte. Ich habe meine Arbeiten nach wie vor versehen, ich fühlte in meiner körperlichen Befähigung nicht den geringsten Unterschied gegen früher. Meine Regel hatte sich nicht wieder eingestellt, ein Zweifel an meiner Schwangerschaft bestand jetzt bei mir nicht mehr, dies um so weniger, als ich im 4. Monat bereits Kindsbewegungen verspürte. Von meiner früheren Schwangerschaft her war mir Gefühl und Bedeutung dieser Bewegung bekannt. Auch jetzt habe ich dem Roller von meiner Schwangerschaft noch nichts gesagt. Erst als nach der Ernte das Gerede ging, ich bekäme ein Kind und der Bürgermeister mich durch den Polizeidiener auffordern ließ, wegen meiner Schwangerschaft Dienst und Ort zu verlassen, schrieb ich dem Roller einen Brief; darin teilte ich ihm mit, ich sei schwanger und fragte, ob er mich heiraten wolle. Auch mündlich habe ich bei dem nächsten Zusammentreffen gleiche Mitteilung an Roller gemacht, und er sagte mir zu, mich zu heiraten, wenn ich ein Kind bekäme. Anfang September vereinbarten wir uns, die Trauringe am darauffolgenden Sonntag in Bingen zu holen. Roller kam aber nicht, wie verabredet, und ließ sich nicht mehr bei mir sehen. Ich war über dieses Verlassen des Roller ärgerlich, ich schämte mich, weil ich schwanger war, ich wußte nicht, wo ich mit dem Kinde hin sollte, denn meine Mutter, die mein erstes Kind aufgenommen hatte, war inzwischen gestorben. Es kam mir der Gedanke, das Kind zu beseitigen und um so fester wurde dieser Entschluß, als ich von der Maria Groß hörte, daß Roller bereits mit einem anderen Mädchen Beziehungen unterhalte. Ich war festen Willens geworden und setzte mir es vor, mein Kind, sobald es zur Welt gekommen sei, zu töten. Ende September, es war gerade 4 Wochen vor der Untersuchung durch den Kreisarzt, an einem Donnerstag, verspürte ich früh morgens beim Füttern des Viehs starke Wehen. Vorher hatte sich durch nichts das Nahen der Geburt angezeigt, jetzt aber dachte ich, daß die Geburt komme, wenngleich es noch keine 9 Monate seien. Ich ging in meine Stube, die in dem Mühlenbau gelegen war. Es mag etwa 8 Uhr gewesen sein. Die Wehen nahmen zu, schmerzhaft kamen sie mir nicht vor. Ich stand mit gespreizten Beinen in meiner Kammer und versuchte beim jedesmaligen Eintritt neuer Wehen durch Drücken das Kind aus dem Leib auszustoßen. Ich habe nicht dabei geschrien oder gestöhnt, sondern war ganz schweigsam, es war auch niemand in der Nähe. Endlich gelang es mir, bei einer erneuten Wehe das Kind aus dem Leib auszustoßen. Es schoß in einem Nu heraus, es fiel zwischen meine Beine auf den Boden. Die Nachgeburt war auch sofort mitgekommen. Die Nabelschnur habe ich nicht abgerissen. Wieso sie zerrissen ist, weiß ich nicht. Ich war vollständig bei Bewußtsein. Ich sah das Kind am Boden liegen, es lag auf dem Rücken. Arme und Beine streckte es in die Höhe und zappelte damit. Es hatte die Augen geschlossen. Es wollte gerade anfangen zu schreien und hatte schon einen schwachen Ton von sich gegeben. Um es zu töten, drückte ich ihm das Gehirn ein. Ich drückt mit der rechten Faust den Kopf des Kindes mit Gewalt gegen den Fußboden. Ich hörte kein Knacken, aber ich merkte, daß der Tod eingetreten war, denn jede Bewegung des Kindes, namentlich der Arme und Beine, hörte auf. Bei der Geburt selbst hatte ich kein Blut verloren. Die ganze Geburt hat überhaupt mich nicht angegriffen. Auch war ich bei dem Töten des Kindes ruhig und nicht aufgeregt. Ich bin ziemlich kalter Natur. Nach der Geburt hatte ich das Kind in meine Schürze gewickelt und unter mein Bett gelegt. Die Nachgeburt dagegen warf ich von meinem Fenster aus in den gerade darunter befindlichen Mühlbach. Ich habe nicht weiter geachtet, ob sie unterging oder davon schwamm. ½11 Uhr war es, als ich wieder meine Arbeiten im Haushalt aufnahm. Ich war nicht vermißt worden; die Männer Harder waren im Keller an dem Morgen beschäftigt, die Tochter war in Mainz. Ich habe ungestört meine Arbeiten fortgesetzt und niemand hat mir etwas angemerkt.

Das Kind ließ ich unter meinem Bett liegen, es war mir nicht klar, was daraus werden, ob, wann und wohin ich es fortbringen solle. In die Stube kam niemand und konnte ich deswegen annehmen, daß niemand es entdecke. Den Schlüssel der Stube zog ich ab und legte ihn unten in das Zimmer. Ich merkte nicht, daß die Leiche roch. Ich habe nicht mehr nach dem Kinde gesehen. So lag das Kind bis zu dem Tag, an dem es auf dem Acker gefunden wurde. Durch Leute, die ich aber nicht nennen kann, hörte ich, daß Verdacht entstanden war, ich hätte das Kind beseitigt, und es wurde jetzt alles bei mir durchsucht. Ich sah ein, daß es jetzt Zeit sei, das Kind aus der Kammer zu bringen. Am Tag vor der Auffindung, nachmittags herum (es regnete, so daß keine Leute auf dem Felde waren), nahm ich das Kind in der Schürze und verließ die Mühle. Es sah mich in der Mühle niemand. Ich ging das Türchen nach dem Feld hinaus und beabsichtigte, die Leiche des Kindes an geeigneter Stelle zu verstecken, in welcher Weise, war mir noch unklar. Ich ging am Bach den Bäumen entlang und kam bis zu einem frisch umgepflügten Acker. Ich ging ein Stückchen in den Acker, sah mich nochmals um, ob jemand mich sehe; ich konnte weit und breit niemand entdecken. Ich scharrte mit meinen Händen eine Vertiefung in den Grund, wickelte das Kind aus der Schürze; es war schon stark eingetrocknet und verwest, z. B. war der Rücken ganz auf, daß man in den Körper sehen konnte. Mit meinen Händen scharrte ich Erde über die Leiche, so daß man nichts mehr von ihr sehen konnte. Ich habe das Loch nicht tiefer gemacht, weil ich befürchtete, es dauere zu lange und es könnte mich jemand dabei sehen. Meine Schürze nahm ich wieder mit nach Hause und habe sie gewaschen. Am folgenden Tag, als ich gerade mittags am Fensterputzen war, kam einer und sagte, eben sei draußen im Felde ein Kind gefunden worden. Ich kann mich nicht erinnern, daß ich demjenigen etwas erwidert hätte, ich war auch nicht sonderlich erschrocken, allerdings fürchtete ich, daß jetzt die Sache herauskäme. Am Donnerstag, den 7. Dezember, am Tage nach der Auffindung des Kindes, wurde ich festgenommen. Die Leiche wurde mir vom Amtsrichter nochmals vorgezeigt, es war die des Kindes, das ich geboren und getötet hatte."

Nach dem Grunde gefragt, sagte sie nur: ,,Ich weiß nicht, was ich sagen soll, mir ist bekannt, daß, wenn man ein Kind umbringt, man bestraft wird".

Bei späteren Vernehmungen gab sie noch an, daß sie von August 1904 bis Februar 1905 in einem Wirtshaus in Kreuznach bedienstet, dann 8 Tage bei einer Tante gewesen sei, dann bis Ende Februar in einer anderen Wirtschaft in Kreuznach, worauf sie erst an den Ort der späteren Tat gezogen sei. Von Ende August 1904 ab habe sie ein Verhältnis mit einem gewissen Neuer gehabt, doch sei sie bei Antritt ihres letzten Dienstes nicht schwanger gewesen. Sonst habe sie in Kreuznach mit niemand anderem verkehrt. ,,Ich muß jetzt allerdings sagen, daß der Neuer eher der Schwängerer ist als der Roller". Später gab sie sogar zu, daß sie vor dem Antritt ihres letzten Dienstes keine Regel mehr gehabt habe.

Erkundigungen über ihr Vorleben ergaben, daß die Wirtin, bei der sie in Kreuznach war, von ihr sagte, sie sei ein ,,schlechtes Frauenzimmer und viel mit Burschen herumgezogen". Ihre Arbeiten habe sie gut verrichtet; sie sei etwas dumm, den Verkehr mit Männern habe sie aber verstanden. Sie habe ein Verhältnis mit einem gewissen Neuer gehabt. Ein anderer Wirt, bei dem sie 3 Wochen war, und dessen Dienst sie ohne Kündigung verlassen hatte, bezeichnet sie als eine beschränkte Person. Übrigens war sie auch aus der ersten Stelle, die eine Animierkneipe war, ohne Kündigung weggelaufen. Jener Neuer, der im Januar 1906 vernommen wurde, gab an, er habe mit ihr im Februar 1905 dreimal verkehrt, doch habe sie auch mit anderen Männern Verkehr gehabt.

Der Kreisarzt schlug die Untersuchung der Hagenhalter auf ihren Geisteszustand vor. Der Befund an der Kindesleiche ließ sich völlig mit ihren Angaben vereinigen. Im Februar 1906 erfolgte auf Grund von § 217 StGB. die Anklage.

Sie wurde psychiatrisch begutachtet; das Gutachten war folgendes: ,,Auf Grund wiederholter Untersuchung und unter Berücksichtigung des Akteninhalts erstatten wir das gewünschte Gutachten über den Geisteszustand der Dienstmagd Anna Maria Hagenhalter wie folgt:

Das 20jährige Mädchen ist für sein Alter körperlich außerordentlich stark entwickelt und zeigt erheblichen Fettansatz. Mißbildungen sind nicht vorhanden, auch keine auffällige Kopfform (abgesehen von der niedrigen Stirn). Dagegen fällt die geringe Ausdrucksfähigkeit der Gesichtszüge auf; bei der Unterhaltung steht sie meist mit in den Hüften gestemmten Händen da. Ihr Appetit ist sehr stark, im Arbeiten ist sie willig, aber langsam. Sie hat sich in die Hausordnung des Arresthauses gefügt, so daß ihr Benehmen niemals zu Klagen Anlaß gab. Gegen andere Mitgefangene war sie verträglich, über ihre Umgebung war sie immer orientiert, Wahnvorstellungen oder Sinnestäuschungen sind nie hervorgetreten.

Aus den Untersuchungsprotokollen seien folgende Auszüge mitgeteilt:

Beim Aufzählen der Monate vergißt sie regelmäßig den September; sie kann nicht angeben, daß das Jahr 12 Monate hat; sie findet sich auf dem Kalender nicht richtig zurecht, als Datum des Untersuchungstages gibt sie den 11. Januar an, statt des 18. Sie kann auch auf dem Kalender nicht finden, wieviel Wochen seit Weihnachten vergangen sind. Auf die

Frage, in welchem Monat die Kartoffeln ausgemacht werden, erwidert sie ‚gleich nach dem Herbst — der Kreisarzt ist da gewesen, als die Dickwurz ausgemacht wurden'. Ein vorgehaltenes Zweimarkstück erklärt sie zunächst für ein Dreimarkstück, erst auf Vorhalt gibt sie die richtige Antwort. Ein 50 Pfg.-Stück und ein 5 Pfg.-Stück und ein 2 Pfg.-Stück zählt sie erst nach längerem Besinnen richtig zusammen. 2 Mark + 1 Mark + 50 Pfg. + 5 Pfg. + 2 Pfg. zählt sie wiederholt als 4,50 Mark zusammen, erst mit erheblicher Beihilfe bringt sie die richtige Summe heraus. 50 Pfg. und 50 Pfg. gibt 1 Mark, ebenso rechnet sie richtig 55 + 45 Pfg. zusammen; 57 + 53 Pfg., sowie 4 + 6 Mark. 24 Pfg. weniger 12 Pfg. sollen 10 Pfg. geben, erst auf Vorhalt gibt sie richtig 12 an. 35 weniger 15 gibt 20. Ein Paar Schuhe kosten 6 Mark, 3 Paar sollen 15 kosten. Wenn sie im Monat 15 Mark Lohn bekommt, kann sie die Höhe ihres Jahreslohnes nicht angeben, sie weiß auch nicht, wieviel Lohn sie bei der Herrschaft stehen hat, nur ist ihr bekannt, daß die Herrschaft ihr zwei Kleider gekauft hat, deren Preis aber kennt sie nicht. Sie kann nicht angeben, wieviel Monte von April bis November sind. Auch auf dem Papier kann sie nicht besser rechnen als im Kopf. Die Zahl 3226 liest sie 23 — 26; 1906 liest sie richtig; bei 906 muß man ihr nachhelfen. 1000 gibt sie erst als 100 an, dann liest sie es richtig; danach kann sie auch die Zahlen 332 und 200 richtig lesen.

Auf die Frage, was sie mit dem Geld angefangen hätte, das die Herrschaft ihr als Lohn herauszuzahlen hätte, erwidert sie, sie hätte sich Kleider gekauft. Und wenn noch Geld übrig geblieben wäre?, das hätte sie bei der Herrschaft stehen lassen. Auf die weitere Frage, was sie mit dem Gelde gemacht hätte, wenn sie von der Herrschaft fortgegangen wäre, schweigt sie. Was die anderen Mädchen mit dem Geld machen, weiß sie nicht; erst auf Befragen gibt sie zu, gehört zu haben, daß sie es auf die Kasse tun. Warum tun sie es auf die Kasse?, daß sie sich noch etwas sparen. Von Zinsen hat sie nie etwas gehört.

Lateinische Druckschrift liest sie unter vielen Fehlern und Wortentstellungen ohne jeden Ausdruck; mit deutscher Schrift geht es nicht viel besser. Vom Inhalt des Gelesenen hat sie keine Ahnung.

In einem Bilderbuch gibt sie die Abbildung eines Uhu für einen Habicht aus; Schmetterling verwechselt sie mit Fledermaus; den Tiger mit dem Bär, Fuchs und Wolf gibt sie als Hunde aus, Igel, Maulwurf, Elefant kennt sie nicht. Papagei ist ein Kuckuck. Die ihr bekannten Haustiere wie Hund, Pferde, Katze benennt sie richtig.

Bei Kreuznach fließt die Nahe, die gehe in den Rhein. Bei Mainz fließt der Rhein; welcher Fluß hier in den Rhein fließt, weiß sie nicht. Zu welchem Land Kreuznach gehört und welche Staaten in Deutschland liegen, kann sie nicht angeben; doch gibt sie auf direkte Fragen an, daß wir hier in Hessischen und in Kreuznach im Preußischen seien. Wem Hessen gehört, ist ihr unbekannt.

In der Schule ist sie in der untersten Abteilung sitzen geblieben; sie hat schon während der Schulzeit bei fremden Leuten dienen müssen und nichts lernen können.

Sie ist unehelich geboren, ihre Mutter ist im August an Magenkrebs gestorben, im Alter von 59 Jahren. Auf Vorhalt gibt sie zu, daß der Vater des Kindes nicht Roller sei, sondern der Heinrich Neuer. Gleich nach Weihnachten sei sie schwanger geworden. Das Blut, welches der Knecht von Harder in ihrem Bette bemerkt habe, rühre von ihrer Vorgängerin her. Warum sie dem Roller gesagt habe, daß er sie heiraten solle, will sie nicht mehr wissen. Die weitere Frage, ob deshalb, damit sie einen Vater zum Kinde habe, beantwortet sie mit ja. Dem Neuer habe sie nicht sagen können, daß er sie heiraten solle, weil sie nicht gewußt habe, wo er sei. Das Kind habe sie umgebracht, weil sie nicht gewußt habe, wo sie es hin tun solle. Sie habe gemeint, daß sie es nicht ernähren könne. Die Frage, ob sie es nicht nach Kreuznach ins Waisenhaus hätte tun können, wo ihr erstes Kind gewesen sei, beantwortet sie mit ja. Daß es eine große Sünde ist, wenn man ein Kind ums Leben bringt, sei ihr bekannt; auch daß man deshalb bestraft werde, und zwar wisse sie das von den anderen Mädchen. Die eine habe dasselbe getan und zu ihrer Mutter gesagt, sie tät bestraft werden.

Auf Vorhalt meint sie, jetzt würde sie es nicht mehr wieder tun, sie würde das Kind zu anderen Leuten tun, dahin, wo das erste auch gewesen sei (Suggestion). —

Aus den vorstehenden Feststellungen ergibt sich, daß die Hagenhalter eine geistig sehr beschränkte Person ist, deren Begriffsvermögen und Wissensumfang weit unter demjenigen eines Mädchens steht, das die Volksschule mit mittlerem Erfolg besucht hat.

Der Schwachsinn ist jedoch nicht so hochgradig, daß sie von der sittlichen und strafrechtlichen Bedeutung ihrer Tat keine Vorstellung hat; deshalb kann nicht gesagt werden, daß die Hagenhalter den Kindesmord in einem Zustand krankhafter Störung der Geistestätigkeit begangen hat, durch den ihre freie Willensbestimmung ausgeschlossen war.

Dagegen muß in Betracht gezogen werden, daß ihre geistige Beschränktheit sie gehindert hat, die Sachlage richtig zu beurteilen. Den Vater des Kindes läßt sie unbehelligt, weil sie nicht weiß, wo er ist und sie nicht die geistige Regsamkeit besitzt, um seinen Aufenthalt zu ermitteln. Sie glaubt, sie könne das Kind nicht ernähren, weil sie von Geldeswert nur eine unzureichende Vorstellung hat. Sie steht nach dem Tode der Mutter allein, sie weiß also nicht, wo sie hingehen soll; Roller, mit dem sie fortgesetzt geschlechtlich verkehrt hatte, hat sie verlassen, als er gehört hatte, daß sie schwanger sei; auch an ihm hatte sie keine Stütze.

Ihre geistige Beschränktheit offenbart sich auch in der Art und Weise, wie sie die Entdeckung ihrer Tat vereiteln wollte: Sie ließ die Leiche des Kindes 4 Wochen lang unter ihrem Bett stehen und scharrte sie, als sie die Entdeckung befürchtete, am hellen Tag oberflächlich ein.

Bei der Beurteilung ihrer Persönlichkeit wird man ihre durchaus vernachlässigte Erziehung, infolge deren sie schon mit 15 Jahren geboren hatte, in Betracht ziehen müssen. Andererseits beweist ihr Verhalten, um den Verdacht der Schwangerschaft von sich abzulenken, ferner ihr Benehmen gegen Roller, den sie als angeblichen Schwängerer zur Heirat bewegen wollte und endlich ihre Darstellung bei der Untersuchung durch den Kreisarzt, um Geburt und Schwangerschaft zu leugnen, ein in diesen Richtungen zutreffendes Schlußvermögen.

Diese Feststellungen bestätigen die Folgerung, daß die Voraussetzungen des § 51 des Strafgesetzbuches bei der Hagenhalter nicht gegeben sind."

Eine Schriftprobe ist beigeheftet, die zeigt, daß sie die Rechtschreibung nur ganz mangelhaft beherrschte. So schrieb sie: „Ich bin hier Gefenitz, weil ich als Kindesmort ......".

Am 5. 3. 1906 wurde sie vom Schwurgericht zu 2 Jahren Gefängnis verurteilt, wobei 2 Monate Untersuchungshaft angerechnet wurden. Der Staatsanwalt hatte 2½ Jahre beantragt, der Verteidiger das gesetzliche Mindestmaß. Die Gründe waren folgende: „Da die Geschworenen die Schuldfrage wegen Kindstötung bejaht und der Hagenhalter mildernde Umstände zugegeben hatten, war die Hagenhalter aus § 217 zu bestrafen. Bei der Strafausmessung wurde berücksichtigt, daß die Hagenhalter eine geistig sehr minderwertige Person ist, die in den traurigsten häuslichen Verhältnissen — sie war das dritte uneheliche Kind ihrer Mutter — aufgewachsen und in der Schule über die unterste Klasse nicht hinausgekommen ist. Bei Begehung der Tat befand sich in der schlimmsten Notlage. Sie wußte, daß sie sofort ihres Dienstes entlassen würde, wenn man ihre Schwangerschaft oder ihre stattgehabte Geburt merken würde. Ihre Mutter war kurz vorher verstorben, so daß sie niemand hatte, an den sie sich wenden konnte. Von Neuer, dem wahrscheinlichen Vater des Kindes, wußte sie seit langer Zeit nicht mehr die Adresse, war auch bei ihrer geistigen Minderwertigkeit nicht imstande, diese ausfindig zu machen. Ihr Liebhaber nach Neuer hatte sie verlassen, nachdem sie ihm auf die Frage, ob er denn auch der Urheber der Schwangerschaft sei, keine Antwort gegeben hatte. Der Gedanke, sonst einen Ausweg aus ihrer Notlage zu suchen, scheint ihr bei ihrer geistigen Beschränktheit gar nicht gekommen zu sein. Nur von dem Gedanken getrieben, die Geburt zu verheimlichen und in ihrer Stellung bleiben zu dürfen, hat sie dann die Tat begangen. Das Gericht erachtete es unter Würdigung dieser Umstände für angebracht, nicht über die Mindeststrafe, die von dem Gesetzgeber für das Verbrechen der Hagenalter bestimmt ist, hinauszugehen und verurteilte die Hagenalter daher zu 2 Jahren Gefängnis, wobei ihr jedoch 2 Monate der seit 8. 12. 1905 erlittenen Untersuchung gemäß § 60 StrGB. angerechnet wurden."

Im Juni 1907 wurde ein Gesuch der Hagenhalter um Erlaß des letzten Strafviertels vom Justizminister „mit Übereinstimmung mit der Beamtenkonferenz der Weiberstrafanstalt" abgelehnt. Am 5. 1. 1908 wurde sie mit dem Führungszeugnis „sehr gut" aus dem Gefängnis entlassen. —

Am 24. 3. 1908 wurde sie in Mainz angezeigt, weil sie in den letzten 3 Wochen gewerbsmäßige Unzucht getrieben habe. Sie war geständig und wurde am 28. März zu einer Woche Haft verurteilt; sie war damals „wegen gleicher Übertretungen noch nicht vorbestraft".

Im Oktober 1909 erstattete in Mannheim ein Taglöhner die Anzeige, daß sein Logisherr, ein Matrose, schon 2 Nächte eine Frauensperson, die Hagenhalter, bei sich habe. Der Matrose gab an, er habe sie, da sie zur Zeit arbeits- und wohnungslos sei, zu sich genommen. Sie selbst gab an, sie sei bei einem Wirt als Dienstmädchen gewesen und vor 3 Tagen ausgetreten. Am selben Abend habe sie den ihr von der Wirtschaft her bekannten Matrosen getroffen; er habe ihr Speise und Getränke bezahlt, und sie hätte bei ihm übernachtet. Sie gab an, nicht vorbestraft und Tochter eines Taglöhners zu sein. Sie sei seit Januar 1909 in Mannheim, sei das Jahr vorher in Mainz gewesen und vorher daheim bei den Eltern. Sie war in Mainz von Januar bis August 1908 als Dienstmädchen gemeldet und hatte achtmal die Wohnung gewechselt. Die Heimatgemeinde teilt mit, die Mutter sei längst verstorben.

Am 16. 11. 1909 wurde sie aus dem Krankenhaus entlassen und mit 2 Tagen Haft bestraft.

Am 24. 9. 1910 wurde sie auf ihren eigenen Antrag in Köln der Kontrolle unterstellt. Sie gab an, seit 4 Wochen hier zu sein und von dem ersparten Geld gelebt zu haben. Aus den Akten ist nur noch zu erwähnen, daß sie 12mal wegen S.-P.-Ü. verhaftet und 3mal ins Krankenhaus eingewiesen wurde. Zahlreiche Briefe, mit ungeheuer schlechter Rechtschreibung und schlechtem Stil, meist Bitten um den Arzt, liegen den Akten bei. Vom 16. 8. bis 19. 11. 1912 war sie wegen Typhus in der medizinischen Klinik der Lindenburg. Auch hier wurde ihre „Euphorie" vermerkt.

10. Explosible Unruhige.

64. Berta Fleischer.

Geboren 20. 5. 1891 in einem großen Industriedorf im Reg.-Bez. Düsseldorf, katholisch, bei der Untersuchung, 10. 4. 1913, 21 Jahre alt.

Eigene Angaben.

Der Vater sei Bergmann und ein ruhiger, stiller Mann, der viel an „Kopfgicht" leide. Die Mutter sei Näherin gewesen und an einem Blutsturz gestorben. Sie sei das vierte unter 5 Geschwistern; 1 Bruder sei Schuster; die Schwestern seien daheim. Sie sei zu Haus aufgewachsen; die Vermögensverhältnisse seien ordentlich, das Familienleben gut gewesen.

Sie habe eine Volksschule besucht, mittelmäßig gelernt und sich „etwas wild" betragen; am liebsten habe sie Rechnen gehabt. Nach der Schule sei sie zunächst zu Hause geblieben, wo sie immer viel Zank mit den Geschwistern gehabt habe — „weil die so fromm waren und ich nicht". Die Schwestern seien alle so bieder und brav und hätten sie nie leiden können, namentlich die älteste nicht, die sie auch um ihr Erbe bringen wolle. Nebenher sei sie damals in die Handarbeitsschule gegangen; Sonntags sei sie immer viel aus gewesen und auch spät heim gekommen.

Mit 15 Jahren habe sie zum erstenmal mit einem Bekannten verkehrt, der damals auf einem Bureau gewesen und jetzt Klavierspieler sei. Sie sei in Fürsorgeerziehung gekommen, und dies sei an ihrer ganzen Laufbahn schuld. Hätte man sie 6 Wochen fortgetan, wäre noch was aus ihr geworden. Sie sei noch ganz harmlos gewesen, habe daheim nur zwei Freunde gehabt, aber in den Anstalten habe sie von den Mädchen viel gelernt, die hätten den ganzen Tag Schweinereien geredet. Dort werde jede verdorben, und alle bekämen später Kontrolle. Ohne die Anstalten wäre sie nie so weit gekommen. Sie habe vorher „vom Strichen" nichts gewußt, aber dort alles erfahren, und arbeiten habe sie ja nirgends gelernt. Sie sei in zwei verschiedenen Anstalten gewesen und mit 20 Jahren wieder nach Hause entlassen worden. Damals habe man ihr zu Hause einen stillen, langweiligen Mann aufdrängen wollen, dagegen ihr zur Heirat mit ihrer ersten Liebe die Aussteuer verweigert. Deshalb habe es viel Reibereien mit ihren Angehörigen gegeben, und sie sei nach 8 Tagen nach Essen gleich auf den Strich gegangen: „richtig arbeiten konnte ich nicht". Über 1 Jahr sei sie allein gegangen. Sie habe viele gute Vorsätze gehabt, „aber am Abend war es wieder anders". Die Eltern hätten immer wieder versucht, ihr zu helfen, aber die Einwilligung zu der Heirat nicht geben wollen. Vor einigen Monaten sei die Mutter dann gestorben; damals sei sie zu Haus gewesen und auch jetzt schreibe sie dem

Vater noch. Sie sei in Essen nur wenige Monate, dann kurz in Bochum gewesen und dann nach Köln gekommen.

Sie sei ziemlich heiter, sehr aufgeregt, bekomme leicht Streit, sei aber auch leicht 'rumzukriegen. Mitunter sei sie auch traurig, namentlich wenn sie an zu Hause denke. Sie habe immer sehr viel Wert auf schöne Kleider gelegt, ,,drum sehr viel Krach zu Hause"; sie gehe ,,einfach aber schik". Sie interessiere sich für Ringkämpfe, lese auch, aber nur schöne, spannende Romane und mache Handarbeiten. Sie wolle etwa in einem Jahr ihre erste Liebe heiraten, wenn sie ihre Aussteuer beisammen habe. ,,Ich werde nicht eher glücklich, als bis ich verheiratet bin." Kinder wolle sie keine. Sie wolle jetzt nach Berlin oder Breslau. Sie sei kaum einmal betrunken, könne nicht viel vertragen, werde gleich mißgestimmt. Am Verkehr habe sie anfangs viele Freude gehabt, jetzt nur noch beim Bräutigam. An Perversitäten habe sie keine Freude, doch habe sie einmal eine Freundin gehabt.

Befund.

Sie ist ein kleines, kräftiges, vasomotorisch sehr erregbares Mädchen. Sie kommt sehr ungern herein und ist zunächst denkbar unfreundlich: sie wolle nicht ausgefragt sein; was sie erlebt habe, behalte sie für sich; sie verstehe überhaupt nicht, wie man sich für einen anderen Menschen interessieren könne. Als mit ihr geredet wird, gibt sie wenigstens ihre Personalien an, hört aber, als man die Feder nimmt, sofort auf: ,,schreiben dürfen Sie nicht". Nach einer längeren Unterhaltung über die Polizeiverhältnisse in Köln und Essen wird sie zugänglicher. Sie gibt dann langsam jeden Widerstand auf. Sie sagt selbst, sie sei fremden Einflüssen sehr zugänglich; sie habe aber sich vorher verschworen, kein Wort zu sagen, und nun habe sie sich doch wieder 'rumkriegen lassen. Über den Zweck der Untersuchung hat sie übrigens ganz das richtige Urteil, man wolle wohl sehen, ,,wie ein Mensch so wird". Gegen den Schluß der sehr vorsichtigen Untersuchung ist sie völlig zugänglich, doch wird, da ihr eine Prüfung der Schulkenntnisse nicht behagen will, darauf verzichtet. Sie erscheint recht intelligent und äußerst erregbar. Man muß aufs vorsichtigste mit ihr umgehen. Drohend und mit vor Erregung zitternder Stimme spricht sie von der Bordellbesitzerin.

Objektives.

Eine Lehrerin schreibt, daß sie ,,äußerst faul und nachlässig" war. ,,Mit der Wahrheit nahm sie es nicht genau." Nach dem Entlassungszeugnis wurde sie Ostern 1905 aus der Schule entlassen. Betragen war ,,gut", Fleiß und sämtliche Fächer ,,ziemlich gut", Handarbeit ,,gut", der Schulbesuch regelmäßig.

Am 4. 2. 1907 wurde die vorläufige Unterbringung in Fürsorgeerziehung über sie verhängt, die im März endgültig beschlossen wurde. Aus den Fürsorgeakten geht hervor, daß der Vater Lumpensammler war, ein sehr verschuldetes altes Wohnhäuschen, eigenes Fuhrwerk besaß und mit seinem erwachsenen Sohn den Lumpenhandel betrieb. Eine Tochter war noch minderjährig im Hause, zwei waren im Dienst. Die Eltern erfreuten sich eines guten Rufes.

Die Begründung des Beschlusses war folgende:

,,Die Bertha Fleischer ist trotz ihrer Jugend bereits in hohem Maße sittlich verwahrlost. Geständigerweise hat dieselbe sich von ihrer Mutter aufgefordert, sich einen Dienst zu suchen, nach Dortmund begeben und sich dort der gewerbsmäßigen Unzucht hingegeben. Zur Zeit befindet sie sich geschlechtskrank im Städt. Krankenhaus daselbst. Auch im Wohnsitz ihrer Eltern trieb sich die p. Fl. vielfach Tag und Nacht umher, so daß auch dort schon der Verdacht bestand, daß sie der gewerbsmäßigen Unzucht nachginge. Nach polizeilicher Angabe steht dieselbe außerdem noch wegen eines schweren Diebstahls in Untersuchung bzw. unter Anklage. Sie soll Mitte Dezember 1906 aus einem verschlossenen Kasten ein Sparkassenbuch über 800 Mark gestohlen und darauf 500 Mark abgehoben und für sich verwandt haben. Gegen die Eltern ist nichts Nachteiliges bekannt, jedoch haben sie es augenscheinlich nicht verstanden, ihre Kinder auf die richtigen Wege zu leiten. Eine ältere Schwester ist bereits häufig wegen Betreibens gewerbsmäßiger Unzucht gerichtlich bestraft und am 20. 8. 1905 der Landespolizeibehörde überwiesen worden, welche sie auf 9 Monate in der Arbeitsanstalt unterbrachte. Es steht bei dem vorgeschrittenen Lebensalter der Bertha Fleischer zu befürchten, daß dieselbe den gleichen Weg nehmen wird, den ihre genannte Schwester Klara eingeschlagen hat, wenn nicht durch Unterbringung zur Fürsorgeerziehung alsbald energische Vorkehrungen getroffen werden. Da sie ihrer Entlassung aus dem Krankenhaus entgegensieht, so muß noch schleunigst dafür gesorgt werden, daß sie nicht wieder in ihr früheres Leben zurückfällt."

Die Eltern waren einverstanden. Sie war dann vom 27. 6. 1907 bis zum 4. 2. 1909 in einer klösterlichen Erziehungsanstalt bei Aachen, von der sie in den Berichten an den Landeshauptmann als „sehr leichtsinnig" bezeichnet wird; besondere Schwierigkeiten mache sie nicht. Das in der Begründung erwähnte Verfahren wegen Diebstahls war im August 1907 eingestellt worden. Ein im Januar 1909 eingegangener Antrag der Eltern, sie in einer Stelle unterzubringen, wurde nicht genehmigt; am 4. 2. 1909 kam sie in eine andere Erziehungsanstalt. Die halbjährlichen Berichte äußern sich stets ziemlich ungünstig; sie wird als „leichtsinnig und träge" bezeichnet. Nie schien sie geeignet, in einer Dienststelle verwendet zu werden; ihre Neigung zu Veruntreuungen, ihr sehr beeinflußbarer Charakter wird stets hervorgehoben, auch ihre „schlimmen Freundschaften", wegen deren sie auch isoliert werden mußte, werden erwähnt. Einmal, als man mehr mit ihr zufrieden war, wollte sie selbst nicht in Stellung, sondern noch Verschiedenes lernen. Im Juni 1911 wurde, als sie sich eine Zeitlang „sehr bemüht" hatte, ihre vorzeitige Entlassung aus der Fürsorge beantragt, die dann auch am 3. 8. 1911 erfolgte. Die letzte Erziehungsanstalt bezeichnete sie auf unsere Anfrage als „sittlich sehr verkommen"; etwas Merkwürdiges wurde nicht an ihr beobachtet.

Nach den Polizeiakten wurde sie am 30. 11. 1912, also mit 21 Jahren, in Essen zum ersten Male wegen gewerbsmäßiger Unzucht mit 2 Wochen Haft bestraft. Am 12. 2. 1912 wurde sie in Essen unter Kontrolle gestellt. Sie verzog im März 1913 nach Krefeld. Es heißt damals: „Sie hat ein Verhältnis mit einem arbeitslosen Mann, welcher verheiratet ist und Frau und Kinder darben läßt". Am 18. 3. 1913 wurde sie auf ihre Bitte auch in Köln der Kontrolle unterstellt; sie gab an, gestern von Bochum gekommen zu sein. Abgesehen von einer S.-P.-Ü.-Strafe, die in den Januar 1913 fällt, ist sie nicht bestraft.

11. Explosible Unruhige mit Schwachsinn.
65. Olga Bühl.

Geboren 2. 2. 1891 in Düsseldorf, evangelisch, bei der Untersuchung, 7. 2. 1913, 22 Jahre alt.

Eigene Angaben.

Sie sei als Tochter eines Schreinermeisters geboren, der früh gestorben sei, so daß sie gar nichts von ihm wisse. Die Mutter sei vor der Ehe Verkäuferin gewesen und habe später wieder geheiratet. Die Vermögensverhältnisse seien ordentlich gewesen. Sie sei das zweite unter 4 Geschwistern, darunter sei eine Stiefschwester; eine Schwester sei verheiratet, ein Bruder in einem Geschäft, eine Schwester gehe noch zur Schule.

Sie sei zu Hause in geordneten Verhältnissen aufgewachsen und habe bis zum 14. Jahre verschiedene Volksschulen besucht, wo sie ordentlich und gern gelernt habe, am liebsten Naturkunde. Nach der Schule sei sie in ein großes Warenhaus nach Elberfeld, dann wegen des Wochenbetts der Mutter wieder nach Hause gegangen, wo sie bis zum 18. Jahre geblieben sei.

Mit etwa 13 Jahren habe sie ein Verhältnis mit einem etwa gleichaltrigen Jungen gehabt, „wenn ich nichts wußte, hat er mir was gesagt, wenn er nichts wußte, habe ich ihm was gesagt". Sie seien miteinander ins Kino und in den Konfirmationsunterricht gegangen und hätten im Freien verkehrt. Dies habe etwa $1/4$ Jahr gedauert, dann seien ihre Eltern in eine andere Straße gezogen. Erst mit 18 Jahren habe sie wieder ein Verhältnis gehabt, und zwar mit einem Arzt, den sie vom Geschäft her gekannt habe. Sie sei damals von zu Hause weg und nach Luxemburg gefahren, um einmal etwas von der Welt zu sehen. Der Arzt sei ihr gleich nachgereist, und sie seien $1/2$ Jahr zusammen herumgereist und auch an der Nordsee gewesen. Sie sei dann in Hoffnung gekommen, und der Arzt habe sie nach Streitigkeiten nach Hause geschickt. Im Juni 1910 sei sie in einer Entbindungsanstalt normal niedergekommen; das Kind sei daheim. Mit Rücksicht auf die junge Frau des Arztes habe sie seine Hilfe nicht in Anspruch genommen. Er habe gewollt, daß sie ihm das Mädchen gebe, da seine Frau keine Kinder haben könne, doch sei sie nicht darauf eingegangen. Einmal sei sie ein paar Jahre in einer Erziehungsanstalt gewesen, wo man sie schlecht und roh behandelt habe, es sei „ganz wie bei perversen Sachen gewesen", und später hätten sie die Eltern in ein Asyl bei Köln getan, von wo aus sie in der Nähe als Dienstmädchen in Stellung gekommen sei. Von der Stelle aus sei sie gelegentlich in die Stadt gegangen, und durch andere ihr aus dem Asyl bekannte Mädchen habe eine Wirtin von ihr erfahren, und sie sei dorthin gegangen. 3 Monate habe sie heimlich in diesem Haus gewerbsmäßige Unzucht getrieben; man habe sie immer hinter dem elektrischen Klavier versteckt, wenn die Polizei gekommen sei. Sie wäre nicht auf den Gedanken gekommen, so wohin zu gehen, wenn die Mädchen ihr nicht erzählt hätten, da habe man es gut. Als sie nach 3 Monaten gefischt worden sei, sei sie wieder in das Asyl gekommen, aber schon nach einem halben Jahr sei sie fort und diesmal in eine andere Gasse gegangen. Schon in der ersten Nacht sei sie im Orgelkasten gefunden und in das Asyl zurückgebracht worden. Nachdem sie wieder $1/4$ Jahr dort gewesen sei, sei sie in eine ähnliche Anstalt nach Elberfeld gekommen, aber wegen Streitigkeiten mit den Schwestern nach $3/4$ Jahr wieder fort. Sie sei wieder nach Köln gefahren; nach 3 Tagen sei sie schon gefischt und in eine staatliche Erziehungsanstalt gebracht worden. Nach 6 Monaten habe man sie entlassen, und sie sei $1/4$ Jahr zu Hause gewesen. Sie habe sich dort nicht schicken können, man habe sie überall schief angesehen. Durch frühere Asylbekanntschaften veranlaßt, sei sie nach Dortmund gefahren, wo sie dann Kontrolle geholt habe. Nach $3/4$ Jahren sei sie nach Hamburg, um sich „auch einmal d i e Gegend anzusehen", dann nach Lübeck, wo sie 4 Wochen unter Kontrolle gestanden habe, darauf nach Bremen, Dortmund, Bochum, Oberhausen und Essen. Sie habe überall einige Wochen unter Kontrolle gestanden. Erst vor einigen Wochen sei sie hierher gekommen. Wenn sie entlassen werde, wolle sie noch ein paar Monate bleiben und dann nach Brüssel. Später wolle sie heiraten, sie habe letztes Jahr einen Franzosen kennen gelernt, der sie, wenn sie noch ein bißchen was erspart hätte, heiraten wolle.

Sie sei immer heiter gewesen, sei nie verstimmt, habe das Leben nie schwer genommen, „ich glaube, wenn es mir ganz schlecht ginge, tät ich das nicht". Schon als kleines Mädchen habe sie großen Wert auf schöne Kleider gelegt, und immer sei ihr nicht gut genug gewesen, was die Mutter ihr angezogen habe. Es sei ihr „immer bloß aufs Geld angekommen". Der Geschlechtsverkehr habe sie nie interessiert, sie mache zwar alles mit, finde aber nichts dabei, auch nicht an Freundschaften mit Mädchen.

Befund.

Sie ist ein ganz hübsches, gut gewachsenes, blondes Mädchen mit verhältnismäßig frisch und jung aussehendem Gesicht. Sie beginnt sofort ganz munter, vielleicht etwas affektiert zu erzählen, mit leicht koketter Einstellung, ohne frech zu sein. Man merkt ihren Angaben deutlich an, daß sie lügt. Die Sache mit den Anstalten erzählt sie erst auf Vorhalt, nachdem sie sieht, daß man davon weiß. Sie erzählt aber nicht, warum sie in Fürsorge gekommen sei; das wolle sie nicht wieder auffrischen, das sei doch längst begraben. Von Bestrafungen erzählt sie nichts. Sie ist recht dumm und urteilslos. Sie findet alles in schönster Ordnung und kommt nur, als sie von den Verhältnissen in der ersten Anstalt erzählt, die sie ausführlich schildert, etwas in Erregung. Die Prüfung der Schulkenntnisse und der Intelligenz hat schlechte Ergebnisse. Beim Fortgehen entschuldigt sie sich, daß sie so scheußlich angezogen sei.

Am 4. 3. 1913 verlangte sie von dem Arzt ihre Entlassung. Als diese verweigert wurde, machte sie eine Szene und sagte: „Sie sind überhaupt kein richtiger Arzt." Sie wurde zur psychiatrischen Klinik verlegt, wo sie vollkommen geordnet und freundlich war und von wo sie schon am übernächsten Tag entlassen wurde.

Objektives.

Nach den Akten, unter denen die der Fürsorgeerziehung das umfangreichste Material bieten, war in der Kindheit der Olga Bühl der Aufenthalt ihres Vaters nicht bekannt und die Mutter eine schwächliche Person, die 1900 schon wegen Anleitung zum Betteln 2 Tage Haft bekommen hatte. Die älteste Tochter, Alwine, war schon seit 1904 in Fürsorgeerziehung, weil sie gestohlen hatte.

Im Oktober und November 1904 liefen bei der Polizei verschiedene Anzeigen von Diebstählen ein, und zwar handelte es sich um Wäsche, Kleider, Herrenschuhe; der Verdacht fiel auf ein 13 oder 14jähriges Mädchen, nämlich Olga Bühl, die die gestohlenen Sachen zum Teil trug, und bei deren Mutter die meisten Gegenstände und manches andere, z. B. silberne Löffel, gefunden wurde. Es hieß damals: „Wie in dem Hause festgestellt wurde, wird das Kind von der Mutter zum Betteln angehalten und scheint das Mädchen bei dieser Gelegenheit die Diebstähle begangen zu haben. Die Ehefrau Bühl lebt mit ihren Kindern allein und wird von der Armenverwaltung sowie von anderen wohltätigen Vereinen unterstützt. Sie selbst arbeitet nicht gerne 'und wird von den Mitbewohnern des Hauses als eine freche, zanksüchtige Person gefürchtet. Die Wohnung selbst sieht äußerst verwahrlost aus und starrt vor Schmutz. Ein Kind der Bühl ist bereits in Fürsorgeerziehung. Die Mutter Bühl leugnete, sich der Hehlerei schuldig gemacht oder die Kinder zur Bettelei angehalten zu haben; die Gegenstände habe die Tochter geschenkt erhalten oder gefunden. Der neunjährige Bruder sagte, die Mutter habe oft zu Olga gesagt, sie solle in die Stadt gehen und zusehen, daß sie von besseren Leuten etwas geschenkt bekomme."

Die Schule berichtete damals über Olga äußerst ungünstig und schrieb folgendes: „Am 1. 3. 1903 wurden zwei Mädchen Bühl der hiesigen Schule überwiesen. Auf dem Überweisungsschein war bemerkt, daß die Mädchen die Schule sehr unregelmäßig besuchten. Da sie auch den Unterricht der Schule meist schwänzten, und da das ältere der beiden Mädchen Gegenstände stahl, so kam dieses in eine Erziehungsanstalt. Das jüngere Mädchen, Olga, kam von da ab regelmäßig zur Schule, weil ihm und auch der Mutter gedroht worden war, daß es ebenfalls einer Erziehungsanstalt überwiesen würde, wenn es nicht ganz regelmäßig zur Schule komme. In der letzten Zeit ist der Schulbesuch wieder unregelmäßiger geworden. Seit dem 1. 5. 1904 hat es an 40 halben Tagen die Schule versäumt, davon die Hälfte unentschuldigt. Infolge dieses unregelmäßigen Schulbesuches sind die Kenntnisse des Mädchens mangelhaft, es befindet sich erst Kl. II B (5. Schuljahr), obschon es nach seinem Alter bereits im 8. Schuljahr Kl. I sein müßte. Ferner kam es sehr oft zu spät zur Schule. Sein Betragen in der Klasse war kaum befriedigend."

Bei ihrer Vernehmung gab die Olga die Diebstähle zu und sagte, sie habe die Sachen verkauft und dafür Eßwaren und Toilettegegenstände gekauft, auch habe sie oft auf Aufforderung der Mutter gebettelt. Sie kam am 21. 11. 1904 ins Waisenhaus und am 24. 12. 1904 unter Fürsorgeerziehung. Am 21. 1. 1905 wurde Olga wegen Diebstahls zu einer Woche Gefängnis verurteilt, doch vom Vergehen des Bettelns freigesprochen; die Mutter bekam wegen Anleitung zum Betteln 5 Tage Haft und wegen Hehlerei 3 Tage Gefängnis. Da Olga körperlich und geistig gut entwickelt schien, nahm man an, daß sie die nötige Einsicht besessen habe, wenigstens was den Diebstahl anlangte; Strafaufschub erschien angebracht und wurde auf Befürwortung des Landeshauptmanns bis zum Jahre 1913 immer wieder verlängert. Dagegen wurde ein Gnadenerweis wegen ihres Verhaltens niemals befürwortet.

Die Gründe für die Fürsorgeerziehung waren dieselben, wie die der Bestrafung, das heißt, vor allem ihr Umhertreiben, ihr Betteln, ihr mangelhafter Schulbesuch, das jahrelange Wegsein des Vaters und das Versagen der Mutter. In diesem Sinne hatten sich Lehrer, Pfarrer und Pfleger ausgesprochen. Am 27. 3. 1905 kam sie dann auch in eine staatliche Erziehungsanstalt, in der sich ihre Schwester Alwine schon seit 1904 befand. Anfangs führte sie sich befriedigend, doch schon 1906 klagt man über ihr andauerndes Lügen, und 1907 berichtet die Anstaltsleiterin anläßlich der Frage der Begnadigung: „Ihr Betragen war manchmal derart, daß ich bereits eine Überführung des Zöglings beantragen wollte. Das Mädchen lügt, nascht und führt gemeine Reden, außerdem gibt es durch sein renitentes, widerspenstiges Wesen oft zu Klagen und vielem Ärger Veranlassung. Es gerät sehr leicht in einen Zustand höchster Wut und ist dann zu allem fähig." Auch uns schrieb die Anstalt später über sie: „Sie war unverschämt, aufgeregt und unberechenbar in ihren Stimmungen. Ohne jede Veranlassung brach sie in überlautes Heulen und Schreien aus, so daß angenommen wurde, daß dem Mädchen etwas zugestoßen, und dadurch die ganze Anstalt in Aufregung versetzt wurde. Fleiß und Leistungen waren überhaupt nicht vorhanden, sie hatte sich wahrscheinlich den Wahlspruch der Mutter zum Vorbild genommen, die dem Landeshauptmann geschrieben: Wer Arbeit kennt und sich nicht drückt, der ist verrückt."

In diesem Tone schrieb die Mutter tatsächlich dauernd die unverschämtesten Briefe an den Landeshauptmann; sie bezweckten meist „die Herausgabe" ihrer vier Kinder, von denen sich seit Anfang 1909 auch die beiden jüngsten in Fürsorgeerziehung befanden.

Die Briefe sind äußerst zerfahren, vielfach verworren, mit Dingen angefüllt, die gar nicht in den Zusammenhang passen und einmal sogar in Versen abgefaßt, so daß die „Anormalität" der Mutter auffiel.

Am meisten zeterten die Briefe, als Olga am 18. 3. 1908 in eine Provinzial-Heil- und Pflegeanstalt aufgenommen werden mußte. Der Anstalt berichtete die Begleiterin, schon bei der Aufnahme in die Erziehungsanstalt habe Olga ein auffallendes Wesen gezeigt, doch hätten die Störungen immer mehr zugenommen; namentlich zur Zeit der Menses sei das Mädchen jedesmal sehr exaltiert, reizbar und empfindlich. Oft habe sie andere Zöglinge mißhandelt und beschimpft, in letzter Zeit auch Sachen zerschlagen, Selbstmordgedanken geäußert und nicht mehr gegessen. Bei der Aufnahme war sie still und gedrückt und völlig orientiert. Sie gab an, ihr richtiger Vater, ein Gerichtsschreiber, sei gestorben, ihr Stiefvater, ein Schreiner, habe vor 7 oder 8 Jahren die Mutter verlassen und sei nach Düsseldorf gezogen. Die Mutter sei Kostümnäherin. Ein halbes Jahr vor der Schulentlassung habe der Vater sie und ihre Schwester nach Düsseldorf geholt, doch sei sie weggelaufen, weil der Vater sie einmal habe unanständig anfassen wollen. Den Grund ihrer Verbringung in die Erziehungsanstalt gab sie nicht an; sie erzählte eine nicht ganz glaubhaft klingende Geschichte, daß sie sich an Stelle ihres Vaters habe bestrafen lassen, der Möbel auf Abzahlung gekauft, sie aber vor der Bezahlung weiter verkauft habe. Über die Erziehungsanstalt, aus der sie kam, erzählte sie allerlei recht Übles, namentlich sei sie wegen Kleinigkeiten in einer ihr Schamgefühl verletzenden Weise geprügelt worden. Irgendwelche gröbere Verfehlungen stellte sie in Abrede, ebenso Selbstmordpläne; sie wollte nur einmal in bezug auf einen früher vorgekommenen Doppelselbstmord zweier Zöglinge geäußert haben, das sei bei den dortigen Zuständen kein Wunder. Die Schulkenntnisse waren ganz ordentlich.

In der Zeit bis zum 17. 6. 1908 war Olga ganz unauffällig, nur gelegentlich etwas trotzig. Schon Mitte Mai schrieb die Anstalt, sie sei „kein Objekt ärztlicher Behandlung mehr, sondern einer verständigen Erziehung".

Sie kam am 17. 6. 1908 nun in eine andere Erziehungsanstalt bei Köln. Auch dort war sie sehr launisch und mußte äußerst vorsichtig behandelt werden. Die Anstaltsvorsteherin schrieb später: „Die Olga Bühl war eine von den sogenannten schwierigen Zöglingen; sie litt vor allem an Größenwahn, dünkte sich zu jeder Arbeit zu schade und war, wenn nicht gerade ausgelassen, immer gekränkt. Da sie aus der Heilanstalt zu uns kam, wurde sie eben besonders vorsichtig und rücksichtsvoll behandelt...... Außer mir selbst wurde niemand mit ihr fertig und die Erzieherin, in deren Arbeitsraum sie ja untergebracht war, bat mich flehentlich, sie ihr wieder abzunehmen. Sie war träge, streitsüchtig und unbotmäßig. Die einzige Arbeit, die sie zuweilen gut und gerne tat, war Häkelarbeit. Ich hatte immer den Eindruck, sie mache sich künstlich verrückt. Daß all die Szenen, die sie hier hervorrufen wollte, meist unterblieben, war nicht ihr Verdienst. Jedenfalls war der Zögling ein Menschenkind, welches es verstand, seine Umgebung zu quälen."

Trotz dieser schlechten Erfahrung kam sie Anfang August 1909 in ein ländliches Pfarrhaus in Dienst. Schon am 29. August entwich sie, und zwar zur Mutter. Am 31. August war sie wieder in der Stelle, von wo sie am 7. Oktober wieder durchging.

Am selben Tage wurde sie wegen gewerbsmäßiger Unzucht in Köln festgenommen und am 10. wieder in die letzte Anstalt eingeliefert, wo sie behauptete, sie habe in der Stelle nicht bleiben und in die Anstalt zurückkehren wollen, sei aber auf dem Wege dahin von einem früheren Zögling, dem sie begegnet sei, beschwätzt worden. Schon am 25. Oktober entlief sie auch von dort; am 29. wurde sie wieder wegen gewerbsmäßiger Unzucht in Köln festgenommen. Sie wurde am 2. November mit einem Knöchelbruch, den sie bei der Flucht erlitten hatte, wieder in die Anstalt zurückgebracht und am 9. 2. 1910 mit 2 Tagen Haft bestraft; es wurde jedoch Strafaufschub bis zum 21. 3. 1913 genehmigt. Da eine strengere Anstalt am Platze schien, auch die erste sie nicht mehr nehmen wollte und Olga außerdem schwanger war, kam sie am 18. 2. 1910 wieder in ein anderes Heim, von wo sie im März zur Mutter entlief. Am 10. 4. 1910 wurde sie wieder eingeliefert, am 20. Juni kam sie, da auch eine Geschlechtskrankheit festgestellt wurde, wieder in ein neues Zufluchtshaus und am selben Tage in eine Hebammenanstalt, wo sie am 9. 7. 1910 entbunden wurde. In den Berichten des Asyls wird sie als „leicht anormal", dreist, anmaßend geschildert, doch schon im Dezember 1910 wurde Verwendung in einer Fabrik empfohlen.

Am 4. Februar kam sie gesund in ein Heim für Arbeiterinnen; am 10. März wurde sie schon wieder in Köln in einem Bordell aufgegriffen. Sie gab an, sie habe das Haus nur betreten, weil sie sonst kein Unterkommen gehabt habe. Gewerbsmäßige Unzucht habe sie nicht betrieben, und es konnten auch keine Beweise gebracht werden. Am 13. März wurde sie wieder in das Zufluchtshaus zurückgebracht, das nun schrieb, sie sei aus dem Heim für Arbeiterinnen schon vorher einmal durchgegangen, was aber verschwiegen worden sei, „um dem im höchsten Maße psychopathischen Mädchen, dem wir gerne helfen möchten, keine Schwierigkeiten zu machen". Bei ihrer Rückkehr war sie sehr renitent und kam in Schutzhaft; es wurde um Überführung in eine strengere Anstalt gebeten. Schon am 18. 3. 1911 wurde sie denn auch in eine Provinzial-Erziehungsanstalt gebracht, wo sie sich bis zu ihrer gesetzlichen Entlassung am 7. 2. 1912 zeitweise sehr schlecht führte. Eine Dienststelle war nicht für sie zu finden, obschon man sich in ihrer Heimat um eine solche bemühte. Sie wurde dann zur Verbüßung der aufgeschobenen Strafen gesucht.

Schon am 9. 6. 1912 erfolgte in Dortmund die Anzeige, daß die „Prostituierte" Olga Bühl abends „verbotswidrig durchs offene Fenster Herren angesprochen habe". Sie wurde am 8. 7. 1912 zu 2 Tagen Haft verurteilt, war aber schon Ende des Monats nicht mehr zu finden; auch nicht in Barmen, wohin sie sich abgemeldet hatte. Sie scheint nacheinander in Essen, Bochum und anderen Städten gewesen zu sein. Erst am 15. 1. 1913 wurde sie in Köln ermittelt. Dort hatte sie sich bereits am 11. 1. 1913 unter Kontrolle stellen lassen. Die Polizei Essen teilt mit, daß sie dort seit dem 26. 7. 1912 unter Kontrolle stehe. Sie selbst gab an, seit 3 Tagen hier zu sein und in Hamburg, Bremen, Lübeck, Dortmund, Essen Kontrolle zu haben.

66. Adele Bitter.

Geboren 1. 2. 1891 in Barmen, evangelisch, bei der Untersuchung, 21. und 22. 1. 1913, 21 Jahre alt.

Eigene Angaben.

Der Vater sei Meister in einer Maschinenfabrik gewesen, beide Eltern lebten noch, die Mutter sei etwas aufgeregt; sie schreibe noch gelegentlich Briefe nach Hause. Sie sei das dritte unter 6 Geschwistern; von einem Bruder wisse sie nichts, eine Schwester sei verheiratet; die übrigen Geschwister seien zu Hause und alle gesund.

Sie sei zu Hause erzogen worden. Das Familienleben sei schön, die Vermögensverhältnisse seien ordentlich gewesen. Sie habe es als Kind zu Hause „sehr gut gehabt". Sie sei auch gesund gewesen, nur im Alter von 8 bis 9 Jahren sei sie oft mit Angst aus dem Schlafe aufgewacht und habe geweint. Sie habe bis zum 14. Lebensjahre eine Volksschule in Barmen besucht, sehr gut gelernt, sei aber wegen Krankheit einmal sitzen geblieben. Ihr Lieblingsfach sei Rechnen gewesen. Nach der Schule sei sie noch 1 Jahr zu Hause, dann 2 Jahre in einem Verbandgeschäft, dann noch 1 Jahr in einem ähnlichen Geschäft gewesen. Auf ihrer ersten Stelle, als sie 16 Jahre gewesen sei, habe ihr der Kommis nachgestellt; sie habe deshalb die Stelle verlassen wollen. Es sei wegen der Kündigung zu Streitigkeiten gekommen, und da sie den Beweis der Wahrheit nicht habe erbringen können, sei sie wegen Beleidigung zu 20 Mark verurteilt worden. Sie sei dann wieder wegen Krankheit der Mutter 2 Jahre zu Hause gewesen. Mit 17½ Jahren habe sie mit einem Bekannten den ersten Verkehr gehabt; sie habe ihn aber nach kurzer Zeit wieder laufen lassen. Mit 18 Jahren habe sie auf dem Tanzboden einen jungen Mann kennen gelernt, mit dem sie ein paar Wochen gegangen sei. Dann habe sie durch ihren Schwager einen schwindsüchtigen Fabrikantensohn kennen gelernt, mit dem sie über 1 Jahr verkehrt habe. Im Dezember 1910 habe sie von ihm im Krankenhause einen Jungen geboren, der nach 4 Monaten im Säuglingsheim gestorben sei. Zu Hause, wohin sie nach der Geburt gegangen sei, habe es einen großen Skandal gegeben, und sie habe viele Vorwürfe, hauptsächlich von den Geschwistern, hören müssen. Der Vater des Kindes habe sie anfangs nicht heiraten wollen; er sei zu einem Prozeß gekommen, doch habe später sie nicht mehr gewollt. Er sei aber noch viel ins Haus gekommen; die Eltern hätten geglaubt, es sei noch nicht aus. Sie sei dann zu Bekannten gegangen und von dort aus in eine Stelle. Sie habe in Barmen noch ein paar Verhältnisse gehabt; mit dem letzten verkehre sie jetzt noch. Sie sei dann wegen der Eltern nach Aachen und dort in eine Wirtschaft als Kellnerin. In der ersten Stelle habe sie „Pech" gehabt. Auf einem Fastnachtsball habe sie in angetrunkenem Zustand von einem Stammgast 5 Mark angenommen, sie sei aber zu müd gewesen, um ihm den Willen zu tun, und der Gast habe sie dann angezeigt „wegen Betrugs"; sie sei damals 21 Jahre gewesen. Sie sei noch bis Juli 1912 in einer Wirtschaft gewesen und habe dann die Kontrolle genommen. Sie sei in ein Haus gegangen; es sei ihr anfangs schwer geworden, aber sie habe viel Geld verdient. Sie sei dann von einer hiesigen Wirtin nach Köln engagiert worden. Der letzte Freund in Barmen, der jetzt Gefreiter sei, wolle sie im Herbst heiraten, er schreibe ihr täglich, und sie bekomme auch täglich was von ihm. Er sei im Zivil Monteur und bekomme im Herbst eine gute Stelle. Sie wolle nicht mehr lange unter Kontrolle sein, sie ekele sich, sich jedem hinzulegen, aber so lange sie noch unter Kontrolle sei, wolle sie auch noch etwas davon haben und etwas Ordentliches verdienen.

Sie sei furchtbar aufgeregt, hauptsächlich seit der Geburt, und sehr jähzornig. Am Verkehr habe sie keine Freude.

Befund.

Äußerlich fällt, abgesehen von dicht zusammengewachsenen Augenbrauen, kleinen Ohren und dem dicken, frechen Gesicht nichts Besonderes auf. Sie benimmt sich auch sehr ungeniert, stützt die Ellenbogen auf den Tisch, lacht viel, ist anfangs etwas mißtrauisch, erzählt aber dann ziemlich frei weg, wobei man jedoch nicht den Eindruck großer Offenheit hat. Sie weigert sich, die Intelligenzprüfung mitzumachen, das möge sie nicht, auch habe sie Kopfweh; sie wolle morgen wiederkommen, da gebe sie Antwort. Am andern Tag ist sie auch williger, bescheidener und gibt sich Mühe; sie faßt bei der Prüfung, die sehr schlechte Ergebnisse hat, sehr schlecht auf. Sie erscheint bei der Untersuchung schwachsinniger als bei der Wiedergabe des Lebenslaufes.

Objektives.

Nach den Polizeiakten wurde sie am 15. 1. 1908 vom Schöffengericht Barmen wegen Beleidigung mit 20 Mark bzw. 2 Tagen Gefängnis bestraft. Im Juni 1912, also mit 21 Jahren, bekam sie wegen gewerbsmäßiger Unzucht 3 Tage Haft. Am 19. 7. 1912 wurde sie in Aachen unter Kontrolle gestellt, im September 1912 auf eigenen Antrag in Köln, wo sie im Oktober zweimal wenige Tage Haft wegen Übertretung des § 361[6] erhielt. Im Oktober teilt die Polizeiverwaltung Barmen mit, daß die Bitter dort schon 3 Jahre unter dem Verdacht der Gewerbsunzucht stehe, aber nicht zu überführen sei. Im selben Monat schreibt ein Schlosser aus Düsseldorf an die Sittenpolizei Köln, die Bitter, von der er 1 Jahr nichts mehr gehört habe, habe ihm geschrieben, sie „fühle sich sehr unglücklich", sie befinde sich „gegen ihren Willen in dieser traurigen Lage", es tue ihr „herzlich leid, daß sie soweit gekommen sei" und sie habe sich „fest vorgenommen, diesen Weg zu verlassen". Er bittet das Vorhaben der Bitter zu unterstützen. Nach der polizeilichen Ermittlung war über diesen Schlosser nichts Nachteiliges bekannt; er wolle die Bitter heiraten, die Bitter gab auch an, ihre Einwilligung zu diesem Brief gegeben zu haben. Es wurde jedoch festgestellt, daß sie nach wie vor der Gewerbsunzucht nachging, was man dem Schlosser mitteilte. Die Bitter wurde 1mal ins Krankenhaus eingewiesen.

12. Aktive Unruhige.

67. Wilhelmine Geier.

Geboren 1. 3. 1889 in Bremen, evangelisch, bei der Untersuchung, 24. 2. 1913, 23 Jahre alt.

Eigene Angaben.

Der Vater sei Bauunternehmer; er trinke etwas. Die Mutter sei aufgeregt; ein Bruder der Mutter sei geisteskrank in einer Anstalt. Sie sei das sechste unter 10 Geschwistern; die Brüder seien Monteur, Kaufmann, Maurer, die Schwestern teils verheiratet, teils noch daheim; ein Bruder sei an Lungentuberkulose gestorben. Die Vermögensverhältnisse seien sehr gut gewesen. Sie sei daheim erzogen worden; in den letzten Jahren habe es viel Streit „wegen des Lebenswandels" des Vaters gegeben. Sie habe noch immer Beziehungen zu den Eltern. Sie habe bis zum 14. Jahr eine höhere Töchterschule besucht und gut gelernt, sie habe sich hauptsächlich für Handarbeiten und Klavierspiel interessiert. Nach der Schule sei sie zu Hause geblieben, um sich in den ersten Jahren noch weiter im Klavierspiel auszubilden.

Mit 14½ Jahren habe sie in einem Familiencafé einen nur wenig älteren Friseur kennen gelernt, mit dem sie bis zum 17. Jahre harmlos verkehrt und den sie meist in eben diesem Café getroffen habe. Einmal habe die Mutter sie dort getroffen und sie dann nicht mehr allein ausgehen lassen. Sie habe sich aber dennoch heimlich mit dem Freund getroffen. Die Mutter habe auch das gemerkt und ihr nunmehr hart aufgepaßt, weshalb sie eines Tages das Haus verlassen habe und in ein weniger harmloses Café gegangen sei. Dort habe sie einen Herrn kennen gelernt, der ihr allerlei geschenkt und mit dem sie sich auch für die nächsten Tage verabredet habe. Als sie an dem Abend wieder nach Hause gekommen sei, habe es großen Krach gegeben. In den nächsten Tagen habe sie den Herrn jeden Nachmittag getroffen; er habe sie dann überredet, heimlich wegzugehen, und sie seien nach Hamburg; „so richtig gern hatte ich ihn nicht — er hat mir sehr viel Geld angeboten und mir ein schönes Leben vorgehalten". Sie hätten dann gleich im Hotel zusammen geschlafen, „wie das passiert ist, kann ich mich heute kaum mehr entsinnen". Sie habe auch etwas getrunken gehabt. Nach 2 Tagen sei er weggegangen, nachdem er ihr 100 Mark gegeben und sie vollkommen angezogen habe. Sie habe sehr geweint und sich sehr verlassen gefühlt, sich aber geschämt, nach Hause zu gehen. Der Mann sei dann jeden Tag gekommen, habe ihr eine Wohnung gemietet und sie über ½ Jahr lang ausgehalten. Sie habe viel Klavier gespielt und gelesen, sei aber immer allein gewesen. Der Herr sei Besitzer eines Cafés gewesen; einmal sei sie aus Neugierde dorthin gegangen, und da habe sie erfahren, daß er verheiratet sei. Die Eltern hätten sie gesucht, und eines Tages sei die Polizei ihr auf die Spur gekommen. Man habe sie zum Bahnhof gebracht; sie sei aber schon an einer der nächsten Stationen wieder ausgestiegen. Der Herr habe ihr eine andere Wohnung gemietet, doch sei das Verhältnis bald ausgegangen. Sie habe einen anderen kennen gelernt, der ihr geraten habe, auf den Strich zu gehen. „Mir wollt's noch nicht in den Kopf." Er habe ihr allerhand vorgeschwätzt, es sei ihr dann auch ganz egal gewesen, „wie ich gehört hatte, daß der Mann verheiratet ist, hatte ich doch kein Interesse daran". Die Frau des Mannes habe sie dann wegen der Ehescheidung gesucht; sie sei in einer Angst gewesen, sie müsse vors Gericht, auf der anderen Seite habe ihr der andere immer mehr zugesetzt, und so sei sie dann in die Cafés gegangen. „Das Leben gefiel mir, ich hatte viel Geld in den Fingern." Sie habe sehr viel für Kleider ausgegeben. An und für sich sei ihr alles ja widerlich gewesen, aber sie habe so viel Geld verdient. Sie sei dann bald wieder gefischt worden; die Eltern hätten sie daheim haben wollen, sie habe aber nicht mehr gewollt. Sie habe 2 Jahre in Hamburg gewohnt; der Zuhälter habe von ihr gelebt; er habe sie aber gut behandelt, und sie habe ihn sehr gern gehabt. Aus Eifersucht sei sie dann weg und, da die Eltern ihr unausgesetzt geschrieben hätten, sei sie nach Hause. Die Eltern hätten sie gut aufgenommen, die Geschwister aber kein Wort gesprochen. Nach 3 Wochen sei sie deshalb wieder fort und in Hamburg wieder auf den Strich gegangen, später dann auch in ein Bordell, „da war die Freiheit nicht so wie draußen". Wegen einer Gerichtssache gegen den früheren Zuhälter sei sie dann nach einem halben Jahr nach Hannover und dort 8 Tage heimlich auf den Strich gegangen; dann habe sie Kontrolle bekommen. Auch dort habe sie einen Zuhälter gehabt. Schon nach 2 Monaten sei sie fort und nach Hamburg, Kiel, Münster, Düsseldorf, Frankfurt und Berlin gereist; „sobald ich in einer Stadt war, bin ich auf den Strich gegangen". Dazwischen sei sie wiederholt daheim gewesen, aber immer wieder weggefahren, obschon die Geschwister sich freundlicher zu ihr gestellt hätten: „es war so still". Am Schluß dieser großen Reise sei sie wieder nach Hannover, aber im Januar 1913 von dort weg und nach Köln gefahren, wo sie die Adresse eines guten Hauses gehabt habe. Sie gefalle ihr nicht, in ein paar Monaten wolle sie weg, zunächst nach Bremen, dann nach Frankfurt.

Sie sei immer ein unruhiger Geist gewesen, schon als Kind sehr wild. Sie habe sich immer leicht angefreundet, sei leicht aufgeregt, ärgere sich über Kleinigkeiten, sei leicht verstimmt, komme aber im allgemeinen ganz gut mit den Menschen aus. Ihre Stimmungen wechselten sehr, oft in einem Augenblick. Früher sei sie sehr vergnügt gewesen, jetzt mehr einsam, „jetzt könnte ich den ganzen Tag allein sitzen und meinem vergangenen Leben nachträumen". Sie gehe viel ins Theater, namentlich in Wagner, sei auch recht sentimental und rührselig. „Dann bin ich am glücklichsten, wenn ich in den Tag hineinträumen kann, über das Schöne, das ich erlebt habe, namentlich die Reisen".

Sie trinke wenig, sie werde dadurch nur verstimmt. „Besondere Empfindung" habe sie beim Verkehr nicht. Es komme nur noch selten vor, daß sich ihre „Natur errege", . Sie schlage sehr gern, aber erst seit den letzten Jahren; allerdings sei sie schon als Kind sehr grausam gewesen. Sonst liebe sie derartiges nicht.

Befund.

Sie ist ein sehr häßliches Mädchen mit breitem Gesicht und breitem Nasenrücken (Bulldoggentypus). Sie erzählt ernst, ausführlich und willig. Dabei gefällt sie sich sichtlich, sie kommt sich interessant vor, antwortet mit einer gewissen vornehm sein sollenden Ruhe, drückt sich sehr gewählt und überlegt aus; ist nicht frei von Rührseligkeit, gefällt sich etwas in der Rolle der „Verlorenen". In ihrem Wesen scheint der Zug zum Romantischen eine gewisse Rolle zu spielen. In der knappen Art, mit der sie ihre Schicksale erzählt, zeigt sie eine ganz gute Intelligenz, sie faßt auch gut auf. Es scheint richtig, daß ihr ihre eigene Persönlichkeit von großem Interesse ist, und auch glaubwürdig, daß sie mitunter über sich nachdenkt. Da sie sehr empfindlich und launisch zu sein scheint, werden die Fragen nach den Strafen auf den Schluß verschoben. Tatsächlich wird sie auch sofort verstimmt; man merkt, daß sie diese Züge nicht auf ihrem interessanten Bilde haben will. Sie gibt die Unzuchtstrafen zu; auf die Frage nach Diebstahl sieht sie mißtrauisch auf: „Das können Sie ja gar nicht wissen und wenn — ich würde nichts sagen." Trotzdem nicht weiter gefragt wird, hält die Verstimmung an. Sie hat genug, sie mag nicht mehr. Bei den Schulkenntnissen streikt sie bald ganz, es ist ihr wohl auch peinlich, weil sie so wenig weiß, und sie will nicht wie ein Schulkind ausgefragt werden. Zwischen der Intelligenzprüfung werden die Fragen aber dann doch der Reihe nach vorgenommen; die Ergebnisse der Intelligenzprüfung sind recht gut.

Objektives.

Im Januar 1907, also wie die Geier 17 Jahre alt war, erfolgte in Hamburg die Anzeige eines Schiffskochs: Er habe letzte Nacht im Café „Union" ein ihm von Ansehen bekanntes Mädchen getroffen und mit ihm den Beischlaf verabredet. Sie seien dann noch herumgezogen, und zwei weitere Mädchen seien noch hinzugekommen. In einer Wirtschaft hätten sie ihm dann, als er eingeschlafen sei, 6 bis 700 Mark aus der Brusttasche genommen. Es wurden eine „Betty", eine „Erna" und eine „Käthe" festgestellt; die „Käthe" war die Geier. Im Januar in Bremen bei den Eltern vernommen, gab diese an: „Wir saßen mit einem Schiffer zusammen an einem Tische und zechten; als er betrunken war, sagte die Betty zu der Erna, daß sie dem Schiffer das Geld stehlen wolle. Die Erna teilte mir dies mit, wir billigten den Vorschlag der Betty, und diese hat darauf dem Schiffer ein Buch aus der inneren Brusttasche des Überziehers geholt, das Geld, 100-Markscheine, herausgenommen und dann das Buch wieder in dieselbe Tasche gesteckt. Mit dem Schiffer hatten die Erna und ich bereits vorher zwei Nächte gekneipt, wir wußten, daß er viel Geld bei sich führte." Sie seien dann hinausgegangen und hätten das Geld geteilt. Sie habe 100 Mark bekommen und sich davon verschiedene Kleidungsstücke, wie Strümpfe, Handschuhe, Taschentücher gekauft. Sie sei am selben Tage nach Bremen gefahren und habe wohl gewußt, daß sie sich strafbar mache. Die Betty gab an, die Käthe habe zuerst vorgeschlagen, das zu machen. Die Geier, genannt Käthe, bestritt dies und gab über ihr Vorleben an, sie sei erst 7 Wochen in Hamburg gewesen und habe unangemeldet mit ihrer Schwester zusammengewohnt. „Wir sind unseren Eltern durchgebrannt und wollten hier in Dienst gehen, etwas Geld habe ich mitgebracht, wie dieses alle war, habe ich gegen Entgelt geschlechtlich verkehrt." Das Verfahren gegen die Betty wurde eingestellt, da sie schon früher in einer Diebstahlsangelegenheit auf Grund von § 51 wegen „schwerster Imbezillität" freigesprochen worden war. Die Geier wurde am 23. 5. 1907 mit 2 Wochen Gefängnis bestraft, und zwar wegen Hehlerei, da ihre Darstellung nicht widerlegt werden konnte. „Da sie damals erst 17 Jahre alt war und bisher nicht bestraft, erschien die erkannte Strafe für ausreichend."

Im Oktober 1910 wurde die Geier wieder wegen einer ganz ähnlichen Sache angezeigt: Ein Matrose gab an, er sei mit einem Mädchen in ein Haus gegangen. Als er aufgewacht sei, seien die Person und sein Geldbeutel mit 21 Mark verschwunden gewesen. Die Besitzerin des Hauses gab an, an dem betreffenden Tag habe eine Unbekannte bei ihr ein Zimmer gemietet. Am nächsten Morgen habe sie dort im Bett einen Mann gefunden. In der nächsten Nacht habe sie wieder kommen wollen, sie habe sie aber abgewiesen. „Ihr

Lude stand vor der Tür auf der gegenüber liegenden Straßenseite." Anonym wurde dann die Geier angezeigt; sie leugnete. Als ihr Zuhälter wurde ein Fensterputzer Krieger festgestellt. Die Geier gab an, niemals in dem betreffenden Hause gewesen zu sein, sie wohne seit 8 Tagen mit ihrem Bräutigam Krieger zusammen, sie gehe der Unzucht nach, der Krieger ernähre sich vom Kartenspiel. Der wegen Zuhälterei und Diebstahls vorbestrafte Krieger wurde ebenfalls verhaftet. Bei einer weiteren Vernehmung gab die Geier an: „Ich gebe nun zu, daß ich die 21 Mark gestohlen habe, aber nur aus dem Grunde, daß ihm das Geld nicht von anderen Personen gestohlen wird. Das Geld habe ich verbraucht." Die Geier besaß noch 15 Pfg.; sie bestritt, dem Krieger Geld zu geben. Der gab an, er habe zwar seit 4 Monaten nicht mehr gearbeitet, aber auf Rennplätzen 13 000 Mark gewonnen. Später gab die Geier noch eine nähere Darstellung des Sachverhalts: „Ich lernte den Matrosen kennen, er gab mir 10 Mark. Ich bat ihn, mir noch etwas zuzugeben, er sagte, er habe nichts mehr, ich solle ihn durchsuchen. Ich sagte, er hätte doch noch was und holte die 21 Mark aus seiner Tasche, die ich auf den Tisch legte. Er schlief dann, und es gelang mir nicht, ihn zu wecken. Gegen 6 Uhr ging ich dann deshalb weg und nahm das Geld zur Sicherheit mit. Ich hatte ihm schon früher meine Adresse aufgeschrieben. Er wollte mich nachmittags besuchen, dann wollte ich ihm das Geld wiedergeben, da er nicht kam, habe ich das Geld für mich verbraucht." Die Geier wurde darauf am 7. 7. 1910 vom Amtsgericht Hamburg wegen Diebstahls zu 2 Wochen Gefängnis verurteilt.

Ende Dezember 1910 erfolgte in Hamburg die Anzeige eines Reisenden: Er habe am Abend vorher im Café „Hamburg-Wien" zwei Mädchen kennen gelernt, mit denen er ein Restaurant besucht habe. Er sei mit ihnen dann in ein Absteigequartier gegangen. Nach dem Verkehr sei er gleich eingeschlafen; er sei etwas angetrunken gewesen. Nachmittags gegen 3 Uhr habe ihn eine Frau geweckt; die Mädchen seien weg gewesen, und es habe ihm eine goldene Uhr, eine Platinkette, ein goldener Ring mit Diamanten und eine Brillantnadel, Gegenstände im Wert von etwa 2400 Mark und 100 Mark in Bargeld gefehlt. Nachforschungen ergaben, daß es sich wieder um die Geier, genannt „Käthe", und die Erna Mahle handelte (dieselbe Erna, die auch in dem ersten Verfahren eine Rolle spielte). Beide waren verschwunden. Die Geier hatte in ihrem Quartier nur ihr Untersuchungsbuch und sieben unsittliche Postkarten zurückgelassen. Beide Mädchen wurden Mitte Januar 1911 in Frankfurt in einem Café festgenommen. Sie waren auf den Speicher geflüchtet und gaben sich dann als „Schwestern Krey" aus. Sie wohnten sonst in Frankfurt als Artistinnen Toni und Carmen Krieger aus Kassel. Die goldene Uhr wurde gefunden. Beide kamen ins Krankenhaus zur Zwangsheilung. Jener Reisende erkannte nach Photographien die Diebinnen mit Bestimmtheit. Bei der Vernehmung gab die Erna an, sie seien beide noch in derselben Nacht nach Bremen gefahren, hätten dort den Ring für 200 Mark versetzt und seien dann auch nach Hannover gereist, wo sie die Nadel für 90 Mark versetzt hätten. In dem Portemonnaie seien nur 6 bis 7 Mark gwesen. Von Hannover seien sie nach Kassel, von da nach Frankfurt gefahren, und zwar unter dem Namen Geschwister Krieger. Im Februar 1911 fand sich der Ring in Bremen bei einem Pfandleiher, wo ihn die Mutter Geier für 200 Mark versetzt hatte. Nach einem Tag hatte sie noch einmal 100 Mark darauf geliehen und schließlich noch den Pfandschein um 300 Mark verkauft. Die Mutter Geier gab bei ihrer Vernehmung an, ihre Tochter Wilhelmine sei in den letzten Dezembertagen 1910 mit ihrer Freundin von Hamburg zu ihr gekommen und habe sie gebeten, den Ring zu versetzen. Da ihre Tochter durch die gewerbsmäßige Unzucht viel Geld verdiene, habe sie deren Angabe, der Ring sei ihr Eigentum, geglaubt. 20 Mark habe ihre Tochter ihr von den 200 Mark gegeben und sei mit der Freundin wieder abgereist. Von der weiteren Beleihung des Ringes sowie vom Verkauf des Pfandscheines wisse ihre Tochter nichts. Das Geld habe sie verbraucht. „Die Ehefrau Geier wird zweifellos gewußt oder mindestens angenommen haben, daß ihre Tochter den Ring nicht auf rechtmäßige Weise erworben habe. Sie leugnete zwar zunächst, etwas von einem Ring zu wissen. Inwieweit sie sich demnach der Hehlerei schuldig gemacht hat, dürfte noch näher zu prüfen sein." Bald darauf wurde die Nadel bei einem Pfandleiher in Hannover entdeckt, wo die beiden Mädchen wieder unter anderem Namen 2 Tage gewohnt hatten. Bei ihrer Vernehmung Ende Februar 1911 in Frankfurt bestritt die Geier die Beschuldigung. Bei einer zweiten Vernehmung Mitte März in Hamburg war sie jedoch geständig und sagte nur: „ich war sehr betrunken". Am 7. 4. 1911 wurde die Erna zu 6 Monaten, die

Geier zu 7 Monaten Gefängnis verurteilt. Für die Geier wirkte strafverschärfend „die Gemeinheit der einem Schlafenden gegenüber begangenen Tat und die Gemeingefährlichkeit der Angeklagten, die ihre beiden Vorstrafen wegen genau derselben Straftaten erhalten hat". Als Milderungsgrund galt ihr angetrunkener Zustand. Die Strafe war Ende September 1911 verbüßt; ein Gnadengesuch vom Juni war abgelehnt worden.

Ende Dezember 1911 machte wieder in Hamburg ein Schlächtergeselle die Anzeige, er sei letzte Nacht von einem Mädchen angesprochen worden, und sie seien zusammen in ein Absteigequartier gegangen; es handelte sich um dasselbe Haus, in dem der letzte Diebstahl geschehen war, und in dem die Geier damals wohnte. Er habe ihr 10 Mark gegeben und in der Nacht bemerkt, daß das Mädchen sich an seinen Hosen zu schaffen machte; es hätten 3 Mark gefehlt. Er rief sofort einen Schutzmann, der die Geier festnahm. Sie gab an, er habe ihr 10 Mark, dann 3 Mark gegeben; weil er geschlechtskrank gewesen sei, habe sie ihm den Verkehr verweigert und dann „das Geld aus Ärger, damit der Kerl es nicht wieder haben sollte, ins Klosett geworfen". In einem Briefe aus dem Gefängnis gab sie dagegen an, der Schlächtergeselle habe den Schutzmann aus Ärger gerufen, weil er ihr 13 Mark gegeben habe, ohne etwas davon zu haben. Dieser gab an, er sei gar nicht geschlechtskrank, es sei nur wegen der Streiterei nicht zum Verkehr gekommen; er sei eben im Bett gewesen, als sie die 3 Mark gestohlen habe. Er habe ihr zuerst 7 Mark, dann 3 Mark „fürs Zimmer" gegeben. Die Geier bestand mit kleinen Änderungen auf ihren Angaben. Er habe gesagt, sie solle 3 Mark noch aus seiner Hose holen. Am 27. 1. 1912 wurde die Geier zu 7 Monaten Gefängnis verurteilt. Mildernd fiel die Geringfügigkeit des Objektes, verschärfend der Rückfall ins Gewicht. Die Geier legte Berufung ein, auch ihr Vater schrieb, sie habe den Eltern geschrieben, sie sei unschuldig. Im März 1912 verwarf eine Reichsgerichtsentscheidung die Berufung. Die Überführung wurde als erwiesen angesehen. Ende September 1912 war die Strafe verbüßt.

Abgesehen von diesen Vergehen wurde die Geier in Hamburg, Hannover und Braunschweig 13mal wegen Gewerbsunzucht oder wegen Übertretung von § 361[6], meist mit wenigen Tagen Haft, bestraft. Ihre erste in Hamburg verhängte Unzuchtsstrafe fällt auf den 12. 9. 1908; sie war damals also 19 Jahre alt.

Es liegen die Akten vor über in Hannover begangene Übertretungen im November 1911 und November 1912. Schon November 1911 wurde sie in Hannover als Prostituierte geführt. Sie gab damals an, sei sei am 8. 11. 1911 von Hamburg gekommen und habe schon Kontrolle geholt. Die Akten betreffen ganz geringfügige Vergehen, einmal war sie auf der Straße stehen geblieben, das zweite und drittemal wurde sie in einem Café betroffen, wo sie nicht sein durfte; auch war sie ohne feste Wohnung.

Aus den Kölner Polizeiakten geht hervor, daß sie im Januar 1913 in Köln aufgegriffen wurde und wegen Gonorrhöe ins Krankenhaus kam. Am 5. 2. 1913 bat sie um Kontrolle, sie unterstehe ihr bereits in Hamburg und Hannover.

Die Polizei des Heimatortes gab an, der Vater sei Maurerpolier, die Mutter führe den Haushalt; „recht bescheidene Verhältnisse, ordentliche Leute".

68. Anna Seiler, geborene Henker.

Geboren 24. 6. 1887 in Solingen, evangelisch, bei der Untersuchung, 3. 4. 1914, 26 Jahre alt.

Eigene Angaben.

Der Vater sei Scherenfeiler und dadurch oft mehrere Wochen von zu Hause weg. Er sei wegen Zuhälterei mit 2 Jahren Gefängnis bestraft und habe viel getrunken und auch die Mutter zum Trinken zwingen wollen. Er sei ihr auch untreu gewesen, habe sie geschlagen, ihr alle Arbeit gelassen und selbst draußen herumgelungert. Wenn er einmal ein paar Tage weg gewesen sei, habe die ganze Familie aufgeatmet. Auch die Familie des Vaters sei verrufen, die Leute seien „alle Augenblicke im Gefängnis". Die Mutter sei vor der Ehe Dienstmädchen gewesen und sehr ruhig. Früher sei sie gesund gewesen, im Laufe der Zeit aber körperlich sehr heruntergekommen und nervös geworden; sie habe auch Anfälle, besonders nach den Auftritten mit dem Vater. Die Mutter habe sehr oft geboren. Die meisten Kinder seien klein an Krämpfen gestorben; sie sei das zweite unter 7 lebenden Geschwistern; mehrfach seien Zwillinge gekommen. Ein Bruder habe wegen einer Schlägerei 8 Monate Gefängnis bekommen und sei noch vor ihr in einer Fürsorgeanstalt untergebracht worden, dann sei sie weggekommen und später die jüngeren Geschwister. Man habe das getan, damit sie die häuslichen Verhältnisse nicht hätten mit ansehen müssen. Die Verhältnisse seien kümmerlich gewesen, doch hätten sie „immer zu leben gehabt". Sie sei von Kind an immer aufgeregt gewesen und oft nachts aus dem Schlaf aufgeschreckt, „wie wenn ich ins Wasser fiele". Sie habe eine evangelische Volksschule besucht, aber viel gefehlt; sie habe sich bemüht, aber schwer behalten; sie sei dreimal sitzen geblieben. Ihr Betragen sei gut gewesen. Nach der Schule sei sie noch ein halbes Jahr zu Hause gewesen, dann wegen des Vaters in eine Anstalt gekommen, wo man sie in der Meierei beschäftigt habe. Sie habe gern gearbeitet und wenig Schwierigkeiten gemacht. Dann sei sie nach Elberfeld in ein Postkartengeschäft in Stellung gekommen. Erst dort habe sie, mit etwa 22 Jahren, ihre erste Freundschaft gehabt, und zwar mit einem Nickelpolierer, den sie flüchtig von zu Hause her gekannt habe. Erst nach ein paar Monaten hätten sie zusammen verkehrt; sie sei nach einer Tanzerei, etwas angetrunken, mit ihm nach Hause gegangen. Sie sei gleich schwanger geworden und habe deshalb kündigen müssen. Die Eltern hätten sehr geschimpft und gedroht, sie raus zu schmeißen. Bei einer verheirateten Freundin sei sie dann niedergekommen; das Mädchen sei nach 3 Tagen gestorben. Im Juni 1909 habe sie der Mann auf ihr Verlangen geheiratet. Sie hätten in ihrer Heimatstadt gewohnt; er habe anfangs gearbeitet, dann getrunken und sie beim Geringsten geschlagen. Sie habe „nie Zutrauen" zu ihm gehabt. Schon nach ein paar Monaten habe er sie auf den Strich geschickt; begonnen habe es damit, daß wenn sie morgens den Kaffee in die Fabrik gebracht habe, der Fabrikmeister ihres Mannes nach ihr gegriffen habe. Ihr Mann habe dazu gelacht und gesagt, wenn sie Geld kriege, solle sie sich ruhig alles gefallen lassen. Der Meister sei dann auch ins Haus gekommen, und sie habe auf die Aufforderung ihres Mannes mit ihm verkehrt, dann sei sie auch mit anderen gegangen, „ich war schließlich dazu gezwungen". Ihr Mann sei bald wegen Einbruchdiebstahls verhaftet worden und sie mit einer anderen Heimlichen nach Köln gegangen. Ihr Mann habe 5 ½ Jahre bekommen und sitze noch. In Köln habe sie eine Frau beschwätzt, zu ihr in ihr Haus zu kommen. Sie sei mit der anderen zusammen dort geblieben, und sie hätten Kontrolle geholt. Sie habe zu dem Zweck angegeben, sie stehe schon in Hamburg unter Kontrolle. Am ersten Abend habe sie sich so geniert, daß sie sich nicht habe ausziehen wollen, doch hätten ihr die schönen Kleider imponiert. Die Frau habe sie nicht mehr herausgeben wollen, weil sie allein gut ausgesehen habe; selbst zur Kontrolle habe sie sie begleitet. Seither sei sie im selben Haus, immer wieder habe sie sich beschwätzen lassen, da zu bleiben. Allerdings habe sie auch gedacht, „es ist doch schöner, so leicht Geld zu verdienen, als zu arbeiten". Bestraft sei sie, abgesehen von Polizeiprotokollen, nur einmal, und zwar mit 8 Monaten; sie habe einem alten Mann, der etwas für seine silberne Hochzeit in Köln habe kaufen wollen und 500 Mark bei sich gehabt habe, 450 Mark abgenommen. Die Strafe sei aber nicht gerecht gewesen, denn der Mann habe gesagt, sie solle in seine Tasche greifen, was darin sei, gehöre ihr. Der Staatsanwalt habe 18 Monate Zuchthaus beantragt, denn der Mann sei nachher vermißt worden, und man habe behauptet, sie stünde damit im Zusammenhang. Es sei aber herausgekommen, daß er sich aus Leidmut, daß er bestohlen worden sei, einige Tage später von der Rheinbrücke gestürzt habe. Man habe bei ihr alles durchsucht, aber nichts gefunden, auch seine silberne Jubiläumsuhr nicht. Eben komme sie aus dem Gefängnis; es habe ihr nichts ausgemacht, nur in der Untersuchungshaft sei sie ängstlich gewesen, aber nur „wegen des Gewissens". Sie sei schon am Bahnhof von ihrer Wirtin abgeholt worden.

Sie liege jetzt in Scheidung mit ihrem Mann und habe schon zwei Termine gehabt. Der Mann habe wegen ihrer Strafe geklagt. Mit denen zu Hause habe sie seit Jahren keinen Verkehr mehr; vor 3 Jahren sei sie zuletzt da gewesen, sie habe gesagt, sie sei in einem Geschäft.

Sie sei immer leicht aufgeregt, könne „arg wütig" werden, sei auch empfindlich und reizbar. Sie beschäftige sich mit Sticken, könne aber nicht lange sitzen. Sie möge besonders Musik und könne „das Essen dafür stehen lassen". Sie sei im allgemeinen lustig, habe nur selten traurige Gedanken, sie nehme das Leben nicht schwer, habe auch eigentlich nie bereut, doch wolle sie nach Ostern solid werden. Sie habe sich schon in einem Hutgeschäft angemeldet, nun werde sie aber hier nicht zeitig entlassen und so falle alles wieder ins Wasser. Sie habe in letzter Zeit wenig mehr verdient; die Leute hätten kein Geld mehr.

Sie sei immer „stolz" und „immer gern fein" gewesen, besonders auf Schuhe habe sie großen Wert gelegt; sie zahle 48 Mark dafür. Sie habe nie viel getrunken, sei gleich voll. Früher sei sie häufiger betrunken gewesen, dann werde sie lustig, keiner könne sie dann beleidigen. Geschlechtlich sei sie immer „kalt" gewesen; höchstens zweimal im Jahre habe sie bei Männern, die sie kenne, Empfindung. Perversitäten könne sie nicht begreifen, auch habe sie nie eine Freundin gehabt.

Befund.

Sie hat einen braunen Teint, fest zusammengewachsene Brauen und ist von ganz gefährlichem Aussehen. Sie wird vor dem Studium der Polizeiakten vorgenommen, weil sie nur kurze Zeit da ist. Die Mädchen tuschelten auf der Abteilung, sie habe einen alten Mann bestohlen und ins Wasser geworfen; es sei nichts bewiesen worden, doch komme es wahrscheinlich jetzt doch noch heraus.

Sie ist ganz ruhig, bescheiden, übermäßig zuvorkommend und etwas süßlich in ihrem Tone. Sie redet lebhaft und anschaulich, sehr rasch und viel und sucht alles möglichst verständlich und verzeihlich zu machen. Sie ist kalt, falsch, katzenfreundlich, heuchlerisch und spielt die Biedere. Bei der Besprechung des Diebstahls wird sie etwas erregt, beherrscht sich aber gut. Sie erzählt von selbst, sie habe erst 8 Monate Gefängnis gehabt und sagt dann beiläufig, es seien 18 Monate Zuchthaus beantragt gewesen. Erst als nachdrücklich bestritten wird, daß dies bei einem Diebstahl möglich sei, rückt sie mit der anderen Sache heraus. Sie versichert, es nicht gewesen zu sein, sie könnte es ja jetzt ganz gut sagen, sie habe ja ihre Strafe. Diese dunkle Geschichte scheint ihr doch sehr nah zu gehen. Sie ist ihr unbehaglich, es kommen ihr auch Tränen; man hat mitunter den Eindruck, einen Menschen vor sich zu haben, der sehr in der Klemme sitzt. Sie gibt sich auch bei der Prüfung von Schulkenntnissen und Intelligenz, die mäßige Ergebnisse hat, recht viel Mühe. Sie ist nicht sehr begabt, aber auch nicht schwachsinnig.

Objektives.

Die von ihr angegebene Schule teilt mit, daß sie ihr von Herbst 1898 bis Frühjahr 1901 angehörte und sehr unregelmäßig kam. „Ihre Entlassung erfolgte im 4. Jahrgang aus der 3. Klasse. Die Zeugnisse waren im Betragen „genügend", in allen Fächern „mangelhaft", es ist aus jener Zeit das einzige Kind, welches in Führung mit dem Prädikat „genügend" entlassen wurde. Die Eltern waren starke Gelegenheitstrinker und haben wegen Bettelns usw. wiederholt mit dem Gefängnisse Bekanntschaft gemacht."

Im Januar 1902, mit 14 Jahren, wurde Anna Henker angezeigt, weil sie Ende Dezember 1901 vom Speicher eines Sägenschneiders eine rote Kinderjacke entwendet hatte. Sie war damals bei dem Bruder des Mannes im selben Hause Dienstmädchen und hatte durch ihre Schwester das Jäckchen nach Hause geschickt. Ihre Dienstherrin gab an, sie sei bis Mitte Januar, im ganzen 3 Monate, dagewesen, sie habe wohl bemerkt, daß sie Weihnachten die Jacke eines der Kinder ihres Schwagers anhatte. Sie habe gesagt, sie habe sie geschenkt bekommen, doch habe sie bei der Mutter Henker angefragt, die das Jäckchen zurückgegeben und ihrer Tochter die heftigsten Vorwürfe gemacht habe. „Ich kann das Mädchen nur als äußerst verlogen schildern, welche auch mehrere Kleinigkeiten bei uns entwendet hat." Frau Henker gab an, die Tochter habe das Jäckchen nach Hause gebracht und gesagt, sie habe es geschenkt bekommen. Die Polizei berichtete im Februar, der älteste und der dritte Sohn der Familie Henker seien in Fürsorgeerziehung. Über den andern Kindern schwebe der Antrag. Der Vater sei ein „dem Trunke ergebener, vollständig verkommener Mann, die Mutter nicht viel besser". Die ältern Kinder hätten „schon viel von den schlechten Sitten der Eltern angenommen". Die Mutter war als uneheliches Kind einer Dienstmagd geboren und hatte in den Jahren 1897 bis 1901 dreimal kurze Haftstrafen wegen Bettels und Ausschickens der Kinder zum Betteln verbüßt; ihr Ruf sehr schlecht. Am 25. 4. 1902 wurde Anna Henker mit einem Verweis bestraft, die Mutter freigesprochen, weil sie leugnete, vom Diebstahl gewußt zu haben.

Am 26. 8. 1902 wurde die vorläufige Unterbringung der Anna Henker in Fürsorgeerziehung angeordnet. Am 1. 9. 1902 wurde sie in einem evangelischen Asyl in Elberfeld untergebracht. Im Dezember wurde der endgültige Beschluß ausgesprochen und zugleich den Eltern das Recht der Sorge für ihre 7 Kinder entzogen. Dem Beschluß gingen umfangreiche Erhebungen voraus, von denen das Wichtigste in ihm selbst enthalten ist. Der Vater war Scherenschleifer und Gelegenheitsarbeiter; er hatte ein steifes Bein und ging an Krücken. „In nüchternem Zustande" war an ihm „nichts auszusetzen", doch trank er. Die unehelich geborene Mutter war kräftig, jedoch geistig beschränkt und trank ebenfalls. Die Wohnung wird als „baufällige Spelunke" geschildert, die ganze Familie schlief in einem Zimmer. „Die drei kleinsten Kinder kauern in der elenden Wohnung, in der kein Stuhl vorhanden ist, auf dem Boden herum und frieren, da sie kaum die nötigsten Kleidungsstücke am Leibe haben". Im Dezember 1902 wurde noch ein 8. Kind geboren, das aber kurz darauf starb. Ein Lehrer wurde den Kindern als Pfleger bestellt, da sämtliche Verwandte in „mehr oder minder schlechtem Rufe" standen. Über alle Kinder wurde Schlechtes berichtet, besonders über die Anna. Der Beschluß lautet folgendermaßen:

„Den Eheleuten Anton Henker und Maria geborene Zank wird das Recht der Sorge für die Person und das Vermögen ihrer Kinder, 1. Arthur Henker, geb. 4. 3. 1885, 2. Anna Katharina Henker, geboren 24. 6. 1887, 3. Gustav Henker, geboren 8. 4. 1889, 4. Eva Henker, geboren 9. 1. 1891, 5. Rosa Henker, geboren 4. 6. 1892, 5. Erich Henker, geboren 21. 7. 1898, 7. Wilhelm Henker, geboren 14. 10. 1900, dem Vater zugleich das Recht des Nießbrauches an dem Vermögen der genannten Minderjährigen hiermit entzogen. Zugleich wird für die genannte Anna Henker, evangelisch, z. Z. im Elberfelder Zufluchtshaus vorläufig untergebracht, die Fürsorgeerziehung hiermit angeordnet. Gründe: Die Eltern Henker sind verheiratet in beiderseits erster Ehe seit dem 10. 10. 1884. Aus der Ehe sind 8 Kinder vorhanden gewesen, von welchen der am 7. 4. 1900 geborene Hugo am 17. 12. 1902 gestorben ist. Der älteste Sohn Arthur ist durch Urteil vom 19. 8. 1898 einer Erziehungs- bzw. Besserungsanstalt auf Grund § 56 StGB. überwiesen; er stand unter Anklage des Diebstahls und der Bettelei. Aus der Anstalt entwichen, wurde derselbe wegen einfachen und schweren Diebstahls am 17. 10. 1902 mit 6 Monaten Gefängnis bestraft. Für den damals 10jährigen Gustav wurde durch Beschluß vom 10. 11. 1899 die Zwangserziehung für erforderlich erklärt auf Grund des Gesetzes vom 13. 3. 1877. Er hatte einen anderen Knaben verleitet, mit ihm in einen fremden Keller einzudringen, um zu stehlen. Die Knaben entwendeten eine eiserne Stange, die sie verkauften und deren Erlös von 18 Pfg. sie vernaschten. Außerdem hatte er in unmittelbarer Nähe der ‚Cholera-Baracke' dürres Gras angezündet. Das Bauwerk wurde nur durch eiliges Eingreifen von in der Nähe befindlichen Personen vor Feuersgefahr bewahrt. In dem Urteil bzw. Beschluß ist festgestellt, daß die Eltern Henker ganz ungeeignet seien, die Kinder zu erziehen. Der Vater ist nach einem Bericht der städt. Verwaltung ein roher, zu Gewalttaten neigender, zeitweise arbeitsscheuer, dem Trunk ergebener Mensch. Am 3. 7. 1891 wegen Diebstahls mit 3 Tagen Gefängnis, am 21. 9. 1894 wegen gefährlicher Körperverletzung mit 1 Jahr 6 Monaten Gefängnis und am 4. 4. 1901 wegen Bettelns mit 3 Tagen Haft bestraft, wurde er außerdem am 11. 6. 1897 und am 4. 10. 1898 mit je 3 Tagen Haft bestraft, weil er seine Kinder zum Betteln angehalten hatte.

Die Mutter Henker wird in dem angezogenen Bericht als ebenfalls dem Trunke ergeben und faul bezeichnet. Auch diese wurde wegen Anhaltens ihrer Kinder zum Betteln mit je 3 Tagen Haft am 11. 6. 1897 und 4. 10. 1898 gleichzeitig mit ihrem Mann bestraft.

Weil die Eheleute Henker nach obigem Bericht „fast stets in Streit und Zank lebten", wobei die gemeinsten Schimpfworte gebraucht, die Frau in der Regel mißhandelt, das wenige Mobiliar zertrümmert wurde, alles unter den Augen ihrer Kinder, so mußte die Familie die ihr von der Armenverwaltung im Familienhaus gewährte Wohnung räumen.

Auch der in dem Verfahren gegen die Eltern auf Entziehung der elterlichen Gewaltrechte für die Kinder bestellte Pfleger schildert die häuslichen Verhältnisse als recht traurige, besonders auch die jetzige, aus zwei Zimmern bestehende Wohnung, und ferner den Lebensunterhalt der Kinder, der jeder Beschreibung spotte. Die Kinder seien ‚auf das Mitleid der Mitmenschen angewiesen', jedoch zögen sich die meisten Wohltäter nach und nach zurück, weil die Eltern, besonders der Vater, sehr dem Trunk ergeben seien und das wenige, was einkomme, auch noch durchgebracht werde. Von einer regelrechten Erziehung der Kinder könne in dieser Familie keine Rede sein, da dieselben täglich von ihren Eltern nichts Gutes sähen und hörten. Bezüglich der Familie sei nichts Besseres am Platze als daß die ganze Familie aufgehoben werde, da Mann und Frau es eben nicht in der Hand hätten, für sich und ihre Kinder zu sorgen.

Am 21. 9. 1894 war der Vater wegen gefährlicher Körperverletzung zu 1 Jahr 6 Monaten Gefängnis verurteilt worden; sodann war er in den Jahren 1891 bis 1902 147mal bestraft worden, weil seine Kinder die Schule geschwänzt hatten.

In dem Berichte des Vorstehers des Zufluchtshauses Elberfeld vom 30. 11. 1902 heißt es: ‚den Vater Henker kenne ich als früherer Gefängnisgeistlicher und halte ihn für völlig ungeeignet, Kinder zu erziehen; dasselbe habe ich auch von der Mutter gehört.'

In dem Bericht eines Pfarrers vom 7. 6. 1902 über die minderjährige Anna heißt es: ‚Die Eltern sind zur Erziehung der Kinder durchaus ungeeignet und bedürften selbst beständiger Aufsicht. Vater und Mutter sollen beide zum Trunke neigen; Ordnung und Zucht im Haushalte gibt es nicht.' Aus den voraufgeführten tatsächlichen Feststellungen geht hervor, daß die Eltern das Recht der Sorge für die Person ihrer Kinder mißbraucht haben, indem sie solche zum Betteln angehalten, daß sie sich der Erziehung ihrer Kinder nicht pflichtgemäß angenommen, wie vor allem auch die gegen den Vater verhängten Schulstrafen beweisen, daß sie sich durch ihre Lebensweise, besonders Trunksucht, ehelichen Zank und Streit, zumal in Gegenwart der Kinder, sich eines unsittlichen Verhaltens schuld gemacht, daß sie ihre Kinder in körperlicher als sittlicher Pflege, letztere auch schon durch das eigene schlechte Beispiel, vernachlässigt haben. Daß durch dieses pflichtwidrige Handeln und Verhalten der Eltern die bei ihren Kindern festgestellte erschreckliche Verwahrlosung Platz greifen mußte und eingetreten, die Gefährdung des geistigen und leiblichen Wohles ihrer Kinder im wesentlichen durch das Verschulden der Eltern verursacht ist, bedarf angesichts der obigen Feststellung keiner weiteren Ausführung. Zwar behaupten die Eltern, daß nur Armut sie und ihre Kinder zu Bettlern gemacht, Mangel an Schuhwerk die Kinder von der Schule fern gehalten, sodann der Vater, daß er stets fleißig arbeite, falls er Arbeit erhalte, daher eine Vernachlässigung der Kinder und eine Gefährdung ihres Wohles durch die Schuld der Eltern keinesfalls herbeigeführt worden sei, noch auch zukünftig herbeigeführt werde. Diese Auslassungen sind aber schon durch obige Tatsachen widerlegt, aus welchen unzweifelhaft nachgewiesen ist, daß das ganze häusliche Familienelend, insbesondere auch die offenbar vorhandene große wirtschaftliche Not, doch durch das pflichtwidrige Verhalten der Eltern verschuldet ist. Die von der städtischen Armenpflege gewährte Unterstützung mußte zurückgezogen, die ihnen gebotene Wohnung im Familienhause geräumt werden, weil die Eltern sich der Unterstützung nicht würdig zeigten und durch ihre immerwährenden Streitigkeiten den Familienfrieden in diesem von zahlreichen Familien bewohnten Hause geradezu gefährdeten. Auch die freiwillige Liebestätigkeit, welche durch die mitleiderweckenden Kinder hauptsächlich angeregt, sich der Familie Henker angenommen hatte, zog sich nach und nach zurück mit Rücksicht auf das unwürdige und pflichtwidrige Verhalten der Eltern. Bei seinem Arbeitgeber hat der Vater keine ständige Arbeit, wie letzterer selbst zugibt. Es mag ihm auch, wie dies nach Angaben der Zeugen Eheleute Roth und Schmitz jedenfalls vor 10 bis 17 Jahren der Fall war, geglaubt werden, daß der Vater, wenn er Arbeit hat, fleißig ist, jedenfalls wird das, was verdient wird, nicht pflichtmäßig, zumal bei der vorhandenen Not, für seine Familie verwandt, sondern meist in Schnaps umgesetzt. Hierin liegt aber ein wesentliches Verschulden der Eltern an der leiblichen Verwahrlosung ihrer Kinder, wozu sodann durch das weitere unsittliche Verhalten der Eltern besonders auch die Gefährdung des geistigen Wohles der Kinder verschuldet wird.

Dadurch, daß der Vater für den Unterhalt nicht pflichtschuldigst sorgt, verletzt er das Recht seiner Kinder auf Gewährung des Unterhaltes, dessen erhebliche Gefährdung nach dem ganzen bisherigen Verhalten des Vaters auch für die Zukunft zu befürchten steht.

Die Mutter hat nach den stattgehabten Ermittlungen ihre Arbeiten im Haushalt in früheren Jahren durchweg ordentlich geführt. Die Milchfrau, welche seit etwa 4 Jahren dorthin die Milch bringt, sich aber um die Familienverhältnisse gar nicht kümmert, hat von der Frau ‚immer einen ordentlichen Eindruck erhalten'. Auch der Pfleger bekundet, daß nach seiner Überzeugung die Ehefrau Henker, ‚wenn sie sich in besseren materiellen Verhältnissen befände', insbesondere regelmäßige Unterstützung erhielte, für ihren Haushalt, besonders auch für ihre Kinder, besser sorgen würde. Die hiesige Ortsgruppe des Rhein.-Westfälischen Frauenverbandes, die besonders auch die Armen- und Waisenpflege bestens zu fördern strebt, hat sich der besonderen Fürsorge der Familie angenommen. Es soll versucht werden, bei Hebung der gegenwärtigen materiellen Not durch Verschaffung von regelmäßiger, lohnender Arbeit den Vater Henker in den Stand zu setzen, den Unterhalt für sich und seine Familie zu verdienen und also vor materiellen Sorgen zu bewahren. Die Eltern haben ernste Besserung gelobt, insbesondere wollen sie sich eines soliden Lebenswandels und eines wohlgesitteten christlichen Familienlebens befleißigen, wobei ihnen die angebotene freiwillige Liebestätigkeit des Frauenverbandes tatkräftig zur Seite stehen wird.

Wenn daher auch die Voraussetzungen des § 1666 BGB. gegen die Eltern vorliegen und nach Lage der Sache die elterlichen Gewaltsrechte im Interesse der Kinder zu entziehen waren, andererseits aber auch beim Fortbestehen der derzeitigen Verhältnisse eine Verwahrlosung der Kinder Eva, Rosa, Erich, Wilhelm bestimmt zu erwarten sein dürfte, so daß jetzt schon auch für diese Minderjährigen die Anordnung der Fürsorgeerziehung in Frage steht, so erscheint es dennoch mit Rücksicht auf den subsidären Charakter des Fürsorgeerziehungsgesetzes vom 2. 7. 1900, welches die öffentliche Fürsorge nur eintreten läßt, wenn alle anderen Mittel versagen, oder einen bestimmten Erfolg nicht erwarten lassen, durchaus angezeigt, den Versuch durch den Frauenverband zu wagen. Dies um so mehr, als das Vormundschaftsgericht sofort in Kenntnis gesetzt werden soll, falls dessen Einschreiten geboten erscheint, insbesondere bei einem weiteren pflichtwidrigen Verhalten des Vaters. Zudem sind die Verhandlungen bezüglich der vier jüngsten Kinder und des minderjährigen Arthur noch nicht abgeschlossen. Für die minderjährige Anna Henker dagegen ist Anordnung der Fürsorgeerziehung unbedingt erforderlich.

Durch Urteil vom 25. 4. 1902 ist diese Minderjährige wegen Diebstahls mit einem Verweis bestraft auf Grund von §§ 242, 57 StGB. Weihnachten 1901 hatte dieselbe nach den Urteilsgründen eine Jacke angezogen, welche die Dienstherrschaft bereits bei den Kindern ihres Schwagers und Mitbewohners des Hauses bemerkt hatte, welche die Minderjährige auf Befragen der Herrschaft nach der Herkunft als von ihrer Mutter erhalten zu haben bezeichnete. Trotzdem sich herausstellte, daß der Tochter des Hauses das Jäckchen fehlte, blieb die Minderjährige dabei, dasselbe von ihrer Mutter geschenkt erhalten zu haben und brachte das Jäckchen in die elterliche Wohnung. Obgleich die Mutter Henker tags vorher der 12jährigen Haustochter, welche das Jäckchen zurückerhalten sollte, erklärt hatte, sie wüßte von demselben nichts, brachte die Mutter am 29. 12. 1901 dasselbe zurück, ihrer Tochte Anna die heftigsten Vorwürfe über das Geschehene machend. Die Mutter war wegen Hehlerei unter Anklage gestellt, aber freigesprochen worden.

Die Dienstherrschaft schildert die minderjährige Anna Henker als ‚äußerst verlogen‘, die ihr ‚auch mehrere Kleinigkeiten entwendet‘ habe.

Die bereits zur Fürsorgeerziehung überwiesene gleichaltrige Hedwig Axer hat bei ihrer polizeilichen Vernehmung vom 24. 5. 1902 bekundet, daß sie mit der minderjährigen Anna Henker mit zwei halbwüchsigen Burschen in den Volksgarten gegangen sei, daß beide Burschen beiden Mädchen unter die Röcke gegriffen hätten. Die minderjährige Henker, welche zugegeben hatte, mit der Axer und den Burschen im Volksgarten gewesen zu sein, aber bestritten, daß dieselben an ihr unzüchtige Handlungen vorgenommen, widerrief bei einer abermaligen Vernehmung am 29. 5. 1902, überhaupt mit der Axer im Volksgarten gewesen zu sein; ihre früheren Angaben seien von Anfang bis Ende erfunden. Die Axer folgte diesem Beispiel. Bei der Verlogenheit dieser beiden minderjährigen Frauenspersonen und deren Verkommenheit wurden deren zudem fortwährend wechselnden Angaben ‚nach keiner Richtung‘ geglaubt, so daß auch in Ermangelung weiterer Verdachtsmomente die angeschuldigten Burschen außer Verfolgung gesetzt wurden.

Der frühere Lehrer der minderjährigen Henker schreibt in seinem Bericht vom 12. 6. 1902 über dieselbe: ‚Ihr Schulbesuch war namentlich in letzter Zeit sehr unregelmäßig. Um ihre Schularbeiten kümmerte sie sich kaum und war stets unaufmerksam und träge. Sie machte schon in den letzten Schuljahren einen widerwärtigen Eindruck, und ich fand mich genötigt, andere Kinder vor ihrem Umgang zu warnen, da dieselbe in den umliegenden Büschen allerhand Unsinn mit verdorbenen Buben machte. Henker war schon in ihrer Schulzeit ein sittlich verkommenes Mädchen. Am 1. 5. 1901 wurde sie aus der 3. Klasse der sechsklassigen Schule entlassen.‘

Unterm 22. 8. 1902 bittet der Vater Henker zu polizeilichem Protokoll ‚um möglichst baldige Unterbringung‘ seiner Tochter Anna in einer Anstalt, da dieselbe ‚trotz aller Ermahnungen und Züchtigungen weder arbeiten noch seiner Frau im Haushalt helfen wolle'. Als sie sich geweigert habe zu arbeiten und der Vater Henker sie hierfür habe züchtigen wollen, sei sie fortgelaufen und die ganze Nacht ausgeblieben. Beim Arbeitgeber habe sie sich auf Namen des Vaters 3 Mark Vorschuß geben lassen, was die Minderjährige zugibt und geschehen sei, um nach Elberfeld zu fahren und dort eine Stelle zu suchen. Durch Beschluß hiesiger Stelle vom 26. 8. 1902 wurde auf Grund des § 5 F.-E.-Ges. vom 2. 7. 1900 vorläufige Unterbringung der minderjährigen Anna Henker angeordnet, und dieselbe befindet sich seit dem 1. 9. 1902 im Zufluchtshaus in Elberfeld.

Der Armenkontrolleur bekundet bei seiner Vernehmung vom 1. 9. 1902: ‚Ich stehe in Diensten der Stadt als Armenkontrolleur. In demselben Hause wie ich wohnte bis vor kurzem die Familie Henker seit 5 Jahren. Bei meiner amtlichen Tätigkeit habe ich bis heute keine Familie in Solingen kennen gelernt, die so verkommen und so verlogen ist, wie die Familie Henker. Die Anna Henker arbeitet bei Tage nicht, sie stiehlt, ist schmutzig und derartig verlogen, daß man ihr überhaupt nichts glauben kann. Sie ist mannstoll, sie sucht bei jeder Gelegenheit mit jungen Leuten anzubändeln, sie läuft ihnen nach und treibt sich meistens mit Mannspersonen bei Nacht im Walde herum. Ich habe sie öfter dabei betroffen. Vor einigen Wochen habe ich sie mit der Peitsche in ihre Wohnung getrieben, weil sie sich mit Handlangern zu schaffen machte usw.'

Der Vorsteher des Zufluchtshauses schildert die Henker in seinen Berichten wie folgt: ‚Sie ist eins der schlechtesten und verwahrlosesten Mädchen, die ich je aufgenommen habe. Sie lügt und betrügt, wo sie es nur kann, stellt sich vor den Augen der sie beobachtenden Personen fleißig an, tut aber ohne Zwang nichts von Arbeit; in ihren Reden ist sie schrecklich schmutzig und wird dadurch meiner Anstalt geradezu gefährlich. Zweimal hat sie es versucht, von hier heimlich zu entlaufen, wobei sie sehr raffiniert verfuhr. Obwohl sie mir und den Schwestern lange die Lüge aufrecht erhielt, daß sie sich noch nicht habe geschlechtlich gebrauchen lassen, so hat sie es doch anderen Pfleglingen gegenüber in der denkbar schamlosesten Form erzählt und schließlich auch mir gegenüber zugestanden usw.' Unterm 5. 12. 1902 wird sodann seitens der Anstalt mitgeteilt, daß die Anna Henker im vierten Monat schwanger sei.

Der Bericht des Lehrers, das Zeugnis des Armenkontrolleurs, vor allem der Anstaltsbericht vom 30. 11. 1902 schildern den Charakter und den sittlichen Zustand der minderjährigen Anna Henker so genau, daß es eines Kommentars nicht bedarf. Die Minderjährige ist vollständig verwahrlost und durch und durch verdorben. Die Eltern haben einen erziehlichen Einfluß guter Art auf die Minderjährige nicht gehabt, sind überhaupt zur Erziehung ihrer Kinder ganz ungeeignet. Die Unterbringung der Minderjährigen bei einer strengen Herrschaft würde bei der Persönlichkeit und der hochgradigen Verwahrlosung derselben keinen Erfolg erhoffen lassen. Im Gegenteil, die Minderjährige würde bei der ersten Gelegenheit die ihr völlig ungewohnte Schranke einer Hauszucht und Ordnung völlig durchbrechen, um in ihren bisherigen schlechten Lebenswandel bald völlig unterzugehen. Die Minderjährige vor völlig sittlichem Verderben zu bewahren, erscheint die öffentliche Fürsorge geboten. Die Voraussetzungen des § 1 Nr. 3 F.-E.-Ges. vom 2. 7. 1900 liegen vor; auf Grund dieser Bestimmung wurde die Fürsorgeerziehung für die minderjährige Anna Henker angeordnet." —

Wie schon aus dem Beschlusse hervorgeht, führte sich Anna Henker zunächst in Elberfeld sehr schlecht. Im September 1903 wird sie für eine Stelle als noch nicht geeignet bezeichnet, 1904 führte sie sich besser, so daß sie am 1. Oktober zu einem Oberlehrer in Barmen in Stellung kam, wo sie sich anfangs gut benahm, aber mehrmals zu lange ausblieb. Schon am 20. November entlief sie, wurde aber am 25. wieder in das Asyl zurückgebracht. Dieses schreibt im März 1905, daß sie sich seit dem Fluchtversuch nicht gut geführt habe, passiven Widerstand leiste, mürrisch und träge sei und andere Pfleglinge zu offenem Ungehorsam verleite. „Sie hat dabei über eine Schwester so schändliche und gemeine Ausdrücke gebraucht, daß hierdurch eine förmliche Aufregung unter den Pfleglingen entstand, die hätte gefährlich werden können, wenn es mir nicht gelungen wäre, sie im Entstehen zu unterdrücken." Versetzung in eine strengere Anstalt schien geboten, und so wurde Anna denn auch am 29. 3. 1905 in die Provinzial-Erziehungsanstalt gebracht. Bei der Aufnahme waren die Kenntnisse „ungenügend", Religion „mangelhaft". Sie machte große Schwierigkeiten, zertrümmerte im April ohne jede Veranlassung zwei Fensterscheiben in ihrer Zelle und war oft sehr ausgelassen. Im August 1905 heißt es einmal über sie: „Ihr ganzes Verhalten ging darauf aus, daß man sie wegen ihres Betragens tadeln sollte, damit sie dann einmal recht gemein werden konnte; mehrmals verlangte sie in Arrest gebracht zu werden, oder sie skandalierte in ihrer Zelle, schlug auf die Türe oder sang, daß es durch das Haus schallte. Da sie noch immer nicht in Arrest kam, blieb sie nach dem Kirchengange im Flur stehen, weigerte sich in die Zelle zu gehen und wollte in Arrest. Dieser Wunsch wurde erfüllt." Mehrfach kam sie in Arrest, häufig wird ihr lautes, ausgelassenes Wesen, ihr geringes Arbeitspensum, über Sachbeschädigungen und rohe Ausdrücke geklagt. Einmal behauptete sie, es seien Haare in der Suppe. „Als sich ihre Aufseherin hiervon überzeugen wollte, wurde dieselbe unverschämt frech, goß die Suppe über den Tisch, zerschlug letzteren mit dem Handbesen, schrie und tobte derart, daß ihre Unterbringung in der Arrestzelle erfolgen mußte." Im Mai 1906 wußte sie vom Fenster aus die Aufmerksamkeit männlicher Zöglinge zu erregen. Beim Abendmahl glaubte sie einmal ihren Bruder in der Kirche zu sehen und heulte so, daß es alles übertönte. Auch noch 1906 wird immer über ihr Schimpfen „in der gemeinsten, schmutzigsten, gar nicht wiederzugebenden Weise", ihre rohen Ausdrücke, ihre Faulheit berichtet. Dennoch wurde im Oktober desselben Jahres, da sie sich seit Anfang August befriedigend geführt und „sich recht viel Mühe gegeben" hatte, „ihre Fehler abzulegen", eine Anstalt milderer Form vorgeschlagen. So kam sie am 10. 12. 1906 in ein anderes, evangelisches Fürsorgeheim, das nach Einsicht der Akten „schweren Herzens" und nur versuchsweise aufnahm. Die Anstalt schreibt: „Sie war ein sehr schwieriger Charakter und in sittlicher Beziehung sehr gefährdet, nahm sich aber auch wieder sehr zusammen und war zu Zeiten folgsam und willig und gab sich große Mühe." Manchmal war sie sehr gut zu leiten, gelegentlich zeigte sie „einen geradezu furchtbaren Jähzorn", in dem sie sich zu Tätlichkeiten hinreißen ließ, wenn sie nicht daran gehindert wurde. „In ihrem Zorn war sie maßlos"; ferner galt sie als sehr verlogen. Sie arbeitete von dem Heim aus als Packerin in einer Fabrik. Den Akten nach gab sie sich namentlich im Herbst 1907 „unverkennbar Mühe". Im März 1908 erkrankte sie ernstlich an einer Lungenentzündung; sie mußte aber sehr früh aus dem Krankenhaus ins Heim zurückgenommen werden, da sie dort mit einem Kranken angebändelt hatte, dem Onkel eines anderen Fürsorgezöglings, und der dann auch versuchte, sie zu besuchem. Am 27. 6. 1908 wurde sie bestimmungsgemäß nach Hause entlassen.

Die Vormundschaftsakten enthalten noch sehr vieles über die weiteren Schicksale der Geschwister Arthur, Gustav, Eva, Rosa, Erich, Wilhelm. Die Diebstähle des Gustav wurden in dem Beschluß schon erwähnt; später wird nur noch über ihn berichtet, daß er sich als Lehrling eines Schuhmachers gut führte. Auch die Diebstähle Arthurs, der schon September 1898 unter Zwangserziehung kam, wurden schon erwähnt. Er kam früh in eine Erziehungsanstalt, wo er mehrfach entwich. Ein „tief eingewurzelter Hang zum Vagabundentum" wird erwähnt; nach seinem Entweichen strolchte er umher, bettelte, wanderte, stahl und führte falsche Papiere. Auch über die Eva wird geklagt: sie sei zwar „artig und folgsam", habe aber „äußerst mangelhafte Kenntnisse und Fertigkeiten", behandle ihre Lehrmittel haarsträubend und sei so unsauber, „daß ihr eine Bank allein angewiesen werden mußte". Sie kam im Frühjahr 1906 in ein Mädchenheim, wo sie „nachlässig in aller Arbeit und leicht, von unbescheidenem, zanksüchtigem Wesen" war. Auch „ihr Äußeres und ihr kleiner Wuchs" machten sie für einen Dienst nicht geeignet, sie kam im Sommer 1908 in Fürsorgeerziehung, aus der sie im Januar 1912 entlassen wurde.

Auch Rosa war in der Schule sehr zurück und ihn ihrer Kleidung so unordentlich und unsauber, „daß ihre Mitschüler nicht neben ihr sitzen wollten". Ihr Betragen war befriedigend; sie schien eher „still, zurückhaltend, scheinbar verschlossen, willig und folgsam". Als sie 1907 in einen Dienst gebracht werden sollte, entwich sie jedoch unterwegs in einem Ort, wo Kirmes war, worauf sie ins selbe Mädchenheim kam wie ihre Schwester Eva. Zweimal brannten sie gemeinsam durch. Einmal wird über ihr „wohl mit ihrer an Schwachsinn grenzenden Minderwertigkeit zusammenhängendes Bettnässen" geklagt. Sie kam am selben Tage wie ihre Schwester Eva unter Fürsorgeerziehung. Im September 1908 wurden beide Schwestern getrennt; Rosa wurde Juni 1913 aus der Fürsorge entlassen. Bezeichnend ist ein Brief, den beide gemeinsam im März 1908 ans Gericht schrieben, sie möchten wieder „in das bürgerliche Leben eingeweiht" sein und nicht in dem Heim bleiben. „Denn heutzutage hat man sehr leicht giftige Schlangen um sich, die einen in den Abgrund der Sünde stürzen wollen."

Erich und Wilhelm kamen schon früh in ein Knabenheim und im April 1909 unter Fürsorgeerziehung. Erich galt als guter, aufmerksamer und fleißiger Schüler; Wilhelm war „faul, auch nicht so begabt" und wegen Knocheneiterung oft lang im Krankenhaus. Auf Beschwerde des Landeshauptmanns, der besondere erziehliche Maßnahmen nicht für notwendig hielt, wurde der Beschluß wieder aufgehoben. In der Anstalt galten beide als „erzieherisch nicht die schlechtesten Kinder", doch ließen sie sich, trotz im allgemeinen guter Führung, häufig „kleine Unredlichkeiten zuschulden kommen".

Sämtliche Kinder waren im April 1908 in Anstalten; dauernd wird die häusliche Umgebung als unbeschreiblich übel geschildert. Einmal bat der Pfleger, ihn „doch nicht für alle Zeit in dieser traurigen Familie als Pfleger zu belassen".

Im Juni 1909 wurde die Henker in Barmen angezeigt, weil sie ihrer Logierwirtin Schnürschuhe entwendet hatte. „Als die Henker sich entdeckt sah, versuchte sie die Schuhe durch das Fenster ihrem draußen stehenden Liebhaber, dem Nickelpolierer Seiler, zuzuwerfen." Sie war geständig, sagte, ihr Bräutigam sei über den Diebstahl unterrichtet gewesen, und sie habe aus Not gehandelt, denn sie sei in Hoffnung, und ihr Bräutigam habe seit langer Zeit keine Stelle. Seiler war verschwunden und wurde erst einige Wochen darauf in Solingen vernommen. Er bestritt die Hehlerei und sagte, die Henker sei jetzt seine Frau. Die Polizei Solingen empfahl Vorsicht seinen Angaben gegenüber, da das Ehepaar nicht in gutem Ruf stehe. Seiler war damals wegen Diebstahls, gefährlicher Körperverletzung, Sachbeschädigung, schwerer Urkundenfälschung, Betrugs mehrmals, im ganzen fünfmal, vorbestraft, die Höchststrafe beträgt 1 Jahr Gefängnis. Am 8. 9. 1909 wurde die Frau Seiler mit einem Tag Gefängnis bestraft.

In diesem Jahre laufen verschiedene Delikte der Eheleute Seiler nebeneinander her. Im Mai 1909 wurde bei einem Althändler in Elberfeld eingebrochen und eine ganze Reihe von Uhren, Ringen und Kleidungsstücken erbeutet. Die Täter konnten zunächst nicht ermittelt werden. Im Februar 1910 erfolgte die Anzeige einer Firma, die Eheleute Seiler hätten im Juli verschiedene Möbel gekauft, die Sachen aber vor 3 Wochen, nachdem erst 46 Mark abgezahlt gewesen wären, weiter verkauft; sie hätten die Wohnung verlassen und trieben sich umher. Im März hatte Seiler in einer Stehbierhalle einen Spielautomaten erbrochen, angeblich, weil er einige Tage kein ordentliches Essen mehr bekommen hätte. So kamen die verschiedensten Dinge zusammen. Im April 1910 wurde in Solingen bei einem Althändler ebenfalls mit reichem Erfolg eingebrochen. Die Uhren wurden versetzt, und dadurch kam man auf die Spur des Seiler. In der Wohnung seiner Eltern und bei seiner Frau fand man nichts als eine Pappschachtel mit Schuhen, die von dem ersten Einbruchdiebstahl stammten. Seiler war nach anfänglichem Leugnen geständig. Er wird als ein „ganz raffinierter und arbeitscheuer Mensch" bezeichnet. Seine Frau war damals „schwer krank im Krankenhaus". Im Mai 1910 entwich der Seiler aus dem Gefängnis, aus dem er kurz vorher geschrieben hatte, man möge gegen seine Frau einen Haftbefehl erlassen, da er gehört habe, diese wolle sich flüchten, und die Sache dann in die Länge gezogen würde. Er bat auch, sie wegen gewerbsmäßiger Umhertreiberei zu verhaften.

Nach einem Bericht der Heimatpolizeibehörde in diesen Tagen war das Ehepaar seit dem 26. 6. 1909 verheiratet. „Seiler hat immer wenig gearbeitet, viel herumgebummelt, und sah man ihn auch öfters betrunken. Dadurch war seine Frau gezwungen, in die Fabrik zu gehen, um leben zu können. Richtig ist, daß Frau Seiler in dem Ruf stehe, daß sie sich Männern preisgebe, jedoch haben sich bisher bestimmte Beweise dafür nicht ermitteln lassen." Seit der Seiler sich in Untersuchungshaft befindet, solle seine Frau in Köln gewerbsmäßige Unzucht treiben.

Im Juni 1910 begann dann in Trier ein Verfahren wegen Zuhälterei gegen den dort verhafteten Seiler und wegen gewerbsmäßiger Unzucht gegen seine Frau. Ein Feldhüter hatte Ende Mai beobachtet, wie die Frau Seiler sich in Gegenwart ihres Mannes hatte gebrauchen lassen, und er seiner Frau Herren zugeschickt hatte. Die Eheleute wohnten einige Tage in einer Herberge, doch mußte der Wirt schon am zweiten Abend Kredit geben, „von da ab waren sie aber immer genügend mit Geldmitteln versehen". Sie seien stets abends zwischen 10 und 11 Uhr gekommen und hätten bis gegen Mittag des nächsten

Tages geschlafen. Anfangs Juni wurde dann die Seiler vernommen. Sie hatte sich bereits am 9. 5. 1910 in Köln unter Kontrolle stellen lassen und gab an, sie habe die Adresse ihres Mannes, der kurz in Luxemburg gearbeitet habe, erst durch ihre Eltern erfahren; er sei im Mai nach Köln gekommen; sie hätten von ihren Ersparnissen zusammen gelebt. Ihr Mann habe nicht gewußt, daß sie in Trier der Unzucht nachgehe; sie habe in Trier auch nur ihren Schwager besuchen wollen. Es erfolgte Haftbefehl gegen beide Eheleute, und es stellte sich als richtig heraus, daß Seiler 2 Tage im Luxemburgischen gearbeitet hatte. Am 6. 7. 1910 wurde Seiler wegen Zuhälterei zu 1½ Jahr Gefängnis und 5 Jahren Ehrverlust, seine Frau wegen gewerbsmäßiger Unzucht zu 6 Wochen Haft verurteilt, und beide wurden der Landespolizei überwiesen. Seiler beantragte Wiederaufnahme des Verfahrens, wurde aber abgewiesen; später schrieb er aus dem Arbeitshaus wiederholt querulierende Briefe. Im August 1910 wurden dann die verschiedenen Unterschlagungen und Diebstähle verhandelt. Seiler wurde im ganzen zu 2 Jahren 6 Monaten Gefängnis verurteilt; seine Frau war wieder verschwunden. Sie wurde dann am 15. 9. 1910 wegen Unterschlagung zu einem Monat Gefängnis verurteilt, weil sie Möbel, die sie noch nicht bezahlt hatte, weiter verkauft hatte; ihr offenes Geständnis und ihre Notlage kamen in Betracht. Ihr Mann hatte durch eine militärische Übung eine Stelle verloren, in der er 9 Jahre gewesen war. Auch in dieser Sache beantragte Seiler vom Gefängnis aus Wiederaufnahme des Verfahrens; er habe das Geständnis in ,,Geistesabwesenheit" gemacht. Die Beschwerde gegen das Urteil wurde im Dezember 1911 abgewiesen. Die Briefe des Seiler aus dem Gefängnis sind ganz übel, gehässig, mitunter frömmelnd und hetzen gegen die Frau, die ihn aus Rache hereingelegt habe. —

Im Mai 1913 wurde in Köln ein 49jähriger Mann im Rhein gefunden. Die Prostituierte Seiler hatte ihn nachts in einer Wirtschaft getroffen. Es hieß dann, der Zuhälter der Seiler, die mit dem völlig betrunkenen Mann in ein Absteigequartier gegangen war, habe den Mann in den Rhein geworfen, denn bei einer Streitigkeit habe die Seiler zu ihm gesagt: ,,Wenn ich in die Blech gehe, so gehst du mit, du hast den Mann in den Rhein geworfen." Es folgten sehr umfangreiche Vernehmungen, und man kam schließlich zu dem Ergebnis, es sei anzunehmen, daß der alte Mann in der Trunkenheit in den Rhein geraten sei; daß er gestoßen worden sei, sei in keiner Richtung festgestellt. Daß die Seiler dem Mann 120 Mark abgenommen hatte, gestand sie. Die Strafliste der Seiler umfaßte damals, abgesehen von den bekannten Strafen, eine sechsmonatige Arbeitshausstrafe im Oktober 1910 und 45 S.-P.-Ü.-Strafen. Ihr Zuhälter war wegen Diebstahls, Hehlerei und Hausfriedensbruchs wiederholt vorbestraft. Im Juli 1913 wurde die Seiler wegen Diebstahls im Rückfall zu 7 Monaten Gefängnis, ihr Zuhälter wegen Beihilfe zu derselben Strafe und Aberkennung der bürgerlichen Ehrenrechte auf 3 Jahre verurteilt. Anstiftung wurde nicht angenommen, ,,da bei Personen vom Schlag der Seiler eine Willensbeeinflussung nicht ohne weiteres angenommen werden kann".

Aus den Polizeiakten geht noch hervor, daß sie im März 1911 vom Arbeitshaus kam und 4mal geschlechtskrank ins Krankenhaus eingewiesen wurde. Seit Dezember 1912 schwebt ihre Ehescheidungssache. Auf ihrer Photographie wird sie als ,,Beischlafsdiebin" bezeichnet.

69. Barbara Tischenhof.

Geboren 26. 6. 1890 in einem Dorf im Kreis Mayen (Rheinland), katholisch, bei der Untersuchung, 24. 1. 1913, 22 Jahre alt.

Eigene Angaben.

Der Vater sei Brauer gewesen und vor kurzem gestorben. Die Mutter sei schon gestorben, wie sie 4 Monate gewesen sei. Sie sei dann zunächst von Tanten erzogen worden und habe mit 2 Jahren eine Stiefmutter bekommen, mit der sie gut ausgekommen sei. Sie habe noch einen Bruder, der Elektromonteur sei; 3 Geschwister seien klein gestorben. Sie habe jetzt keine Beziehungen mehr mit zu Hause. Das Familienleben sei sehr gut gewesen, die Vermögenslage ordentlich. Sie habe spät laufen und sprechen gelernt, habe als Kind viel Augen- und Ohrenleiden gehabt, sei überhaupt schwächlich gewesen. Sie habe bis gegen das 14. Jahr die katholische Volksschule ihres Dorfes besucht und sehr gut gelernt, aber viele Streiche gemacht. Ihre Lieblingsfächer seien Geschichte, Geographie und Naturkunde gewesen.

Nach der Schule sei sie bis zum 19. Jahre zu Hause gewesen, dann zur Ausbildung in der Haushaltung in ein Hotel nach Neuenahr gekommen. Nachdem sie ein halbes Jahr da gewesen sei, habe sie einen Bureaubeamten kennen gelernt, in den sie sich gleich verliebt habe. Sie seien miteinander ausgegangen, hätten aber erst nach 2 Monaten, an seinem Geburtstag, Verkehr gehabt; sie habe ein bißchen viel Bowle getrunken und dann nachgegeben. Sie habe sich 14 Tage nimmer vor ihm sehen lassen, so sehr habe sie sich geschämt; sie habe dann auch nur noch zweimal mit ihm verkehrt, aber ihn sehr lieb gehabt. Bald sei die Stiefmutter zu Besuch gekommen, und sie habe ihr alles gestanden. Die Stiefmutter habe sich nach ihm erkundigt und gefunden, daß er zu leichtsinnig im „Geldausgeben" sei und darum von der Heirat nichts wissen wollen. Sie habe verlangt, daß sie nach Hause komme, sie sei aber mit einem 25jährigen Mädchen, das sie im Hotel kennen gelernt habe, in Ärger und Wut nach Köln gegangen; sie habe gewußt, daß sie den Geliebten nicht mehr haben könne, und so sei ihr alles gleichgültig gewesen. Sie sei dann in die Hafenstraße gekommen und habe schon am nächsten Tag Kontrolle genommen. Anfangs habe es ihr nicht behagt, aber sie habe eben nicht mehr zurückgewollt. Später habe sie kein Heimweh mehr nach einem anderen Leben gehabt.

Da, wo sie sei, sei es sehr vornehm. Am gewöhnlichen Verkehr habe sie nie Freude gehabt, und sie verkehre auch kaum einmal so. Schon als Kind habe sie gern gekniffen und geschlagen, auch ihren Geliebten habe sie gern gebissen. Sie lese neben Heimburg, Briefen von Schiller und Goethe, viele sadistische Schriften. Sie sei immer im Spiegelzimmer und in der Folterkammer. Gleich den ersten, den sie hier getroffen habe, habe sie peitschen dürfen. Man verdiene dabei viel, unter 30 Mark komme keiner ins Spiegelzimmer herein. Sie habe so Gefallen an dem allen, daß sie sich schon deshalb nicht von ihrem jetzigen Leben trennen könne. Wenn der Geliebte sie geheiratet hätte, wären ihre Neigungen vielleicht anders geworden oder hätten aufgehört. Sie lasse sich auch gerne schlagen, aber nur, wenn sie sehr betrunken sei. Dann mache sie auch „französische Sachen". Im allgemeinen habe sie ihre feste Kundschaft. Sie müsse viel trinken, ohne das gehe es nicht; sie sei etwa dreimal in der Woche sehr bezecht, sie wisse dann absolut nicht mehr, was sie tue, man müsse ihr „alles wegtun", sie sei reizbar und mache Geschichten, an die sie dann nicht die geringste Erinnerung habe, schon mehrmals habe sie dann Seife gegessen und das nachher nur an dem Brennen des Mundes bemerkt. Am anderen Tag habe sie scheußliches Hinterkopfweh, zittere viel und müsse kalte Bäder nehmen, was ihr helfe. Vor einem Monat habe sie im Rausch übermangansaures Kali getrunken; man habe den Arzt geholt, der ihr den Magen ausgespült habe. Sie sei überhaupt furchtbar „nervös", auch oft so verstimmt, daß man ihr nicht in die Nähe kommen dürfte.

Befund.

Sie ist ein hübsches Mädchen mit auffallend schönen Augen und sehr gepflegten Händen. Nach Angaben der Abteilungsschwester hatte sie bei der Aufnahme zahlreiche Striemen auf dem Rücken. Sie erscheint klug, aber sehr verschlagen. Alles, was aus den Akten bekannt ist, namentlich ihre Bestrafung, bestreitet sie entschieden; sie beharrt darauf, daß sie gleich nach ihrem Eintreffen in Köln Kontrolle genommen habe. Als man ihr aus den Akten den wirklichen Sachverhalt vorhält, meint sie, dann habe sie eben damals nicht die Wahrheit gesagt; hier zu lügen, habe doch gar keinen Sinn. Sie erzählt sehr lebhaft und ist dabei sehr willig. Auf die Frage, ob es ihr denn gar nicht schwer gewesen sei, gleich vom Geliebten weg ins Bordell zu gehen, meint sie, das sei doch etwas ganz anderes, ob man einen Menschen wirklich lieb habe oder mit ihm verkehre; das seien doch zwei ganz verschiedene Dinge. Sie hat etwas Lauerndes, Verstecktes in ihrem Wesen, faßt sehr gut auf und liefert auch bei der Prüfung der Schulkenntnisse und Intelligenz ausgezeichnete Ergebnisse. Vor allem rechnet sie sehr rasch und richtig.

Objektives.

Das Pfarramt konnte keine Auskunft mehr über sie geben. Die Heimatgemeinde gab in einer gerichtlichen Angelegenheit einmal an, sie habe bis zum 18. Jahr im Haushalt der Mutter gelebt und sich während dieser Zeit „in jeder Beziehung einwandfrei" benommen; auch der Leumund der Eltern sei gut.

Es steht fest, daß sie von Mai bis Oktober 1905 und von Mai bis September 1907 in einem Hotel in Neuenahr war, also mit 15 und 17 Jahren. Die Dienstherrschaft schreibt über sie: „Sie war fleißig und willig, aber hinter dieser Unterwürfigkeit lauerte schon damals ein Zug von Heuchelei und Verschlagenheit, allerdings traute ich dies dem jungen Kinde damals noch nicht zu; ich glaubte mich zu täuschen. Da in unserem Hause auf strenge Zucht der weiblichen Angestellten gesehen wird, konnte es uns nicht entgehen, daß sie nach den jungen Kellnern sah. Sie ermöglichte trotz aller Kontrolle ein Zusammentreffen mit einem jungen Mann, welches jedoch durch unseren Portier noch rechtzeitig gestört wurde und die sofortige Entlassung der Tischendorf zur Folge hatte. Aus Mitleid empfahl ich sie einer Dame in Bonn (sie suchte ein Mädchen für grobe Arbeit). Diese Dame mußte betreffs Ehrlichkeit keine guten Erfahrungen machen..... jedenfalls war Tischenhof schon im Jahre 1907 ein frühreifes Mädchen. Wie ich nachträglich erfahren habe, den anderen Mädchen gegenüber ein dreistes, mundfertiges junges Kind."

Von Mai 1908 bis November 1909 war sie als Dienstmädchen in Bonn in Stellung. Im Juli 1910 wurde sie in einer zweiten Stelle von ihrer Dienstherrschaft angezeigt, daß sie eine weiße Bluse und ein paar Herrenschuhe weggenommen habe. Auch habe sie wiederholt Kleidungsstücke von ihr angezogen, ferner seien Eßwaren weggekommen. Die Tischenhof gab an, daß sie die Bluse verkauft und die Schuhe „einem Onkel" geschenkt habe. Da man erfuhr, daß sie mit dem Sohn des „Onkels" ein Verhältnis unterhielt, wurde dort Haussuchung gehalten, wobei eine Menge Gegenstände, meist Wäsche, aber auch Wein, gefunden wurde, meist Eigentum der Dienstherrin der Tischenhof. Sie war auch geständig und gab an, Ende 1909 einige Sachen in ihrer ersten Dienststelle gestohlen zu haben. Sie habe die Sachen aus Mitleid genommen, da die Eltern ihres Bräutigams sehr bedürftig seien. Die erste Dienstherrin gab an, sie mehrfach bei Diebstählen, z. B. von Kaffeelöffeln und Taschentüchern, ertappt zu haben. Der Onkel der Tischenhof behauptete, sie habe bei ihm nur ihre Sachen abgestellt; er war wegen Landstreicherei, Bettelns und Diebstahls im ganzen mit 2 Jahren Gefängnis und 11 Tagen Haft vorbestraft. Der „Bräutigam" gab an, von Mai bis Dezember 1909 ein Verhältnis mit der Tischenhof gehabt zu haben, er wisse nichts von den gestohlenen Sachen, doch habe sie ihm öfters Eßwaren gebracht.

Die Tischenhof verließ dann Bonn und wurde August 1910 in Köln in der Hafenstraße in Bordellkleidern aufgegriffen. Sie gab an, eben erst hierher gekommen zu sein, um sich eine Stelle zu suchen. Ein junger Mann, angeblich Kutscher, habe sie überredet, hierher zu gehen, doch habe sie im Hause noch nicht geschlechtlich verkehrt, „auch will ich keine Gewerbsunzucht treiben, sondern mir eine Stelle suchen".

Sie wurde dann im Juni 1911 wieder in Köln in demselben Hause verhaftet, wobei sie „aus Angst und Verwirrung" einen falschen Namen angab. Am 5. 12. 1911 wurde sie in Bonn wegen Diebstahls in zwei Fällen zu einer Woche, ihr „Onkel" zu zwei Wochen Gefängnis verurteilt. Wegen etwaigen Strafaufschubs erkundigte man sich in Bonn über das Vorleben der Tischenhof. Die Antwort war, daß sie sich sehr schlecht geführt habe und sogar mit verheirateten Männern, die bei ihrer ersten Dienstherrin gewohnt hätten, nach Brüssel gefahren sei. Nachdem sie in Köln schon mehrfach geschlechtskrank gewesen war, wurde sie am 15. 12. 1911 zum dritten Male im selben Hause ertappt. Sie gab wieder an, sie habe in diesem Hause noch keine Gewerbsunzucht getrieben, sei erst heute gekommen, wolle sich aber der Kontrolle unterstellen lassen; bisher habe sie Hausarbeit verrichtet. Am 16. 12. 1911, also mit 21 Jahren, wurde sie unter Kontrolle gestellt.

Am 1. 4. 1912 trat sie ihre Strafe an. Seit dieser Zeit enthalten die Polizeiakten nichts von Bedeutung, sie war 2mal erneut geschlechtskrank und wiederholt „auf Reisen".

70. Elise Schiff, geborene Lang.

Geboren 1. 9. 1883 in einer kleinen Stadt an der Lahn, evangelisch, bei der Untersuchung, 20. 1. 1913, 29 Jahre alt.

Eigene Angaben.

Der Vater sei Schreiner gewesen und an einer Beinamputation gestorben, wie sie 2 Jahre gewesen sei. Die Mutter sei altersschwach im Invalidenhaus; sie habe noch Beziehungen zu ihr. Sie sei das dritte unter 4 Geschwistern; eine Schwester sei an Typhus gestorben; ein Bruder sei Friedhofsarbeiter; eine Schwester verheiratet. Sie sei ein Siebenmonatskind gewesen und habe sich spät entwickelt. Noch mit 4 Jahren habe sie geschrien, wenn man sie angerührt habe. Mit 2 Jahren habe sie Gehirnentzündung gehabt, sie sei damals „halb tot" gewesen. Das Familienleben daheim sei gut gewesen, auch hätten sie keine Not gehabt. Sie habe bis zum 8. Jahre die Volksschule ihres Dorfes besucht, dann bis zum 14. Jahre eine Volksschule in Wiesbaden. Sie sei nie sitzen geblieben, habe gut gelernt und sich auch gut betragen. Nach der Schule sei sie in Wiesbaden, wo die Mutter als Tagelöhnerin lebte, als Zimmermädchen beschäftigt gewesen. In der Zeit sei ihre Schwester außerehelich in Hoffnung gekommen und bald darauf gestorben. Sie sei 6 bis 7 Monate in der Stellung gewesen, dann gegangen, weil sie zu wenig Lohn bekommen habe. Sie habe dreiviertel Jahr in einer Kapselfabrik, dann in einer Brauerei gearbeitet. Beim Flaschenspülen habe man sich aber zuviel in die Finger geschnitten, weshalb sie dann in eine Mineralwasserhandlung gegangen sei. In diesem und einem ähnlichen Betriebe sei sie im ganzen 3 Jahre beschäftigt gewesen.

1907 habe sie einmal ein 2 Jahre älteres Mädchen verhauen, das ihr, als sie habe Kuchenbleche zum Bäcker getragen, Sand aufs Blech habe streuen wollen. Sie habe sie mit der Faust zurückgestoßen und sie dann, als sie ihren kleinen Neffen, der mitgewesen sei, geschlagen habe, aufs Trottoir geschmissen und ihr auch einige Haare ausgerissen. Sie sei zu 12 Mark 50 Pfg. Strafe verurteilt worden. Im Winter 1909 habe ein anderes junges Mädchen ihre Mutter „Sau" geschimpft, was sie sehr aufgeregt habe. Sie habe der Betreffenden deshalb aufgelauert, sie bei den Haaren gepackt, sie hingeworfen und ihr mit dem Schlüssel auf dem Kopf herumgehauen, so daß es ein paar Löcher gegeben habe. Es seien viele Leute dazu gekommen, sie sei angezeigt worden und habe 7 Tage bekommen.

Mit 19 Jahren habe sie zum erstenmal einen Freund gehabt; sie habe ihn beim Tanz am Sonntag kennen gelernt, sei aber „bloß so" mit ihm gegangen. Auch einem anderen Bekannten, der mit einer Kollegin verkehrt habe, habe sie den Willen nicht getan. Dann sei sie wieder 2 Monate mit einem „nur so" gegangen. Eines Tages sei ein Kriminalbeamter gekommen mit einem Bündel Wäsche, ob die ihr gehöre. Der Freund habe die Wäsche von der Bleiche gestohlen und dann, um sich herauszureden, gesagt, er habe die Wäsche von ihr bekommen. Mit etwa 20 Jahren habe sie auf einer Kuvertfabrik gearbeitet. Am Montag nach der Kirchweih habe sie nachmittags blau gemacht. Sie sei mit zwei Arbeitern los gezogen. Sie seien in eine Wirtschaft und dann auf den Festplatz gegangen. Die Buden seien noch zu gewesen, sie seien deshalb wieder in eine Wirtschaft gegangen; sie sei „so voll" gewesen. Sie seien dann abseits in die Felder gegangen; die beiden hätten sie auf einen Heuhaufen gelegt; sie habe sich nicht mehr wehren können. Sie seien dann bis abends auf dem Festplatz gewesen. Am anderen Tag habe sie sich „wild geschämt".

Sonntags sei sie gerne nach Biebrich zum Tanzen gegangen. Sie habe da verschiedene Leute kennen gelernt. Einmal habe sie ein Herr angesprochen; sie sei mit ihm zu einem Glas Bier gegangen, er habe mit ihr gewollt. Sie seien dann in die Wohnung einer ihr befreundeten Frau gegangen. Er habe ihr 5 Mark gegeben. In der nächsten Zeit habe sie oft Männer von der Straße in die Wohnung jener Frau mitgenommen, die dann immer weggegangen sei. Einmal habe sie ein Spitzel angeredet, der auch mitgegangen sei und sie dann angezeigt habe; sie sei geladen worden, aber noch geschlupft. Sie habe immer noch etwas nebenbei gearbeitet, aber seit dem 23. Jahr eigentlich doch davon gelebt. Mit 21 Jahren sei sie wegen einer Fehlgeburt im Krankenhaus Wiesbaden gewesen.

Kurz bevor sie unter Kontrolle gestellt worden sei, habe sie den Taglöhner Schiff kennen gelernt und bald geheiratet. Gemocht habe sie ihn nicht, sie habe ihn nur genommen, weil er sich „in dem ganzen Betrieb" so gut ausgekannt habe. Er habe davon gelebt, was sie durch Herren verdient habe, und sei völlig damit einverstanden gewesen. Ende 1911 habe sie einmal einen Herrn in ihre Familienwohnung gebracht, mit dem sie vorher spazieren gegangen und in verschiedenen Wirtschaften herumgezogen sei. Sie seien angetrunken und mit Bierflaschen beladen nach Hause gegangen; auch ihrem Mann habe sie Bier mitgebracht. Der Herr habe 450 Mark in Papier bei sich gehabt und 100 Mark in Gold. Er habe ihr dann nur 5 Mark gegeben, sie habe aber 10 verlangt und gesagt „vorher mach ich keinen Bändel auf". Sie habe sich dann doch ausgezogen und sei von dem vielen Bier eingeduselt. Wie sie dann aufgewacht sei, habe er geschlafen. Sie habe in der Dunkelheit auf dem Boden nach seinem Geldbeutel gesucht und 350 Mark herausgeholt. Sie sei dann herausgegangen zu ihrem Mann, der das Geld anfangs nicht habe nehmen wollen. Der Herr habe die Sache dann gemerkt; sie habe 250 Mark hinter den Ofen geworfen und sie ihm gezeigt. Er habe sie bedroht, und sie habe ihn mit einem mit Schrot gefüllten Gummischlauch vermöbelt. Er habe eine Wunde auf der Nase gehabt. Der Herr sei dann fortgegangen und habe nur gesagt: „so, jetzt fehlen mir noch 100 Mark". Am anderen Tag habe ihr Mann den Hundertmarkschein wechseln wollen und eine Torte um 3 Mark gekauft. Nachmittags seien zwei Kriminalbeamte mit dem Herrn gekommen, er habe hier „Geld verloren". Ihr Mann habe den Rest des Geldes, etwa 88 Mark, abgegeben. 8 Tage darauf seien sie beide vorgeladen worden. Den Mann habe man gleich dabehalten. Sie seien dann verurteilt worden; gleichzeitig wegen Kuppelei, da sie der Liebhaber einer Kollegin, die zufällig zu der Geschichte gekommen sei, angezeigt habe. Sie habe 5 Monate abgesessen; ihr Mann, der 1½ Jahre bekommen habe, sitze noch. Nach ihrer Entlassung sei sie gleich nach Köln gefahren und habe Kontrolle genommen. Sie wolle wieder nach Wiesbaden und mit ihrem Mann zusammen; schon aus Dankbarkeit, weil er doch einen Teil der Strafe für sie abgemacht habe.

Sie sei leicht aufgeregt, „gleich in der Hitz", habe auch immer viel getrunken. Es mache ihr Freude „einen Herrn" zu schlagen.

Befund.

Sie ist ein kleines, mageres Geschöpf mit schwarzen Haaren, sehr rohen Zügen und verbogener Nase. Sie erzählt sehr willig ohne alle Scheu und ganz kaltblütig, wobei sie sehr derbe Redewendungen gebraucht. Sehr anschaulich schildert sie ihre Delikte, ohne dabei irgendeine tiefere Empfindung zu verraten. Auch fehlt ihr jede Einsicht oder Reue, im Gegenteil, sie sagt von dem mißhandelten Mädchen, sie würde, wenn sie heute nach Wiesbaden käme und die ohne Zeugen träfe, es wieder genau so machen, und von dem Diebstahl, es tue ihr bloß leid, daß sie dem Kerl nicht alles abgenommen haben, so würde sie es heute machen. Die Erzählungen unterbricht sie häufig durch lautes Lachen, das sie damit erklärt, sie lache, weil sie die Sache noch niemand erzählt habe. Sie erscheint nicht eigentlich schwachsinnig, doch macht sie den Eindruck einer rohen, brutalen, bösartigen und raffinierten Person. Die Leistungen bei der Prüfung von Schulkenntnissen und Intelligenz sind mäßig. Auf die Frage: „was ist schlimmer, Stehlen oder Töten", erfolgt die Antwort: „Töten — das wird doch mehr bestraft."

Objektives.

Am 31. Mai 1907 ist sie vom Schöffengericht Wiesbaden wegen Körperverletzung mit 5 Mark, eventl. 1 Tag Gefängnis bestraft worden. Akten hierzu waren nicht mehr aufzufinden.

Am 2. 2. 1909 ist sie vom selben Gericht wieder wegen Körperverletzung mit 7 Tagen Gefängnis bestraft worden. Sie hatte im November 1908 eine andere Arbeiterin auf der Straße ohne jeglichen Grund von hinten an den Haaren gefaßt, zu Boden geworfen, mißhandelt und übel zugerichtet, indem sie ihr mit den Fäusten ins Gesicht schlug und ihr mit den Füßen gegen den Leib trat. Sie gab an, die angeklagte hätte am Tage vorher ihrer Mutter die gemeinsten Schimpfwörter zugerufen. „Als ich sie erblickte, geriet ich darüber so in Zorn, daß ich sie in der angegebenen Weise anfaßte und mißhandelte." Zeuge war der spätere Mann der Lang, der nichts Neues aussagte. In der Urteilsbegründung heißt es, „mit Rücksicht auf die gemeine und feige Art der Kampfesweise der Angeklagten sah das Gericht von einer Geldstrafe ab und verhängte über sie eine Gefängnisstrafe von einer Woche".

Am 25. 10. 1911 wurde die Schiff vom Amtsgericht Wiesbaden mit 3 Tagen Haft wegen Übertretung von § 361[6] bestraft, jedoch lediglich, weil sie auf einem Platz betroffen wurde, der für Prostituierte verboten war. Bezeichnend ist, daß sie damals einen Bekannten beschimpft hatte, daß er seine Frau auf den Strich führe.

Ein Taglöhner machte im Oktober 1911 in Wiesbaden folgende Anzeige: Er habe am 30. seinen Bruder getroffen, der ihm von seinem Vermögen 450 Mark in Papier gegeben habe. Er habe dann verschiedene Wirtschaften besucht und abends zwischen 6 und 7 Uhr auf der Straße eine Frauensperson, die Schiff, getroffen, die ihn zum Geschlechtsverkehr eingeladen habe. Sie hätten 5 Mark ausgemacht, und er sei mit ihr zu ihrer Wohnung gegangen. Gegen Morgen sei er aufgewacht. Er habe dann geglaubt, gesehen zu haben, daß die Person sich an seiner auf dem Stuhl liegenden Hose zu schaffen mache. Sie sei dann hinausgegangen und habe gesagt, sie müsse aufs Klosett. Er habe in der Zwischenzeit nachgesehen. Neben dem Stuhl sei das Portemonaie gelegen; es hätten darin

350 Mark gefehlt. Als die Schiff nach 5 Minuten wiedergekommen sei, habe sie geleugnet und „Jean" gerufen. Es sei ein Mann aus der gegenüberliegenden Küche gekommen. Die Schiff habe gleich die Tür zugeschlossen und, während er sich angekleidet habe, fortgesetzt mit einem Gummischlauch auf ihn eingeschlagen, so daß der Mann sie habe mehrmals zurückhalten müssen. Dieser habe ihn dann auf am Boden liegende 250 Mark aufmerksam gemacht, sich dann den Schlüssel geben lassen und ihn auf die Straße gelassen. „Ohne Zweifel hat der Mann in der Küche gewartet, während ich den Beischlaf ausführte und hat er dann auch später die 350 Mark in Papier bekommen, wovon der Mann 250 Mark wieder fallen ließ und den 100-Markschein behielt. Wegen der Körperverletzung stelle ich Strafantrag." Die beiden gaben die Tat zu; von den 100 Mark wurden nur noch 88 Mark vorgefunden. Ein gedrehter Lederriemen wurde erhoben. Der Taglöhner hatte eine große, offene Stirnwunde. Die Schiff behauptete, sie habe zugehauen, weil der Mann sie mit Schlagen bedroht und sie gegen den Unterleib getreten habe. Sie hätten von dem Gelde bisher nur eine Torte gekauft. Ihr Mann sei seit 5 Wochen ohne Beschäftigung; sie müsse ihn mit gewerbsmäßiger Unzucht ernähren. Als sie ihm den 100-Markschein in die Küche gebracht habe, habe sie ihm keine Erklärung dazu gegeben. Der Schiff bestritt, der Zuhälter seiner Frau zu sein, er suche durch Gelegenheitsarbeit etwas zu verdienen, allerdings sei ihm bekannt, daß öfters Herren zu seiner Frau kämen. An dem Abend sei er angetrunken gewesen. Der Schiff war 13mal vorbestraft wegen Diebstahls, Bettelns, Körperverletzung, Unterschlagung, Hausfriedensbruchs, auch einmal wegen schweren Diebstahls und schweren Hausfriedensbruchs mit 6 Monaten 1 Woche Gefängnis. Die anderen Strafen gingen nicht über 3 Monate hinaus und bestanden meist nur aus wenigen Tagen Haft oder Gefängnis.

Eine Freundin des Schiff, an die er später aus dem Gefängnis sehr zärtlich schrieb („wer die Sehnsucht kennt, weiß was ich leide") gab an, sie habe wiederholt in der Wohnung der Schiff mit Wissen der Eheleute gewerbsmäßige Unzucht getrieben. Das Zimmer habe sie nicht bezahlen müssen, aber oft Eßwaren für das Geld geholt und sie mit den Schiffs verzehrt. Auch die Prostituierte Kunz gab an, bei Schiffs abgestiegen zu sein und 1 Mark für das Zimmer gezahlt zu haben; auch habe der Schiff seine Frau auf den Strich geführt. Ein anderer Zeuge, ein Strafgefangener, wußte von verschiedenen Fällen ähnlicher Art, „von außen wurde die Zimmertür von Schiff abgeschlossen, um zu höherer Zahlung zu veranlassen". Auch ein Obsthändler, der einmal mit der Schiff gegen 1 Mark verkehrte, wurde nicht mehr herausgelassen: „Kaum hatte der Geschlechtsverkehr stattgefunden, erschien die Prostituierte Kunz in dem Zimmer und sagte: du kommst nicht eher hinaus, als bis du noch 10 Mark abgeladen hast, evtl. rufe ich auch noch den Alten, womit sie den Schiff meinte." Er sei eingeschlossen, auf Drohung aber doch frei gelassen worden. Schiff gab alles zu. Er wurde am 16. 12. 1911 wegen Zuhälterei und Hehlerei im ganzen zu 1 Jahr 6 Monaten Gefängnis, 5 Jahren Ehrverlust und Überweisung an die Landespolizeibehörde verurteilt, seine Frau wegen Diebstahls, Körperverletzung und Kuppelei im ganzen zu 5 Monaten Gefängnis.

Nach den Polizeiakten wurde die Schiff am 24. 4. 1911, also mit 27 Jahren, in Wiesbaden unter Kontrolle gestellt. Anfangs März war sie verschwunden, um der Strafe zu entgehen. Am 25. 3. 1912 wurde sie in Köln, wo sie am 5. März wegen Übertretung von § 361[6] zu 10 Tagen verurteilt worden war, verhaftet; sie war vom 29. 3. bis zum 29. 8. 1912 im Gefängnis und wurde am 7. 9. 1912 auch in Köln der Kontrolle unterstellt. Die Strafe des Mannes läuft am 18. 6. 1913 ab.

Sie wurde in Köln nur 1mal geschlechtskrank eingewiesen.

Zweiter Teil.
Zusammengefaßte Ergebnisse.

Nachdem die Linien der einzelnen Schicksale verfolgt und die Persönlichkeiten nach charakterologischen Typen geordnet sind, soll versucht werden, die Daten der verschiedenen Lebensabschnitte zu vergleichen und allgemeine Ergebnisse zu gewinnen. Daß auch hier auf Statistik nur geringer Wert gelegt wird, wurde schon in der Einführung dargelegt, dennoch werden wir hier naturgemäß teilweise mit Zahlen arbeiten müssen. Daß sie nicht ohne weiteres verallgemeinert werden dürfen, ist in der verhältnismäßig geringen Zahl der Untersuchungen und wohl auch in örtlichen Eigentümlichkeiten begründet.

Dieser zweite Teil wird vorzüglich mit dem aus den Akten gewonnenen objektiven Material arbeiten. Nur einige Fragen können jedoch gänzlich auf Grund dieser objektiven Grundlagen beantwortet werden, bei anderen ist das objektive Material zum Teil unvollständig. In diesen Fällen wurden auch subjektive Angaben mit herangezogen, doch wird im einzelnen immer hervorgehoben werden, welche Zahlen objektiv gewonnen sind. Endlich braucht kaum gesagt zu werden, daß für eine ganze Reihe von Punkten, die hier besprochen werden sollen, und gerade für die wichtigsten, objektive Grundlagen überhaupt nicht vorhanden sein können; ich erinnere nur an die tieferen Ursachen des Gleitens, an die Stellung zum Leben und zur Umkehr.

Wenn wir nun wieder, aber diesmal gemeinsam, das Leben dieser 70 Prostituierten von der Kindheit bis zum Tage der Untersuchung durchgehen, so ergeben sich, neben den Personalien, von selbst drei Abschnitte: Die Kindheit, die Zeit zwischen Verlassen der Schule und Eintragung in die Liste der Kontrollierten und endlich die Zeit nach der Einschreibung. Wiederholt läßt es sich nicht vermeiden, daß diese Kapitel im einzelnen über- und ineinandergreifen; so wird etwa die im zweiten Lebensabschnitt zu behandelnde Fürsorgeerziehung naturgemäß auch in den ersten zurückgreifen.

Während eine charakterologische Bearbeitung von Prostituierten noch niemals versucht wurde, und ausführliche Lebensläufe von Prostituierten in der wissenschaftlichen Literatur nicht vorhanden sind, ist die Aufgabe des zweiten Teils unserer Arbeit schon wiederholt bearbeitet worden, und wir werden die Ergebnisse früherer Untersuchungen zum Vergleich heranziehen.

Wenn wir von den nur als Vortragsreferat veröffentlichten Untersuchungen Christian Müllers[1]) ebenfalls an Kölner Dirnen absehen, sind den unseren am ehesten vergleichbar die von von Grabe[2]). Er hat auf einer Hamburger dermatologischen Abteilung 62 Dirnen, darunter 61 kontrollierte, mit Unterstützung der Hamburger Polizei und Heranziehung von Akten sehr sorgfältig untersucht. Er fand unter seinen 62 Pro-

---

[1]) Die Psyche der Prostituierten. Ref. i. Neurol. Zentralbl. 27 (1908) 992.
[2]) Prostitution, Kriminalität und Psychopathie. Arch. f. Krim.-Anthr. u. Krim. 48 (1912) 135.

stituierten 22 Schwachsinnige und 6 mit Krämpfen; fast alle übrigen zählt er zu den „Degenerierten". Sichel[1]) berichtet über 152 ebenfalls zur Zwangsbehandlung eingelieferte **Frankfurter Dirnen**, aber ohne sich auf ein ausgedehntes Aktenmaterial stützen zu können. Seine Zahlen sind folgende:

       Imbezillität (leichten und schweren Grades), Idiotie ... 48
       Psychopathie (Hysterie) 36
       Hysterie + Imbezillität 16
       Alkoholismus 3
       Nicht registrierbar. 5
       Andere nervöse Erkrankungen 1
       Vollsinnige 43

190 Prostituierte untersuchte Bonhoeffer[2]) im **Breslauer Strafgefängnis**; auch hier steht, wie bei Sichel, nicht ganz sicher fest, ob nur eingeschriebene berücksichtigt wurden. In dieser Arbeit wurden unter Verzicht auf alles Verstehende nur **objektive Tatsachen** gegeben. Seine Zahlen sind in Prozenten ausgedrückt diese:

       3,1% Idiotie,
       28% Imbezillität und Schwachsinn leichten Grades,
       5,2% Hysterie,
       7% Epilepsie,
       1% pathologische Reizbarkeit,
       1% progressive Paralyse,
       1% Hebephrenie,
       21% Alcohol. chron.,
       32% ohne pathologischen Befund.

Wir werden vorwiegend diese drei Arbeiten berücksichtigen, da sie allein der unseren einigermaßen gleichlaufen; ein statistisches Ineinanderarbeiten zu gemeinsamen Tabellen schien dennoch nicht ratsam.

Ausschließlich Irrenanstaltsinsassen berücksichtigte Hübner[3]). Seine in Herzberge untersuchten 66 Dirnen setzten sich zwar nur aus Kontrollierten zusammen, aber auch aus solchen, die früher irgend einmal, meist in Berlin, Prostituierte gewesen waren. Irma Heymanns[4]) 49 geistig abnorme Prostituierte der Heidelberger Klinik sind keine Kontrolldirnen, sondern Frauen, die früher irgend einmal wegen Gewerbsunzucht bestraft worden waren, also in doppelter Hinsicht kaum mit unseren Fällen zu vergleichen.

Zu diesen Arbeiten kommen etwa noch Mönkemöllers[5]) Untersuchungen über die Korrigendinnen der Anstalt Himmelstür in Hannover, denn 68% der 1920 Insassen waren wegen Gewerbsunzucht eingewiesen. Das Material ist fast rein objektiv verarbeitet; nur 100 Fälle wurden genauer psychologisch untersucht.

Recht wenig mit unseren Ergebnissen vergleichbar sind die Zahlen von Parent-Duchâtelet[6]) in seiner „Prostitution in Paris"; 12 707 konzessionierte Pariser Dirnen sind hier aktenmäßig bearbeitet. Auch Ströhmberg[7]) bearbeitete die 463 Dorpater Dirnen vorwiegend statistisch, und auch seine Ergebnisse sind kaum mit unseren Ergebnissen zu vergleichen; wir werden daher diese beiden letzten ausländischen Arbeiten trotz ihres immer noch unbestreitbaren Wertes nicht zum Vergleich heranziehen.

---

[1]) Der Geisteszustand der Prostituierten. Zeitschr. f. d. ges. Neurol. u. Psych. 14 (1913) 445.

[2]) Zur Kenntnis des großstädtischen Bettel- und Vagabundentums; 2. Beitrag: Die Prostituierte. Zeitschr. f. d. ges. Strafrechtswissensch. 23 (1902) 106.

[3]) Über Prostitution und ihre strafrechtliche Behandlung. Monatsschr. f. Kriminalpsychol. 3 (1907) 641.

[4]) Schicksal und Anlage bei 49 geistig abnormen Prostituierten. Diss. München 1914.

[5]) Korrektionsanstalt und Landarmenhaus. Ein soziologischer Beitrag zur Kriminalistik und Psychopathologie des Weibes. Leipzig 1908.

[6]) Die Prostitution in Paris. Eine sozialhygienische Studie, bearbeitet und fortgesetzt von Dr. Montanus, Freiburg i. Br. und Leipzig 1903.

[7]) Die Prostitution. Ein Beitrag zur öffentlichen Sexualhygiene und zur staatlichen Prophylaxe der Geschlechtskrankheiten. Stuttgart 1899.

A. Die Personalien.

Das Alter, in dem die 70 Prostituierten zur Untersuchung kamen, war folgendes:

20 Jahre alt waren 4
21 ,, ,, ,, 11
22 ,, ,, ,, 16
23 ,, ,, ,, 8
24 ,, ,, ,, 7
25 ,, ,, ,, 7
26 ,, ,, ,, 6
27 ,, ,, ,, 5
28 ,, ,, ,, 2
29 ,, ,, ,, 2
33 ,, ,, ,, 1
36 ,, ,, ,, 1

Weitaus die größten Zahlen fallen also auf die 21 und 22jährigen. Da, wie später zu zeigen ist, die Unterstellung unter die Kontrolle vorwiegend in das Alter von 21 Jahren fällt, geht aus der ersten Tabelle hervor, daß ein Teil der Mädchen noch nicht sehr lange unter Kontrolle stand.

Was die geographische Herkunft betrifft, so sind die Ergebnisse folgende: Es stammten aus

Preußen 62
  (Rheinprovinz 42
  Hessen-Nassau . . . 4
  Ostpreußen 5
  Westfalen 4
  Provinz Sachsen . . . 2
  Westpreußen 3
  Brandenburg 1
  Hannover . . . . 1)
Bayern 2
Baden 2
Sachsen-Koburg-Gotha . . . 1
Braunschweig 1
Hamburg 1
Bremen 1

Aus der Tabelle ist nicht ersichtlich, welch relativ große Zahl von Prostituierten polnischer Abstammung ist. Bei vieren sind beide Eltern Polen, bei zwei weiteren nur der Vater. Vielfach handelt es sich um Familien, die um des besseren Verdienstes willen vom Osten in das rheinisch-westfälische Industriegebiet gezogen sind. Nach der charakterologischen Gruppierung entfallen sie auf die verschiedensten Gruppen; immerhin sind unter den vieren rein polnischer Abkunft 2 Explosible und 1 Aktive.

Die Verteilung auf die Konfessionen ist folgende:

Katholiken 42, Evangelische 27, Israeliten 1.

Doch wird die letztere später in den Akten als evangelisch geführt. Im Vergleich mit der Bevölkerungsziffer der Rheinprovinz ist die Zahl der Evangelischen größer als die der Katholiken, was wohl auf den Zuzug von fremden Elementen zurückgeführt werden muß.

Von Interesse ist die **Dauer der Kontrolle**. Es standen in Köln unter Kontrolle:

14	Jahre	1
5½	,,	1
5	,,	2
4½	,,	2
4	,,	3
3	,,	6
2½	,,	10
2	,,	4
1½	,,	4
1	Jahr	10
½	,,	9
weniger als ½	,,	18

24 standen nach objektiven Unterlagen aber auch schon vorher in anderen Städten unter Kontrolle. Es ergeben sich hieraus die Jahre, die die 70 überhaupt schon unter Kontrolle standen; bei Berücksichtigung nur des Objektiven sind es folgende Zahlen:

14	Jahre	1
7	,,	1
5½	,,	1
5	,,	3
4½	,,	1
4	,,	2
3½	,,	3
3	,,	6
2½	,,	10
2	,,	6
1½	,,	8
1	Jahr	12
½	,,	8
weniger als ½	,,	8

Aus dem Vergleich beider Tabellen ergibt sich, daß die meisten von denen, die in Köln weniger als ½ Jahr unter Kontrolle standen, schon anderswo unter Kontrolle waren.

Verheiratet waren 8; geschieden war eine.

Von Grabe fand unter 66 Fällen 10, Sichel unter 152 12, Bonhoeffer unter 190 42 Verheiratete.

B. Die Kindheit.

Psychologisch wichtig ist nicht der Ort der Geburt, sondern der des **Aufwachsens**. Aufgewachsen in der Stadt sind 37, auf dem Land und in kleinen Städten 33.

Unter Bonhoeffers Dirnen stammten 92 aus der Großstadt, 56 aus Landstädten und 42 vom platten Lande.

Die Berufe der Väter der 67 Ehelichen sind folgende:

Handwerker	19	(objektiv 6)
Fabrikarbeiter	9	(,, 4)
Bergleute	6	(,, —)
Kleine Beamte und Angestellte	5	(,, 4)
Taglöhner	4	(,, 1)
Selbständige Bauern	3	(,, 1)
Musiker	3	(,, —)
Händler	3	(,, 1)
Maschinist und Hausmeister	2	(,, 1)
Bäuerliche Arbeiter	2	(,, 1)
Arbeiter	2	(,, 1)
Wirt	1	(,, 1)
Brauer	1	(,, —)
Fischer	1	(,, —)
Scherenschleifer	1	(,, 1)
Lumpensammler	1	(,, 1)
Straßenkehrer	1	(,, 1)
Fuhrmann	1	(,, 1)
Lehrer	1	(,, —)
Unbekannt	1	(,, 1)

Unsere Prostituierten gehen also durchaus nicht aus den allerärmsten Volksschichten hervor, was auch mit anderen Beobachtungen übereinstimmt.

Von Grabe fand unter den Vätern seiner Dirnen 16 Arbeiter, 13 Handwerker, darunter 6 in gehobener Stellung, z. B. Monteur, 4 Gewerbetreibende, 2 Musiker, 2 Kutscher, 2 Bergleute, 2 Bauern, 1 Heizer, 1 Brauereiangestellten, 1 Fuhrwerksbesitzer, 1 Fischer, 1 Lotsen, 1 Räuchereibesitzer, 1 Zollassistenten. Von den Vätern der Dirnen Bonhoeffers gehörten 72 der Industrie und dem Handwerk an, 38 waren Tagarbeiter mit wechselnder Beschäftigung, 24 Subalternbeamte, 13 trieben Handel, 12 Transportgewerbe, 6 waren Haushälter, 8 Landwirte, 2 Musikanten, 1 höherer Beamter. Gut ein Drittel von den Vätern der Prostituierten Sichels gehörten dem Handwerkerstande an, ein Fünftel setzt sich aus Taglöhnern und Gelegenheitsarbeitern zusammen; dann folgen kaufmännische Berufe, Subalternbeamte, Vertreter des Baufachs und Bergwerks, Wirte und Ökonome, ganz zuletzt Lehrer und Offiziere.

Naturgemäß waren zahlreiche Mütter vor der Ehe irgendwie erwerbend tätig. Wir werden hier nicht von eigentlichen Berufen reden, und wir zählen auch nicht die sehr zahlreichen Fälle auf, in denen die Mutter etwa durch Waschen oder Feldarbeit mit verdiente, sondern nennen nur folgende ausgesprochene Berufe: in einem Fall war die Mutter Hebamme, bei zweien war die Mutter früher angeblich beim Variété.

Die wirtschaftlichen Verhältnisse, in denen die Kinder aufwuchsen, schwanken zwischen ganz behaglicher Umgebung, in der etwa die Margarete Albrecht (2) aufwuchs, und den allertraurigsten Verhältnissen, wie denen, die die Kindheit der Anna Seiler geb. Henker (68) kennzeichnen. „Die ganze Familie schläft in einem Zimmer, die drei kleinsten Kinder kauern in der elenden Wohnung, in der kein Stuhl vorhanden ist, auf dem Boden herum und frieren, da sie kaum die nötigsten Kleider auf dem Leibe haben." Die Wohnung war „eine baufällige Spelunke".

Im einzelnen kann es sich natürlich meist nur um ein grobes Schätzen handeln. In guten wirtschaftlichen Verhältnissen wuchsen 8 (objektiv 5), in auskömmlichen 27 (objektiv 3), in geradezu schlechten 35 (objektiv 19) Kinder auf; das Aufwachsen bei Pflegeeltern ist dabei einbegriffen. 12 (objektiv 2) mußten schon als Kind mitverdienen, sei es, daß es sich um Feldarbeit, um Kinderhüten, um Brötchenaustragen morgens vor der Schule oder Mithelfen beim Waschen handelte.

11 (objektiv 2) Kinder verloren vor Vollendung des 14. Jahres durch Tod den Vater, 18 (—) die Mutter, hierbei ist Margarete Albrecht (2) eingerechnet, die beide Eltern verlor.

In 4 (objektiv 3) Fällen traten noch während der Schulzeit Stiefväter an die Stelle des verstorbenen Vaters, in 13 (—) Fällen Stiefmütter an die Stelle der Mutter. Je einmal wird übrigens auch von Stiefvater oder Stiefmutter nach dem 14. Jahre berichtet. Das Erscheinen eines Stiefvaters oder einer Stiefmutter gab mitunter, doch durchaus nicht immer, Anlaß zu Konflikten. Während Margarete Obermann gesch. Träher (23), die mit 12 Jahren einen Stiefvater bekam, wenigstens solang als sie solide war, gut mit ihm stand, und auch Anna Schmidt (29) persönlich über ihren Stiefvater, obschon er trank und die nervöse Mutter mißhandelte, nichts zu klagen hatte, will die später schizophrene Klara Ringler (32) immer schlecht von ihrem Stiefvater behandelt worden sein. Von Interesse sind die Verhältnisse bei Margarete Kurze (47). Ihr richtiger Vater war städtischer Bureauassistent, der erste Stiefvater Schneider, der zweite Fabrikarbeiter. Es empörte sie, daß die Mutter „immer weiter herunter heiratete", denn man müsse doch „sehen, daß man sich hinaufarbeitet". Sie wollte zu dem zweiten Stiefvater, obschon er „ein anständiger Mensch" war, nicht „Vater" sagen, was zu einem Auftritt und zum Bruch mit der Mutter führte, der in diesem Falle das weitere Schicksal sicher mitbestimmte. Es ist verständlich, daß das Auftreten von Stiefmüttern von noch weit größerer Bedeutung war, was auch Sichel auffiel. Auch hier wird durchaus nicht immer geklagt; Barbara Schweizer (33) lobte ihre Stiefmutter sehr, und auch Maria Krone (48) hatte eine gute Stiefmutter, die allerdings dem schwierigen Vater gegenüber machtlos war. Auch Adelheid Pejkowski (58), Barbara Tischenhof (69), Elise Oehler (30), Gertrud Sager (19), Franziska Köhler geb. Stolze (21) kamen gut mit der Stiefmutter aus, ebenso Christine Zaun (62), eine von denen, die erst nach dem 14. Jahre eine Stiefmutter bekamen. Agnes Sünner geb. Lustert (17) war nur kurz mit der Stiefmutter zusammen; bei Gertrud Spahl (3) gab es schon gelegentlich Reibereien, Christine Tomä (45) konnte sich nie mit ihrer Stiefmutter stellen und hat durch sie keine schöne Erinnerung an die Heimat. Sie soll sie viel in der Haushaltung beschäftigt und von den Schularbeiten abgehalten haben. Katharina Wieland (60) hatte viel Streit mit der Stiefmutter, die eigene Kinder mitbrachte und sie den Stiefkindern gegenüber bevorzugte. Ähnlich scheinen die Verhältnisse bei Martha Stange (35) gewesen zu sein; auch hier habe die Stiefmutter nur für ihre eigenen Kinder gesorgt, auch getrunken, so daß sich der Vater später wieder von ihr trennte. Ähnliches erzählte Franziska Hütter (40); auch hier wurde die Ehe wieder getrennt, weil die Stiefmutter mit anderen Männern ging, was schon die Kinder wußten.

Die Erziehung geschah bei 60 (objektiv 46) von den 70 ganz im Elternhaus; 5 (objektiv 2) wurden nur teilweise zu Haus erzogen. So kam Auguste Lück (15) nach Scheidung der Eltern zu einer Schwester des Vaters, Maria Mack (52) früh in Fürsorge, Christine Zaun (62), deren Mutter früh durch Selbstmord geendet hatte, mit 10 Jahren in ein Asyl, und verlebten Margarete Albrecht (2) und Elisabeth Schumacher (50) längere oder kürzere Zeit ihrer Kindheit bei den Großmüttern. In sehr früher Kindheit kam Agnes Sünner geb. Lustert (17) zum Bruder der verstorbenen Mutter; die uneheliche Elisabeth Graf (36) wuchs ganz bei der Großmutter anscheinend unter guten Verhältnissen auf. 3 (objektiv 2) waren seit früher Kindheit bei Fremden; so kam Gertrud Sager (19) wegen des Todes der Mutter mit 3 Jahren zu Pflegeeltern und Martha Stange (35) ziemlich früh ins Waisenhaus. Elly Schwind (5) wurde angeblich als halbjähriges Kind von ihrer Mutter, einer umherziehenden Komödiantin, an ihre Pflegeeltern, bei denen sie in anscheinend guter Umgebung aufwuchs, „verschenkt". Tatsache ist, daß ihr Vater gestorben war, und ihre Mutter nur ganz kurz an dem Ort weilte, wo Elly geboren wurde.

5 (objektiv 2) Elternpaare lebten getrennt; der Vater der Karoline Zahn (6) verließ die Mutter ein halbes Jahr vor ihrer Geburt. Er war, wie der Geistliche schreibt, ein leichtsinniger Mensch, der zum Trinken neigte und mit Weibern lief. Als das Kind 7 Jahre war, kam er wieder, versprach alles Gute, er wollte jetzt arbeiten, war aber schon abends wieder fort. Auch die Eltern der epileptischen Gertrud Weinert (31), deren Mutter in Dirnenhäusern arbeitete, lebten angeblich getrennt. 2 (objektiv 1) weitere Mädchen verloren die Mutter auf ähnliche Weise. So waren die Eltern von Auguste Lück (15), deren Vater sehr viel älter gewesen sein soll als die Mutter, aus unbekannten Gründen geschieden; das Kind kam nach der Scheidung zu einer Schwester des Vaters und erst nach der Schule zu ihm zurück.

Die Eltern von Nelli Jettersen (57), die zu Hamburger Variétékreisen gehörten, lebten zeitweise getrennt, der Vater der Anna Paulsen (8) flüchtete wegen eines Fahrraddiebstahls nach Belgien und wurde dort später von seiner Frau verlassen, die mit ihrem Geliebten zusammenzog; der Vater der Martha Stange (35) trennte sich von seiner zweiten Frau. Auch sonst war in sehr vielen Fällen, in 17, das Verhältnis der Eltern zueinander schlecht. Der Vater der Magdalene Fink (27) war angeblich ein schwerer Trinker; die Mutter, die ein Kind vor der Ehe hatte, war jähzornig, bettelte, trieb sich herum und mißhandelte die Kinder. Der Vater der Frieda Binder (11), Kriegsinvalide von 1870, wird als aufgeregter Trinker geschildert, der wegen seiner Rente dauernd prozessierte, was zu häuslichen Auftritten, Beleidigung des Bürgermeisters und Bestrafung führte; die Mutter war „womöglich noch aufgeregter". Der Vater der Marie Krone (48) war streitsüchtig, und auch in der Familie der Sibilla Höfer (28) gab es wegen der Trunksucht des Vaters viel Streit. Wilhelmine Geier (67) erlebte zu Hause „wegen des Lebenswandels des Vaters" viele Auftritte; der Vater von Elise Donkten (34) war jähzornig und jeden Abend betrunken, der von Ella Keßler geb. Letzte (20) sehr aufgeregt und der Mutter häufig untreu. Auch der Vater der Maria Mack (52) führte einen liederlichen Lebenswandel; der von Agnes Sünner geb. Lustert (17) trieb sich herum und war schließlich verschollen. Der Vater der

Auguste Bürger (61), der als Handelsmann selten zu Hause war, stand nicht gut mit der Mutter; der Vater von Christine Zaun (62) soll mehrmals wöchentlich betrunken gewesen sein und die Mutter geschlagen haben; diese nahm sich dann später das Leben, soll aber auch nicht einwandfrei gelebt haben. Der Vater der Anna Seiler geb. Henker (68) war „ein zu Gewalttaten neigender, dem Trunke ergebener, völlig verkommener Mann". Er war wegen gefährlicher Körperverletzung zu 1½ Jahren Gefängnis verurteilt und hatte 147 Schulstrafen. Die Mutter war „nicht viel besser"; sie war unehelich geboren, geistig beschränkt und trank. Sie hatte 3 Haftstrafen wegen Bettelns und Anleitung zum Betteln. Der Vater von Klara Ringler (32), ein Alkoholiker und Phantast, vernachlässigte seine Familie. Daß der Stiefvater der Anna Schmidt (29) die nervöse Mutter schlecht behandelte und der Vater von Franziska Hütter (40) sich von seiner zweiten Frau, die mit anderen ging, später wieder trennte, wurde schon erwähnt.

Über die Persönlichkeit der Eltern, die sich wohl am deutlichsten in dem gegenseitigen Verhältnis widerspiegelt, ist nur noch wenig nachzutragen. Wir übergehen dabei die bloßen Angaben, daß der Vater etwas getrunken habe, oder die Mutter aufgeregt gewesen sei. Der Vater der Maria Eifer (12) wird als jäh und hochmütig geschildert, er „wollte größer sein als er war". Maria Kovac (1) schildert ihre Eltern als „einfältige Leute, die nichts vom Leben wissen, dumme Bauersleute". Der Vater der Paula Heuler (16) stand im Gegensatz zu der schwatzhaften, heuchlerischen und die Tochter drückenden Mutter in gutem Ruf, der Vater der Franziska Köhler geb. Stolze (21) kümmerte sich, als er zum zweitenmal verheiratet war, wenig um die Kinder. Der Vater der Barbara Schweizer (33) lebte nach dem Tode seiner zweiten Frau in wilder Ehe; der von Elise Donkten (34) war mehrere Monate in einer Trinkerheilanstalt; der von Maria Mack (52), deren Mutter in zweifelhaftem Rufe stand, war liederlich, arbeitsscheu und wegen Diebstahls, Urkundenfälschung, Beleidigung, Körperverletzung, groben Unfugs unter anderem mit einem Jahre Zuchthaus bestraft. Die Väter von Agnes Sünner geb. Lustert (17) und der Olga Bühl (65) waren verschollen. Die Eltern der Anna Seiler geb. Henker (68) lebten „fast stets in Streit und Zank"; die gemeinsten Schimpfwörter wurden gebraucht, die Frau mißhandelt, das wenige Mobiliar zertrümmert; die Familie mußte die von der Armenverwaltung ihr gewährte Wohnung räumen. Der Pfleger meinte, die ganze Familie sollte „aufgehoben" werden, und bat, ihn nicht dauernd als Pfleger in dieser traurigen Familie zu belassen. Auch der Armenkontrolleur berichtet, keine Familie sei so verkommen und verlogen. Als jähzornig wird der Vater der Gertrud Flott (49) geschildert: er konnte „nichts leise sprechen" und zerriß seinen vier dirnenhaften Töchtern die schönen Blusen und Kleider. Anschaulich geschildert wird der früh an Lungenschwindsucht gestorbene Vater der später schizophrenen Klara Ringler (32): er soll ein belesener, intelligenter aber phantastischer Mann gewesen sein, der sich am liebsten mit der Astronomie beschäftigte. Obschon er sich viel in Wirtschaften aufgehalten habe, könne man ihn so recht keinen Trinker nennen; jedenfalls habe er aber dadurch sein Geschäft ruiniert, seine Familie vernachlässigt und seiner ersten Frau viel Herzeleid bereitet. Die Mutter der Wilhelmine Strauch (7), die in einem Dirnenhause arbeitete, ließ ihre Kinder verwahrlosen und nahm gestohlene Sachen von ihnen an; die von Agnes Sünner geb. Lustert (17) hatte eine Tochter vor der Ehe von einem andern Mann. Die Mutter von Sibilla Höfer (28), deren Vater in fernen Ländern herumzog, wird als zweifelhafte Person bezeichnet und soll in einer Irrenanstalt gestorben sein. Die Mutter von Gertrud Weinert (31) scheint wie diese selbst epileptisch gewesen zu sein; die der Maria Schwarz (44) scheint sie zu der übrigens nicht sicher erwiesenen Kindstötung verleitet zu haben, und die Mutter Bühl (65), eine als ganz besonders frech geschilderte Person, verleitete das Kind zum Betteln und Diebstahl. Die Mutter der unehelichen Maria Hagenhalter (63) hatte noch zwei weitere uneheliche Kinder und führte „das Leben einer öffentlichen Dirne aus Armut".

Der große Kinderreichtum der meisten Familien fällt ohne weiteres auf; in 30 (objektiv 6) Fällen wird von mehr als 6 Kindern berichtet, wobei Stiefgeschwister noch nicht einmal berücksichtigt wurden. Schwierigkeiten mit den Geschwistern, namentlich mit älteren Schwestern, die die verstorbene Mutter vertraten, werden gelegentlich erwähnt, so von Berta Bauer (4), Mathilde Mertens (59) und Auguste Lück (15). Sonst ist ziemlich wenig, objektiv fast nichts, von den Geschwistern bekannt. Ein Bruder der Frieda Binder (11) ist wegen Bettelei, einer der Else Rapp (26) wegen Hehlerei, einer der Katharina Wag (41) wegen „Spektakelns" bestraft, einer der Christine Zaun (62) wegen Unterschlagung. Ein Bruder der Josefine Lange (25) erschoß sich wegen Streitigkeiten mit den Eltern, einer der Hedwig Rauscher (37), weil er zum Militär sollte. Ein Bruder der Franziska Köhler geb. Stolze (21) war „ein schwerer Verbrecher" und wegen Einbruchdiebstahls mit 3 Jahren Zuchthaus bestraft. Sie selbst lernte ihren Zuhälter durch ihren Schwager kennen, der als arbeitsscheu bezeichnet wird und anscheinend den Zuhälterkreisen sehr nahe stand. Ein Bruder der Anna Seiler geb. Henker (68) war wegen Diebstahls und Bettelei in Fürsorge, entwich aus der Anstalt und wurde wegen einfachen und schweren Diebstahls bestraft. Später war er Vagabund und führte falsche Papiere. Ein zweiter Bruder der Seiler verleitete andere Knaben zum Stehlen und anderen unsozialen Handlungen. Ein Bruder der Anna Schmidt (29) sei arbeitsscheu gewesen und ins holländische Heer eingetreten. Die Schwester der Auguste Bürger (61) verleitete sie zum Holzdiebstahl und wurde deshalb bestraft; eine Schwester der Maria Robinowski (51), ebenfalls Prostituierte, soll ein uneheliches Kind gehabt haben. Alle drei Schwestern der Gertrud Flott (49) waren unsolid; eine jüngere Schwester kam in Fürsorge; die Flott soll wesentlich daran schuld gewesen sein, daß sie herunterkam. Die Schwester der Olga Bühl (65) kam wegen Diebstahls in Fürsorge. Alle Geschwister der Anna Seiler geb. Henker (68), teils kriminell, teils sonst in hohem Maße verwahrlost, waren in Fürsorge. Von einer ihrer Schwestern berichtet die Schule, sie sei so unsauber, daß ihr eine Bank allein angewiesen werden mußte, und von einer anderen, sie sei von einer „an Schwachsinn grenzenden Minderwertigkeit". Sie war ebenfalls so schmutzig, daß niemand neben ihr sitzen wollte. Beide brannten gemeinsam aus einem Mädchenheim durch. Eine ältere Schwester der Berta Fleischer (64) wurde häufig wegen Gewerbsunzucht bestraft und war 9 Monate im Arbeitshaus.

Daß es mit den Stiefgeschwistern, namentlich mit denen, die die Stiefmutter mitgebracht hatte, oft zu Schwierigkeiten kam, ist besonders in den Fällen verständlich, wo das Verhältnis zur Stiefmutter schlecht war. Margarete Kurze (47) wird beschuldigt, ihrem Stiefbruder geschlechtlich nachgestellt zu haben, doch ist die Sache nicht erwiesen.

Noch viel spärlicher sind die Berichte über die weitere Familie. An irgendeine Verwertung im Sinne der Erblichkeitsforschung kann nicht gedacht werden; wie es uns kaum interessierte, daß der Vater der Margarete Seitz (43) wassersüchtig in einer Irrenanstalt starb, so werden wir wenig daraus machen können, daß der Vater der Mutter von Erna Müscher (14) und die Schwester des Vaters von Auguste Lück (15) in Irrenanstalten gestorben sein sollen, ebensowenig, daß ein Bruder der Mutter von Wilhelmine Geier (67) in einer Anstalt, die Großmutter mütterlicherseits von Margarete Obermann gesch. Träher (23) „verrückt" und ein Onkel und Vetter der Martha Stange (35) irrsinnig gewesen sein sollen. Daß in der Familie der Sofie Fischer (46) viel Schlaganfälle vorkamen und die Leute alle sehr dick gewesen, und zwei Geschwister des Vaters der Frieda Binder (11) getrunken haben sollen, ist auch kaum von Belang. Wichtiger ist schon, daß die Auguste Bürger (61) aus einer Familie stammt, die sich auf absteigender Linie befand: schon ihr Großvater soll ein Herumtreiber gewesen sein und seine Frau verlassen haben; nach ihren eigenen Angaben hatte er seine Fabrik vertrunken. Sämtliche Verwandten der Anna Seiler geb. Henker (68) standen „in schlechtem Rufe", auch die Bemerkung, daß in der Familie der Klara Hirn (13) „etwas Verschlossenes und Heimliches" lag, und die Tatsache, daß die Hedwig Rauscher (37), die selbst einen ernsten Selbstmordversuch machte, aus einer ausgesprochenen Selbstmörderfamilie stammt, ist von Interesse.

Viele der Mädchen gaben an, keinerlei Beziehungen mehr zu der Heimat zu haben, andere, namentlich die, deren uneheliche Kinder sich zu Hause befanden, erzählten, noch regelmäßig hinzugehen und auch Geld zu schicken. Vielfach scheinen die Eltern oder Geschwister von dem wirklichen Leben der Mädchen nichts zu wissen; in anderen Fällen scheinen sie sich daran gewöhnt zu haben und sich ganz gern unterstützen zu lassen. Die Mutter der Emilie Wirker geb. Krisek (42) wisse, daß die Tochter Kontrolle habe, und sage nur noch, sie wolle für sie beten.

Ganz kurz seien noch die Verhältnisse der 3 Unehelichen, der Else Rapp (26), der Elisabeth Graf (36) und der Maria Hagenhalter (63) gestreift. Der Beruf des Vaters der Else Rapp (26) ist nicht bekannt, die Mutter war Schlächterswitwe, hatte keinen schlechten Leumund und lebte in geordneten Verhältnissen. Aus der Ehe stammten angeblich 4 Kinder; ein Bruder war wegen Hehlerei bestraft. Else wuchs bei der Mutter in geordneten Verhältnissen auf, wurde aber schon mit 12 und 13 Jahren von Bekannten zum Tanzboden und Maskenball mitgenommen, blieb auch zweimal nachts weg und wurde oft in schlechter Gesellschaft gesehen.

Elisabeth Graf (36) ist nachweislich die Tochter eines höheren adligen Marineoffiziers, der als Mieter bei ihren Großeltern in Danzig wohnte. Die Mutter heiratete später einen Mechaniker in Berlin. Die Tochter wuchs bei der Großmutter anscheinend in recht guten Verhältnissen auf; später kam sie nach Berlin zur Mutter, die sie ungeschickt anfaßte und von ihr verlangte, daß sie sich als Dienstmädchen gebe und „gnädige Frau" zu ihr sage; sie soll auch getrunken haben. Die Tochter ging mit 17 mit langen Zöpfen auf der Friedrichstraße, wurde früh geschlechtskrank und kam unter Fürsorge.

Ganz trüb waren die Verhältnisse bei der Mutter der erethisch schwachsinnigen Maria Hagenhalter (63), die charakterologisch anscheinend viel Ähnlichkeit mit der Tochter hatte. Die Mutter war Taglöhnerin, hatte noch 2 andere uneheliche Kinder, lebte in ärmlichsten Verhältnissen und soll an Syphilis gestorben sein.

Naturgemäß hat weitaus der größte Teil der 70 Mädchen die Volksschule besucht. Dauernd in einer Volksschule, und zwar in einer katholischen, waren 39 (objektiv 32), in einer evangelischen 22 (objektiv 13). Einmal wird, jedoch als nicht sicher erwiesen, eine israelitische Schule genannt. 5 Mädchen (objektiv 2) besuchten Mittelschulen, so Christine Tomä (45), Elly Schwind (5), die von ihren Pflegeeltern und Margarete Albrecht (2), die von ihrer Mutter Schwester dorthin geschickt wurde. Elisabeth Schumacher (50) wurde angeblich wegen Liebeleien mit „Studenten" der Realschule von der Mittelschule verwiesen. Antonie Weyer (55) besuchte ebenfalls, und zwar als Fortbildungsschule eine Mittelschule. Zeitweise in höheren Töchterschulen war nachweislich Nelli Jettersen (57), die jedoch nach 3 Jahren herausgenommen wurde, weil sie nicht mitkam. Ähnlich erging es der unehelich geborenen Elisabeth Graf (36), die ebenfalls schwer lernte, im Französischen Nachhilfestunden haben mußte und später eine Mittelschule besuchte. Ganz in der höheren Töchterschule war angeblich nur Wilhelmine Geier (67). Eine Art Fortbildungsschule besuchte Hedwig Rauscher (37); sie scheint 3 Jahre Hospitantin einer höheren Töchterschule gewesen zu sein. In der Hilfsschule war die epileptische Gertrud Weinert (31). Fast ganz ohne Schule wuchs Anna Paulsen (8) auf, deren Vater wegen eines Fahrraddiebstahls nach Belgien geflohen war und die Familie nach einiger Zeit nachkommen ließ.

Über die Schulleistungen liegen zahlreiche Berichte vor, immerhin fehlten sie in 24 Fällen. Es kam nämlich vielfach vor, daß die Schule, die von den Mädchen angegeben worden war, wegen ungenauer Adresse sich nicht auffinden ließ, ferner waren, namentlich bei den älteren Mädchen, oft keine Schulzeugnisse mehr da und die Lehrer nicht mehr an der Schule. Die objektiv feststellbaren Schulleistungen waren etwa folgende: schlecht lernten 22, mittelmäßig 20, gut 6 Mädchen. Einmal sitzen geblieben waren nach eigenen oder fremden Berichten 4, zwei- und mehreremal 16.

Von den 190 Dirnen Bonhoeffers waren die Schulerfolge bei 43 gut gewesen, mittelmäßig bei 63; 66 hatten schlecht gelernt. 91 waren bis zur ersten Schulklasse gekommen, 99 nur bis zur zweiten und dritten.

Die Berichte über das Betragen in der Schule lassen sich folgendermaßen zusammenfassen: schlecht war das Betragen in 9, gut oder ohne Besonderheiten in 34 Fällen.

Die Berichte der Schule erstrecken sich vielfach auf ein bloßes Aufzählen der Zeugnisnoten und geben selten ein Bild der Kinder selbst. Viel häufiger werden, was ja auch sehr wertvoll war, die Familienverhältnisse gestreift, oder wird von dem späteren Verhalten der ehemaligen Schülerin erzählt. Immerhin liegen doch einige ganz plastische Schilderungen vor. Über die etwas schwachsinnige Auguste Teileck (9) wird berichtet, daß das Kind im Unterricht wenig Teilnahme zeigte und still und träumerisch war, weshalb es nicht möglich gewesen sei, von den Anlagen des Kindes ein näheres Bild zu gewinnen. Über Maria Eifer (12) berichtet die Lehrerin: ,,Sie war ein leichtsinniges, nachlässiges Mädchen, das mich für die Zukunft nichts Gutes erwarten ließ. Mehr als einmal sagte ich ihr: Kind, was soll aus dir noch werden, wenn du einmal der Schule entlassen sein wirst." Über die schwachsinnige Sibilla Höfer (28) wird geschrieben, daß sie sich an die Schulordnung nicht gewöhnen konnte, sich nie an dem Spiel der übrigen Kinder beteiligte und von verschlossenem Wesen war. Die von Jugend an schwachsinnige und epileptische Gertrud Weinert (31) machte schon als Schülerin auf ,,Lehrpersonen, Religionslehrer, Revisoren" den denkbar schlechtesten Eindruck. Sie war ,,unaufrichtig, verschlagen, verlogen und nicht sittenrein". Emilie Wirker geb. Krisek (42) zeigte sich im ersten Jahre aufgeweckt, aber im zweiten wurde sie ,,lässig und träumerisch". Über Sofie Fischer (46) berichtet der Geistliche, der sie konfirmierte, er erinnerte sich, daß sie ,,ein gutgeartetes Kind war"; später habe sie die Hoffnungen freilich nicht erfüllt, die man auf sie setzte. ,,Die häuslichen Verhältnisse waren traurig, es fehlte den Kindern die leitende Hand, besonders nachdem die Mutter fort war. Sie war gut zu leiten, sah aber körperlich immer sehr schlecht aus." Auch über Karoline Zahn (6) schreibt ein Geistlicher, er habe sie von jeher mit Sorge betrachtet, ,,es scheint mir, daß sie eine schlimme angeborene Neigung zur Sinnlichkeit, eitlem Putz usw. hatte, die zugleich mit intellektueller Beschränktheit sich verband". Über die unruhige Schwachsinnige Auguste Bürger (61) schreibt ein Lehrer äußerst bezeichnend: ,,Die Auguste Bürger war eine äußerst leichtlebige Natur, die in meiner Erinnerung nur als ewig lächelndes Mädchen lebt; ihre Leistungen waren gering, aber mit Lächeln stand sie zum Ansagen auf und quittierte auf alle Ermahnungen zu größerem Fleiß mit einem Lächeln. Sie besaß eine durchaus harmlose Natur und war zum Ausüben irgendwelcher dummer oder schlechter Streiche nach meiner Ansicht nicht fähig." Über Maria Schwarz (44) schreibt die Schule: ,,Ihr Betragen während der letzten Jahre ließ manches zu wünschen übrig und wurde ihr mit Rücksicht auf ihre Zukunft bei der Entlassung das Prädikat gut erteilt." Anschaulich wird auch über Christine Zaun (62) berichtet: ,,Ihr Betragen war befriedigend, der Charakter gutmütig, aber sehr eigensinnig, die Leistungen bei der Entlassung höchst mangelhaft, fast ungenügend, was man wohl mangelndem Fleiß, aber noch mehr geringer Beanlagung und schlechter Vorbereitung in den früheren Jahren zuschob. Jedenfalls waren auch wohl die häuslichen Verhältnisse, denen das Mädchen ja nur während der beiden letzten Schuljahre entzogen war, ungünstig, da nach Angaben einer Schwester des Asyls das Betragen der Mutter nicht einwandfrei gewesen ist." Endlich heißt es von der unehelichen schwachsinnigen Maria Hagenhalter (63): ,,Das Mädchen war sehr beschränkt, ihre Leistungen waren außerordentlich gering, sie war unordentlich in ihrer Keidung, ziemlich unsauber und schlappig. Sie verrichtete vor ihrer Schulzeit schon Stundenarbeit und trieb sich häufig auf der Straße umher. Mit 15 Jahren wurde sie dann selbstverständlich Mutter".

Mehrfach wird von abnormen Erscheinungen in der Kindheit berichtet. Die explosible Mathilde Thieler (38) gab an, sie sei mit 10 Jahren eines Abends von einem Hund erschreckt worden. Am anderen Morgen habe sie beim Spiel im Garten im rechten Arm und Bein das Gefühl gehabt, als ob ein Tier durchkrieche; schon nach ein paar Tagen sei ein solcher Anfall wiedergekommen, dann etwa alle 8 Tage, meist nach Aufregungen. Sie sei überhaupt ein sehr erregbares Kind gewesen, sei später manchmal umgefallen und bewußtlos geworden und „ganze Tage drin gelegen". An dem „komischen Gefühl im Arm" habe sie oft stundenlang vorher den Anfall gemerkt; mit dem ersten Unwohlsein seien die Anfälle ganz weggeblieben. Ähnliche Dinge erzählt die debile Paula Heuler (16); sie habe mit 11 oder 13 Jahren, als eine Petroleumlampe umgefallen sei, „Nervenzuckungen" bekommen und oft stundenlang dringelegen. Die Anfälle seien immer nach Aufregungen gekommen. Etwa in derselben Zeit habe sie einmal singend nach der Stubendecke gesehen und gesagt, sie sehe den Himmel offen. Sie habe auch nachtgewandelt und sei einmal nachts mit ihrem Bett die Treppe hinunter, um ein Kind, das unter ihnen gewohnt habe, zu besuchen. Diese hatte auch zur Zeit der Untersuchung häufig hypnagoge Halluzinationen, besonders in der Haft, und zwar ganz im Sinne von Selbstvorwürfen. Auch Agnes Sünner geb. Lustert (17) hatte offenbar psychogene Krämpfe zur Zeit des ersten Unwohlseins; es sei ihr „etwas heraufgestiegen"; sie habe zwar gehört, was die andern sprachen, aber selbst nichts sagen können. Verschiedene Kinder waren schreckhaft und ängstlich. Magdalene Fink (27) nachtwandelte und sah weiße Männer am Bett. Elisabeth Schumacher (50) ging mondsüchtig die Treppe hinunter; Franziska Hütter (40), Adele Bitter (66) und Erna Müscher (14) erzählen von Alpdrücken. Von länger dauerndem Bettnässen wird in 4 Fällen berichtet; bei Maria Krone (48) dauerte es bis zum 14. Jahre; Elise Schiff geb. Lang (70) soll mit 2 Jahren eine Gehirnentzündung gehabt haben und „halbtot" gewesen sein, die sehr schwachsinnige Elise Oehler (30) mit 2½ Jahren die Treppe hinunter gefallen und 3 Tage bewußtlos gewesen sein. Die epileptische Gertrud Weinert (31) hatte ihre Anfälle schon als Kind, auch die später schizophrene Barbara Schweizer (33) spricht von Anfällen, die organisch anmuten.

Über das Geschlechtsleben in der Kindheit war naturgemäß wenig Positives zu erfahren. Die meisten lehnten diese Fragen ab mit den Bemerkungen wie: „Das ist bei uns nicht Mode", oder „wir waren viel zu angestrengt, um an so was zu denken." Auch die Antworten, die man auf die Frage nach der Masturbation bekam, sind wertlos; vielfach wiesen auch Mädchen, die ohne Scheu über ihr späteres Geschlechtsleben berichteten, dies weit von sich. Während Maria Robinowski (51) sagte: „Ich war damals noch mehr für's Küssen", gab die hochgradig schwachsinnige Elise Oehler (30) an, daß sie mit 13 Jahren schon gegen Geld mit einem 15jährigen Jungen verkehrt habe. Sie seien jeden Sonntag miteinander in die Kirche und dann ins Feld gegangen; er habe ihr immer 2 Mark gegeben, wofür sie sich Bier und Schnaps, später mehr Sachen zum Anziehen und Näschereien gekauft habe. Seither habe sie diese Erwerbsquelle nie aufgegeben. Auch die debile Olga Bühl (65) gab an, schon mit 13 Jahren ein Verhältnis mit einem gleichaltrigen Jungen gehabt zu haben. „Wenn ich nichts wußte, hat er mir was gesagt, wenn er nichts wußte, hab ich ihm was gesagt." Die schwachsinnige Adelheid Pejkowski (58) gab an, mit 7 Jahren mit einem Jungen gegenseitige Onanie getrieben und auch mit ihm verkehrt zu haben.

Von den 152 Dirnen Sichels wollen 3 vor dem 14. Jahr verkehrt haben, eine mit 12, 2 mit 13 Jahren.

Die Angabe der später schizophrenen Klara Ringler (32), daß ihr Lehrer ein halbes Jahr lang in den Schulpausen mit ihr verkehrt habe, und daß dieser 6 Jahre Zuchthaus bekommen habe, ließ sich nicht bestätigen. Gertrud Flott (49) erzählt, sie habe schon sehr früh von geschlechtlichen Dingen gewußt und habe immer die Ohren gespitzt, wenn von so was die Rede war — „wir sind alle so in der Familie". Die explosible Elise Donkten (34) wohnte als Kind in einem Hause, wo Dirnen wohnten; sie sah als Kind gelegentlich durchs Schlüsselloch zu und hatte „Spaß daran". Das bequeme Leben der Mädchen imponierte dem Kinde, das später bewußt der Prostitution zusteuerte. „Ich habe ja nie was anderes gesehen, Herr Doktor." Es sei erwähnt, daß auch die Mutter der Wilhelmine Strauch (7) „in einem schlechten Haus" arbeitete, und auch Elly Schwind (5) hat in der Wirtschaft ihrer Pflegeeltern „manches gehört". Sonst war so gut wie nichts zu erfahren. Man könnte nur noch Agnes Sünner geb. Lustert (17) hier erwähnen, die, 14jährig, als ihr Unwohlsein ausblieb, sich nichts dabei dachte: „ich war ja noch ein Kind".

Spärlich sind auch die Berichte über kriminelle Neigungen während der Kindheit, vollends, wenn man von der Verleitung durch die Mütter von Olga Bühl (65) und Elise Donkten (34) zum Betteln absieht. Der spätere Fürsorgezögling Maria Mack (52) hat schon mit 7 Jahren allerdings wertlose Dinge entwendet und ließ nach den Fürsorgeakten „eine ausgesprochene diebische Neigung" erkennen. Olga Bühl (65) beging mit 13 Jahren verschiedene Diebstähle an Wäsche, Kleidern und Herrenschuhen, die sie auf ihren von der Mutter veranlaßten Bettelgängen mitnahm; auch ihre ältere Schwester war wegen Diebstahls in Fürsorge gekommen. Olga wurde mit 13 Jahren wegen Diebstahls zu einer Woche Gefängnis verurteilt, ihre Mutter wegen Anleitung zum Betteln zu 5 Tagen Haft, wegen Hehlerei zu 3 Tagen Gefängnis. Die Tochter bekam Strafaufschub, der immer verlängert wurde, doch wurde ein Gnadenerweis ihres Verhaltens wegen niemals befürwortet, und sie wurde noch mit 22 Jahren, zur Zeit der Untersuchung, wegen dieser Sache gesucht.

C. Zwischen Schule und Einschreibung.

Der bedeutungsvollste Zeitabschnitt zwischen dem Verlassen der Schule und des Elternhauses und dem endgültigen Untergang in der Großstadt läßt sich viel schwieriger zusammenfassend bearbeiten als die Kindheit. Während hier die einzelnen Fäden der Betrachtung noch weitgehend parallel laufen, ist dort ein Auseinanderstreben nach den verschiedensten Seiten festzustellen.

Der Austritt aus dem Elternhause und das Verlassen der Heimat oder der Umgebung, die die Heimat vertrat, erfolgte bei den meisten des Verdienstes wegen unmittelbar nach der Schule. Wenige andere, wie Berta Bauer (4) oder Margarete Hafen (18) oder Barbara Schweizer (33) blieben noch bis zum 20. Jahr daheim. Häufig begegnen wir auch den Angaben, daß das junge Mädchen nach der Schulzeit zwar verdiente, aber noch mehrere Jahre zu Hause wohnen blieb; in anderen Fällen, daß sie mit Unterbrechungen auswärts arbeitete und gelegentlich wieder für kürzere oder längere Zeit zu Hause war, sei es, daß dort jemand krank geworden war oder andere Verhältnisse dazu zwangen.

Betrachtet man zusammenfassend die verschiedenen Berufe, in denen die Mädchen tätig waren und überhaupt ihr ganzes Berufsleben, so fällt vor allem eine große Unstetigkeit auf. In zweierlei Weise: ein rascher Stellenwechsel innerhalb desselben Berufes und ein rasches Wechseln des Berufes selbst. Sehr viele haben es nacheinander mit der verschiedensten beruflichen Tätigkeit versucht, und so kommt es auch, daß wir bei der Zusammenstellung der Berufsarten die Zahl 70 weit überschreiten werden. 4 (objektiv 1) der Mädchen haben überhaupt niemals nennenswert gearbeitet, so die aktive Wilhelmine Geier (67), die sehr früh unmittelbar aus dem Elternhaus in ein ausgehaltenes Verhältnis kam, dann Berta Fleischer (64), die gleich nach der Fürsorge wieder in die Prostitution ging, weiter Anna Meyner (53), die mit 17 ein Verhältnis mit einem großen Fabrikanten begann und später einem Tenor nach Brüssel nachreiste, und endlich Maria Eifer (12), die vom Elternhause weg nach einem Streit mit dem Vater, der eine von ihr beabsichtigte Heirat nicht billigen wollte, nach Köln ging und bald einen Zuhälter fand. Die Berufsarten, die wir im einzelnen vertreten finden, sind folgende:

Dienstmädchen	50	(objektiv 16)
Fabrikarbeiterin	16	(,, 5)
Kellnerin	16	(,, 2)
Verkäuferin	12	(,, 2)
Ländliche Arbeiterin	4	(,, —)
Näherin	6	(,, 2)
Artistin und Musikantin	4	(,, 1)
Stundenarbeiterin	2	(,, 1)
Pflegerin, Schwester	2	(,, 1)
Telephonistin	1	(,, —)
Austrägerin	1	(,, —)
Kinderfräulein	1	(,, —)

Die Berufe, denen die Untersuchten Bonhoeffers vor der Prostitution zugehörten, verteilten sich folgendermaßen:

Dienstmädchen	72	Kellnerinnen ⎫	
Fabrikarbeiterinnen	37	Blumenmädchen ⎬	13
Näherinnen	28	Friseusen ⎭	
Verkäuferinnen	14	Tänzerinnen	4
Putzmacherinnen ⎫ Konfektioneusen ⎭	8	Ohne Beruf zu Hause	14

Sichel, der keine ausführliche Darstellung der Berufe gibt, schreibt, daß von den 152 Dirnen 68 im Wirtsgewerbe tätig waren.

Berichte über das Verhalten in Dienststellen finden wir nicht selten. Sie lauten nicht immer ungünstig. Die Auguste Lück (15) hätte ihre Dienstherrschaft, die sehr mit ihr zufrieden war, gern wieder genommen, auch nachdem sie schon unsolid gewesen war. Über die Paula Heuler (16) schreibt ein Konsumvorsteher: „Sie war fleißig, ehrlich, fromm und zuverlässig, wohl aber etwas beschränkt; im übrigen gab sie zu Klagen keinen Anlaß." Gerade aus diesem Bericht fällt auch ein klares Licht auf die häuslichen Verhältnisse der Paula Heuler (16); die Angaben, daß das Mädchen sehr kurz gehalten wurde und die Mutter ihr Gehalt stets abholte, werden hier objektiv bestätigt. Über andere wird sehr ungünstig berichtet. So heißt es von Karoline Wieland (60), daß sie aus einer Dienststelle, die sie nur kurz innehatte, dreimal weglief und auch verschiedene Gegenstände stahl. „Jedesmal ist sie von ihrem Bruder unter starken Züchtigungen zurückgebracht worden. Bei Abwesenheit der Frau hat sie die Kommode erbrochen und sich daraus eine goldene Brosche angeeignet und dann die Sparbüchsen der Kinder geleert . . . . auch ist sie nachts hier mittels Leiter aus dem Fenster gestiegen und mit Jungen zur Tanzmusik gegangen. Arbeiten konnte dieselbe ganz gut, hatte aber wenig Lust dazu und war froh, wenn die Frau nicht zu Hause war." Ungünstig berichtet über die Barbara Tischenhof (69) ein Hotel in Neuenahr, wo sie mit 15 und 17 Jahren in der Saison diente. „Sie war fleißig und willig, aber hinter dieser Unterwürfigkeit lauerte schon damals ein Zug von Heuchelei und Verschlagenheit, allerdings traute ich dies dem jungen Kinde damals noch nicht zu." Sie bändelte mit Kellnern an und wurde deshalb entlassen. Anschaulich erzählt Auguste Bürger (61), daß in ihr Zeugnisbuch eine Herrschaft geschrieben habe: „Sie war ehrlich und fleißig, aber sonst bleibt viel zu wünschen übrig."

Die Ursache des häufigen Stellenwechsels und der schlechten Führung ist, wenn wir hier von der oft festzustellenden ungeheuren Unlust zu jeder Arbeit absehen, am häufigsten in den sexuellen Beziehungen zu suchen. Während wir, wie erinnerlich ist, diesseits des 14. Jahres nur wenig Daten über das Geschlechtsleben geben konnten, wächst hier das Material zu einer großen Fülle an. Wir bewegen uns hier zum allergrößten Teil ganz in eigenen Angaben und verzichten hier, mehr als irgendwo sonst, auf statistische Ergebnisse. Der Zeitpunkt der Defloration wurde folgendermaßen angegeben:

Mit	7 Jahren	1
„	13 „	2
„	14 „	5
„	15 „	7
„	16 „	13
„	17 „	15
„	18 „	10
„	19 „	10
„	20 „	4
„	21 „	1
„	22 „	2

In den Fällen, wo durch einen objektiven Bericht über Schwangerschaft oder Unzucht sich eine Angabe als unrichtig erwies, wurde die richtige Zahl eingesetzt.

Die von Sichel gefundenen Zahlen sind folgende:

Mit	12 Jahren	1
„	13 „	2
„	14 „	4
„	15 „	12
„	16 „	28
„	17 „	41

Mit 18 Jahren 27
„ 19 „ 17
„ 20 „ 6
„ 21 „ 4
„ 22 „ 4
„ 23 „ 1

Häufig wird von Einzelheiten des ersten Verkehrs berichtet. Wir dürfen hier sicher in den wenigsten Fällen richtige Angaben erwarten. So werden wir in den vielen Fällen, wo von „Notzucht" erzählt wird, sehr skeptisch sein und an Margarete Albrecht (2) denken, die zugibt, daß der Verführer sie „mehr überredet als gezwungen" hat. Häufiger dürfte es zutreffen, daß die Mädchen angetrunken waren; so gibt Nelli Jettersen (57) an, sie habe in der Betrunkenheit „gar nichts davon bemerkt", und dasselbe sagt Margarete Obermann gesch. Träher (23), die es aber „so rasch nicht wieder" getan hat. Auch Elisabeth Graf (36) sagt, er müsse ihr „etwas ins Bier" getan haben und will von der ganzen Sache nichts wissen, und Antonie Weyer (55) meint ebenfalls, ihr Verführer habe es gemacht wie alle Männer es machten, die so nichts erreichten, er habe sie betrunken gemacht. Ähnlich sagt Elly Schwind (5): „Da hat man immer etwas getrunken."

Wir werden eine moralische Reaktion auf dieses Erlebnis kaum einmal erwarten dürfen; es wird von den wenigsten überhaupt als ein nennenswertes Ereignis angesehen, was sich auch in dem Ausspruche der Wilhelmine Geier (67) zeigt; „wie das passiert ist, kann ich mich heute kaum mehr entsinnen". Anna Meyner (53), die betrunken im Bett aufwachte, sagt: „Es war mir ganz egal." Auch Elisabeth Graf (36) machte sich nur Sorgen, weil sie in der Nacht nicht heimgekommen war, nicht der Sache selbst wegen. Katharina Wag (41) machte sich über den ersten Verkehr keine besonderen Gedanken, es sei ja „weiter nichts passiert", und Antonie Weyer (55) sagt: „Ich war ja auch schon zweiundzwanzig; es mag wohl der Trieb gewesen sein." Auch Berta Bauer (4) meint, sie habe sich nicht geschämt, „es wußt's ja niemand". Dem gegenüber steht die tiefe Reaktion, mit der die sensitive Christine Tomä (45) dieses Erlebnis verarbeitete. Auch sie gibt an, mit dem Heidelberger Studenten Rotwein getrunken zu haben und erst wieder mit geöffneten Kleidern zu sich gekommen sein. Lust habe sie nicht gespürt, „es hat ja so geschmerzt das erstemal". Am andern Tag habe sie sich furchtbar geschämt; das sei mehrere Tage so gewesen, so daß sie sich schließlich das Leben habe nehmen wollen. Geldverlegenheit sei noch dazugekommen, so habe sie in den Neckar gewollt und sich eben ein Taschentuch vor die Augen binden wollen, als sie jemand zurückgehalten habe. Maria Eifer (12) hatte ebenfalls wenig Freude an ihrem ersten Verhältnis: „Ich war viel zu bang, ich kriegt' ein Kind", und ähnliches erzählt Christine Zaun (62). Sehr bezeichnend für die nahezu idiotische Anna Schmidt (29) ist ihre Erzählung, daß einfach ein Mann gekommen sei und gesagt habe, sie müsse mit.

Der Mann, mit dem nach Angabe der Mädchen der erste Verkehr stattfand, gehörte fast ausschließlich ihrem eigenen Stande an. Nur Gertrud Flott (49), eine geborene Dirne, will von einem älteren Offizier verführt worden sein; auch Maria Robinowski (51) und Anna Meyner (53) gaben als erstes Verhältnis einen „feinen Herrn" an. Auch sonst ist es auffallend, wie sehr selten die Mädchen von Männern aus über ihnen stehenden Kreisen erzählen; sie spielen unter der Menge der anderen überhaupt gar keine Rolle. In einzelnen Fällen handelt es sich bei dem ersten Geliebten um Männer, die die Mädchen als Bekannte ihrer Familie zu Hause kennen gelernt hatten. So scheint es bei Berta Bauer (4), Maria Eifer (12), Erna Müscher (14) gewesen zu sein.

Während in den meisten Fällen dieser erste Verkehr einer Augenblicksbekanntschaft entsprungen war, die nachher auch nicht weiter fortgesetzt wurde, hören wir in einzelnen Fällen von einem **länger dauernden Verhältnis**, das gelegentlich auch tiefer in das innere Leben der Mädchen eingegriffen haben mag. So erzählt Wilhelmine Strauch (7) mit sichtlicher Bewegung, daß sie lange Zeit ein Verhältnis hatte, von dem Mann auch schwanger wurde, daß er aber schließlich sagte, er wolle überhaupt nicht heiraten. Es sei ihr dann „alles egal" gewesen, und sie sei sofort nach Köln in ihr jetziges Haus gegangen. Ähnlich scheinen die Dinge bei Karoline Zahn (6) gelegen zu haben; auch sie gab an, ihr erstes Verhältnis habe sie betrogen und sitzen lassen, und sie sei dann gleich darauf leichtsinnig geworden. Fast genau dasselbe hören wir von Barbara Tischenhof (69), der auch „alles gleichgültig" war, als aus ihrem ersten Verhältnis nichts wurde. Ebenfalls tief ging die erste Liebe der Margarete Kurze (47), die sich nicht zusammennehmen kann, wenn sie darauf zu sprechen kommt, und das Verhältnis von Auguste Daskaljak (39), das in ein sehr frühes Alter fällt und angeblich nie zum Verkehr geführt hat. Die Mutter habe die Heirat nicht geduldet, weshalb sie in die Fremde gegangen sei. Auch verschiedene andere erzählen davon, daß ihr erstes Verhältnis jahrelang gedauert habe, so Sophie Euler (10), Mathilde Thieler (38), Katharina Wag (41), Adelheid Pejkowski (58) und Wilhelmine Geier (67). Gelegentlich hören wir, daß die Mädchen mit dem Geliebten zusammenzogen, was freilich in den meisten Fällen rasch zur Prostitution und Zuhälterei führte. Zur Ehe führte angeblich das erste Verhältnis der Agnes Sünner geb. Lustert (17) und der Ida Pflüger geb. Schild (56).

Diesen Fällen gegenüber steht die große Menge der anderen, die anscheinend **niemals ein längeres solides Verhältnis hatten**, sondern gleich von Anfang an mehr oder weniger unmittelbar in die Prostitution glitten. Es sei nur an Anna Paulsen (8), Auguste Teileck (9), Klara Hirn (13), Gertrud Sager (19), Ella Keßler geb. Letzte (20), Margarete Seitz (43), Maria Schwarz (44), Gertrud Flott (49), Hedwig Altmüller (54), Mathilde Mertens (59), Katharina Wieland (60), Auguste Bürger (61), die jeden Sonntag einen anderen hatte, Christine Zaun (62), Berta Fleischer (64) und Elise Schiff geb. Lang (70), erinnert, die allerdings zum Teil durch Fürsorge und ähnliche Maßnahmen vorübergehend der Prostitution entzogen wurden.

Gar nicht so ganz selten wird berichtet, daß gleich der erste, mit dem das Mädchen zusammenkam, an ihm zum Zuhälter wurde, so von Margarete Hafen (18), Franziska Köhler geb. Stolze (21), Agnes Schrey (22), Elise Donkten (34), Elisabeth Graf (36), Auguste Daskaljak (39). Das sind die Fälle, in denen die Mädchen angeblich „unschuldig" ins Bordell kamen, Angaben, die wohl stets mit allergrößter Vorsicht aufgenommen werden müssen. Es kann hier noch angefügt werden, daß etwa ein Dutzend angab, längere Zeit ausgehaltene Verhältnisse gewesen zu sein.

Sehr häufig, und auch zum großen Teil objektiv bestätigt, hören wir von unehelichen Schwangerschaften. Übrigens wird man gerade hier, wenn die Angaben positiv lauten, keinen Grund haben, zu mißtrauen. Allein 17 erzählen, gleich von dem ersten Mann, mit dem sie verkehrt hätten, geschwängert worden zu sein; im einzelnen sind die Zahlen folgende: **Vor der Kontrolle waren 42 (objektiv 28) schwanger.** Um ausgetragene Schwangerschaften handelte es sich in 37 (objektiv 27) Fällen. Das Kind lebte in 18 (objektiv 12) Fällen. Von nicht ausgetragenen Schwangerschaften hören wir 5 (objektiv 1) mal, eine im Vergleich zu den wirklichen Tatsachen natürlich minimale Zahl.

Von den 62 Dirnen von Grabes haben 34 geboren, darunter 5 ehelich. Von den 152 Dirnen Sichels waren im ganzen 60 schwanger gewesen, sie hatten 33 lebende Kinder. Vielfach handelt es sich um **wiederholte Schwangerschaften.**

In 7 (objektiv 6) Fällen wird von 2 Schwangerschaften vor der Kontrolle berichtet.

Von Bedeutung ist die Frage, wieviele **Jahre die uneheliche Schwangerschaft der Kontrolle vorausging,** wir fanden hier folgende Werte:

Unehelich schwanger waren

10	Jahre	vor	der	Kontrolle	1	(objektiv 1)
9½	,,	,,	,,	,,	1	(,, 1)
8	,,	,,	,,	,,	1	(,, 1)
6	,,	,,	,,	,,	2	(—)
5½	,,	,,	,,	,,	1	(—)
5	,,	,,	,,	,,	8	(objektiv 5)
4	,,	,,	,,	,,	6	(,, 3)
3½	,,	,,	,,	,,	4	(,, 3)
3	,,	,,	,,	,,	3	(,, 1)
2	,,	,,	,,	,,	5	(,, 2)
1	Jahr	,,	,,	,,	1	(—)
½	,,	,,	,,	,,	4	(objektiv 3)
weniger als ½	,,	,,	,,	,,	2	(,, 2)

Über die **Stellung zum Kind** überhaupt wird das nächste Kapitel noch einiges berichten. Hier sei nur erwähnt, daß Sophie Euler (10), Karoline Zahn (6) und Margarete Albrecht (2) sehr traurig gewesen sein wollen, als ihre unehelichen Kinder starben. Dagegen sah die damals 16jährige Agnes Sünner geb. Lustert (17) „nichts darin", als ihr erstes Kind starb, denn sie sei damals „sehr flatterhaft" gewesen. Die meisten wußten den Vater des Kindes oder glaubten ihn zu wissen; nur Gertrud Flott (49) sagt: „Ich hab immer geguckt, wem das Kind gleicht." Die inneren und äußeren Schwierigkeiten, die mit der Schwangerschaft zusammenhängen, werden wir noch bei der Frage nach den Bedingungen der Prostitution zu besprechen und zu werten haben.

Betrachten wir zunächst lediglich von außen, wann die Mädchen der **heimlichen Prostitution** verfielen, wobei wir den einen Fall, der vor das 14. Jahr fällt, noch einmal mitaufnehmen, so zeigt ein Blick auf die Zusammenstellung, daß im allgemeinen der **Weg vom Elternhause zur Prostitution nur sehr kurz war.** Vielfach werden wir uns hier wieder auf die eigenen Angaben verlassen müssen, da die erste Unzuchtstrafe durchaus nicht stets mit der ersten Unzucht zusammenfällt. In der folgenden Tabelle wurde nur dann die objektiv festgestellte Zahl eingesetzt, wenn sie eine **frühere** Zeit ergibt als die eigenen Angaben.

Heimliche Prostituierte waren mit 13 Jahren 1
„ 14 „ 1
„ 15 „ 4
„ 16 „ 5
„ 17 „ 5
„ 18 „ 15
„ 19 „ 9
„ 20 „ 14
„ 21 „ 5
„ 22 „ 1
„ 23 „ 4
„ 24 „ 2
„ 28 „ 1

Nie heimlich prostituiert waren 3 (objektiv 2).

Bei Bonhoeffer fiel aktenmäßig der Beginn der Prostitution in folgende **Jahre:**
Ins 16. Lebensjahr und noch früher . . 30
zwischen 17 und 18 44
„ 19 „ 20 28
„ 21 „ 22 19
„ 23 „ 24 16
„ 24 „ 25 3
„ 25 bis 30 23
„ 30 „ 35 11
„ 35 „ 40 9
„ 40 „ 45 2
„ 45 „ 50 5

Die zeitlichen Beziehungen zwischen erster aktenmäßig erwähnter Unzucht und Kontrolle sind folgende:

9 Jahre vor der Kontrolle wurden wegen Gewerbsunzucht aufgegriffen 1
6½ „ „ „ „ „ „ „ „ „ 1
6 „ „ „ „ „ „ „ „ „ 1
5 „ „ „ „ „ „ „ „ „ 1
4½ „ „ „ „ „ „ „ „ „ 1
4 „ „ „ „ „ „ „ „ „ 1
3 „ „ „ „ „ „ „ „ „ 3
2½ „ „ „ „ „ „ „ „ „ 1
2 „ „ „ „ „ „ „ „ „ 7
1½ „ „ „ „ „ „ „ „ „ 5
1 Jahr „ „ „ „ „ „ „ „ 13
½ „ „ „ „ „ „ „ „ „ 3
weniger als ½ Jahr vor der Kontrolle 22
nicht „ „ „ 10

Man darf wohl fast in allen Fällen, in denen ein Mädchen wegen Verdachts der Gewerbsunzucht aufgegriffen wird, annehmen, daß sie, wenn auch nicht in dem augenblicklich zur Last gelegten Falle, so doch sonst der Gewerbsunzucht nachgeht; deshalb dürfen wir sicher das erste **Aufgegriffenwerden** und nicht die erste zur **Bestrafung** führende Unzucht als den spätesten Beginn der Prostitution betrachten. Die **Zahl der Unzuchtstrafen**, deren jeweiliges Strafmaß psychologisch von keinerlei Bedeutung ist, war folgende:

Keine Unzuchtstrafen vor der Kontrolle hatten 32
1 ,, ,, ,, ,, ,, 26
2 ,, ,, ,, ,, ,, 8
3 ,, ,, ,, ,, ,, 3
9 ,, ,, ,, ,, ,, 1

In diesem Zusammenhang sei auch noch der **Zeitpunkt der ersten Geschlechtskrankheit** aufgeführt, soweit eine halbwegs sichere Ermittelung möglich ist. Hier sind die objektiven Werte nur **dann eingesetzt, wenn sie früher fallen als die eigenen Angaben.**

Zum erstenmal geschlechtskrank wurden mit 15 Jahren 1
,, 16 ,, 2
,, 17 ,, 3
,, 18 ,, 6
,, 19 ,, 14
,, 20 ,, 13
,, 21 ,, 13
,, 22 ,, 8
,, 23 ,, 4
,, 24 ,, 4
,, 26 ,, 1
,, 28 ,, 1

Weit mehr als diese **rein äußeren** Daten interessiert uns die **innere Entwicklung** der Dinge, die Frage, die im Mittelpunkt der ganzen Arbeit steht: **Wie ist es gekommen, daß diese Mädchen zu Prostituierten geworden sind?**

Wir werden uns von Anfang an klar sein müssen, daß wir hier die **tieferen Ursachen und Bedingungen** von dem **letzten Anlaß** unterscheiden müssen. Dieser letzte Anlaß ist es vielfach, der uns aus der vorwissenschaftlichen Literatur und auch aus den Angaben des Mädchens selbst als Ursache einer Prostitution entgegentritt. Zu solchen letzten Anlässen gehören die oft berichteten Streitigkeiten zu Hause und die Szenen, die, häufig nur der Höhepunkt längerer Differenzen, zum Verlassen des Elternhauses oder einer Stelle geführt zu haben scheinen. Hierher gehört das mehrfach erwähnte verlorene Stellenbuch, hierher gehören die Angaben, daß geldliche Not zur gewerbsmäßigen Unzucht zwang, oder daß infolge abgerissener Kleidung keine Stelle angenommen werden konnte. Hierher gehören auch Erlebnisse, wie das der **Maria Krone (48)**, die angibt, vom vielen Herumlaufen und Stellensuchen so mutlos geworden zu sein, Situationen, die dann zu jener willenlosen Ergebenheit in den Augenblick führen, wie bei **Christine Tomä (45)**, die in ähnlicher Lage sagte: „Mir ist's egal, es darf nur nicht ein so gewöhnliches Haus sein." Zu diesen letzten Anlässen, die sich natürlich nicht einmal immer so abspielten, wie wir hören, gehört endlich jene fast in allen Lebensläufen in ermüdender Weise immer wiederkehrende Frau, oder jener Herr, die an jenem Bahnhof oder an jener Brücke stehen, oder jenes andere Mädchen, das, vielfach eine Bekannte aus früheren Erziehungsanstalten, zur Gewerbsunzucht überredet.

Es ist klar, daß uns diese Anlässe weit weniger interessieren als die tieferen Ursachen, denen wir jetzt nachgehen wollen, Ursachen, deren sich nur die allerwenigsten Mädchen bewußt sind, und die wir selbst aus der Erzählung ihres Lebens, dem objektiven Material und dem Eindruck der Persönlichkeit herauszuarbeiten haben.

Die alte Frage, die sich durch die ganze soziale Psychologie und insbesondere durch die Prostitutionsfrage zieht, ist die Frage: Anlage oder Milieu, die Frage, ob innere oder äußere Faktoren für das asoziale Verhalten verantwortlich zu machen sind. Wir halten die so geformte Fragestellung von vornherein für falsch, denn wir gehen von der Annahme aus, daß niemals die Ursache der Wirkung gegenübersteht, sondern daß wir von Bedingungen, von Koeffizienten, zu reden haben. Wir werden so, auch wenn äußere Koeffizienten auf der Hand zu liegen scheinen, uns nicht damit begnügen können, denn wir sehen so unendlich häufig, daß Menschen, die unter weit ungünstigeren äußeren Bedingungen aufwachsen, nicht asozial werden, und wir werden daher im Einzelfalle nicht fragen: „Milieu oder Anlage?", sondern: „inwieweit Milieu und inwieweit Anlage?" Selbst dann, wenn von dem einen oder anderen dann doch nichts zu finden sein wird, ist unsere Fragestellung fruchtbar.

Wir gehen zunächst daran, ohne alle Wertung ihrer Bedeutung die verschiedenen möglichen Koeffizienten, die wir „Faktoren" heißen wollen, aufzuführen, und beginnen mit den äußeren. Hier scheint obenan das zu stehen, was wir eben als „Milieu" zu bezeichnen gewohnt sind; das heißt vor allem die Umgebung während der Kindheit, die Atmosphäre der Heimat. Gleich hier beginnen die Schwierigkeiten, denn genau dieselben Koeffizienten, die uns im Milieu als äußere entgegentraten, können auch solche der Anlage sein; es braucht nur auf den trinkenden Vater, auf die moralisch minderwertige Mutter, vollends aber auf früh asoziale Geschwister hingewiesen zu werden. Derartige Milieufaktoren haben wir oben bei der Schilderung der Heimat, insbesondere der Persönlichkeit der Eltern, in genügender Weise kennen gelernt. Hierbei bleibt, wie gesagt, stets noch die Frage offen, ob wir diese Verhältnisse tatsächlich im Sinn eines Koeffizienten werten dürfen.

Weitere äußere Faktoren finden wir in den Erlebnissen und Schicksalen, wobei wir wieder wissen, wie persönlichkeitsbedingt viele Schicksale sind. Es geht übrigens nicht an, Schicksale und Milieu scharf voneinander zu trennen, denn was ist schließlich das Milieu anderes als ein frühes, eine noch ganz besonders weiche und eindrucksfähige Persönlichkeit treffendes Schicksal? Der Unterschied ist also eigentlich nur einer der zeitlichen Folge. Wir meinen so unter Schicksal hier besondere eindrucksvolle und irgendwie bestimmende Erlebnisse des späteren Lebens, der reifenden oder fertigen Persönlichkeit. Solche Schicksale haben wir eben bei der Besprechung von länger dauernden, meist enttäuschenden Liebesverhältnissen auch schon kennen gelernt. Wir erwähnen hier nur noch die frühe Liebe der Auguste Daskaljak (39) und die Schicksale der Margarete Kurze (47), die sehr lang an dem Tod ihres Geliebten getragen hat, die der Wilhelmine Strauch (7), die nach einem langen Verhältnis im Stich gelassen wurde, und der Karoline Zahn (6), der es ähnlich ging.

Als Schicksale von vielleicht mitunter großer Bedeutung sind auch die Schwangerschaften zu betrachten. Wir denken an Erna Müscher (14), der wegen ihres „Hurenkinds", als sie noch in recht zartem Alter stand, „die Heimat zur Hölle" gemacht wurde. Für Agnes Sünner geb. Lustert (17) war die frühe Ehe mit einem Antisozialen ebenfalls ein möglicherweise bedeutungsvolles Schicksal, und für manche andere die Veränderung der Heimat durch eine Stiefmutter, oder die große Härte, mit der einzelne Eltern den ersten Verfehlungen, insbesondere der ersten Schwangerschaft, gegenüberstanden. Von allzu strenger Erziehung hören wir objektiv bei Paula Heuler (16), anderseits mag besonders strenge Erziehung, wie bei Maria Mack (52) auch die Folge früher unsolider Neigungen gewesen sein. Auch Nelli Jettersen (57) sagt: „Ich war immer so leichtsinnig veranlagt, ich hab's nur nicht ausnützen können, ich durft ja nicht 'raus." Eine größere Rolle als die zu große Strenge der Erziehung spielt sicher das Gegenteil. Von Elisabeth Schumacher (50) hören wir, daß sie immer gut mit Taschengeld versehen war, woran sie die Bemerkung schließt: „Vielleicht war das auch daran schuld."

Wir dürfen nicht vergessen, daß sicher die allerstärkste Neigung besteht, häusliche Verhältnisse und spätere Schicksale für das Entgleisen verantwortlich zu machen; wir finden das ja allgemein, daß sozial und moralisch Minderwertige die Schuld auf andere schieben. Eben aus diesem Grunde werden wir bei der späteren Bewertung nur solche äußeren Faktoren als wirklich wahrscheinliche Koeffizienten zu nehmen haben, die einwandfrei feststehen scheinen und uns als solche einleuchten.

Diesen Schicksalsfaktoren im weitesten Sinne, die sich fast in jedem Lebenslaufe finden, aber nur in den seltensten Fällen die Bedeutung von Koeffizienten zu haben scheinen, stehen die Anlagefaktoren gegenüber, und wir haben nun zunächst im einzelnen zu besprechen, welche Charakterzüge hier von Bedeutung sind. Ganz obenan steht ohne Frage die Faulheit; Elise Donkten (34) dachte nie daran zu arbeiten; „ich arbeit' nit gern". Else Rapp (26) hat auch „noch nie gern gearbeitet"; sie sagt bei der Begründung ihrer Prostitution: „es blieb mir nichts übrig, arbeiten wollte ich nicht, Geld mußte ich haben". Auch Hedwig Altmüller (54) meint, „dann gefiel mir's Arbeiten nicht mehr"; sie würde überhaupt nicht mehr arbeiten, „man verdient's Geld doch viel leichter". Maria Eifer (12) bezeichnet „daß man nichts zu tun braucht" als das Schöne und sagt im Hinblick auf ihre beabsichtigte Heirat: „Wenn ich einen Mann hab', der für mich arbeitet, und ich arbeite dann selber, dann wär ich ja jeck." Auch der Emilie Wirker geb. Krisek (42) ist, nachdem sie sich zum erstenmal prostituiert hatte, „Arbeiten gar nicht mehr in den Sinn gekommen". Klara Hirn (13) lockte neben dem Geld am meisten, „daß ich nicht zu arbeiten brauchte". Antonie Weyer (55) meint, „es war nun einmal so weit, ich hatt' ja doch keinen Spaß am arbeiten mehr" und lobt „man kann aufstehen, wann man will". Maria Eifer (12) sagt: „Ich war das Arbeiten nicht mehr gewohnt; das hat mir besser gefallen." Margarete Albrecht (2) war „nie an arbeiten gewöhnt". Berta Fleischer (64) klagt darüber, daß sie als Fürsorgezögling nicht habe arbeiten gelernt: „richtig arbeiten konnt' ich nicht". Die frühere

Artistin Erna Müscher (14) schüttelt sich bei dem Gedanken an Arbeit: „Hausarbeit, puh". Auguste Lück (15) erzählt, sie habe immer gern gearbeitet, „aber nicht viel". Anna Paulsen (8) hat überhaupt nicht gearbeitet und Elisabeth Schumacher (50) bezeichnet sehr treffend als einen der Gründe ihrer Entwicklung den Hang, „daß ich nie gern was getan habe".

Ganz untrennbar mit dieser Unlust zur Arbeit hängt die Stellung zum Geld zusammen. Wir hören darüber eine Fülle sicher zum großen Teil sehr treffender Bemerkungen. Josefine Lange (25) verdiente am ersten Tag 60 Mark, was ihr sehr imponierte, schon deshalb sei sie nicht mehr weggegangen. Maria Krone (48) ließ sich unter Kontrolle stellen, weil sie das Geld reizte. Der Olga Bühl (65) ist es „immer bloß aufs Geld" angekommen; auch Mathilde Thieler (38) ging des Geldes wegen auf die Straße, und Nelli Jettersen (57) hat „immer bloß ans Geldverdienen gedacht". Margarete Obermann gesch. Träher (23) sagt: „Es war mir bloß ums Geld — det schöne Geld kriegt man beim Arbeiten nit." Wilhelmine Geier (67) erzählt anschaulich: „So richtig gern hatt' ich ihn nicht, er hat mir soviel Geld angeboten und mir ein schönes Leben vorgehalten" und später: „das Leben gefiel mir, ich hatte viel Geld in den Fingern"; es sei ihr alles widerlich gewesen, aber sie habe soviel Geld verdient. Auch Mathilde Mertens (59) lag angeblich nichts an dem Lebenswandel, aber der Gedanke, Geld zu verdienen, war so verlockend. Karoline Zahn (6) berichtet: „Das Verdienst war gut, was die Hauptsache ist." Erna Müscher (14), die schon früher gern auf den Strich gegangen wäre, „weil alle sagten, das sei so schön", gibt an, „das Geld hat gelockt". Margarete Seitz (43) sagt: „Um Geld tut man viel" und Martha Stange (35) im Hinblick auf ihr erstes Eintreten in ein Bordell: „Wenn man gut Geld hat, ist einem alles gleich." Auch Anna Meyner (53) ist es nur ums Geld gewesen, und Klara Ringler (32) verleitete angeblich nur das Geld, „anders nix — das Geld lockt einen anfangs". Else Rapp (26) antwortet auf die Frage nach Reue: „Ich habe doch immer verdient." Anna Paulsen (8) hat beim Verkehr keine Empfindung: „Es geht mir bloß ums Geld." Elisabeth Schumacher (50) denkt, wenn es sie ekeln will, an das schöne Geld: „Ich habe nie einen anderen Gedanken dazwischen — das wird einem zur zweiten Natur mit der Zeit"; auch sie bezeichnet als ein Motiv „die Sucht nach Geld". Ähnlich wie die Elisabeth Schumacher (50) sagt Maria Robinowski (51), sie habe „auf die Zähne gebissen" und nur ans Geld gedacht. Christine Zaun (62) berichtet aus der Zeit ihrer ersten Gewerbsunzucht, in die sie ein Zuhälter brachte: „Wie ich immer viel Geld kriegt', da war's mir egal", und sie sagt später: „Das Geld ist die Hauptsache." Margarete Albrecht (2) meint, wenn sie früher schon gewußt hätte, wie man Geld verdienen könne, wäre sie schon früher unter Kontrolle gegangen. Auguste Daskaljak (39) reflektiert: „Das Geld, das reizt einen schon." Franziska Köhler geb. Stolze (21) hat „nur wegen der Geschenke" verkehrt und sah nur auf „Geld und schöne Kleider". Elisabeth Graf (36) habe immer wieder das Geld gezogen, obschon es ihr sonst schwer gefallen sei und sie nicht recht habe mitmachen können. Barbara Schweizer (33) gewöhnte sich, wie sie sah, daß die anderen „schön Geld" verdienten, daran. Emilie Wirker geb. Krisek (42) erzählt anschaulich: „Aber anfangs ist es wie ein Rausch, wenn man das viele Geld verdient" und meint: „wie ich erst das schöne viele Geld verdient habe, war es mir nicht mehr so schwer". Antonie Weyer (55) sagt: „Es ist immer das Geld." Nur Barbara Schweizer (33) meint traurig: „Von dem Geld hat man doch nichts", und ähnlich die oft betrogene, tief verschuldete Paula Heuler (16), die wegen ihrer Schüchternheit von niemandem recht Geld nehmen kann, man habe „mit dem Geld ja kein Glück".

Wir hören nur in ganz seltenen Fällen, wie von Sophie Fischer (46), daß die Mädchen auch nur den Versuch gemacht hätten, etwas zu sparen oder sich eine Aussteuer, Möbel angeschafft haben. In den allermeisten Fällen wurden die Einnahmen rasch wieder ausgegeben, zum Teil wohl in der Form von Abgaben an die Bordellbesitzerin, zum anderen Teil aber für Kleider und Putz. Man hat den Eindruck, daß das Streben nach höherem Verdienst als es die Arbeit ermöglicht, zum Teil auf die Eitelkeit, im Sinne der Putzsucht, zurückzuführen ist. Wir hören oft von den Mädchen selbst, daß sie sehr viel auf ihr Äußeres geben. Josephine Lange (25) kauft sich „alle Tag' was Neues" zum Anziehen; der Olga Bühl (65) war schon als kleines Mädchen nicht gut genug, was die Mutter ihr anzog; auch Elisabeth Schumacher (50) wollte schon als Kind „so'n bißchen was Extras". Sie erwähnt als zweites Motiv ihrer Entwicklung, „daß man sich nett macht". Maria Kovac (1) gibt alles Geld für Kleider aus und spart nichts; Sibilla Höfer (28) legt besonderen Wert auf Hüte; Mathilde Mertens (59) auf schicke Schuhe, „möglichst schmal und klein". Elise Donkten (34) „schwärmt" für schöne Kleider; Agnes Sünner geb. Lustert (17) sagt: „Auf Putz bin ich furchtbar" und Christine Zaun (62): „Schöne Kluft ist die Hauptsache". Auch Emilie Wirker geb. Krisek (42) hat sich immer „gern schön gesehen", und Anna Seiler geb. Henker (68) war immer gern fein; sie legte besonderen Wert auf Schuhe und zahlte 48 Mark dafür. Die schwachsinnige Auguste Bürger (61) erzählt voll Stolz, sie habe 14 Kleider, darunter 3 Ballkleider, dazu 14 Paar Schuhe und auch Reitstiefel. Antonie Weyer (55) geht „immer ganz propper", und Nelli Jettersen (57) hat sich „immer gern geschmückt" und führte sehr überzeugend bei der Schilderung ihres ersten Gleitens aus: „Alle gehen da so schön und fein angezogen; da wollte ich auch einmal fein sein." Maria Robinowski (51) sagt sehr bezeichnend: „Wenn ich sehe, daß eine etwas hat, das mir gefällt, muß ich's auch haben." Sie gehe elegant aber einfach, es sehe ihr kein Mensch an, was sie sei. Ganz ähnlich sagen Auguste Daskaljak (39), Auguste Lück (15) und Karoline Zahn (6); diese drückt das sehr plastisch aus: „Braucht keiner schon am dritten Schritt zu sehen, was los ist."

Von schwer abwägbarer Bedeutung ist ein Faktor, der in der populären Meinung unter den inneren Koeffizienten mit die größte Rolle spielt, die Sexualität. Die Angaben sind hier ganz besonders vorsichtig aufzunehmen. Bei einigen scheinen namentlich zu Beginn ihrer Laufbahn, insbesondere solange sie heimliche Prostituierte waren, besonders starke geschlechtliche Bedürfnisse mehr oder weniger mitgespielt zu haben. Alles in allem erscheint es uns aber nicht sicher, daß sie gerade unter den Koeffizienten der Gewerbsunzucht, um die es sich doch hier handelt, eine sehr große Rolle spielen. Zu denen, die hier wahrscheinlich genannt werden müssen, gehört vor allem Gertrud Flott (49), die sehr früh Prostituierte wurde und von sich sagte: „Ich war so leichtsinnig, das glaubt keiner." Aus der Zeit ihrer ersten Gewerbsunzucht, die sie hauptsächlich unter dem Militär getrieben zu haben scheint, — „es ist soviel Militär in Koblenz" — heißt es in den Gerichtsakten von einem Zeugen sehr bezeichnend: „Ich hatte nicht den Eindruck, daß sie nur mitging, um Geld zu bekommen." Auch sonst spricht manches aus den Akten für diese Auffassung. Auch bei Maria Kovac (1), Elise Oehler (30), Adelheid Pejkowski (58), Katharina Wieland (60), die angibt, sie habe während des Aufenthaltes in einem guten Hirten den Verkehr vermißt, ebenso bei Maria Robinowski (51) und Auguste Lück (15) können wir sexuelle Koeffizienten nach den ganzen Erzählungen über den Beginn ihrer Prostitution vermuten. Elisabeth Graf (36) sieht die Hauptschuld in ihrer sexuellen Veranlagung: „Sonst wär ich ja nie auf den Weg gekommen." Wir werden Näheres über die Stellung zum Geschlechtlichen noch im nächsten Kapitel hören.

Noch viel weniger greifbar sind andere Faktoren, die vielleicht auch nur in indirekter Beziehung mit der Entwicklung zur Prostituierten stehen, vor allem die Unstetheit, der Drang nach Veränderung, nach neuen Eindrücken, nach Abwechslung und Leben. Bei Antonie Weyer (55) trat dies periodisch auf, sie sagt darüber so besonders farbig: „Dann kam wieder so 'ne Tour, wo ich das mußte; ein unbestimmter Drang, als ob's ins Blut schlage." Wiederholt sehen wir diesen Drang nach Leben und Betrieb in der Form der Landflucht. So gefiel es der Katharina Wieland (60) auf die Dauer nicht auf dem Lande; Ella Keßler geb. Letzte (20) verließ ohne Kündigung ihre Stelle: „Es gefiel mir nicht mehr auf dem Lande, ich wollte in die Stadt." Gertrud Spahl (3) begründet ihr Weggehen vom Dorfe: „Weil ich so gerne nach Köln wollte — ich war so lebenslustig, Herr Doktor, und dort war nichts los". Auguste Teileck (9) drängte nach 3 Jahren Dienst auf dem Lande in die Stadt, da sie nicht mehr „zwischen die Kühe" wollte. Bei diesem Herumreisen und Wechseln spielen Überredung und Einflüsse von anderen sicher eine bedeutende Rolle. Hedwig Rauscher (37) geht von München nach Frankfurt, „weil alle Mädchen dort nach Frankfurt gehen". Auch beim Eingewöhnen in das Bordell spielt das kameradschaftliche Entgegenkommen der andern keine geringe Rolle. So sagt Antonie Weyer (55): „Wie die Mädels mir alle entgegenkamen . . . ." —

Wir haben nun die hauptsächlichsten möglichen äußeren und inneren Faktoren aufzählend besprochen und wir gehen dazu über, sie zu werten, das heißt zu fragen, welche Faktoren wir als wahrscheinliche Koeffizienten betrachten dürfen. Und zwar wird ein Faktor dann zum Koeffizienten, wenn wir annehmen dürfen, daß ohne ihn das Mädchen wohl nicht zur Prostituierten geworden wäre. Wir finden als das eine Extrem der Koeffiziententypen den reinen Schicksalstypus, der sich wieder, was wir aber nicht durchführen werden, nach Milieu und späteren Schicksalen gliedern ließe. Wir haben keinen derartigen Typus, auch nicht in Andeutungen, finden können und glauben, daß er überhaupt nicht vorkommt.

Es ist unter den heutigen sozialen Verhältnissen kaum denkbar, daß ein Mädchen aus Not, der populärsten der äußeren Koeffizienten, zur Prostituierten wird; ein Zug an der Glocke eines Mädchenheims, ein Gang zu einer Fürsorgerin oder einem Geistlichen, ja die bloße Meldung auf einem Polizeirevier, könnte sie die augenblickliche Lage anders regeln lassen. Gewiß kann man schließlich einen Fall konstruieren, aber dann könnte man sich unter unseren Verhältnissen nur vorstellen, daß es sich um eine gelegentliche Prostitution handelt. Daß aus solchen Nothandlungen eine gewerbsmäßige Dirne wird, ist eben nur dann denkbar, wenn die ganze Persönlichkeit dieser Lösung in übermächtiger Weise entgegenkommt. Dies alles gilt genau so, oder noch mehr, von dem Einfluß anderer Schicksale und auch des Milieus. Auch hier kann man sich ein vorübergehendes Verirren in die Prostitution vorstellen, doch nie ein dauerndes, zur Kontrolle führendes Verbleiben.

Das andere Extrem ist der reine Anlagetypus. Das sind Fälle, bei denen wir gewiß auch, wie in jedem Leben, äußere Faktoren sehen und vor allem von den Mädchen hören, bei denen aber diese Faktoren im Vergleich zu der ganzen Persönlichkeit nicht als Koeffizienten gewertet werden können. Diese Anlagemenschen zeigen wieder zwei Untergruppen. Die einen sind die Bewußten, die unter voller Abwägung und mit klarem Erfassen der Lage zielbewußt auf die Prostitution und auf nichts anderes zugehen. Die andern sind die Widerstandslosen, die Geschobenen, die mehr gleiten als streben, und die der Verlockung eben dieser verschiedenen inneren und äußeren Faktoren, dem Geld, dem Reiz des bequemen Lebens, nicht zu widerstehen vermögen. Und endlich gibt es einen Mischtypus, der sich vielleicht grundsätzlich niemals ausschließen läßt. Hierzu gehören namentlich die Widerstandslosen mit äußeren Koeffizienten, mit Milieu- und Schicksalsmitwirkung im weitesten Sinne, und die begreiflicherweise selteneren Bewußten mit demselben Einschlag, bei denen man sicher geneigt sein wird, auch das Milieu mehr im Sinne der Anlage als des äußeren Koeffizienten zu werten.

Bei dem Versuch, die 70 Prostituierten nun nach diesen Gesichtspunkten zu betrachten, betonen wir noch einmal das in recht vielen Fällen durchaus Subjektive des Vorgehens, doch ist ein anderes überhaupt nicht denkbar. Wer kann hier urteilen, wer kann hier wägen? Ganz besonders sei noch einmal darauf aufmerksam gemacht, daß durchaus nicht immer, wo äußere Faktoren irgendwie erwähnt wurden, diese auch als Koeffizienten in Betracht gezogen wurden; stets geschah die tastende Einteilung auf Grund einer sorgfältigen Abwägung der Schicksale und der Persönlichkeit.
Wir finden
   35 rein Bewußte,
    8 Bewußte mit äußeren Koeffizienten daneben,
   17 rein Widerstandslose,
   10 Widerstandslose mit äußerem Koeffizienten daneben.

Zu den Bewußten gehören Maria Kovac (1), Margarete Albrecht (2), Gertrud Spahl (3), Berta Bauer (4), Elly Schwind (5), Auguste Teileck (9), Maria Eifer (12), Klara Hirn (13), Auguste Lück (15), Ella Keßler geb. Letzte (20), Margarete Obermann gesch. Träher (23), Else Rapp (26), Klara Ringler (32), Martha Stange (35), Elisabeth

Graf (36), Hedwig Rauscher (37), Mathilde Thieler (38), Katharina Wag (41), Emilie Wirker geb. Krisek (42), Margarete Seitz (43), Maria Schwarz (44), Gertrud Flott (49), Elisabeth Schumacher (50), Maria Robinowski (51), Maria Mack (52), Anna Meyner (53), Hedwig Altmüller (54), Antonie Weyer (55), Nelli Jettersen (57), Auguste Bürger (61), Christine Zaun (62), Berta Fleischer (64), Wilhelmine Geier (67), Barbara Tischenhof (69), Elise Schiff geb. Lang (70).

Zu den Bewußten, bei denen jedoch wahrscheinlich auch äußere Koeffizienten mitspielen, gehören Karoline Zahn (6), Wilhelmine Strauch (7), Anna Paulsen (8), Erna Müscher (14), Elise Donkten (34), Auguste Daskaljak (39), Olga Bühl (65) und Anna Seiler geb. Henker (68).

Widerstandslose sind Sophie Euler (10), Margarete Hafen (18), Gertrud Sager (19), Franziska Köhler geb. Hütter (21), Franziska Rybnowski (24), Josefine Lange (25), Anna Schmidt (29), Elise Oehler (30), Barbara Schweizer (33), Franziska Hütter (40), Christine Tomä (45), Sophie Fischer (46), Ida Pflüger geb. Schild (56), Adelheid Pejkowski (58), Mathilde Mertens (59), Katharine Wieland (60), und Adele Bitter (66).

Widerstandslose, bei denen jedoch auch äußere Koeffizienten wahrscheinlich sind, sind Frieda Binder (11), Paula Heuler (16), Agnes Sünner geb. Lustert (17), Agnes Schrey (22), Magdalene Fink (27), Sibilla Höfer (28), Gertrud Weinert (31), Margarete Kurze (47), Maria Krone (48) und Maria Hagenhalter (63).

Es zeigt sich also, daß überhaupt nur bei 18 von den 70 Mädchen äußere Koeffizienten in Betracht zu kommen scheinen.

Von besonderem Reiz ist es, nun diese Koeffiziententypen mit den charakterologischen Typen zu vergleichen, wie es in Tabelle I geschieht.

Wir erkennen sofort weitgehende Beziehungen, wir sehen, daß unter den einfach Ruhigen die Widerstandslosen ganz fehlen, daß sie bei den einfach Ruhigen mit Schwachsinn stark anwachsen, daß sowohl die aktiven Ruhigen wie die aktiven Unruhigen ausschließlich zu den Bewußten gehören, was sofort einleuchtet, daß die Sensitiven sämtlich zu der Gruppe der Widerstandslosen, daß die einfach Unruhigen ganz zu den Bewußten gehören, während sich der Schwachsinn bei den einfach Unruhigen mit Schwachsinn wieder darin ausdrückt, daß die Widerstandslosen in dieser Gruppe überwiegen.

Einzelne Punkte sind noch gesondert zu besprechen, zunächst die Ehen. Von den 9 verheirateten Dirnen haben sich 7 vor der Kontrolle verheiratet. Sämtliche leben von ihren Männern geschieden oder getrennt. 5 (objektiv 3) hatten voreheliche Kinder; eines wurde bereits in Fürsorgeerziehung untergebracht; 2 (objektiv 2) hatten vor der Kontrolle eheliche Kinder; eine davon hatte 3. Die Berichte über diese 7 Ehen führen zu dem Ergebnis, daß es sich durchweg um die allertraurigsten Verhältnisse handelt. Am meisten fällt die große Kriminalität der Ehemänner auf, die in den meisten Fällen ihren Frauen auch Zuhälterdienste leisteten. Die Schicksale dieser Ehen im einzelnen können hier nur noch gestreift werden.

Elise Schiff geb. Lang (70), jene brutale, rohe, wegen Körperverletzung vorbestrafte Person, heiratete kurz vor ihrer öffentlichen Prostitution einen 13mal, und zwar schwer vorbestraften Menschen, und nur deshalb, „weil er sich in dem ganzen Betrieb so gut auskannte". Er wurde ihr Zuhälter und beging mit ihr zusammen schwere Beischlafsdiebstähle mit Bedrohung und Erpressung und saß zur Zeit der Untersuchung noch im Zuchthaus.

Ida Pflüger geb. Schild (56) lernte ihren ebenfalls schwer vorbestraften späteren Mann mit 17½ Jahren kennen; sie wurde von ihm schwanger, und in der Zeit ihrer Niederkunft wurde er wegen Diebstahls 1½ Jahre eingesperrt. Im Jahre darauf, als sie zum zweiten Male schwanger war, heirateten sie. Da er dann diente, zogen sie erst nach dem dritten Kind zusammen. Er arbeitete bald nichts mehr, während sie wusch. Es gab viel Hunger und Szenen. Während sie wegen eines Unterleibsleidens im Krankenhause war, beging er, der damals als ein „heruntergekommener Mensch, der nicht gern arbeitet, lieber trinkt und müßig geht", bezeichnet wird, an dem 7jährigen Kind ein Sittlichkeitsverbrechen, wobei er es ansteckte. Er bekam, vorher noch psychiatrisch begutachtet, eine mehrjährige Zuchthausstrafe. Die Frau blieb auch nachher von ihm getrennt.

Agnes Sünner geb. Lustert (17), die früh unsolide war und auch ein Kind gehabt hatte, heiratete mit etwa 22 Jahren daheim

Tabelle I.

	Einfach Ruhige	Ruhige mit Schwachsinn	Explosible Ruhige	Explosible Ruhige mit Schwachsinn	Aktive Ruhige	Aktive Ruhige mit Schwachsinn	Sensitive Ruhige	Einfach Unruhige	Unruhige mit Schwachsinn	Explosible Unruhige	Explosible Unruhige mit Schwachsinn	Aktive Unruhige	
Bewußte............	9	24	6	2	2	1	4	6	9	1	2	4	70
Bewußte, doch daneben äußere Koeffizienten	6	7	4	1	2	1	—	6	4	1	—	3	35
Widerstandslose.....	3	1	2	—	—	—	—	—	—	—	1	1	8
Widerstandslose, doch daneben äußere Koeffizienten	—	9	—	1	—	—	2	—	4	—	1	—	17
....	—	7	—	—	—	—	2	—	1	—	—	—	10

einen Maurer; sie habe „schon Liebe" gehabt, er habe sie aber nur wegen des Geldes geheiratet. Sie bezeichnete ihn als „großprotzig"; er sei als Schutzmann weggejagt worden, weil er sich nichts habe sagen lassen und seinen Vorgesetzten beleidigt habe. Er habe auch mit ihren Pflegeeltern Streit bekommen, die sich deshalb ganz zurückgezogen hätten. Sie seien oft umgezogen; in einer Fahrradfabrik sei er „mit Liebsten" zusammengekommen; er habe sie, wie er gesehen habe, „wie die den großen Mann markieren", dann auch auf den Strich geschickt. Sie sei erst stundenlang im Kino gesessen und habe gesagt, sie habe niemand bekommen, dann sei er mit ihr gegangen. In letzter Zeit habe es viel Streit gegeben, und sie hätten sich scheiden lassen. Es ist richtig, daß sie nach etwa 6jähriger Ehe geschieden wurden, weil sie in Kiel und Altona unter Kontrolle stand.

Franziska Köhler geb. Stolze (21) kam schon mit 17 Jahren ganz in die Hände ihres späteren Mannes, eines 9mal, mehrfach mit Zuchthaus, vorbestraften Verbrechers, der auch eine Körperverletzung mit tödlichem Ausgang in seiner Strafliste hatte. Er war ihr Zuhälter und behandelte sie auf das Brutalste, „was sie ihm gab, war nie genug". Als die Zuhälterei herauskam, behauptete er, er sei einmal auf den Kopf gefallen, und es seien Ameisen hineingekommen. Er wurde psychiatrisch als Imbezillität begutachtet und auch nur mit 6 Jahren Gefängnis, 5 Jahren Ehrverlust und Stellung unter Polizeiaufsicht bestraft, weil das Gericht annahm, daß er „infolge einer gewissen „Schwachsinnsveranlagung" leichter auf den Gedanken gekommen sei, die Stolze als Erwerbsquelle zu benutzen. Diese kam dann in Fürsorge, heiratete aber nach ihrer Entlassung den Köhler, doch verließ er sie bald mit einer anderen.

Anna Seiler geb. Henker (68) heiratete nach der Fürsorge einen Maurerpolier, von dem sie ein Kind hatte. Sie habe „nie Zutrauen" zu ihm gehabt. Auch er war erheblich vorbestraft und ein ausgesprochener Verbrecher. Er verkuppelte sie bald an seinen Fabrikmeister und schickte sie dann überhaupt los. Er beging teils allein, teils mit ihr mehrere Einbruchsdiebstähle und wurde auch wegen Zuhälterei an ihr bestraft. Vom Gefängnis aus widerrief er sein Geständnis, das er in Geistesabwesenheit gemacht habe. Die Strafe war zur Zeit der Untersuchung noch nicht abgelaufen.

Emilie Wirker geb. Krisek (42) kannte ihren Mann von Jugend auf; mit 16 Jahren war sie von ihm schwanger, mit 17 heiratete sie. Wegen eines beim Militär erworbenen Beinleidens, das ihm angeblich auch am Verdienen hinderte, war er mehrfach im Krankenhaus. Während dieser Zeit begann sich seine Frau zu prostituieren. Er wird von ihr als „etwas idiotisch veranlagt" geschildert; er ende noch einmal im Irrenhaus oder durch Selbstmord. Er habe sich erschießen wollen, als er von ihrem Gewerbe gehört habe. Objektiv wird er aber nicht nur als ein bereits 10mal vorbestrafter „arbeitsscheuer Mensch", sondern auch als ausgesprochener Zuhälter seiner Frau geschildert. Diese selbst erzählte, sie sei damals wegen seiner Drohung nach Köln, später wieder mit ihm zusammengezogen, nachher aber wieder nach Köln, da sie für ihn verdienen müsse. Sie sehe darin nichts Unrechtes, da ihr Mann eine so geringe Rente habe. Sie sagte, daß sie ihren Mann „immer noch genau so gern wie früher" habe, und stellte sich in jeder Beziehung vor ihn. Es läßt sich aber aktenmäßig nachweisen, daß sie schon vor ihrer Verheiratung unsolid gewesen war. Übrigens zeigte sie ihn einmal, als sie Streit mit ihm hatte, wegen Zuhälterei an, zog aber die Anzeige wieder zurück und verweigerte die Aussage. Später erschien er einmal in Köln und verlangte ihre Entlassung aus dem Krankenhaus; doch zogen sie anscheinend nicht wieder zusammen.

Margarete Obermann gesch. Träher (23) heiratete mit etwa 18 einen Schrothändler, mit dem sie angeblich nur ein halbes Jahr zusammen lebte, und der sie so schlecht behandelte, daß sie sich mit einem anderen einließ. Auch er sei ihr nicht treu gewesen, und so sei die Ehe auseinandergegangen. Objektiv steht fest, daß sie seit 3 Jahren geschieden sind.

Unter den Versuchen, diesen Leben eine andere Richtung zu geben, steht die Fürsorgeerziehung obenan. Inwieweit sie dazu geeignet ist, soll hier nicht gefragt werden. Man darf nicht vergessen, daß die Mädchen, die wir hier zu sehen bekommen, eben alle als Dirnen geendet haben, und daß wir so naturgemäß keine günstigen Ergebnisse beobachten können. Die Urteile der Mädchen lauten in dieser Beziehung vielfach sehr wenig anerkennend. Wir hören von der Berta Fleischer (64), daß sie meint, die Fürsorgeerziehung sei bei ihr an allem schuld, hätte man sie 6 Wochen fortgegeben, dann wäre vielleicht noch etwas aus ihr geworden. In der Fürsorgeerziehung habe sie nur üble Dinge gelernt, alle, die dort wären, bekämen später Kontrolle; ohne Anstalten wäre sie nie so weit gekommen. Ähnliches sagt Elise Donkten (34): was an einem noch zu verderben sei, werde in der Anstalt verdorben; unschuldige 14jährige Waisenkinder seien nach einem Vierteljahr die schlimmsten gewesen. Es würde nur von Schweinereien geredet; besser sei es in den weltlichen Anstalten, wo man seine eigene Zelle habe und auch mehr ins Freie komme. Gewiß sind alle diese Erzählungen mit Vorsicht aufzunehmen, vollends wenn es sich um pseudologische Menschen handelt wie bei Olga Bühl (65).

Unter den 70 Prostituierten waren 10 Fürsorgezöglinge.

Unter den 62 von von Grabe waren 17 in Fürsorge- oder Zwangserziehungsanstalten, wobei allerdings nicht gesagt wird, ob es sich stets um gerichtlich angeordnete Fürsorge handelte. Unter den 152 Prostituierten Sichels waren 16 früher in öffentlicher oder privater Fürsorge. Unter den 190 Fällen Bonhoeffers waren 28 in öffentlichen Anstalten (Waisenhäusern, Rettungsheimen) erzogen worden. Es ist nicht zu ersehen, ob es sich um wirkliche Fürsorgezöglinge gehandelt hat, die wir hier von den Mädchen trennen, die sonst einmal, freiwillig oder durch die Eltern oder Fürsorgevereine veranlaßt, in Erziehungsanstalten waren.

Von diesen 10 Fürsorgezöglingen kamen in Fürsorge mit 7 Jahren eine, mit 13 eine, mit 15 drei, mit 16 drei, mit 17 zwei. Die Gründe lagen mitunter im häuslichen Milieu, doch niemals ausschließlich. In 5 Fällen spielte die häusliche Verwahrlosung bei dem Beschlusse mit, in 6 waren Eigentumsdelikte, in 9 Fällen war sexuelle Verwahrlosung ein Grund der Anordnung gewesen; 4 waren geschlechtskrank, 2 schwanger.

Die Dauer der Anstaltszeit ist, wenn man ganz kurze Unterbrechungen nicht rechnet, folgende: 8½ Jahre, 6½ Jahre, 6 Jahre, 5 Jahre und weniger als ½ Jahr war je eine in Fürsorgeanstalten, 4½ Jahre waren 3, 4 Jahre waren 2 in Anstalten untergebracht. Sehr häufig wurde wegen der besonderen Schwierigkeiten der Mädchen die Anstalt gewechselt. Nur in einer Anstalt waren 4; in zwei, drei und vier Anstalten waren je 2 Mädchen. Unter 22 Anstalten, die in den Akten vorkommen, sind 7 Provinzialanstalten, 9 klösterliche und

6 evangelische. In 5 Fällen konnte teilweise Fürsorge außerhalb der Anstalt stattfinden; die Fälle, in denen das ganz kurz und mit ausgesprochenem Mißerfolg versucht wurde, sind nicht mitgerechnet. Unter einem Jahr waren 3, über einem Jahre 2 außerhalb der Anstalt untergebracht. Die Führung wurde nur in einem Fall nicht getadelt, in 8 war sie ausgesprochen schlecht; einmal hören wir von heterosexuellen, viermal von lesbischen Verfehlungen. 3 wurden als Fürsorgezöglinge schwanger, 2 geschlechtskrank.

Die Schicksale der 10 Fürsorgezöglinge, die sich auf die verschiedensten charakterologischen Gruppen verteilen, sollen hier noch einmal kurz gestreift werden. Die Lebensläufe enthalten gerade hier ein ungeheuer reiches und hier nicht mehr erschöpfbares Material. Maria Mack (52), die aus sehr üblem Milieu stammte, kam mit 7 Jahren wegen Diebereien in Fürsorge. Sie kam in eine ländliche Familie und führte sich anfangs ganz gut, später wurde immer mehr über ihr „Lügen und Bummeln" geklagt, bis sie, 12jährig, in eine Anstalt kam, weil sie wieder gestohlen hatte und einmal die ganze Nacht weggeblieben war. In den folgenden Jahren wird in jeder Weise über sie geklagt, auch über ihre „schon sehr früh zutage tretende, unverhältnismäßig starke Sinnlichkeit", die sie schon sehr früh zu unsolidem Lebenswandel veranlaßte, so daß sie, später wieder in Dienststellen untergebracht, häufig diese Stellen wechseln mußte. Auf einem einsamen Hofe, wo sie nur mit zwei alten „sehr verständigen Knechten" zusammen war, von denen man nur annehmen konnte, sie würden dem Mädchen „verständig zureden", wurde sie geschwängert, was zu einer Alimentationsklage gegen einen der Knechte führte. Später kam sie in eine Provinzialanstalt; sie wurde vor dem gesetzlichen Termin entlassen, da man glaubte bei ihr erreicht zu haben, „was bei dem Mädchen überhaupt zu erreichen war". Wie man von ihr dachte, bezeugt der Umstand, daß man ihr nicht einmal eine Dienststelle verschaffte, „weil sie es in einer Stelle wohl kaum aushalten würde". Die Fürsorge wurde aufgehoben, wie sie noch nicht 20 war, und wenige Wochen darauf finden wir sie in den Akten als heimliche Dirne.

Olga Bühl (65), die ebenfalls aus üblem Milieu stammte, und die früh von der Mutter zum Stehlen und Betteln angehalten wurde, und deren Schwester schon vor ihr unter Fürsorgeerziehung gekommen war, kam mit 13 Jahren unter Fürsorgeerziehung und zwar in eine staatliche Anstalt. Sie führte sich sehr schlecht und störte namentlich durch ihr renitentes Wesen und ihre große Erregbarkeit, die zur Beobachtung in einer Heil- und Pflege-Anstalt führte. Sie kam dann in eine andere Erziehungsanstalt, wo sie ebenfalls äußerst schwierig war, so daß man schwer mit ihr fertig wurde; namentlich verstand sie es, durch ihre fortgesetzten Szenen „die Umgebung zu quälen". Sie kam später in einen Dienst, den sie aber nach wenigen Tagen verließ, um in Köln gewerbsmäßige Unzucht zu treiben. Schwanger und geschlechtskrank kam sie dann wieder in ein neues Zufluchtshaus, von wo aus sie in ein Heim für Arbeiterinnen kam, aus dem sie sich mehrfach entfernte, um wieder in Köln Unzucht zu treiben. Sie kam dann bis zu ihrer Entlassung nach erfolgter Großjährigkeit in eine Provinzialanstalt, wo man ebenfalls sehr wenig mit ihr zufrieden war. Nach wenigen Monaten schon wird sie in Dortmund als Prostituierte geführt.

Else Rapp (26), die aus ganz gutem Milieu stammt, kam mit 14 Jahren in Fürsorge, weil sie sich in schlechter Gesellschaft herumgetrieben und sich zweifellos schon prostituiert hatte. Sie fiel in der Anstalt durch ihr unzüchtiges Benehmen auf, doch lauten die Berichte später günstiger, und sie wurde mit 17 Jahren der Mutter wieder gegeben. Sie wurde geschlechtskrank und kam wieder in ein Asyl, wo sie als hysterisch, ,,mittelnormal" und als ,,sittlich total verkommen" galt. Der Versuch, sie in einer Stellung unterzubringen, mißglückte; sie entwich und trieb in Köln gewerbsmäßige Unzucht, worauf sie wieder in eine Anstalt kam, aus der sie bezeichnenderweise schrieb: ,,Sie sehen doch, daß die 5 Jahre in der Anstalt bei mir nichts geholfen haben, da hilft das eine ja doch sicher nicht mehr". Sie wurde auch nach $^1/_4$ Jahr wieder zur Mutter entlassen, da man den Eindruck hatte, daß sie ,,kaum mehr wesentlich gefördert" werden könne. Sie ging auch zur Mutter, worüber die Fürsorgerin schieb: ,,Ich bin froh, daß die Reise gut gegangen ist, denn auffallend hübsch sah sie aus". Noch während ihrer Fürsorgezeit wollte sie ein Friseur heiraten, der ,,eine berüchtigte Tanzstunde" abhielt; man glaubte die Genehmigung nicht versagen zu können, da sie bald darauf aus der Fürsorge ausschied.

Berta Fleischer (64), deren Eltern in gutem Rufe standen, kam mit 15 Jahren in Fürsorge, weil sie schon der Gewerbsunzucht nachging und auch wegen schweren Diebstahls in Untersuchung stand. Ihre Schwester war wegen gewerbsmäßiger Unzucht im Arbeitshaus. Die Eltern waren einverstanden; sie kam in eine klösterliche Anstalt, wo anfangs in jeder Beziehung über sie geklagt wurde. Als sie sich in den letzten Jahren eine Zeitlang ,,sehr bemüht" hatte, wurde sie vorzeitig, mit 20 Jahren, aus der Fürsorge entlassen. Nach einem starken Jahr bekam sie ihre erste Unzuchtstrafe.

Anna Seiler geb. Henker (68), die aus dem schon mehrfach erwähnten, ganz besonders trüben Milieu stammt, und deren sämtliche Geschwister nach und nach in Fürsorge kamen, kam, noch minderjährig wegen Diebstahls mit einem Verweis bestraft, und außerdem sexuell verwahrlost, auf die eigene Bitte des Vaters mit 15 Jahren in Fürsorge. Sie führte sich in einem Asyl zunächst sehr schlecht und kam später in Stellung, wo sie sich auch so schlecht führte, daß sie wieder in ein Asyl und dann in eine Provinzialanstalt kam. Hier machte sie durch ihre tobsuchtartigen Erregungszustände die größten Schwierigkeiten, und auch sonst wird in jeder Weise über sie geklagt. So mußte sie aus einem Krankenhaus wegen Beziehungen mit männlichen Kranken zurückgenommen werden. Sie wurde dann zur gesetzlichen Zeit nach Hause entlassen; nach wenigen Monaten wurde sie wegen gewerbsmäßiger Unzucht verhaftet.

Margarete Seitz (43), die mit 15 Jahren schon gestohlen hatte, sich arbeitslos umhertrieb und auch schon zu Hause frech und verlogen war, allerdings auch vom Vater in übertriebener Weise gezüchtigt wurde, kam mit 16 Jahren in Fürsorgeerziehung, und zwar in eine klösterliche Anstalt, wo sie wegen ihrer sinnlichen Freundschaften viele Schwierigkeiten machte und die ganze Zeit über blieb. Sie wurde volljährig zu einem Bruder entlassen und schon nach wenigen Monaten wegen Gewerbsunzucht festgenommen.

Elise Donkten (34), die schon mit 16 Jahren Gewerbsunzucht trieb und geschlechtskrank wurde, war in verschiedenen Anstalten und ebenfalls äußerst schwierig und reizbar, so daß später eine Provinzialanstalt am Platze schien, wo sie durch ihre tobsuchtartigen Szenen, in denen sie alles zertrümmerte, und durch ihre Freundschaften sehr viel Mühe machte. Der Versuch, sie in einer klösterlichen Anstalt zu erziehen, scheiterte, so daß sie wieder in die Provinzialanstalt zurückkam. Als sie sich später wieder besser geführt hatte, wurde sie mit 19 Jahren in einer Stelle untergebracht, von wo sie nach wenigen Tagen entwich. Erst nach einigen Monaten wurde sie in Köln als heimliche Dirne aufgegriffen, worauf sie die kurze Zeit, die noch blieb, in eine Anstalt kam.

Elisabeth Graf (36), jene unehelich Geborene, die die spätere Zeit ihrer Kindheit bei ihrer verheirateten Mutter in Berlin zubrachte, kam mit 16 Jahren in Fürsorgeerziehung, weil sie sexuell verwahrlost war. Auch sie war bereits geschlechtskrank. Sie war zuerst in einer Anstalt, die sehr wenig mit ihr zufrieden war, und kam dann mit 20 in eine Stelle in Berlin, wo sie bald entlief. Sie kam dann in ein Stift in Westfalen und wieder in eine Stelle, von wo sie schwanger wieder in ein Asyl kam. Der Zweck der Fürsorgeerziehung galt wegen ihrer augenblicklichen guten Führung als „erreicht", doch kam es bald, wie die nachträglichen Berichte zeigen, ganz anders.

Ella Keßler geb. Letzte (20), die auch schon früh einen kleinen Diebstahl begangen und gewerbsmäßige Unzucht getrieben hatte, kam mit noch nicht ganz 17 Jahren in Fürsorgeerziehung, und zwar anfangs in eine klösterliche Anstalt, nach fast 3 Jahren in eine Stelle, wo sie ein Verhältnis anknüpfte. Sie ging dann selbst wieder in das Asyl, wo sie sich bis zu ihrer Entlassung aus der Fürsorge verhältnismäßig ordentlich führte.

Die schon wiederholt besprochene Franziska Köhler geb. Stolze (21), die aus einem üblen Milieu stammte und sehr früh in die Hände eines Verbrechers und Zuhälters, ihres späteren Mannes, gekommen war, kam kurz vor dem 18. Jahr, also noch eben rechtzeitig, in Fürsorgeerziehung und zwar schwanger und geschlechtskrank. Es wurde zwar über geistige Beschränktheit, doch sonst wenig über sie geklagt, ja man sah sie ungern gehen, denn sie war „treu und fleißig und ihre Führung in jeder Beziehung eine gute". Man darf wohl annehmen, daß bei ihr die Fürsorgeerziehung nicht vergeblich gewesen wäre, wenn sie nicht gleich darauf wieder in die Hände desselben Zuhälters geraten wäre, den sie bald darauf heiratete.

Abgesehen von diesen gesetzlichen Rettungsversuchen finden wir sehr häufig, daß die Familie es mit den Kindern immer wieder versuchte; wir erinnern hier nur an Mathilde Thieler (38), der die Eltern oft die Hand boten. Karoline Zahn (6) wurde von ihrer Mutter, mit der sie übrigens wegen ihres unsoliden Lebens sehr viel Reibereien gehabt hatte, nach Köln gebracht, wo sie die Stelle zeigen sollte, in der sie angeblich war. Sie erzählt sehr anschaulich, wie sie sich aus der Schlinge zog, indem sie ihre Mutter im Gedränge der Hohestraße absichtlich stehen ließ: „Es tat mir so leid, wie die Frau dastand, aber was konnte ich machen". In anderen Fällen hat man den Eindruck, als ob doch die Heimat eine Mitschuld an dem endgültigen Untergange trage. Der sicher echt empfundene Brief der Margarete Kurze (47) mit der Bitte, sie wieder aufzunehmen und es noch einmal mit ihr zu versuchen, ist in diesem Zusammenhang zu erwähnen: „O liebe, unvergeßliche Mutter, rette, rette dein Kind vor dem ewigen Verderben ...., liegt es doch daran, mich für mein ganzes Leben zu retten". Sie bat die Mutter um Besuch; es ist nur bekannt, daß sie sich am Tag der Entlassung aus dem Gefängnis in Elberfeld der Kontrolle unterstellen ließ.

In Asylen, aber nicht als Fürsorgezöglinge, waren ebenfalls etwa ein Dutzend, zum Teil auch nach dem 21. Jahr, nämlich Adelheid Pejkowski (58), Sophie Euler (10), Elise Oehler (30), Sibilla Höfer (28), Katharina Wieland (60), Erna Müscher (14), Auguste Lück (15), Klara Ringler (32), Paula Heuler (16), Elisabeth Schumacher (50), Auguste Bürger (61), Christine Zaun (62), Magdalene Fink (27) und Margarete Albrecht (2). Die Dauer des Aufenthaltes schwankt zwischen wenigen Wochen und 6 Jahren. Auch hier liegen über das Verhalten fast durchweg objektive Berichte vor, doch sind sie meist kürzer als die vorigen, und fast keiner enthält etwas Bemerkenswertes. Wir können höchstens an Auguste Bürger (61) erinnern, die von einem Anstaltsarzt als „erheblich schwachsinnig, erziehungsunfähig, schwatzhaft und hysterisch" bezeichnet wird und auch einmal eine hysterische Aphonie gehabt zu haben scheint, und an die betriebsame Elisabeth Schumacher (50), die ganz treffend als ein gewecktes, talentiertes und raffiniertes Mädchen geschildert wird.

Sehen wir von der zwangsweisen Unterbringung in Asylen ab, so kann man kaum einmal auch nur mit Wahrscheinlichkeit feststellen, daß eines der Mädchen nach der ersten Unzucht oder vollends der ersten Unzuchtstrafe eine nennenswerte Zeit wieder solide gewesen wäre.

Wir haben noch die Kriminalität dieses Abschnittes zu besprechen und stellen schon hier fest, daß sie von sehr geringer Bedeutung ist. Zusammenfassendes über die gesamten Vorstrafen wird das nächste Kapitel noch bringen. Fast alle gerichtlichen Strafen fallen, von denen wegen Übertretung von § 361[6] abgesehen, in die Zeit zwischen Schule und Kontrolle. Wie wir im Kapitel der Kindheit nur einmal von einer gerichtlichen Bestrafung hörten, so werden wir im nächsten finden, daß nur eines der Mädchen seine erste gerichtliche Strafe nach der Unterstellung unter die Kontrolle bekam.

32 Mädchen waren vor der Unterstellung unter die Kontrolle überhaupt nicht, 14 nur wegen Gewerbsunzucht, 24, die uns hier allein beschäftigen, wegen anderer Vergehen bestraft. Es handelt sich durchweg um so geringfügige Dinge, daß es sich kaum lohnt, sie aufzuzählen und vollends nicht, eine Statistik darüber aufzustellen und zu berechnen, wie viel Wochen Gefängnis auf die einzelnen fallen. Wir besprechen die Kriminalität nach den verschiedenen Tatbeständen; es läßt sich jedoch leicht übersehen, daß gelegentlich verschiedene Arten von Vergehen auf ein und dieselbe fallen.

Wegen Beleidigung, über die nichts Näheres bekannt ist, wurde Adele Bitter (66) mit 17 Jahren mit 20 Mark bzw. 2 Tagen Gefängnis bestraft.

Wegen Kindstötung wurde mit 20 Jahren Maria Hagenhalter (63) mit 2 Jahren Gefängnis bestraft. Der Tatbestand ist hier in hohem Maße interessant und in den Akten von einer verblüffenden Farbigkeit; die Akten enthalten ganz ausführliche Schilderungen, aus denen der hochgradige Schwachsinn der Hagenhalter deutlich entgegentritt. Sie stand, unehelich geboren, allein und mußte wegen Schwangerschaft ihren Dienst verlassen. Da sich der

Schwängerer kurz vorher zurückgezogen hatte, sah sie keinen anderen Ausweg als die Tötung des Kindes, worüber sie in ungewöhnlich roher aber anschaulicher Weise erzählt. Die psychologische Situation ist in der Urteilsbegründung überaus klar gesehen.

Wegen Körperverletzung wurde Elise Schiff geb. Lang (70) mit 20 Jahren mit 5 Mark bzw. 1 Tag Gefängnis bestraft, und ebenso mit 25 Jahren mit einer Woche Gefängnis. Sie hatte in dem letzteren Falle aufs brutalste eine andre Arbeiterin mißhandelt, die angeblich ihre Mutter beschimpft hatte, und betonte ausdrücklich, daß sie es ein zweites Mal wieder so machen werde. „Mit Rücksicht auf die gemeine und feige Art der Kampfesweise" schien keine Geldstrafe am Platze. Wir treffen die Schiff später wieder bei einem ganz brutalen Beischlafsdiebstahl, der ihr auch eine Strafe wegen Körperverletzung einbrachte.

Häufiger ist die Bestrafung wegen Diebstahls. Wir treffen im ganzen 23 Diebstähle, die auf 15 Personen fallen. Auch hier handelt es sich meist um recht geringe Vergehen. Magdalene Fink (27) wurde mit 18 Jahren wegen Diebstahls zu 2 Wochen Gefängnis verurteilt. Die Akten waren vernichtet; sie selbst gab an, sie habe in einer Stelle einen Brillantring zertreten und ihn „aus Angst" mitgenommen. Adelheid Pejkowski (58) wurde mit 18 Jahren zu 3 Wochen und 5 Tagen Gefängnis verurteilt, weil sie einen Geldbeutel mit 2 Mark und der „Braut" eines Liebhabers Schuhe gestohlen hatte. Mit 19 Jahren wurde sie zu 1 Monat Gefängnis verurteilt, weil sie in Köln einen Hut gestohlen hatte. Christine Tomä (45) wurde mit 20 Jahren zu 5 Wochen Gefängnis verurteilt, weil sie in einem Artistenhotel abends 106 Mark entwendet hatte und damit durchgebrannt war. Sie stellt in sehr glaubwürdiger Weise den Hergang folgendermaßen dar: Sie sei damals in einer ungarischen Truppe gewesen, und zwar tatsächlich als einzige Deutsche, und habe sich, da die anderen Mitglieder nur ungarisch sprachen, sehr verlassen gefühlt. In den ersten 14 Tagen, als sie noch nicht auftreten konnte, sei sie abends einmal ganz allein im Artistenhotel gesessen und habe aus einem Schrank Futter holen wollen und dabei 106 Mark liegen sehen; da sei ihr blitzschnell der Gedanke gekommen, fortzufahren; sie habe einen Zettel geschrieben, sie werde alles zurückschicken, und sie sei dann nach Berlin gefahren. Schon in der Bahn habe sie alles bereut, und in Berlin habe sie „richtig an Verfolgungswahn" gelitten; jeden, der sie angesehen habe, habe sie für einen Geheimpolizisten gehalten. Sie habe auch etwas Geld, das ihr ein Herr, dem sie ihre Angst gestanden habe, geschenkt habe, nach Leipzig geschickt, was aktenmäßig feststeht. Sie habe in einer fortgesetzten Angst vor der Verhaftung gelebt, und als diese erfolgte, sei ihr erster Gedanken gewesen: „Gott sei Dank, kriegst du das jetzt von dir". In Moabit habe sie viel geweint, den ganzen Tag nichts gegessen und sich viele Vorwürfe gemacht und voll Angst daran gedacht, man könne sie nach Hause transportieren, wo ihr Vater selbst Gerichtsdiener sei. In der Zelle habe sie nachts allerlei undeutliche Gestalten, „Nebel", gesehen, so daß sie auf die Lazarettabteilung gekommen sei. Barbara Tischenhof (69) wurde mit 21 Jahren mit 1 Woche Gefängnis bestraft, weil sie, sichtlich von anderen verleitet, aus ihrer Stelle allerlei Dinge, Wein, Kleider gestohlen hatte. Maria Schwarz (44) wurde mit 20 Jahren zu 6 Monaten Gefängnis verurteilt, weil sie ebenfalls in ihrer Stelle in einem Pensionat allerlei entwendet, auch eine Kommode und die Strafkasse erbrochen und 100 Mark unterschlagen hatte. Sibilla Höfer (28) bekam mit 20 Jahren 5 Wochen Gefängnis, weil sie mit ihrem Zuhälter zusammen einen Möbelwagen geplündert hatte. Auguste Teileck (9), die schon mit 15 Jahren wegen Entwendung einer goldenen Uhr mit einem Verweis bestraft worden war, bekam mit 19 Jahren 2 Monate Gefängnis, weil sie in einer anderen Stelle einer Magd aus einem verschlossenen Korbe 60 Mark entwendet hatte. Sie war damals schon heimliche Dirne. Katharina Wieland (60) wurde mit 19 Jahren fünfmal hintereinander wegen Diebstahls von Schmuck und Kleidungsstücken in Dienststellen bestraft, einmal mit 8 Tagen, zweimal mit 2 Wochen, einmal mit 3 Wochen und noch einmal mit 5 Tagen Gefängnis. Wilhelmine Geier (67) bekam mit 21 und 22 Jahren für 2 typische Beischlafsdiebstähle 2 Wochen bzw. 7 Monate Gefängnis; Margarete Seitz (43) mit 16 Jahren 1 Tag Gefängnis, weil sie im Krankenhaus eine goldene Uhr aus einem Nachttischchen mitgenommen hatte. Ella Keßler geb. Letzte (20) wurde mit 17 Jahren mit 1 Woche Gefängnis bestraft, weil sie, als sie grundlos ihren Dienst verließ, einem anderen Mädchen einen Hut und 25 Pfg. fortnahm. Auch Paula Heuler (16) stahl einem anderen Dienstmädchen Kleider und eine Brosche und bekam mit 21 Jahren 3 Tage Gefängnis. Katharina Wag (41) bekam mit 17 Jahren 4 Wochen Gefängnis, weil sie eine Schürze gestohlen hatte. Anna Seiler geb. Henker (68) hatte schon früh, offensichtlich von der Mutter verleitet, ein Jäckchen entwendet, wofür sie mit 14 Jahren mit einem Verweis bestraft worden war. Mit 22 bekam sie einen Tag Gefängnis, weil sie mit ihrem späteren Manne zusammen Schuhe gestohlen hatte. Margarete Kurze (47) bekam mit 22 Jahren 3 Wochen Gefängnis, weil sie im Hause ihres Stiefvaters allerlei entwendet hatte.

Wegen Unterschlagung wurde mit 19 Jahren Adelheid Pejkowski (58) mit 2 Wochen Gefängnis bestraft, weil sie einem unbekannten Herrn 100 Mark unterschlagen hatte. Sie war von ihrem Zuhälter angezeigt worden, der mit ihr ein Verhältnis hatte, „um sie wieder auf geregelten Weg zu bringen", und angab, daß sie ihn verlassen wolle, weil er jetzt mittellos sei. Da der Zuhälter das Geld mit ihr verbraucht hatte, wurde er wegen Hehlerei zu 1 Woche Gefängnis verurteilt. Else Rapp (26) bekam mit 15 Jahren einen Verweis, weil sie 7 Mark unterschlagen hatte, von denen sie einem anderen Dienstmädchen eine Bluse kaufen sollte. Man nahm an, daß sie das Opfer einer liederlichen Gesellschaft geworden war. Paula Heuler (16) wurde mit 21 Jahren zweimal mit 10 Tagen Gefängnis bestraft, weil sie zweimal geliehene Kleidungsstücke unterschlagen hatte. Katharina Wag (41) bekam mit 20 Jahren 4 Monate Gefängnis, weil sie als Dienstmädchen 350 Mark, die sie erheben sollte, unterschlug.

Wegen Hehlerei wurde Wilhelmine Geier (67) mit 18 Jahren zu 2 Wochen Gefängnis verurteilt; es handelte sich um Hilfe bei einem Beischlafsdiebstahl. Else Rapp (26) erhielt mit 21 Jahren 1 Woche Gefängnis, weil sie mit Wissen Kleider trug, die der frühere „Bräutigam" ihrer Vorgängerin unterschlagen hatte.

Wegen Betrugs wurde Magdalene Fink (27) mit 24 Jahren mit 2 Wochen Gefängnis bestraft. Die Akten waren nicht zu finden; sie selbst erzählte, daß sie 2 Mark „verloren" habe. Barbara Schweizer (33) wurde mit 17 Jahren zu 6 Mark bzw. 2 Tagen Gefängnis verurteilt, weil sie sich in einer Stelle, die sie antreten wollte, 4 Mark zur Einlösung ihres Koffers hatte geben lassen, ohne dies zu tun. Auguste Daskaljak (39) bekam mit 19 Jahren eine Strafe von 10 Mark bzw. 3 Tagen Gefängnis, weil sie ihren Dienst nicht angetreten hatte, obwohl sie 3 Mark Mietgeld genommen hatte. Katharina Wieland (60) wurde mit 19 Jahren zu 2 Tagen Gefängnis verurteilt, weil sie als Dienstmädchen Schuhe gekauft und gesagt hatte, ihre Herrschaft werde sie bezahlen.

Wegen Sachbeschädigung bekam Elisabeth Graf (36) mit 24 Jahren 3 Wochen Gefängnis.

Emilie Wirker geb. Krisek (42) wurde mit 18 Jahren wegen Erregung öffentlichen Ärgernisses zu 15 Mark bzw. 3 Tagen Gefängnis verurteilt. Es handelte sich um geschlechtlichen Verkehr im Freien, und die Akten waren insofern wertvoll, als sie ihre eigenen Angaben, daß sie erst in der Ehe und aus Not unsolid geworden sei, widerlegten. Es wurde Strafaufschub gewährt, da man „Unerfahrenheit und Verführung" annahm, und sie sich bisher einwandfrei geführt hatte. Erst nach vielen Jahren, als sie Prostituierte geworden war, wurde die Geldstrafe erhoben.

An die Landespolizeibehörde überwiesen und zu 6 Monaten Arbeitshaus verurteilt war nachweislich vor der Kontrolle nur Maria Eifer (12), die sich durch Angabe eines höheren Alters die Kontrolle erschwindelt hatte bevor sie volljährig war, aber dann gleich wieder entlassen worden war.

D. Die eingeschriebene Prostituierte.

Das Alter in dem die einzelnen Mädchen eingeschrieben wurden, ergibt sich aus folgender Tabelle:

Mit 19 Jahren 7
„ 20 „ 9
„ 21 „ 22
„ 22 „ 12
„ 23 „ 7
„ 24 „ 5
„ 25 „ 1
„ 26 „ 2
„ 27 „ 2
„ 28 „ 1
„ 30 „ 1
„ 31 „ 1

Die Angaben sind rein objektiv genommen und beziehen sich nur auf ganz sicher Nachweisbares. Es ist in einzelnen Fällen wohl möglich, daß die eine oder andere doch schon früher in einer anderen Stadt unter Kontrolle stand. Im übrigen beziehen sich die Zahlen natürlich nicht auf die Einschreibung in Köln, sondern eben überhaupt auf die erste nachweisliche Einschreibung. 24 Mädchen waren schon in anderen Städten unter Kontrolle. Daß der Höhepunkt auf das 21. Jahr fällt, erklärt sich damit, daß in den meisten Städten Mädchen nur ganz ausnahmsweise oder gar nicht vor der Volljährigkeit eingeschrieben werden. Der Ortswechsel war häufig die Folge von Konflikten mit Polizei und Gerichten, mitunter entsprang er der allgemeinen Unstetheit oder der Hoffnung, irgendwo anders mehr zu verdienen.

Von den 190 Fällen Bonhoeffers wurden 50 nach dem 25. Lebensjahr eingeschrieben; er trennt auch bei all seinen Erörterungen diese beiden Gruppen. Hübner nennt diejenigen, die nach dem 25. Jahre Prostituierte wurden, „Spätprostituierte" und vermutet, daß diese hauptsächlich durch den Alkohol zur Prostitution kommen.

Bleiben wir zunächst ganz bei der äußeren Betrachtung, so schließen wir hier zweckmäßig die Zahlen über die Einweisung ins Krankenhaus wegen Geschlechtskrankheit an. Es wäre für unsere Zwecke belanglos, nach dermatologischen Diagnosen zu trennen; naturgemäß stellen auch diese Zahlen Mindestwerte dar.

Als Kontrollierte wurden geschlechtskrank eingewiesen:

1mal	18	Mädchen
2 ,,	13	,,
3 ,,	12	,,
4 ,,	12	,,
5 ,,	5	,,
6 ,,	5	,,
8 ,,	2	,,
13 ,,	1	,,
15 ,,	1	,,
20 ,,	1	,,

Über die Anzahl der Strafen wegen Übertretung des § 361[6] kann man sich wegen der ganz verschiedenen und meist rein polizeilichen Behandlung dieser Vergehen kein richtiges Bild machen, was auch von Grabe und Hübner betonen. Insbesondere ist ein Vergleich zwischen den verschiedenen Städten nicht möglich, und auch der Vergleich zwischen den einzelnen Mädchen würde notwendig schief, da sie ganz verschieden lange Zeit unter Kontrolle stehen. Da in Köln zur Zeit der Untersuchungen die Akten der Sittenpolizei keine Belege über die Polizeistrafen der Mädchen, sondern nur Belege für Verhaftung und gerichtliche Aburteilung enthielten, und über diese Polizeistrafen überhaupt keine einheitlichen Listen geführt wurden, läßt sich die Zahl der Bestrafungen Kontrollierter wegen Übertretung überhaupt nicht feststellen. Es wird außerdem sehr willkürlich gehandhabt, ob eine gerichtliche oder eine polizeiliche Bestrafung eintreten soll, und wir werden so die folgende Tabelle, die alles umfaßt, was objektiv an Bestrafungen und Verhaftungen wegen Übertretung des § 361[6] bekannt wurde, nur mit Vorsicht aufnehmen können. Als Kontrollierte wurden wegen S.-P.-Ü. verhaftet bzw. bestraft:

0mal	19	Mädchen
1 ,,	8	,,
2 ,,	8	,,
3 ,,	8	,,
4 ,,	2	,,
5 ,,	2	,,
6 ,,	3	,,
7 ,,	3	,,
8 ,,	4	,,

10mal	2	Mädchen
11 ,,	2	,,
12 ,,	2	,,
16 ,,	1	,,
18 ,,	1	,,
21 ,,	1	,,
22 ,,	1	,,
34 ,,	1	,,
45 ,,	1	,,
122 ,,	1	,,

Als Prostituierte wurden wegen Übertretung von § 361 [6] anscheinend nie bestraft: Martha Stange (35), Maria Robinowski (51), Berta Bauer (4), Auguste Bürger (61), Elise Schiff geb. Lang (70), Sophie Fischer (46), Emilie Wirker geb. Krisek (42), Antonie Weyer (55), Klara Hirn (13), Gertrud Weinert (31), Klara Ringler (32), Christine Tomä (45), Karoline Zahn (6), Adelheid Pejkowski (58), Maria Mack (52), Anna Meyner (53), Katharina Wieland (60), Olga Bühl (65), Barbara Tischenhof (69). Die meisten hierher gehörenden Strafen, nämlich 122, hat Auguste Daskaljak (39), was man vielleicht aus ihrem explosiblen Wesen verstehen kann. Sie war 5 Jahre unter Kontrolle, und man mag aus ihrer Liste ersehen, wie lang die Strafliste einer Prostituierten werden kann. Sicher haben andere ebenfalls viele Strafen, die aber aus irgendwelchen Gründen nur in der Form von Polizeistrafen ausgesprochen wurden und daher für uns nicht feststellbar sind.

Eng mit diesen Übertretungen zusammen hängt die Überweisung an die Landespolizeibehörde und die Verurteilung zum Arbeitshaus, wozu schon wiederholte Versäumnis der Kontrolle führen kann. Als Kontrollierte waren 10 Mädchen einmal, eine 3mal ins Arbeitshaus eingewiesen. Stets handelte es sich zunächste um 6 Monate; die Strafe wurde in 2 Fällen noch um 3 Monate verlängert. 7 Mädchen waren je 6 Monate, eine 9 Monate eingewiesen. Die 3mal eingewiesene Katharina Wag (41) war im ganzen 42 Monate im Arbeitshaus.

Wir können hier noch die übrige Kriminalität dieses Abschnittes anfügen und dann einen allgemeinen Überblick über die gesamte Kriminalität geben, soweit sie nicht die gewerbsmäßige Unzucht betrifft. Wir hörten schon, daß nur eine einzige nach der Einschreibung ihre erste gerichtliche Strafe erhielt, und wir finden im ganzen nur noch 10 Bestrafungen, die in die Zeit nach der Einschreibung fallen. Man darf wohl, obschon die Straflisten zum großen Teil nur bis zu der Einschreibung in Köln gehen, annehmen, daß keine Strafe übersehen wurde, da die Polizeiakten schon wegen der durch die Strafe ausgesetzten Kontrolle einen Vermerk über gerichtliche Bestrafung enthalten müssen.

Margarete Seitz (43) wurde mit 22 Jahren wegen Widerstands zu 2 Wochen Gefängnis verurteilt; sie hatte sich einer Verhaftung widersetzt.

Wegen Beleidigung eines Schutzmannes bei der Verhaftung wurde die sehr erregbare Auguste Daskaljak (39) dreimal verurteilt; auch grober Unfug war einmal dabei. Die 3 Strafen, die in das 22., 23. und 25. Jahr fallen, waren das erste Mal 10 Mark bzw. 2 Tage Gefängnis, das zweite Mal 1 Woche

Haft, 2 Wochen Gefängnis, das dritte Mal 3 Tage Gefängnis. Ähnliches hören wir von Barbara Schweizer (33), als sie 22 Jahre war.

An Diebstählen finden wir nur noch drei. Elise Schiff geb. Lang (70), die früher zweimal wegen Körperverletzung bestraft war, bekam mit 28 Jahren wegen eines brutalen, mit ihrem Mann ausgeführten Beischlafsdiebstahls 5 Monate Gefängnis; auch Körperverletzung und Kuppelei waren dabei. Wilhelmine Geier (67) beging mit 22 Jahren ihren dritten Beischlafsdiebstahl, wofür sie 7 Monate Gefängnis bekam. Auch Margarete Hafen (18) wurde mit 22 Jahren wegen eines Beischlafsdiebstahls zu 6 Wochen Gefängnis verurteilt. Sie war offensichtlich dazu verleitet worden und erzählt selbst, daß sie dabei „an Armen und Beinen" gezittert habe und meint, es sei „traurig genug", daß so was passiert sei. Wegen Beihilfe zum Raub wurde mit 27 Jahren Ella Keßler geb. Letzte (20) zu 8 Monaten Gefängnis verurteilt; auch hier handelte es sich um einen mit dem Manne zusammen ausgeführten sehr gefährlichen Beischlafsdiebstahl. Wegen Unterschlagung wurde mit 23 Jahren Anna Seiler geb. Henker (68) zu 1 Monat Gefängnis verurteilt, weil sie nichtbezahlte Möbel weiterverkauft hatte. Es wurde anerkannt, daß sie sich in Not befunden habe. Endlich bekam Katharina Wag (44) wegen falscher Namensführung 1 Woche Gefängnis.

Bei Betrachtung der Gesamtkriminalität dieser 70 Prostituierten sehen wir nicht nur von den Unzuchtstrafen vor und nach der Kontrolle jetzt ab, sondern auch sonst von ganz unbedeutenden Verfehlungen, die ebensogut auch polizeilich hätten abgeurteilt werden können. Es ist ja doch ganz belanglos, daß Maria Schwarz (44) wegen eines Verstoßes gegen das Feldpolizeigesetz, Auguste Daskaljak (39) mehrmals wegen Vergehens gegen die Gewerbegesetze, Christine Tomä (45) dreimal wegen Obdachlosigkeit oder Frieda Binder (11) wegen Nichtbefolgens der Unterkommensauflage bestraft wurden.

Während man früher einmal in der Prostituierten ein Gegenstück zum Verbrecher sah, hat man diese Ansicht in neuerer Zeit aufgegeben, und auch unsere Ergebnisse können das nur bestätigen. Baumgarten[1]) fand unter 2400 Wiener Prostituierten im Jahre 1896 nur 10, 1897 nur 7 und 1898 nur 21, die wegen Diebstahls bestraft worden waren, woraus er auf „verschwindend geringe kriminelle Veranlagung" der Prostituierten schließt. Als Grund gibt er Mangel an Energie, Selbständigkeit und Tatkraft an. Auch Aschaffenburg[2]) betont, daß die Dirnen zu schweren Verbrechen meist wenig geeignet sind. Aus der übrigen Literatur erwähnen wir nur, daß unter den 62 Prostituierten von Grabes 26 wegen Diebstahls und Körperverletzung vorbestraft waren; 13 hatten überhaupt keine Strafen, 30 waren gerichtlich bestraft, ohne daß § 361[6] mitgerechnet wurde. Ströhmberg fand unter 462 Dorpater Dirnen 175 Diebinnen. Sichel bringt keine Zahlen über die Kriminalität, fand aber Eigentumsdelikte ziemlich häufig. Unter den 192 Prostituierten Bonhoeffers waren 64 nur wegen S.-P.-Ü., 94 wegen Eigentumsdelikten bestraft. Die durchschnittliche Zahl der Strafen überhaupt war 18. Hübner fand eine Durchschnittsstrafe von 30,7 und unter 81 Diebstählen nur 10 Beischlafsdiebstähle. Er schiebt es auf den Mangel an körperlicher und geistiger Gewandtheit, daß die Prostituierten nur „kleinere und kleinste Delikte" begehen.

Die folgende Tabelle II zeigt, daß die 70 Prostituierten zusammen nur 52 Strafen haben und zeigt die Verteilung sowohl auf die einzelnen

---
[1]) Die Beziehungen der Prostitution zum Verbrechen. Arch. f. Krim. Anthrop. u. Krim. 11 (1903) 1.
[2]) Das Verbrechen und seine Bekämpfung. 3. Aufl. Heidelberg 1923.

Tabelle II.

		Einfach Ruhige	Ruhige mit Schwachsinn	Explosible Ruhige	Explosible Ruhige mit Schwachsinn	Aktive Ruhige	Aktive Ruhige mit Schwachsinn	Sensitive Ruhige	Einfach Unruhige	Unruhige mit Schwachsinn	Explosible Unruhige	Explosible Unruhige mit Schwachsinn	Aktive Unruhige	
	70	9	24	6	2	2	1	4	6	9	1	2	4	70
Widerstand	1	—	—	—	—	1	—	—	—	—	—	—	—	1
Erregung öffentlichen Ärgernisses	1	—	—	—	—	1	—	—	—	—	—	—	—	1
Beleidigung	5	—	—	4	—	—	—	—	—	—	1	—	—	5
Kindstötung	1	—	—	—	—	—	—	—	—	1	—	—	—	1
Körperverletzung	2	—	—	—	—	—	—	—	—	—	—	—	2	2
Diebstahl	27	2	5	—	1	1	1	2	—	7	—	1	7	27
Beihilfe zum Raub	1	—	1	—	—	—	—	—	—	—	—	—	—	1
Unterschlagung	6	—	3	—	1	—	—	—	—	1	—	—	1	6
Hehlerei	2	—	1	—	—	—	—	—	—	—	—	—	1	2
Betrug	4	—	2	—	1	—	—	—	—	1	—	—	—	4
Urkundenfälschung	1	—	—	—	1	—	—	—	—	—	—	—	—	1
Sachbeschädigung	1	—	—	1	—	—	—	—	—	—	—	—	—	1
	52	2	12	5	4	3	1	2	—	10	1	1	11	52

vorkommenden Delikte wie auf die charakterologischen Typen. Es ist lehrreich zu sehen, daß an den 27 Diebstählen fast alle charakterologischen Gruppen beteiligt sind, und daß, was ja ohne weiteres verständlich ist, die 4 aktiven Unruhigen fast dieselbe Strafsumme haben wie die 24 Ruhigen mit Schwachsinn. Im übrigen ergeben natürlich die kleinen Zahlen keine allgemein gültigen Werte.

Es ist vielleicht noch wertvoll festzustellen, daß diese 52 Strafen auf 24 Mädchen fallen. Vor der Kontrolle waren überhaupt nicht bestraft 32, nur wegen Gewerbsunzucht bestraft waren 14. Zieht man von den Unbestraften auch noch die ab, die vor oder nach der Kontrolle nachweislich wegen § 361[6] bestraft wurden, so findet man tatsächlich nur 5 gänzlich Unbestrafte, nämlich Klara Hirn (13), Gertrud Weinert (31), Karoline Zahn (6), Maria Robinowski (51), Maria Mack (52) und Anna Meyner (53).

Gewiß wäre es unerlaubt, die Strafliste ohne weiteres mit der wirklichen Kriminalität zu identifizieren, und wir haben ja auch schon anfangs ausgeführt, daß gerade die Harmlosen aber Unvorsichtigen auf diese Weise vielleicht zu mehr Strafen kommen als die Gefährlichen. Wir finden in den Akten auch nicht selten Berichte über Verfahren, die zu keinem Ergebnis führten. Wir erinnern an die doch sehr wahrscheinliche Kindstötung der Maria Schwarz (44) und an die Anna Seiler geb. Henker (68), die in eine Raubmordsache verwickelt war, die sich nicht ganz aufklären ließ. Zweifellos war es ihr bei der Besprechung dieser Sache nicht wohl, obgleich sie freigesprochen worden war; auch gab sie an, in der Untersuchungshaft „wegen des Gewissens" etwas ängstlich gewesen zu sein.

Ein zusammenfassender Überblick ist auch noch über Ehe und Kinder zu geben. Wir haben gehört, daß von den 9 Verheirateten 7 vor der Kontrolle geheiratet hatten, es bleiben also hier nur noch 2, nämlich Sophie Euler geb. Türk (10) und Ella Keßler geb. Letzte (20) kurz zu besprechen. Sophie Euler geb. Türk heiratete kurz nach der Kontrolle und zog angeblich dann zu ihren Schwiegereltern, doch sei der Schwiegervater wegen Blutschande auf 2 Jahre im Zuchthaus gewesen. Der Mann habe sie bald mißhandelt, ihr auch vorgeredet, sie stünde nicht mehr unter Kontrolle, und sie hätten sich bald getrennt; sie wollten aber wieder zusammenziehen. Aus den Akten ist über den Mann nichts bekannt. Ella Keßler geb. Letzte (20), die bei den Fürsorgezöglingen ausführlich erörtert wurde, heiratete, wie sie schon lange Jahre unter Kontrolle stand, einen schwer vorbestraften Kellner. Sie wurde auch einmal auf 3 Monate probeweise von der Kontrolle entbunden, übte jedoch nur anderswo ihre Gewerbsunzucht aus, wobei der Mann ihr Zuhälterdienste tat. Sie verübten an einem Beischläfer der Frau einen Raub; ihr Mann, der in diesem Zusammenhang als „geradezu gemeingefährlicher Mensch" bezeichnet wird, bekam 2 Jahre 6 Monate Zuchthaus, auch wurden ihm die bürgerlichen Ehrenrechte auf 5 Jahre aberkannt, und wurde er unter Polizeiaufsicht gestellt; man ging, weil er keine Spur von Reue zeigte, über das Mindestmaß hinaus. Ella Keßler geb. Letzte (20) selbst wurde wegen Beihilfe zu 8 Monaten Gefängnis verurteilt; als mildernd wurde der verhängnisvolle Einfluß des Mannes in Betracht gezogen.

Ein Überblick über die Schwangerschaften und die Kinder ergibt folgendes: Vor der Kontrolle waren schwanger 42 (objektiv 28); nach der Kontrolle 9 (objektiv 5), zur Zeit der Untersuchung 2 (objektiv 2). Unehelich schwanger waren vor der Kontrolle einmal 23 (objektiv 15), zweimal 7 (objektiv 6); nach der Kontrolle einmal 7 (objektiv 6), zweimal 2 (objektiv 1). Von den vor der Kontrolle geborenen ausgetragenen 35 Kindern (objektiv 27) lebten 18 (objektiv 12) und sind 17 (objektiv 11) gestorben. Von den nach der Kontrolle geborenen 6 ausgetragenen Kindern lebten 4 (objektiv 1); natürlich kann es sich nur um annähernde Zahlen handeln, und die häufigen Angaben über Frühgeburten sind nicht berücksichtigt. Uneheliche Kinder hatten, wie wir hörten, 18 (objektiv 12), und zwar 15 (objektiv 11) eins, 3 (objektiv 2) zwei Kinder. Soweit es sich feststellen ließ, lebten von diesen 21 Kindern bei Verwandten 12 (objektiv 4), bei Fremden 7 (objektiv 4). Voreheliche Kinder hatten 5 (objektiv 4), und zwar je eins. Eheliche Kinder hatten 2, eine 1, eine 3. Die nach der Einschreibung verheirateten Prostituierten hatten keine Kinder.

Sichel stellte fest, daß auf 60 Schwangerschaften seiner 152 Prostituierten nur 33 lebende Kinder fielen. Von den 62 Dirnen von Grabes haben 34 geboren und zwar die Hälfte unehelich.

Wir gehen dazu über, noch einige ganz besonders wichtige Punkte aus dem inneren Leben dieser 70 Mädchen zu besprechen, und nehmen zunächst, an den vorigen anknüpfend, die Stellung zur Mutterschaft und zum Kinde. Manches darüber ist schon im letzten Kapitel zur Sprache gekommen. Mitunter hören wir ablehnende Äußerungen. Berta Fleischer (64), die unbedingt heiraten will, will kein Kind; auch Maria Eifer (12), durch eine schwere Geburt abgeschreckt, will keine Kinder mehr: „Ich hätt' gerne Kinder — aber wenn ich sie hätt'; ich hab' die Nase voll". Auf der anderen Seite hören wir, daß Magdalene Fink (27) gern heiraten möchte, um ein Kind zu haben, und daß auch Katharina Wag (41) gerne wenigstens ein Kind hätte. Auguste Teileck (9) sagt, sie fahre jede Woche zu ihrem Kind und strahlt, wie sie davon redet. Seit sie das Kind habe, babe sie wieder Verlangen zu arbeiten. Auch Gertrud Sager (19) hängt sehr an ihrem von ihr als Kontrollierten geborenen Kind, ebenso Elly Schwind (5), die es zweimal in der Woche sieht und sich sterbend sehr um seine Zukunft sorgt. Erna Müscher (14) nahm ihr Kind nach Köln und hat viel Freude daran; auch die schizophrene Klara Ringler (32) hängt sehr an ihrem Jungen; Berta Bauer (4) ist seit 4 Monaten schwanger und seither „wie umgewandelt"; sie freut sich sehr auf das Kind, „das geb' ich keinem andern als der Mutter", und wünscht, es möge ein Junge sein. Auch die leichtsinnige Gertrud Flott (49) will als Prostituierte anfangs „vor Heimweh nach den Kindern" viel geweint haben. Agnes Sünner geb. Lustert (17) hat Tränen in den Augen, als sie von ihrem Kinde spricht. Wilhelmine Strauch (7) ist „seit dem Kind" immer so still und traurig. Emilie Wirker geb. Krisek (42) meint, wenn sie ein Kind in ihrer Ehe gehabt hätte, wär's vielleicht anders gekommen, dann hätte es noch Zweck, es zu etwas zu bringen, „aber so". Franziska Köhler geb. Stolze (21) schreibt jede Woche, wie es dem Kinde gehe, „das muß man doch", und meint, „bis das Kind zu Verstand kommt, hab' ich aufgehört mit dem Leben". Nicht selten wird das Kind auch als Hindernis, ein anderes Leben anzufangen, angegeben. So sagt Franziska Hütter (40): „Da kann man nicht in eine Stelle gehen, wenn man für ein Kind sorgen muß", und ähnlich äußern sich Anna Paulsen (8), die ihre während der Kontrolle geborenen Kinder täglich besucht, und Elly Schwind (5). Die Mädchen scheinen bis kurz vor ihrer Niederkunft ihrem Gewerbe nachzugehen; für schwangere Mädchen werde sogar besonders viel bezahlt.

Über das Geschlechtsleben hören wir im einzelnen folgende, zum Teil sehr vorsichtig aufzunehmende Äußerungen: Adele Bitter (66) sagt, sie ekele sich, sich jedem hinzulegen; auch Frieda Binder (11) gibt „nicht viel drum". Barbara Tischenhof (69) meint, es seien doch zwei ganz verschiedene Dinge, ob man einen Mann wirklich lieb habe, oder ob man mit ihm verkehre. Margarete Seitz (43) hat „nie zu fremden Herren Sympathie" gehabt und fügt hinzu: „Das ist doch auch ganz verständlich". Martha Stange (35) ist froh, wenn die Männer zur Tür draußen sind: „Ich mach ihnen gern drei Kreuze nach". Die schwer schwachsinnige Maria Hagenhalter (63) hat angeblich nie im Leben einen Mann gemocht, und dasselbe behauptet Maria Mack (52). Die fast idiotische Anna Schmidt (29) hat auch bei Männern, die sie mag, keine Empfindung. Die so besonders lebenslustig erscheinende Elisabeth Schumacher (50) sagt, daß sie sehr kühl sei und auch sehr wenig markieren könne, so daß keiner zum zweiten Male zu ihr komme. Anders äußert sich die der Elisabeth Schumacher charakterologisch sehr nahestehende Maria Robinowski (51). Sie ist froh, jenen Polen, den ihre Eltern für sie ausgesucht hatten, nicht geheiratet zu haben. „Ich wäre ihm doch davongelaufen; mit Einem Mann komme ich auf die Dauer nicht aus". Sie gibt an, mitunter auch eine Freundin ganz gern zu haben. Agnes Sünner geb. Lustert (17) ist zu still, um gut mit Männern umgehen zu können und kann „heute noch nicht" markieren; auch Gertrud Sager (19) stört ihr schüchternes, schwerfälliges Wesen in ihrem Beruf. Berta Bauer (4) erzählt, daß sie weder Lust noch Ekel empfinde und reflektiert in einer Art Pflichtgefühl: „Du bist dafür da, dafür mußt du dich hingeben". Gertrud Flott (49) fand früher nichts am Verkehr, seit ihren Geburten aber viel mehr. Sie habe das vor der Kontrolle noch nicht so recht verstanden, „man lernt viel dazu". Anna Seiler geb. Henker (68) gibt an, höchstens zweimal im Jahr bei bekannten Männern Empfindung zu haben; Margarete Kurze (47), die noch sehr an einer alten Liebe hängt, meint: „Es läßt mich der eine so kalt wie der andere; wenn ich die Leute nicht mehr sehe, dann ist's vorbei; ich habe nie mehr für jemand etwas empfunden", sagt aber dann doch, es reize sie mitunter ein schöner Mann, einerlei, ob sie ihn kenne. Wilhelmine Geier (67) sagt, es komme nur selten vor, daß sich ihre Natur errege. Emilie Wirker geb. Krisek (42) will, was objektiv nicht stimmt, vor der Ehe nichts von geschlechtlichen Dingen gewußt haben. „Bei meinem Mann sind die Triebe dann aufgewacht"; aber seit langem sei das ganz vorbei; „es schläft mit der Zeit ein". Man merke ihr das aber nicht an. Seit sie auf den Strich gehe, habe sie nie mehr Empfindung, der Verkehr mit Fremden sei ihr „bis zum heutigen Tag ekelhaft". Auch Antonie Weyer (55) empfindet nur beim Freund: „Das ist doch was ganz anderes, das andere ist doch nur Geschäft".

Mitunter hören wir von lesbischen Beziehungen. Margarete Obermann gesch. Träher (23) habe einmal ein Jahr lang eine Freundin gehabt, „aber ein Mann ist mir doch lieber". Elise Donkten (34) lernte lesbische Freundschaften in einer Erziehungsanstalt kennen und lebt in richtiger Ehe mit einer Freundin, die die Haushaltung besorgt. Dasselbe hören wir von Margarete Albrecht (2), die immer viel zärtliche Freundschaften gehabt haben will. Das sei aber erst, seitdem sie unter Kontrolle gekommen sei, wirklich zum Ausbruch gekommen. Sie lebe mit einer Freundin zusammen; diese sei lebhafter, energischer, lustiger und spiele in allem den Mann; das Verhältnis dauere schon 5 Jahre. Sie redet in sehr sentimentalem Ton von dieser Freundin und meint in Bezug auf ein früheres normales Verhältnis: „ich häng' an dem Mädel mehr als wie damals an dem Mann". Sie finde an Männern nichts mehr: „ich könnt' mir gar kein Leben vorstellen mit einem Mann". Elisabeth Graf (36), die sehr triebstark ist, betätigt sich auch lesbisch und hatte einen weiblichen Zuhälter. Christine Zaun (62) hatte nach dem Aufenthalt im Arbeitshaus eine Zeitlang eine Freundin, „da wird man schon so"; jetzt sei das wieder aus, „ja, wenn ich eine kriegte". Demgegenüber sagen andere, wie Franziska Köhler geb. Stolze (21), daß sie „keine Veranlagung" zu Mädchen hätten, und reden auch sehr verächtlich darüber. So sagt die sehr erotische Gertrud Flott (49): „Da braucht man kein Mädchen dafür", und Auguste Daskaljak (39): „So weit bin ich noch nicht".

Diesen lesbischen Neigungen reihen sich noch andere Perversitäten an, insbesondere hören wir nicht selten von sadistischen Neigungen, was wohl auch zum Teil mit den Erfordernissen des Berufes zusammenhängt. Wilhelmine Geier (67) will als Kind schon grausam gewesen sein und schlägt gern, ebenso Martha Stange (35), „es macht mir Spaß, wenn die schreien", und Klara Ringler (32): „das lernt man im Bordell, früher hab' ich davon nichts gewußt". Auch Maria Mack (52) schlägt gern: „man wird nur so". Dagegen meint Maria Robinowski (51), die gern beißt und kneipt, „daß das Blut herausspritzt", sie habe eine angeborene Neigung wehe zu tun, doch lasse sie sich auch gern schlagen. Berta Bauer (4) schlägt gern und will nachher auch bei Fremden Empfindungen haben. Sie habe durch Zusehen Freude daran bekommen, doch habe sie schon ihren ersten Bräutigam gern gebissen und gekniffen. Auch Gertrud Flott (49) schlägt gern; sie habe „schon immer die Kinder in der Schule durchgewichst". Auguste Bürger (61) kann gut „behandeln" und erzählt Näheres darüber; endlich hat Margarete Albrecht (2) immer gern geschlagen, dagegen Franziska Köhler geb. Stolze (21) in Altona „nur für's Geld, ohne Freude". Sehr viel seltener hören wir von masochistischen Neigungen. Maria Kovac (1) erzählt: „Ich habe immer schon für Strenge geschwärmt". Sie mache Streit und Zank mit dem Geliebten, bloß damit er sie schlage. Auch Berta Bauer (4) und ganz wenige andere geben an, daß sie sich schlagen lassen, doch anscheinend nur ums Geld.

Von sehr vielen Mädchen hören wir, daß sie ihren Geliebten haben, und zwar ist er wohl in sehr vielen Fällen zugleich ihr Zuhälter. Christine Zaun (62) sagt von ihrem früheren Zuhälter, er arbeite jetzt und wolle sie heiraten, „wenn ein Kind kommt". Katharina Wag (41) klagt über den ihren, weil er ihr, während sie im Arbeitshaus war, immer wieder ihre mühsam ersparten Möbel verkauft habe. Auch Agnes Schrey (22) litt sehr unter einem

Zuhälter, „ich habe Tag und Nacht für ihn gesorgt", und meint: „So ein Kerl kann einen doch niemals gern haben, dem es nur für's Geld ist". Wilhelmine Geier (67) und Auguste Bürger (61) sprechen sehr anerkennend von ihren Zuhältern. Hauptsächlich aus den Fürsorgeakten und den Gerichtsakten ist viel über die Zuhälter und ihre Rolle im Leben der Prostituierten zu erfahren.

Mitunter hören wir auch von Freundschaften mit Männern, die über das hinaus gehen, was Mathilde Mertens (59) sagt: „Wenn einer Geld hat, hat man ihn gern, sonst kann man ihn nicht leiden". Sophie Fischer (46) hat einen Freund, der zu ihr kommt, mit dem sie alles bespricht, und der sie in allem versteht. Margarete Hafen (18) sagt von dem ihren· „Er kann mir so gut raten", und Margarete Kurze (47) sagt in Bezug auf ihre Kolleginnen: „Lieber schütte ich einem fremden Mann mein Herz aus als einem Mädchen". Elly Schwind (5) meinte in ähnlichem Zusammenhange, mitunter komme auch wohl ein anständiger Mann, der mit ihr spreche und sogar zahle, ohne etwas zu verlangen; dann habe sie schon manchmal geweint. Auch an ihre große Anhänglichkeit an ihren Arzt sei noch einmal erinnert.

Hören wir nun, wie sich die einzelnen zu ihrem Beruf stellen. Es sind nicht viele, die zufrieden sind, aber immerhin doch einige. Nelli Jettersen (57) gedenkt das Leben „noch mindestens 25 Jahre" so fortzuführen, und auch Auguste Lück (15) sagt: „Es gefällt mir bis jetzt ganz gut, das Leben". Anna Meyner (53) meint, als sie nach Vorwürfen und Reue gefragt wird: „So weit denke ich gar nicht", und Hedwig Altmüller (54) sagt: „Da gewöhnt man sich schnell dran, ich war einmal dran". Sie mache sich keine Zukunftsgedanken, „für was denn? Bis dahin bin ich vielleicht schon lange tot". Sie macht sich keine Vorwürfe und sagt dazu in ganz bezeichnender Weise: „Ich bin doch selber schuld". Ganz ähnlich sagt Maria Eifer (12): „Wozu? Ich habe es doch so gewollt". Höchstens, wenn ein Brief von zu Hause komme, denke sie mitunter, es wäre doch nichts. Margarete Albrecht (2) hat „nur in der Blech" gelegentlich bereut und ist nur traurig, „wenn man Zeit hat". Bertha Bauer (4) gewöhnte sich anfangs rasch: „Hast a gesagt, mußt auch b sagen", allerdings meint sie: „Man verdient ja, aber es ist doch nichts Richtiges", und ganz ähnlich sagt Margarete Kurze (47), die sich daran gewöhnte, „wie man sich in alles einlebt". Es kämen zwar manche freudige Stunden vor, aber im ganzen sei es „eben nichts". Aber „jetzt liegt der Fluch einmal auf mir". So sagt auch Hedwig Rauscher (37), Reue habe doch keinen Sinn, nun sei es einmal so. Mathilde Mertens (59) sagt: „Warum Gedanken?" Allerdings denke sie manchmal doch, wärst lieber anständig geblieben; jedes Mädchen denke einmal so. Frieda Binder (11) hat anfangs „mehr geweint als sonst was" und geht „lieber heut als morgen", und die schwachsinnige Elise Oehler (30) meint: „Det is doch nix Schönes". Margarete Obermann gesch. Träher (23) sagt über das Bordell: „Da fühlt man sich nicht so heimisch wie zu Haus", und Wilhelmine Geier (67): „Da war die Freiheit nicht so wie draußen". Es ist dieselbe, der es daheim zu still war, und die von sich sagt: „Sobald ich in einer Stadt war, bin ich auf den Strich gegangen". Gertrud Sager (19) ist ihres Lebens nie froh gewesen. Klara Ringler (32) sagt: „Glücklich fühle ich mich nicht", und Maria Kovac (1) reflektiert: „Man hat doch allerlei Unannehmlichkeiten". Die sehr schüchterne Paula Heuler (16) hat sich nie wohl gefühlt, und Agnes Sünner geb. Lustert (17), die wenig verdient, hat „keinen Mut zum Geschäft". Auch Antonie Weyer (55) sagt: „Am besten ist ja das solide Leben", und Agnes Schrey (22), die immer den Wunsch hatte, herauszukommen: „Ich bin da nicht für". Sophie Fischer (46) hat anfangs „schwer darunter gelitten" und würde, trotzdem sie manches ersparte, zum zweitenmal ihr Leben anders einrichten. Auch Katharina Wag (41) ist nicht froh; sie habe früher viel geweint, jetzt könne sie das nicht mehr: „'s wär leichter, wenn man's könnt'". Elly Schwind (5) war der Verkehr anfangs widerlich, „sich vor jedem Kerl auf den Rücken legen müssen". Sie ist froh, mitunter im Krankenhaus ausruhen zu dürfen. Franziska Hütter (40) sagt: „Ich wollte lieber arbeiten, bis mir der Schweiß auf die Füß' läuft, als dieses Leben — immer krank, Gefängnis". Emilie Wirker geb. Krisek (42) gefällt das Leben so schlecht, „wie eben möglich", sie erzählt, wenn sie einmal vergnügt sei, sei es eine Art Betäubung; „nachher ist's wieder das alte Lied". Sie denke nicht viel nach, „es ist nicht gut", und sie sagt: „Das Leben ist nichts, man ist froh, wenn man's hinter sich hat". Wenn sie 30 bis 35 Jahre sei, und sie sei noch das, was sie jetzt sei, wolle sie sich erschießen. Häufig hören wir, daß Krankenhaus und Gefängnis den Mädchen das Leben verleiden. Magdalene Fink (27), die jenen verzweifelten Brief an den Kommissar schreibt: „Ich will doch lieber die ganze Nacht arbeiten, als solch einen Lebensstand zu wählen", sagt, man werde doch nur immer geschlechtskrank. Auguste Teileck (9) meint: „Was hat man von dem Leben? Krankenhaus, Gefängnis". Maria Hagenhalter (63) sagt: „Sonst ist's mir egal, nur das Kranksein", und auch der Elise Donkten (34) verleiden die Krankheiten den ihr sonst lieben Beruf, weshalb sie solide werden will. Margarete Hafen (18), die manchmal denke: „Wärst du doch solid", sieht als Ergebnis ihres Lebens „das Gefängnis und das Zuchthaus", und Martha Stange (35), die kaum einmal bereut, sagt, allerdings, wenn sie die Krankheiten gekannt hätte, hätte sie's vielleicht doch anders gemacht, und setzt hinzu: „Ich werd' nicht alt".

Von Interesse ist die Stellung zur Religion. Agnes Sünner geb. Lustert (17) hat schon als Kind immer die Kirche geschwänzt und ist ohne religiöses Bedürfnis: „Mir ist's egal, was kommt". Maria Eifer (12) will von so Sachen nichts mehr wissen. Martha Stange (35) sagt kurz und bündig: „Ich glaub nix", und auch Emilie Wirker geb. Krisek (42) glaubt an gar nichts, denn das Glauben habe bei ihr nicht gut angeschlagen. Klara Hirn (13) machte sich aus religiösen Dingen nicht viel; das komme vielleicht wieder, wenn sie solide sei. Anders äußern sich andere. Christine Tomä (45) meint, fromm sein wäre bei ihrem Lebenswandel „ja der reinste Hohn". Sie könne aber nicht leiden, wenn man darüber spotte. Auch Gertrud Spahl (3) geht aus denselben Gründen nicht zur Kirche, ist aber noch gläubig. Mathilde Thieler (38) geht, wenn sie daheim ist, noch zur Messe, und Gertrud Sager (19) und Maria Hagenhalter (63) beten noch, gehen aber nicht zur Kirche. Margarete Hafen (18) geht viel und gern zur Kirche, beichtet aber nicht, „jetzt hat's noch keinen Wert". Maria Mack (52) duldet nicht, daß über religiöse

Dinge gespottet wird. Ida Pflüger geb. Schild (56) betet noch und will, wenn sie von der Kontrolle ist, auch wieder zur Kirche gehen; so spotte man doch nur darüber. Anna Paulsen (8), ohne Religionsunterricht aufgewachsen, läßt ihre Kinder katholisch erziehen, „das gehört sich doch". Paula Heuler(16) meint, in die Messe könne man nicht gehen, wenn man in einem Hause sei; sie springe aber bei Einkäufen schnell einmal in die Kirche. Berta Bauer (4), die ohne Scheu von Perversitäten spricht, schämt sich, zu sagen, daß sie noch betet, dagegen meint Karoline Zahn (6): „Man kann doch schlecht beten im Puff". Christine Zaun (62) ließ ihren Rosenkranz im Arbeitshaus hängen, war aber Weihnachten mit der Familie ihres Zuhälters in der Kirche. Franziska Köhler geb. Stolze (21) betet nie, habe aber „schon Glauben", und Elisabeth Graf (36) glaubt und betet noch, geht aber nicht zur Messe. Auguste Daskaljak (39) liest am liebsten „fromme Sachen", betet aber nur, „wenn's keiner sieht". Sophie Fischer (46) liest neben perversen auch religiöse Bücher und betet jeden Abend. Auf die Frage, ob sie nie gedacht habe, daß das mit ihrem Leben nicht ganz zusammenstimme, sagt sie: „Auch empfunden, nicht allein gedacht". Gertrud Weinert (31) hat das Beten nicht verlernt, „das verlerne ich auch nicht". Sie gehe alle 14 Tage in die Kirche, „für unsereins gibt es ebensogut eine Kirche; es kommt auch wieder eine andere Zeit". Auffallend ist, daß 3 evangelische Mädchen in die katholische Kirche gehen, so Elise Oehler (30), die zur Messe geht und auf die Frage, ob sie fromm sei, antwortet: „katholisch", und auch von einem „katholischen" Kloster redet. Auch die evangelische Maria Mack (52) geht mit den andern in den Dom; das sei doch einerlei, und Margarete Albrecht (2) betet den Rosenkranz und meint, die katholische Kirche gefalle ihr viel besser.

Über besondere Interessen und Beschäftigungen hören wir nur wenig. Margarete Obermann gesch. Träher (23) sagt: „Ich denk über nichts nach", und die fast idiotische Anna Schmidt (29) tut überhaupt nichts: „Ich sitze da". Anna Paulsen (8) sitzt am liebsten auf dem Stuhl und sieht vor sich hin. Hedwig Altmüller (54) schläft bei Tage: „was soll man sonst tun?" Elisabeth Schumacher (50) liest gern Zehnpfennigromane, womöglich müsse es schlecht, zuletzt aber dann doch wieder gut gehen, „je kräftiger, desto lieber". Maria Robinowski (51) las früher viel erotische Romane, was sie aber zu sehr erregt habe; Hedwig Altmüller (54) mag keine Kriminalromane, „ich bin froh, wenn ich selber nichts damit zu tun habe". Margarete Albrecht (2) liest gern, „wenn ich was Ordentliches habe keinen Schund", etwa Ben Hur oder Schiller. Sophie Fischer (46) liest Schiller und perverse Bücher. Emilie Wirker geb. Krisek (42) liest gern schlechte Romane, „liest man ein gutes Buch, muß man nachdenken, und dann kommt man auf sein eigenes Leben". Maria Eifer (12) liest den ganzen Tag, was ihr in die Finger fällt. Berta Fleischer (64) interessiert sich für Ringkämpfe. Elly Schwind (5) geht gern ins Theater, es dürfe aber nichts Lustiges sein; auch Margarete Albrecht (2) hört in der Oper nur ernste Sachen. Anna Seiler geb. Henker (68) hört gern Musik und könne „das Essen dafür stehen lassen", und Margarete Kurze (47) hört am liebsten von Reisen und fremden Ländern erzählen; jedes Jahr komme einer zu ihr, der in

Italien lebe und ihr erzähle. Wilhelmine Geier (67) liebt Richard Wagner und ist sehr schwärmerisch: „Jetzt könnt' ich den ganzen Tag allein sitzen und meinem vergangenen Leben nachträumen. Dann bin ich am glücklichsten, wenn ich in den Tag hineinträumen kann über das Schöne, was ich erlebt habe, besonders auf Reisen".

Man darf wohl annehmen, daß eine große Anzahl der Mädchen schon aus Berufsgründen ziemlich viel trinkt. Etwa ein Drittel hat dies auch unumwunden zugegeben. Wir sahen, daß Auguste Daskaljak (39) mehrmals wegen pathologischer Rauschzustände in die Psychiatrische Klinik kam, und auch sonst hören mir mitunter von abnorm verlaufenden Rauschzuständen. So bei Barbara Tischenhof (69), Mathilde Thieler (38), Margarete Hafen (18), Anna Meyner (53), Maria Kovac (1) und Sophie Fischer (46). Naturgemäß gibt es hier Abstufungen in jeder Weise. Es ist sicher anzunehmen, daß manche der vielfach geklagten Kopfschmerzen, Schwindelerscheinungen auf starken Alkoholgenuß zurückzuführen sind. Wir hören, daß Elise Oehler (30) „furchtbar gern Bier" trinkt, und auch Christine Zaun (62) sagt: „Mir schmeckt's Bier, wenn ich's kriege". Sie sagt: „die Vorwürfe vertrinkt man", und sie wird „geradeheraus gemein", wenn sie Schnaps getrunken hat. Franziska Köhler geb. Stolze (21) wurde in Altona durch das viele Bier so dick, daß sie nicht mehr viel verdiente, weil das den Ausländern nicht gefiel. Bezeichnend ist der Ausspruch der Agnes Schrey (22), sie werde weinerlich, wenn sie viel getrunken habe, „es fällt mir dann alles ein". Christine Tomä (45) sagt, man könne „so schön alles vergessen", aber zum Schluß habe sie dann doch immer geweint. Auch Margarete Hafen (18) trank anfangs viel: „Weil ich so tief gesunken war und nichts mehr von den Eltern wußte; jetzt bin ich das schon gewöhnt, jetzt ist's besser".

An psycho- und neuropathologischen Einzelheiten ist noch folgendes zu vermerken: In Irrenanstalten waren die schizophrene Barbara Schweizer (33), die explosible Hedwig Rauscher (37) wegen eines Selbstmordversuchs, die pseudologische Olga Bühl (65) wegen ihres schwierigen Wesens und ebenso Franziska Hütter (40). Auguste Daskaljak (39) war dreimal wegen Radauszenen, Trunkenheit und Anfällen in einer psychiatrischen Klinik. Die schwachsinnige Maria Hagenhalter (63) wurde gelegentlich ihres Kindsmords psychiatrisch begutachtet. Hypnagoge Halluzinationen in der Haft haben Paula Heuler (16), Martha Stange (35) und Christine Tomä (45). Auch von leichtesten Zwangsvorstellungen hören wir gelegentlich. Elly Schwind (5) hatte drei durchaus organisch aussehende Krampfanfälle, und Sophie Euler (10) einen Schlaganfall, beides Erscheinungen, die, da die Wassermannsche Reaktion im Blut positiv war, wohl auf eine Lues cerebri zurückgeführt werden dürfen.

Es liegt nahe zu fragen, wie diese Mädchen sich zur Umkehr stellen. Wir brauchen kaum darauf hinzuweisen, daß es dieselben Anlagen sind, die wir im letzten Kapitel als Ursachen der Prostitution kennen gelernt haben, die diese Mädchen nun auch verhindern, wieder herauszukommen. Auch hier hat man durchaus den Eindruck, daß teils Trägheit und Passivität, teils die Unmöglichkeit, sich ein Leben in Arbeit zu denken, die führende Rolle spielen. Hiermit mögen sich in manchen Fällen die Zusprüche, vielleicht auch die Drohungen von Zuhältern oder Wirtinnen verbinden.

Man darf zweifeln, ob je einmal eine, wenigstens solange sie noch einigermaßen jung ist und verdient, sich aus eigener Kraft herausschafft. Wir denken an Berta Fleischer (64) und ihre vielen guten Vorsätze: „aber am Abend war es wieder anders". Auch an die Fürsorge wenden sich die Mädchen sehr ungern, selbst Christine Tomä (45), die sicher schwer unter ihrem Leben leidet, sagt, sie sei „dazu noch zu stolz", und es heiße dann doch immer, man sei in Fürsorge gewesen, und der frühere Fürsorgezögling Margarete Seitz (43) meint, als man sie fragt, warum sie sich denn nicht an die Fürsorge gewandt habe: „Da hätt' ich was Rechts gehabt". Nur Agnes Sünner geb. Lustert (17) hört aufmerksam zu, als man ihr von solchen Einrichtungen spricht, sagt aber dann, man habe ja nicht einmal einfache Kleider, um so wohin zu gehen. Auch Ella Keßler geb. Letzte (20) sagt, sie sei fest entschlossen, sich jetzt an die Fürsorge zu wenden. Da alle diese Mädchen im Lauf ihres Lebens in Gefängnis und Krankenhaus mit Fürsorgerinnen in Berührung gekommen sind, darf man zweifeln, ob viel erreicht wird, obschon gewiß auch zahlenmäßig geringste Ergebnisse sich lohnen. Maria Eifer (12) sagte im Arbeitshaus ihrem Vater und dem Geistlichen, sie wolle wieder ins Bordell, und ähnliches erfahren wir häufig.

Im einzelnen hören wir noch folgendes: Maria Krone (48) möchte gern aus diesem Leben heraus, aber „wie eine Stelle bekommen?" Man erfahre ihr Leben ja doch. Nelli Jettersen (57) meint: „Arbeiten kann ich nicht, dazu bin ich zu schwach". Mathilde Thieler (38) scheut sich vor der Heimat wegen des „Drumangesehenwerdens"; Mathilde Mertens (59) meint, als Heimliche werde man nicht mehr losgelassen, und wenn man einmal Kontrolle habe, könne man in keiner Stelle bleiben, weil es doch bekannt werde. Franziska Rybnowski (24) will jetzt arbeiten, aber in Köln bleiben, so daß es sicher nicht gelang. Maria Mack (52) muß „zunächst" in das Haus zurück, weil sie dort noch Schulden habe, und Paula Heuler (16) meint: „Ich bin immer dran fortzugehen, aber ..." Agnes Sünner geb. Lustert (17) sagt, sie wolle gern arbeiten, wisse aber nicht, wie sie das anfangen solle; sie sage sich immer, „versuch's noch einmal", sie sei aber nie dazu gekommen. Christine Zaun (62) will „nach Fastnacht" wieder arbeiten: „wenn man will, kann man alles — dann geht alles von selber — nur die liederliche Gesellschaft muß man meiden". Katharina Wag (41) will einen 43jährigen Hausknecht heiraten, mit dem sie zusammenlebt, und geht jetzt schon nur noch Samstags und Sonntags auf die Straße, um sich Möbel anschaffen zu können. Maria Robinowski (51) will noch 2 oder 3 Jahre viel Geld verdienen, dann ins Ausland als Stütze; schließlich fische sie doch „einen alten Kavalier". Agnes Schrey (22) dagegen denke immer: „Du kannst doch nicht immer so bleiben". Martha Stange (35), die nie bereut hat und die höchstens die vielen Krankheiten etwas bedenklich machen, sagt sehr entschlossen: „Niemals werde ich wieder anständig werden, lieber eine Kugel vor den Kopf, heute arbeite ich nicht mehr; was ich einmal angefangen habe, führe ich durch". Dagegen sagt Karoline Zahn (6), sie habe das Leben satt, müsse aber noch verdienen, um die Krankenhauskosten für die verstorbene Mutter abzuzahlen; sie möchte wohl wieder solid werden, aber die andern lachten sie aus: „Wer einmal auf den Weg kommt, kommt nicht mehr weg".

Viele erwarten die Änderung von der Ehe, und anscheinend ist es richtig, daß manche Prostituierte später heiraten. Einige unter unseren 70 lehnen die Ehe allerdings ab. Gertrud Spahl (3) will noch nicht heiraten, „man ist nur einmal jung", und auch Else Rapp (26) wollte trotz einer Verlobung nicht heiraten, weil sie noch was vom Leben haben wolle. Anna Meyner (53) wollte einen Chauffeur heiraten, es sei ihr aber eigentlich schon wieder leid, und Nelli Jettersen (57) will niemals heiraten: „Ich kann mich mit Einem Mann nicht begnügen". Ähnliches hörten wir schon bei der Besprechung des Geschlechtslebens von Maria Robinowski (51). Sie meint, „einen feinen Herrn" bekomme sie ja doch nicht, die seien ja doch nur dazu da, „die armen Mädchen unglücklich zu machen". Man wisse ja, was die allein wollten; „Sie wissen das ja auch gut, Herr Doktor". Die schon oft erwähnte Margarete Kurze (47), die sehr an einer früheren Liebe trägt, will auch nie heiraten, „einen anderen will ich nicht". Berta Fleischer (64) meint ebenfalls im Hinblick auf eine Jugendliebe: „Ich werde nicht eher glücklich, als bis ich verheiratet bin". Martha Stange (35) liebt einen Juristen, aber „man heiratet doch keine Dirne", und Elisabeth Schumacher (50) liebt einen Hochschüler; wenn sie es klug mache, könne vielleicht etwas daraus werden: „Ist das denn ganz unmöglich?" Elise Donkten (34) möchte gern heiraten, fürchtet aber, es komme keiner. Voll Stolz erzählt die schwachsinnige Auguste Bürger (61) von ihrem Verlobten, der 42 Kellner unter sich habe. Eine sehr große Zahl, fast die Hälfte, erzählt von ganz bestimmten Heiratsplänen als etwas ganz Sicherem, nur Agnes Sünner geb. Lustert (17) ist mißtrauisch, ob er sie heiraten werde, „ich glaube keinem Mann mehr."

ANHANG

DIE SPÄTEREN SCHICKSALE

KATAMNESTISCHE UNTERSUCHUNGEN

VON

LUISE VON DER HEYDEN

Einführung.

Die vorliegende Arbeit wurde im Mai 1924 begonnen, also ungefähr 11 Jahre nach der ersten Untersuchung. Die Nachforschungen zogen sich über ein Jahr hin und wurden im Juni 1925 abgeschlossen. Die ersten Anhaltspunkte über die späteren Schicksale der Mädchen gaben die Akten der Kölner Sittenpolizei, die in allen Fällen durchgesehen wurden. Auch die Strafregister wurden mit Hilfe des Kölner Polizeipräsidiums noch einmal von allen Mädchen eingezogen mit Ausnahme von 2 Fällen, in denen der Geburtsort der Betreffenden jetzt polnisch ist. Die erhaltenen Strafregisterauszüge sind nicht so vollständig und zuverlässig wie das vor dem Krieg der Fall war. Einige Strafregisterbehörden gaben die gesamten Strafen, einschließlich der Übertretungsstrafen und weit zurückliegenden Strafen an; andere Behörden meldeten, daß die Betreffenden nicht verurteilt seien, trotzdem in Polizeiakten und früheren Strafregisterauszügen Strafen verzeichnet waren. Die neuen Bestimmungen über Löschungen im Strafregister und Beschränkung der Auskunftspflicht scheinen danach von den Strafregisterbehörden verschieden gehandhabt zu werden. Trotz dieser Uneinheitlichkeit konnten in einer ganzen Reihe von Fällen auf Grund der Strafregisterangaben Gerichtsakten eingezogen werden, die über die weiteren Lebensschicksale der Mädchen wertvolles Material gaben. Aus ihnen ergab sich sehr häufig der Aufenthaltsort der Mädchen, die Köln schon verlassen hatten. Standen die Betreffenden in anderen Städten noch unter Kontrolle, so wurden die dortigen Polizeiakten eingezogen und, wenn es möglich war, wurde auch ein Bericht der Polizeifürsorgestelle oder der Sittenpolizeibeamten eingefordert. Waren die Mädchen in anderen Städten solide geworden, so wurden die zuständigen Polizeifürsorgestellen oder auch andere Vertrauenspersonen um vertrauliche Auskunft gebeten. Auskunft bei der Polizei einzuholen, wurde in diesen Fällen vermieden, um die jetzt solide gewordenen Mädchen in keiner Weise zu belästigen. Über die in Köln noch unter Kontrolle stehenden Mädchen gaben die Polizeiakten und die Berichte der Beamten, Gefängnisaufseherinnen usw. schon ein anschauliches Bild. Außerdem erfolgte — abgesehen von 2 Fällen, in denen die Mädchen keine feste Wohnung hatten — in allen Fällen eine persönliche Rücksprache, im Polizeipräsidium bei Gelegenheit der Kontrollmeldung, im Polizeigewahrsam oder in der Wohnung der Mädchen. Die Besprechungen waren längst nicht so ausführlich wie bei der ersten Untersuchung. Sie trugen absichtlich den Charakter einer zufälligen Begegnung und vermieden möglichst den Anschein einer systematischen Befragung. Trotzdem ergaben sich in einigen Fällen sehr eingehende und interessante Unterhaltungen; das Benehmen der Mädchen war im allgemeinen sehr höflich und korrekt.

Die Adressen der in Köln solide gewordenen Mädchen wurde mit Hilfe des polizeilichen Meldeamtes festgestellt. Es erfolgten dann Nachforschungen bei der zuständigen Revierpolizei und Ermittlungen in der Wohnung. Die Auskünfte wurden mit der größten Vorsicht, unter Vermeidung aller die Familie irgendwie kompromittierenden Äußerungen eingeholt. Die Nachfrage in der Wohnung, die, soweit es möglich war von mir selbst gemacht wurde, erfolgte meist unter irgendeinem harmlosen Vorwand. So gelang es manchmal gar nicht, die betreffende Person selbst zu sprechen, man mußte sich mit einem Einblick in Milieu und Lebensverhältnisse der Familie begnügen, der dann durch gelegentliche und vorsichtige Auskunft in der Nachbarschaft ergänzt wurde. In einigen Fällen, in denen die Frauen allein und in zugänglicher Stimmung angetroffen wurden, wurde der eigentliche Zweck des Besuches nicht verheimlicht und die frühere Lebensweise erwähnt. Die Frauen gaben nicht ungern Auskunft über ihre Stellung zu diesen Fragen, mit denen sich die meisten selbst in Gedanken noch viel zu beschäftigen schienen. Auch in den Fällen, in denen diese Fragen nicht berührt wurden und die Unterhaltung auf allgemeinere Dinge beschränkt blieb, konnte meist ein einigermaßen klares Bild der Persönlichkeit aus spontanen Äußerungen, Kleidung, Umgangsformen und Häuslichkeit gewonnen werden. Trotzdem konnte der Schwerpunkt dieser Untersuchung nicht in der Erfassung der Persönlichkeit der Untersuchten liegen, wie es bei der ersten Untersuchung der Fall war, sondern in der Ermittlung der äußeren Lebensschicksale. Daß es möglich war, Milieu und Lebensweise der Prostituierten in späteren Jahren einigermaßen genau zu erfassen und anschaulich zu machen, unterscheidet die vorliegende Untersuchung von den bis jetzt bekannten Katamnesen auf diesem Gebiet.

v. Grabe[1]) untersuchte die späteren Schicksale von 84 Prostituierten nach 10 Jahren anscheinend nur aktenmäßig. Seine zahlenmäßigen Ergebnisse sind mit den unseren zu vergleichen, darüber hinaus fehlen nähere Angaben über die Lebensverhältnisse sowohl der aus der Kontrolle Entlassenen als der in der Kontrolle Gebliebenen.

Pilcz[2]) brachte gelegentlich seiner Untersuchung über die Häufigkeit der progressiven Paralyse bei Prostituierten auch Angaben über die späteren Schicksale. Sein Material ist sehr umfangreich (522 Fälle). Er begnügt sich mit der nach den Akten möglichen Feststellung, ob und aus welchem Grund die Prostituierten aus der Kontrolle entlassen sind, ohne den Schicksalen im einzelnen näher nachzugehen. Auch ist es nicht immer klar, wie die mitgeteilten Zahlen gewonnen sind und worauf sie sich beziehen, so daß ein Vergleich nicht möglich ist.

Eine von Wilmanns[3]) unter ähnlichen Voraussetzungen wie die vorliegende angestellte Katamnese ist nicht zum Abschluß gekommen. Bei der mangelnden zahlenmäßigen und objektiven Fundierung dieser Untersuchungen ist ihre Bewertung und ein Vergleich mit den von uns mitgeteilten Ergebnissen nicht möglich. Die Angaben entsprechen ungefähr den Vorstellungen, die man sich üblicherweise von den späteren Schicksalen der Prostituierten macht. Umsomehr überraschen die Ergebnisse der vorliegenden, bis ins einzelne objektiv ausgearbeiteten Katamnesen, die auch nur für ein örtlich und quantitativ begrenztes Material gewonnen sind, aber für dieses vollkommen sicher stehen.

---

[1]) v. Grabe: Spätschicksale von Fürsorgezöglingen und Prostituierten, nebst Bemerkungen zur allgemeinen Psychopathologie derselben. Arch. f. Kriminol. **75** (1923) 171.

[2]) Pilcz: Zur Frage der progressiven Paralyse bei den Prostituierten. Jahrbüch. f. Psych. u. Neurol. **36** (1914) 65.

[3]) Prof. Dr. Wilmanns Heidelberg schreibt dazu: „Ich habe selbst etwa im Jahre 1905 die Schicksale der in den Jahren 1893—1895 im Heidelberger Bordell tätigen Mädchen zu verfolgen gesucht. Ähnlich wie in der vorliegenden Arbeit bemühte ich mich, zunächst mich an der Hand der angeforderten Strafregister, über ihren weiteren

Von den 70 dieser Monographie zugrunde liegenden Fällen konnten in 62 Fällen die heutigen Lebensumstände bzw. die Lebensverhältnisse bis zum Tod, und — mit Ausnahme von drei Fällen — auch die jetzigen Wohnorte der Betreffenden ermittelt werden. In 8 Fällen, bei Auguste Teileck (9), Klara Hirn (13), Erna Müscher (14), Auguste Lück (15), Barbara Schweizer (33), Elisabeth Graf (36), Maria Schwarz (44), Elisabeth Schumacher (50), blieben die Nachforschungen in der Hauptsache ergebnislos. Die Lebensschicksale ließen sich noch über einige Jahre verfolgen, meist solange die Betreffenden in Köln selbst unter Kontrolle standen. Dann verliert sich das weitere Leben im Dunkel. In den Strafregistern, die auch von diesen Mädchen eingezogen wurden, ist im späteren Leben nichts mehr verzeichnet, woraus man aber wegen der schon erwähnten Unzuverlässigkeit der Strafregisterangaben nicht schließen darf, daß sie auch tatsächlich nicht mehr bestraft sind. Sie scheiden aus der weiteren Betrachtung der Einfachheit halber ganz aus.

Im ganzen ist dies Ergebnis der Katamnesen unerwartet günstig zu nennen, wenn man bedenkt, daß zwischen der ersten Untersuchung und der Katamnese die Kriegszeit liegt, in der aus Mangel an Beamten Register- und Listenführung nicht so exakt war wie im Frieden. Teilweise haben sich diese Mängel auch fühlbar gemacht: Akten waren nicht sorgfältig geführt, andere Akten in der Revolutionszeit vernichtet. Ausgeglichen wurden diese Mängel zum Teil durch die Mitarbeit der nach dem Krieg bei allen größeren Polizeiämtern geschaffenen Polizeifürsorgestellen für Gefährdete, deren großem Interesse und deren Findigkeit ein guter Teil des hier verarbeiteten Materials zu danken ist.

I. Die späteren Einzelschicksale.

Von den 62 wieder ermittelten Prostituierten stehen heute noch oder standen bis zu ihrem Tode 19 unter Kontrolle; von der Kontrolle befreit wurden 43.

Lebenslauf zu unterrichten und durch Umfragen bei den Pfarrämtern und Bürgermeistern der Heimatsorte meine Feststellungen zu ergänzen. Ich brach jedoch mit meinen Nachforschungen ab, als der Pfarrer eines württembergischen Städtchens mir seine Erschütterung über die Erkenntnis mitteilte, daß die vortreffliche Ehefrau des Ingenieurs X und mustergültige Mutter ihrer Kinder eine Prostituierte gewesen sei. Nach dieser Erfahrung konnte ich die Verantwortung für weitere Nachforschungen nicht übernehmen, sodaß ich mir nur einen flüchtigen Einblick in die weitere Lebensführung der Prostituierten verschaffen konnte. Meine Erfahrungen wichen stark von den Feststellungen der Verfasserin ab, sodaß sie hier Erwähnung finden mögen. Bemerkenswert schien mir zunächst zu sein, daß eine ganze Anzahl von Mädchen ins Ausland verzogen war; soweit ich mich entsinne, waren mehrere nach Algier ausgewandert und offenbar in den dortigen zahlreiche Europäerinnen beschäftigenden Bordellen in ihrem Beruf tätig. Mehr noch waren der Prostitution insofern treu geblieben, als sie als „Mamsellen" oder in ähnlichen Stellungen in Bordellen ihr Brot fanden. Andere übten den Beruf noch aus; der aus den Strafregistern erkenntliche häufige Wechsel ihres Aufenthaltes, sowie das Auftreten von Strafen wegen Diebstahls ließ jedoch erkennen, daß sie an Zugkraft eingebüßt und die Tendenz hatten, in die Kreise der gewohnheitsmäßigen Eigentumsverbrecherinnen überzugehen. Bei einigen war das offensichtlich eingetreten; Strafen wegen Betrugs und Diebstahls im Rückfall beherrschten das Strafregister. Nur von wenigen, deren Strafregister in einem bestimmten Jahre plötzlich abbrach, gelang es mir festzustellen, daß sie relativ oder absolut sozial geworden waren und als Garderoben-, Rotunden-, Putz-, Zeitungsfrauen und dgl. ihr Leben fristeten. Die Unmöglichkeit, die Nachforschungen zu Ende führen, erübrigt es, genauere Ziffern wiederzugeben."

Es starben von den unter Kontrolle Gebliebenen 2, von den Kontrollentlassenen 4, im ganzen also 6.

Man vergleiche damit die ganz ähnlichen Ergebnisse v. Grabes. Über 18 der von ihm untersuchten 84 Prostituierten fehlen die Angaben. Von den übrigen 66 sind 6 gestorben, 16 stehen noch unter Kontrolle, 44 sind aus der Kontrolle entlassen.

A. Die Schicksale der noch unter Kontrolle Stehenden.

Wir betrachten zuerst die Schicksale der noch unter Kontrolle Stehenden und geben aus den Akten und Ermittlungsberichten das Wesentliche wieder.

Von den 19 noch unter Kontrolle Stehenden sind 9 noch in Köln, 3 in Hamburg, 2 in Essen. 3 sind ohne festen Aufenthaltsort. 2 sind als Kontrollierte gestorben, eine davon schon zur Zeit der ersten Untersuchung.

Anna Paulsen (8).

Nach den Polizeiakten Köln: Sie steht seit 1908 ununterbrochen in Köln unter Kontrolle. Sie wohnt in den ersten Jahren in den vornehmeren Dirnenstraßen, später privat. Sie meldet sich häufig auf Reisen ab, aber immer nur für kurze Zeit. 1915 schwebt ein Verfahren wegen Widerstandsleistung und Beleidigung mit Körperverletzung (11 Tage Haft). 1918 wird sie wegen Diebstahls mit 2 Monaten Gefängnis bestraft. In der Anzeige heißt es: „sie hat einem Mann, mit welchem sie zuerst zechte, Geld gestohlen". 1921 stellt sie ein Gesuch um Kontrollentlassung. Sie sei mit einem Reisenden verlobt. „Mir ist sehr daran gelegen, endlich von diesem Leben loszukommen" und „meinen beiden Kindern im Alter von 9 und 11 Jahren einen guten Namen und sorgenden Vater zu geben". Das Gesuch wird abgelehnt, da sie in einer zweifelhaften Wohnung wohnt. — Nach eigenen Angaben: Sie wohne privat und gehe kaum noch auf den Strich. Sie werde von einem „Holzbildhauer" ausgehalten und wolle später heiraten. Sie wäre gern „solide", könne aber nicht arbeiten. Sie sei aber sehr häufig längere Zeit ausgehalten worden und sei dann nicht auf den Strich gegangen. Ihre Kinder seien zusammen bei einem älteren Ehepaar in Pflege. Das Mädchen gehe in die Fabrik, der Junge noch in die Schule. Der Vater der Kinder sei in Berlin; sie wolle ihm jetzt schreiben, er möge den Kindern eine Ausbildung zukommen lassen. Sie selbst könne ihnen nicht mehr viel geben, nachdem sie sie die ganzen Jahre allein unterhalten habe. Gesundheitlich gehe es ihr gut, sie sei nur 2mal im Krankenhaus gewesen (was den Akten nach stimmt). Mit den Verwandten stehe sie nicht mehr in Verbindung. Die Brüder seien in Belgien. — Sie trägt ein blaues Jackenkleid und einfachen Strohhut und sieht anständig aus. Im Wesen ist sie ruhig, zurückhaltend und mißtrauisch. Sie hat immer denselben verschlossenen, bitteren Ausdruck. Sie hat verwitterte Züge und wirkt nicht sehr gutmütig, doch gewinnt sie sehr beim Sprechen, besonders als sie von den Kindern erzählt. Sie ist zu tiefst verdrossen über die Kontrolle und daß es ihr noch nicht geglückt ist, einen Mann zum Heiraten zu finden, andererseits erscheint sie auch wenig regsam und ziemlich stumpf.

Hedwig Rauscher (37).

Nach den Polizeiakten Köln: Sie steht seit 1910 ununterbrochen in Köln unter Kontrolle. Sie meldet sich verschiedentlich in ihre Heimat ab, aber nur immer für kurze Zeit. Außer sittenpolizeilichen Übertretungen, die in den letzten Jahren zunehmen, und Einweisungen ins Krankenhaus (zuletzt 1919) enthalten die Akten nichts. Gemeldet ist sie meist in Privatwohnungen, nur kurze Zeit in einem der besseren öffentlichen Häuser. — Nach eigenen Angaben: Sie wohne schon 6 Jahre im selben Zimmer, das sie mit eigenen Möbeln ausgestattet habe. Sie gehe auf die Straße, aber nur abends, „am Tag kann ich nicht anschaffen, da genier' ich mich". Absteigen ginge sie, „wie die anderen auch gehen", nicht in ein Haus. Im Krieg sei sie verschiedentlich Wirtschafterin gewesen in einem Bordell, habe auch selbst mal ein „Haus" gehabt, das habe sich aber nicht „rentiert"; „ich war zu gut". Sie verdiene nicht viel. Einen kleinen Nebenverdienst habe sie dadurch, daß sie ihren Hausleuten die Wohnung putze. Sie habe immer Verhältnisse gehabt. Im Krieg habe sie längere Zeit mit einem besseren Herrn verkehrt, der dann gefallen sei. Dann mit einem Schauspieler, der sie aber sehr ausgenützt habe. Zurzeit ist sie noch sehr deprimiert durch zwei fehlgeschlagene Verhältnisse, von denen sie ganz spontan erzählt: der eine sei „ins Gefängnis gekommen", der andere habe ihr geschrieben, „er könne nur ein Weib heiraten, das er liebe". Nach der Sache mit dem Schauspieler sei sie noch mehrere Monate daheim gewesen: „ich hatte ja nichts mehr". — Sie ist eine etwas lächerliche Erscheinung. Sie trägt ein altmodisches blaues Jackenkleid und einen hochroten Hut; sie ist sehr korpulent. Das ganz hübsche und frische Gesicht hat einen genierten, ganz freundlichen Ausdruck. Sie hat gar nichts Gemeines, eher etwas ungeschickt Biederes. Auch im Wesen ist sie gutmütig-albern, ziemlich geniert, nicht frech. Man hat den Eindruck, daß sie trinkt, doch ist nichts Bestimmtes zu erfahren.

Adele Bitter (66).

Nach den Polizeiakten Köln und Essen: Sie steht bis 1914 in Köln unter Kontrolle, meldet sich häufig auf Reisen und nach Hause ab. 1913 hat sie eine kleine Geldstrafe wegen Beleidigung, 1914 meldet sie sich nach Düsseldorf ab, steht dann in Düsseldorf und Bochum unter Kontrolle. 1916 steht sie noch einmal einige Tage als Ehefrau Walter Sauer in Köln unter Kontrolle, 1916/17 mehrere Monate in Aachen. 1919 wird sie in Essen unterstellt, wo sie heute noch der Kontrolle nachgeht. — Nach dem Bericht der Polzeifürsorge Essen: Sie hat 1916 in Köln geheiratet, einen Dreher, der sehr bald darauf zum Militär eingezogen wurde. Die gemeinsame Wohnung war in Bochum mit der Mutter des Mannes zusammen. 1918 wurde der Mann fahnenflüchtig, kam zurück, und nun wurden Mutter und Sohn angeblich so „frech" zu ihr, daß sie davonging. Sie ging 1919 nach Essen, 1920 kurze Zeit nach Dortmund und stand wieder unter Kontrolle. Seitdem wohnt sie als Kontrollierte in Essen zusammen mit 2 ruhigen Mädchen (die eine sorgt für ihr Kind, die andere unterstützt den Vater) bei einer Wirtin. Sie hat kaum Strafen. Die Beamten urteilen nicht ungünstig über sie. Sie hat angeblich ihre Ersparnisse in der Inflation verloren und spart jetzt wieder, um später ein Geschäft oder dgl. anzufangen. Sie hätte im vorigen Jahr in Bochum ein Zigarrenlädchen haben können und versuchte den Ehemann zu bewegen, es mit ihr anzufangen. Er lehnte ab. Jetzt will sie sich scheiden lassen. Ihr alter Vater und ihr Bruder in Köln glauben, sie sei verheiratet in Bochum. Sie besucht sie ab und zu und will sie in diesem Glauben lassen. Sie empfindet anscheinend keinen besonderen Widerwillen gegen ihren Beruf. Sie hat aber den Wunsch, sobald genug Geld da ist, sich selbständig zu machen und von der Kontrolle freizukommen. — Sie hat ein sehr gepflegtes Äußeres.

Franziska Hütter (40).

Nach den Polizeiakten Köln: Sie wird, nachdem sie 1915 schon erleichterte Kontrolle hatte, 1916 aus der Kontrolle entlassen, „da sie sich mit dem Schreiner Hans Reuter verheiratet hat und der Unzucht nicht mehr nachgeht". Vom Ehemann ist bekannt, daß er mehrfach vorbestraft ist mit Arbeitshaus und 1923 mit Zuchthaus. Er ist jetzt wieder verheiratet und lebt in Köln in einem üblen Haus. — Nach den Polizeiakten Aachen: Sie wurde 1921 im Verdacht der Kuppelei festgenommen. Sie gibt bei der Vernehmung an: „ich lebe seit 2 Jahren von meinem Mann getrennt; ich arbeite als Putzfrau und kann hierdurch nur das Notdürftigste für mich und meines Kindes Unterhalt verdienen. Um noch etwas mehr zu bekommen, sprach ich Herren an. Absicht zur Kuppelei hatte ich nicht. Ich bitte mich der Kontrolle zu unterstellen". Sie erhält Kontrolle, der sie heute noch nachgeht. 1923 wird sie wegen Beischlafdiebstahls zu 1 Tag Gefängnis verurteilt. Nach einer Mitteilung des katholischen Fürsorgevereins Aachen ist das 1912 geborene Kind in einem Knabeninstitut untergebracht und wird von der Mutter regelmäßig besucht. Sie beabsichtigt, jetzt wieder zu heiraten.

Emilie Wirker geb. Krisek (42).

Nach den Polizeiakten Köln: Sie steht bis 1919 ununterbrochen in Köln unter Kontrolle und wohnt mit geringen Unterbrechungen im selben öffentlichen Haus. 1919 entweicht sie von der Polizeistation des Krankenhauses, ist 1½ Jahre nicht zu ermitteln und erscheint dann wieder zur Kontrolle. Sie wohnt im selben Haus wie früher, verschwindet dann wieder, und erst 1924 findet sich der Vermerk, daß sie wieder regelmäßig zur Kontrolle erscheint. Sie ist wieder im selben Haus gemeldet. — 1914 ist sie wegen Beleidigung mit 4 Wochen Gefängnis bestraft. Die Akten enthalten sonst nur Einweisungen ins Krankenhaus wegen Gonorrhöe. — **Nach eigenen Angaben:** Ihr Mann, dem sie es verdanke, daß sie Kontrolle habe, sei vor 4 Jahren daheim bei ihrer Mutter gestorben. Sie habe für ihn bis zuletzt verdienen müssen und an den Arztrechnungen habe sie noch bis 1923 abbezahlt. Sie sei bis 1919 in Köln gewesen, immer im selben Haus, dann ein Jahr in Bochum bei der Mutter. Sie habe dann selbst in Hagen „ein Haus" gehabt in Vertretung der Besitzerin. Durch Aufhebung der Reglementierung in Hagen sei das Haus 1924 verkauft worden, sie sei dann wieder „als Mädchen" in das frühere Haus nach Köln gegangen, was ihr gar nicht gepaßt habe. Sie verdiene aber gut, sei auch sehr sparsam — sie habe schon eine 4 Zimmereinrichtung erspart — und in einem Jahr hoffe sie, sich „selbständig machen zu können". Sie wolle selbst „ein Haus" halten oder, wenn es in Köln so ginge wie in Hagen, ein „anständiges Geschäft". Für ihre Familie brauche sie jetzt nicht mehr so sehr zu sorgen. Die eine Schwester habe geheiratet, „die Aussteuer hab ich ihr natürlich angeschafft"; die andere Schwester sei erst 17 Jahre und sehr brav. „Die denkt, ich sei hier in einem Geschäft." — Gesundheitlich gehe es ihr sehr gut, „ich rauche und trinke nicht". Sie sei auch nur tagsüber „im Geschäft", der Nachtbetrieb ruiniere die Nerven. Sie rege sich auch nicht auf, „wenn ich im Geschäft bin, bin ich wie tot". Perversitäten betreibe sie auch, „das muß man bei uns im Haus"; Freude habe sie weder am einem noch am anderen. „Es ist nur ums Geld, um anderes nicht." Ein Verhältnis habe sie nicht, „den Männern, die mit unsereins poussieren, ist es doch nur ums Geld". Sie habe aber mehrere Freunde, mit denen sie ausginge. „Dann sieht mir niemand was an." Auch wandere und schwimme sie gern. Ihre größte Freude seien die Kinder ihrer Schwester, die daheim in Bochum seien und die sehr an ihr hingen. — Sie ist äußerlich eine ganz feine Erscheinung, sehr einfach, aber raffiniert in der Kleidung, im Benehmen etwas gezwungen und betont damenhaft. Ihre Angaben macht sie sehr selbstbewußt. Sie empfindet den Makel ihrer Stellung, sieht aber die Schuld im Verhalten der Gesellschaft und findet sich selbst vollkommen gerechtfertigt. Sie ist nicht ganz ehrlich. Ihre Gefühlsausbrüche wirken sentimental, im Grund ist sie wohl ein kühler und berechnender Mensch. Echt scheint die Anhänglichkeit an die Familie. Ihr Verbleiben in der Kontrolle kann sie nicht recht motivieren, da sie zugeben muß, daß sie mit ihrer Geschäftstüchtigkeit und ihrer ungebrochenen Zielstrebigkeit schon längst Anstellung in einem Geschäft oder dgl. gefunden hätte. Sie gibt zu, daß sie gern in „ihrem Haus" ist, und später am liebsten auch „ein Haus" hätte. „Es ist mir eben ums Geld."

Maria Robinowsky (51).

Nach den Polizeiakten Köln: Bis 1919 enthalten die Akten, die freilich während der Kriegsjahre nicht sorgfältig geführt sind, nichts Besonderes. Sie wohnt in den besseren Dirnenstraßen. 1919 wird von Blasenkatarrh und chronischer Nierenerkrankung in verschiedenen Attesten berichtet, im Juli 1920 von einer „Fehlgeburt mit schweren Folgen". 1921 werden ihr ungezählte Haftstrafen wegen Übertretung der Sittenpolizeivorschriften gestundet, weil sie wieder schwanger ist. 1922 wird sie ungezählte Male wegen Trunkenheit in Haft genommen; „sie hat in der Trunkenheit Passanten belästigt". „Sie schlug sich mit einem Obsthändler auf der Straße herum, war im Gesicht arg zugerichtet und wurde zu ihrer eigenen Sicherheit festgenommen" usw. usw. — Nach Aussage der zuständigen Sittenpolizeibeamten ist sie jetzt ganz heruntergekommen, dauernd betrunken und so ungeordnet, daß sie zeitweise gar keine Wohnung hat. Die anderen Mädchen sorgen mit Mühe dafür, daß sie ihre Vorschriften einigermaßen pünktlich einhält. Zur Zeit der Katamnese ist sie überhaupt nicht aufzufinden.

Margarete Kurze (47).

Nach den Polizeiakten Köln: Sie steht bis 1918 in Köln ununterbrochen unter Kontrolle. Sie meldet sich häufig nach auswärts (Berlin und Hannover) ab und wohnt in einem der vornehmsten öffentlichen Häuser. — Nach Bericht des Pflegeamtes Hamburg: Sie steht in Hamburg seit Juli 1919 unter Kontrolle. 1921 wird die Kontrolle aufgehoben, weil ein Herr einen Handelsschulkursus für sie bezahlt und sie aushält. März 1923 bittet sie freiwillig im Pflegeheim um Vermittlung einer Haushaltstelle; diese wird ihr besorgt, sie tritt sie aber nicht an. Oktober 1923 wird sie mittel- und obdachlos aufgegriffen; sie gibt zu, im Freien genächtigt und Unzucht getrieben zu haben. Sie erscheint wieder freiwillig im Pflegeheim, wird aber aus der ihr vermittelten Stelle nach einigen Tagen entlassen, weil sich Taschentücher der Herrschaft zwischen ihren Sachen finden. Sie geht dann von selbst ins Obdachlosenasyl, wird im Dezember wieder aufgegriffen, geht von selbst wieder ins Pflegeheim, wo sie aber schon nach ganz kurzer Zeit wieder verschwindet. Kurz darauf wird sie wieder aufgegriffen und wegen Ungeziefer ins Krankenhaus eingewiesen. Im April 1924 wird sie betrunken festgenommen und leistet heftigen Widerstand. Jetzt steht sie unter schwerer sittenpolizeilicher Aufsicht. 1922 wurde sie in Hamburg wegen Diebstahls zu 4 Wochen Gefängnis verurteilt und ist auch zur Zeit der Katamnese wieder in Untersuchungshaft wegen Diebstahls. — Nach dem Bericht der Fürsorgerin, die sie persönlich kennt: „Früher stand ihr Sinn nach etwas Höherem, jetzt ist sie völlig heruntergekommen. Sie ist ein Blender. Durch ihr gewandtes, zutrauliches Wesen, ihre nette Sprechweise und ihre (von 1919—1922 noch) geschmackvolle Kleidung wußte sie für sich einzunehmen. Sie hat durchaus keinen inneren Halt. Sie meint, sie habe immer ‚bessere Herren' gehabt, bei denen eine Heirat von vornherein ausgeschlossen war. ‚Früher hab' ich sehr gut ausgesehen.' Von ihrem Jugendfreund spricht sie nicht mehr, sondern gibt als denjenigen, von dem sie viel gehalten habe, den Freund an, der sie 2 Jahre hindurch aushielt. Mit ihrer Familie hat sie keine Verbindung mehr. Von der Kontrolle will sie nicht freikommen, sie habe keinen Gefallen an dem Leben, aber sie sehe keine Möglichkeit, 'rauszukommen. Sie ist jetzt gleichgültig und energielos. Sie trinkt viel, es besteht auch ein gewisser Verdacht, daß sie morphiumsüchtig ist."

Maria Krone (48).

Nach den Polizeiakten Köln, Düsseldorf, Braunschweig, Goslar: Sie steht bis 1915 in Köln unter Kontrolle. Sie meldet sich häufig in die Heimat ab, führt sich gut, so daß sie erleichterte Kontrolle erhält. 1915 stellt sie Entlassungsantrag; sie sei als Dienstmädchen beschäftigt. Sie wird nach dreimonatiger Probezeit entlassen. Zur gleichen Zeit steht sie in Aachen und Düsseldorf bis 1916 noch unter Kontrolle. 1917 bittet sie in Köln erneut um Kontrolle, stellt nach 2 Monaten wieder Entlassungsantrag; sie sei in Düsseldorf in einer Fabrik beschäftigt. Der Antrag wird anscheinend nicht weiter verfolgt, da sie weiter zur Kontrolle kommt. September 1918 teilt sie mit, daß sie in Düsseldorf den Dreher Heinrich Becker geheiratet habe, und stellt Entlassungsantrag. Anfang 1921 läßt sie sich in Köln erneut unterstellen, meldet sich aber bald wieder ab. Sie hält sich dann anscheinend bei Verwandten in Heidelberg auf und steht mehrere Monate in Goslar und Hameln unter Kontrolle. Anfang 1923 taucht sie in Braunschweig auf, 1924 steht sie in Halberstadt unter Kontrolle. — Nach Bericht der Polizeifürsorge Düsseldorf: Der Ehemann der Maria Krone wohnt noch in Düsseldorf im Haushalt seiner Eltern. Die Verhältnisse machen einen sehr ordentlichen Eindruck. Er ist zur Zeit auf Suche nach seiner Frau, um die Scheidung durchführen zu können. Die letzte Nachricht hatte er aus Halberstadt. Er schildert seine Frau als Gewohnheitsdirne. Sie habe das Leben schon vor der Ehe geführt, was er jedoch nicht gewußt habe. Nach dem Kriege habe er sofort wieder Arbeit gefunden, so daß ein gutes Zusammenleben möglich gewesen wäre. Er sei damals eine Zeitlang im Ruhrgebiet gewesen, weil dort bessere Arbeitsgelegenheit gewesen sei. Während dieser Zeit habe seine Frau Männerverkehr in ihrer Wohnung gehabt und sei eines Tages auf und davon gegangen. Sie habe ihm jetzt geschrieben, sie wolle sich scheiden lassen, wenn er die Schuld auf sich nähme.

Maria Mack (52).

Nach den Polizeiakten Köln: Sie wird 1915 aus der Kontrolle entlassen auf das Gesuch eines Unteroffiziers, der sehr nett schreibt, daß er sie in ihrer Heimat kennen gelernt habe und sie heiraten wolle. Die Heimatpolizei meldet, daß die Mack im Theaterrestaurant als Kellnerin beschäftigt und Nachteiliges nicht bekannt sei. 1922 wird sie bei der Revision des Kuppelhauses, in dem sie früher gewohnt hatte, festgenommen. Sie ist nicht verheiratet und gibt an, auf der Reise zu sein und lediglich zum Besuch der Besitzerin in das Haus gekommen zu sein. Sie sei beschäftigt bei einem Friseur in Freiburg i. B. Die Polizei Freiburg bestätigt diese Angaben. Sie habe sich aber kurze Zeit darauf schon abgemeldet. — **Nach Bericht der Polizeifürsorge Saarbrücken**: Sie wird dort zuletzt im April 1924 aufgegriffen, nachdem man sie längere Zeit in den übelsten Lokalen beobachtet hatte. Sie wird entlassen, meldet sich nach Wiesbaden ab, zieht aber in Mainz zu. — **Nach Mitteilung der Polizei Mainz**: Sie war dort kurze Zeit als Kellnerin beschäftigt und meldete sich Juni 1924 nach Unbekannt ab. — Zurzeit ist ihr Aufenthalt nicht bekannt.

Margarethe Albrecht (2).

Nach den Polizeiakten Köln: Sie wird im März 1915 aus der Kontrolle entlassen, weil sie in einer Munitionsfabrik beschäftigt ist. 1920 wird sie auf eigenen Wunsch neu unterstellt. Sie ist in einer sehr schlechten Dirnenstraße gemeldet. Die Akten berichten von sehr viel Übertretungsstrafen, besonders in den letzten Jahren, hauptsächlich „weil sie in Bordellkleidern in der Tür stand". — **Nach eigenen Angaben**: Sie lebe noch immer mit ihrer früheren Freundin zusammen. Diese sei lungenleidend und könne nicht mehr arbeiten. Sie hätten zusammen eine Privatwohnung, schon fast 10 Jahre, sie steige in der X-gasse nur ab und sorge in den letzten Jahren vollständig für den Unterhalt der Freundin. Es habe auch Zeiten gegeben, in denen die Freundin für sie gesorgt habe, darum könne sie sie jetzt nicht verlassen. Sie hingen auch sehr aneinander, „mehr wie Eheleute"; „wir sind in allem gleich und haben miteinander unsere Ruh". Sie sei im Krieg als Arbeiterin in einer Munitionsfabrik und den ganzen Krieg über „solide" gewesen. Die Freundin zeitweise auch. Die Arbeit „in der Munition" habe ihr sehr gut gefallen; es sei „recht flott und lustig" hergegangen und man habe „schön" verdient. Nach dem Krieg habe sie eine Zeit mit der Freundin zusammen für Fremde gewaschen und gebügelt, es sei aber „kein Verdienst dabei" gewesen. Als die Freundin dann krank geworden sei, habe sie Kontrolle geholt. „Jetzt würde ich nicht mehr in der Fabrik arbeiten, jetzt wird man nur schikaniert." „Was sollte ich auch anders tun als Kontrolle? Wenn man einmal Kontrolle hatte, geht es nachher leichter, wieder darunter zu kommen. Wenn man anständig dabei ist, kann einem niemand was nachsagen. Abends geh' ich weg, morgens komm ich heim. Die ganze Straße weiß, daß ich Kontrolle habe, aber es sieht mich niemand drum schief an." Sie verdiene so viel wie ein „ausgewachsener Mann", mache auch „alles mit". — Sie ist eine häßliche Erscheinung und sieht recht kränklich aus. In ihrem Wesen ist sie ruhig und bescheiden. Sie ist zurückhaltend; was sie sagt, ist vernünftig und glaubhaft. Bei der Sittenpolizei gilt sie als anständig, sie sei nur furchtbar hinter den Mädchen her. Man hat den Eindruck, daß der Schwerpunkt ihres Lebens in dem Zusammenleben mit der Freundin liegt.

Gertrud Sager (19).

Nach den Polizeiakten Köln: Sie steht seit 1911 ununterbrochen in Köln unter Kontrolle. Die Akten enthalten nur Belege über Einweisungen ins Krankenhaus, zuletzt 1921, und Haftstrafen wegen Übertretung der sittenpolizeilichen Vorschriften. Sie ist meistens in den niedrigsten Dirnenstraßen gemeldet, sie hat selten Privatwohnung, in den letzten Jahren gar nicht mehr. — **Nach eigenen Angaben**: Sie wohne schon seit mehreren Jahren im selben „Haus", verdiene aber kaum das Nötigste. Die Eltern seien gestorben, mit den Schwestern stehe sie nicht mehr in Verbindung. Ihr Junge sei jetzt 13 Jahre, er sei in einem Kloster in der Eifel, sie besuche ihn aber nicht mehr, „ich schäme mich vor den Schwestern, die wissen alles". Sie habe niemals den Versuch gemacht, von der Kontrolle frei zu kommen, habe auch jetzt keine Lust dazu. Gesundheitlich gehe es ihr gut. Sie habe nur „mit dem Magen zu tun", rauche und trinke aber nicht. Im Krankenhaus sei sie 4 Jahre nicht gewesen. — Sie ist im Äußeren eine Dirne allerletzter Klasse, bunt und ärmlich angezogen, sehr ungeschickt geschminkt und trägt Brillantspangen im gebrannten, ungepflegten Haar. Ihre Bewegungen sind auffallend träge, wie versteift, der Gesichtsausdruck ist starr, wenn auch nicht unfreundlich, die großen Augen sind weit aufgerissen. Es sind kaum die notwendigsten Angaben von ihr zu erhalten, sie versteht die Fragen meist falsch oder überhaupt nicht. Sie gibt sich aber sehr viel Mühe freundlich zu sein. Beim Abschied sagt sie: „Danke schön! Wenn Sie noch mal etwas haben . . . ."

Klara Ringler (32).

Nach den Polizeiakten Köln: Sie steht von 1912 bis heute ohne Unterbrechung in Köln unter Kontrolle. 1915 hält sie sich auch in Wesel und Emden auf, wird 1916 von dort mit Arbeitshaus bestraft. Sie meldet sich zwischendurch sehr häufig in ihre Heimat ab. 1913 stellt sie mit Hilfe des katholischen Fürsorgevereins einen Entlassungsantrag: man habe sie nach Hause zur Mutter geschickt. 4 Wochen später erscheint sie aber schon wieder zur Kontrolle. 1914 und 1917 stellt sie wieder verschiedene Anträge, die von ihr nachgewiesene Arbeit genügt aber den Anforderungen der Sittenpolizei nicht. Von 1918 an zeigen alle Briefe von ihr dieselbe schwungvolle männliche Handschrift, von 1921 an ist sie in derselben Privatwohnung, nicht mehr in den Dirnenstraßen, gemeldet. — Nach dem Bericht der Polizeifürsorge Köln: Sie lebt seit mehreren Jahren mit einem Werkmeister, einem Österreicher, in wilder Ehe. Die beiden bewohnen ein Zimmer in der Altstadt, der Mann behauptet, er habe alles getan, um die erforderlichen Heiratspapiere zu bekommen — er zeigt einen ausgedehnten Schriftwechsel mit den verschiedensten Behörden — es sei ihm aber nicht gelungen. Auf die Frage, warum er seine Frau dann nicht wenigstens von der Kontrolle freimache, zuckt er die Achseln: das ginge nicht. Sie selbst meint verlegen lächelnd: „ich gehe ja nun schon 10 Jahre". Beide versichern, ums Geld sei es ihnen nicht, da er ausreichend verdiene. Sie möchten auch gern heiraten, aber wenn das nicht möglich wäre . . . . Sie hat vor 8 Tagen (März 1925) geboren, das Kind ist noch in der Wohnung, sie will es aber in ein Heim geben. Sie könne es nicht bei sich behalten, wolle aber das Heim gern selbst bezahlen. Dies sei schon ihr 9. Kind. Das erste Kind sei noch bei den Eltern, die anderen seien wohl alle gestorben, sie wisse es selbst nicht recht, sie seien nach der Geburt alle weggekommen. (Aktenmäßig lassen sich 5 Geburten, darunter eine Zwillingsgeburt nachweisen.) Vater dieses Kindes sei der Mann, mit dem sie zusammenlebe, er habe die Vaterschaft auch schon anerkannt. — Sie ist liederlich angezogen, macht aber sonst einen ganz gesunden und frischen Eindruck. Im Wesen ist sie etwas linkisch und geniert, nicht eigentlich verschroben. Sie ist gleichgültig, stumpf und scheint ganz unter dem Einfluß des Mannes zu stehen, der einen intelligenten aber sehr unangenehmen Eindruck macht.

Agnes Sünner geb. Lustert (17).

Nach den Polizeiakten Köln: 1914 meldet sie sich nach einem kleinen Städtchen ab; sie habe wieder geheiratet. Sie ist aber dort nicht zu ermitteln. 1918 meldet sie sich von Aachen kommend erneut zur Kontrolle unter ihrem neuen Namen. 1918/19 werden von Braunschweig Übertretungsstrafen nach Köln gemeldet, 1921 erscheint sie in Köln wieder regelmäßig zur Kontrolle. Sie ist in einem der übelsten Häuser gemeldet und hat viele Übertretungsstrafen, weil sie im Bordellkleid an der Türe steht. In dieser Zeit beklagt sich der Ehemann in einem Brief aus der Strafanstalt Celle, daß seine Frau ihm alles verkauft habe und seine Briefe zurückgehen lasse. Seit 1924 entzieht sie sich der Kontrolle und wird polizeilich gesucht. — Nach dem Bericht der Polizeifürsorge Köln: Die Ermittlung in der Wohnung, auf die sie Ende 1924 polizeilich gemeldet war, ergibt, daß sie dort nur einige Wochen eine Mansarde bewohnt hat. Man hat ihr von dort das Essen in die Gasse gebracht, wo sie nur „gestanden" habe. Sie sei wegen ihrer Körperfülle überall bekannt als „dicke Agnes" und behauptet selbst, sehr viel Geld zu verdienen. Trotzdem sei sie eines Tages mit Schulden aus ihrer Mansarde heimlich verschwunden. Sie halte sich jetzt bei einer anderen Kontrollierten auf, nachdem sie aus einer anderen Wohnung auch „geflogen" sei. Näheres war nicht zu erfahren.

Maria Hagenhalter (63).

Nach den Polizeiakten Köln: Sie wird 1915 aus der Kontrolle entlassen, da sie in einer Munitionsfabrik in Köln arbeitet. 1916 erfolgt eine Anzeige wegen Gewerbsunzucht gegen sie, die aber niedergeschlagen wird. 1920 wird sie auf eigenen Wunsch erneut unter Kontrolle gestellt. Sie behauptet Ende 1920, nach Hause fahren zu wollen, wird aber Februar 1921 aufgegriffen und wegen Kontrollentziehung mit 6 Wochen Haft und 9 Monaten Überweisung bestraft. Die Arbeitshausstrafe wird 2mal um je 2 Monate verlängert. Sie erscheint seitdem regelmäßig zur Kontrolle, sie wohnt in den schlechtesten Straßen und hält sich viel in den berüchtigten Wirtschaften am Kölner Hafen auf.

— Nach dem Bericht der Polizeifürsorge Köln: Sie wird im Polizeigewahrsam aufgesucht. Sie erzählt, daß sie von der Kontrolle freikommen möchte; sie sei schon „beim Kaplan" gewesen, der ihr Arbeit in einer Fabrik besorgen wolle. Im Kriege sei sie schon solide gewesen, die Arbeit habe ihr gut gefallen. Sie sei dann aber entlassen worden und habe freiwillig wieder Kontrolle geholt. Sie stecke aber jetzt nichts mehr dabei auf und „dann die Schande!" — „ich hab' es satt". Mit den Geschwistern stehe sie sich nicht mehr. Sie seien damals beim Tod der Mutter auf dem Tanzboden geblieben, anstatt nach Hause zu kommen; seit der Zeit sei es „aus mit ihnen". Es sei ihr auch einerlei. Auf die Frage, ob sie nicht heiraten wolle, meint sie: „nee — seit dem damals!" Es scheint aber, als spiele im Augenblick eine Heiratsgeschichte; sie rückt aber nicht damit heraus. Sie fühle sich körperlich sehr wohl, habe früher Rheumatismus gehabt, jetzt nicht mehr. Sie rauche nicht und trinke nur im Geschäft. Sie habe niemals Lues gehabt. (Was nicht stimmt.) — Sie ist übermäßig dick und sieht recht gewöhnlich aus. Ein blaugeschlagenes Auge gibt dem rohen Gesicht ein verwegenes Aussehen, doch ist der Ausdruck eigentlich nicht finster, eher heiter und nicht ohne Gutmütigkeit. Im Wesen ist sie lauernd und beherrscht, platzt nur gelegentlich mal heraus. Sie kann unter den anderen Mädchen sicher sehr gemein sein. Bei den Beamten und Aufseherinnen gilt sie nicht als bösartig, sie sei nur sehr laut, könne aber fleißig arbeiten. Die Zeit im Arbeitshaus sei verlängert worden, weil sie „zu gut mit einer gewesen" sei.

Auguste Bürger (61).

Nach den Polizeiakten Köln, Altona und Hamburg: Sie meldet sich 1914 von Köln ab, hat 1915 in Hamburg Kontrolle, wird 1917 von Hamburg kommend in Altona als Ehefrau Friedrichs unterstellt. Hier schweben in den nächsten Jahren mehrere Infektionsanzeigen von Soldaten gegen sie. 1918 macht sie ein Gesuch um Kontrollentlassung, da sie wieder heiraten wolle. Das Gesuch wird nicht beachtet, da sie weiter Gewerbsunzucht treibt. Im selben Jahr wird sie wegen Diebstahls mit 2 Wochen Gefängnis bestraft und einmal festgenommen, weil sie auf der Straße skandalierte. Im Polizeibericht heißt es „auch in ihrer Wohnung hat sie längere Zeit getobt. Sie verunreinigte dann auch die Zelle". 1919 steht sie kürzere Zeit wieder in Hamburg unter Kontrolle, 1920 in Köln, kehrt aber nach Altona zurück. In den letzten Jahren wohnt sie wieder in Hamburg und untersteht der erleichterten Kontrolle. — Nach dem Bericht der Polizeifürsorge Hamburg: „Sie wohnt im Gängeviertel. Ich fand sie vormittags in der Tür des Hauses, in dem sie wohnt, mit einem großen gefüllten Bierseidel sitzen. Merkwürdiger Anblick! sie nahm fast den ganzen niedrigen Hauseingang ein, große, üppige Figur, hellblonde Perrücke! Sie erzählte, mit 15 Jahren sei sie unter Kontrolle gekommen, sie habe damals ein falsches Geburtsdatum angegeben. Seit der Zeit habe sie immer Kontrolle gehabt. Ihr Ehemann habe sie aus dem Bordell geholt, aber bald nach der Verheiratung habe sie gemerkt, daß er meinte, sie solle für ihn ‚anschaffen' gehen, da habe sie sich von ihm getrennt. Sie habe eine Zeitlang in St. Pauli eine Wohnung gehabt und Wäsche besorgt, bis man ihr das Zimmer nahm. Jetzt habe sie neben ihrem Absteigequartier noch ein ‚solides' Zimmer, ‚wenn sie mal Ruhe haben und schlafen wolle'. Sie verdiene viel Geld. Sie habe viel feine Herren, die gut zahlten und Perversitäten verlangten. Sie sei sehr gutmütig und verschenke viel, aber mit den Männern sei sie raffiniert, da liebe sie nur das Geld. Bis vor kurzem habe sie immer einen Zuhälter gehabt, jetzt wäre sie aber völlig davon abgekommen. Sie halte sehr auf sich, die Perrücke trage sie nur des Geschäftes wegen. Dies Leben sei ihr sehr zuwider, lieber heute als morgen heraus. Sie sei mit einem ordentlichen Mann verlobt, der wolle nicht, daß sie Unzucht treibe. Er arbeite und nehme kein Geld von ihr."

Else Rapp (26).

Nach den Polizeiakten Köln, Wiesbaden, Hamburg, Bremen: Sie steht bis 1916 ununterbrochen in Köln unter Kontrolle, nachdem sie 1915 einen Entlassungsantrag gestellt hatte, dessen Schwindeleien die Polizei bald aufdeckte. Von 1916—1918 steht sie in Wiesbaden unter Kontrolle, wird Anfang 1918 entlassen, „weil sie gedenkt, den Fuhrmann Otto Falbe zu heiraten". 1920 wird sie in Bremen aufgegriffen als Ehefrau Otto Falbe; der Ehemann wird als Zuhälter bezeichnet. In dem Polizeibericht heißt es: „die Falbe ist schlau und vorsichtig, ohne Zweifel geht sie der Gewerbsunzucht nach, ist aber schlecht zu überführen". Sie wird nicht unter Kontrolle gestellt. 1921 läßt sie sich als Ehefrau Otto Falbe in Köln erneut unterstellen, meldet sich häufig nach Bremen ab und entzieht sich 1922 ganz der Kontrolle. 1923 läßt sie sich in Hamburg unterstellen, erhält Mitte 1924 erleichterte Kontrolle, da sie Arbeit als Kellnerin nachweisen kann. Sie wohnt in einer der übelsten Gegenden Hamburgs und geht heute noch der Kontrolle regelmäßig nach.

Berta Fleischer (64).

Nach den Polizeiakten Köln: Sie meldet sich 1914 als Ehefrau nach Krefeld ab, ist dort aber nicht gemeldet. — Nach den Polizeiakten Hamburg: Sie steht dort seit 1919 unter Kontrolle. Der Ehemann fragt zwecks seiner Ehescheidung aus Düsseldorf an, ob seine Frau noch Kontrolle habe. Anfang 1920 entzieht sie sich der Kontrolle. — Nach dem Bericht der Polizeifürsorge Essen: Die Familie Fleischer wohne in Essen und sei „ganz tiefstehend". Die Berta gelte als anormal. Zurzeit wisse man ihren Aufenthalt nicht, sie reise dauernd umher und werde überall gesucht.

Adelheid Pejkowski (58).

Nach den Polizeiakten Köln: Sie wird 1913 wegen Übertretung der sittenpolizeilichen Vorschriften zu 6 Monaten Arbeitshaus verurteilt, Ende 1914 wegen Widerstandsleistung zu 6 Wochen Gefängnis und wegen Übertretung zu 17 Monaten Arbeitshaus. 1917 wird sie wieder wegen Übertretung zu 20 Monaten Arbeitshaus verurteilt, die 1918 noch um 2 Monate verlängert werden. 1921 wird sie wegen Diebstahls i. R. zu 9 Monaten Gefängnis verurteilt. Dazwischen finden sich noch kleinere Haftstrafen und mehrfache Einweisungen ins Krankenhaus; 1917 mit „außerordentlich schweren syphilitischen Erscheinungen". Gemeldet ist sie immer in den niedrigsten Dirnenstraßen. 1921 findet sich ein ärztliches Attest, daß sie an „ausgedehnter Lungentuberkulose" leide. Sie entzieht sich dann der Kontrolle und ist 1923 in einem Kölner Hospital an Tuberkulose gestorben.

Elly Schwind (5).

Sie starb noch während der Zeit der ersten Untersuchungen (vgl. Seite 19).

B. Die Schicksale der Kontrollentlassenen.

Es folgen die Schicksale der aus der Kontrolle Entlassenen. Von den 43 Kontrollentlassenen sind 32 verheiratet und leben mit dem Ehemann zusammen. 5 leben in wilder Ehe, 1 ist verwitwet und lebt jetzt bei der Mutter des Mannes. Nur eine einzige lebt, sich selbst ernährend, bei den Angehörigen. 4 sind gestorben.

Die Berichte sind, abgesehen von den letzten 6, die wegen ihrer Dürftigkeit nicht einzuordnen waren, nach sozialen Wertgesichtspunkten in absteigender Richtung geordnet.

Martha Stange (35).

Nach den Polizeiakten Köln: Sie wird 1921 aus der Kontrolle entlassen, da sie als Haushälterin bei Frau W. beschäftigt ist. Frau W. ist die Anna Meyner (53), die 1921 schon verheiratet war. Es handelt sich hier also nicht um eine Arbeitsstelle, sondern um Unterschlupf bei einer Bekannten. Es ist wahrscheinlich daß die Stange in dieser Zeit gelegentlich Arbeit gehabt hat, in der Hauptsache aber ausgehalten worden ist. — Nach Auskunft des Meldeamtes Köln hat sie 1922 geheiratet. — Nach dem Bericht der Polizeifürsorge Köln: sie ist verheiratet mit einem Kellner, einem Witwer im selben Alter. Kinder sind nicht vorhanden. Das Ehepaar hat einen Bierausschank in einem sehr anständigen Restaurant gepachtet und hat angeblich guten Verdienst. Sie bewohnen ein mit eigenen Möbeln gut ausgestattetes Zimmer in einem sehr anständigen Etagenhaus. Die Einrichtung zeigt wirtschaftliches Vorwärtskommen und Sinn für behagliche, gutbürgerliche Lebensführung. — Sie selbst ist eine kleine zarte Frau, in Kleidung und Haltung durchaus anständig und nett, fast bieder. Im Wesen ist sie ernst und gedrückt, sie behauptet aber, daß sie sehr lustig sein könne. Sie unterhält sich gern und spricht offen über ihre Vergangenheit. Sie habe so lange Kontrolle gehabt: „Man kommt eben schwer 'raus"; „Ich kann mich auch so schwer einfügen"; „Mit meinem Mann das war Glückssache!" Er sei von seiner ersten Frau, die er als junges Mädchen aus einer sehr ordentlichen Familie geheiratet habe, betrogen worden, jetzt schätze er ihre Treue doppelt. Sie seien sehr miteinander zufrieden. Als Grund zu ihrem Herunterkommen führt sie auch heute noch den Streit mit ihrer Schwester an. Sie wird dabei sehr erregt. Charakteristisch ist ihr Ausspruch: „die hat jetzt 4 Kinder, die gönne ich ihr". Sie selbst kann „Kinder nicht gebrauchen".

Mathilde Mertens (59).
Nach den Polizeiakten Köln: Sie wird 1916 aus der Kontrolle entlassen, da sie sich mit einem Kaufmann verheiraten will. — Nach der Auskunft des Meldeamtes Köln ist sie seit 1916 in Köln verheiratet. — Nach dem Bericht der Polizeifürsorge Köln: Sie wohnt mit dem Ehemann seit 1916 in derselben Wohnung in einem sehr anständigen Etagenhaus. Im Erdgeschoß ist das Zigarrengeschäft des Mannes. Im Haushalt leben noch die alten Eltern des Mannes, keine Kinder. Direkte Ermittlung in der Wohnung ist nicht möglich. In der Nachbarschaft und am zuständigen Polizeirevier gelten die Verhältnisse als solide und gutbürgerlich.

Maria Eifer (12).
Nach den Polizeiakten Köln ist sie 1914 aus der Kontrolle entlassen, weil sie Munitionsarbeit nachweist. — Nach der Auskunft des Meldeamtes ist sie seit 1915 verheiratet in Köln. Nach dem Bericht der Polizeifürsorge Köln: Sie bewohnt mit ihrem Ehemann und einem 10jährigen Sohn eine Zweizimmerwohnung in einer ärmlichen Vorortstraße. Der Mann ist Arbeiter, anscheinend Kriegsneurotiker, die Wohnung ärmlich aber sauber. Sie selbst ist sauber und nett in der Kleidung und unterscheidet sich in nichts von einer soliden Arbeiterfrau. Sie sieht gesund aus, ist behäbig von Gestalt, ein wenig faul in den Bewegungen, macht im großen und ganzen einen verständigen Eindruck. Die Vergangenheit wird nicht berührt; auch in der Nachbarschaft ahnt man nichts von ihrer Vergangenheit.

Wilhelmine Strauch (7).
Nach den Polizeiakten Düsseldorf steht sie bis 1918 in Düsseldorf unter Kontrolle. — Nach dem Bericht der Polizeifürsorge Düsseldorf: Sie ist seit 1924 in Düsseldorf mit einem Kellner verheiratet, mit dem sie schon längere Zeit vorher zusammenlebte. Er ist Kellner in einem Ruderklub und hat ausreichenden Verdienst. Sie gab an, glücklich zu sein, ihr früheres Leben nicht mehr führen zu müssen. Von diesem Mann hat sie keine Kinder, ihr uneheliches Kind wohnt jedoch bei ihr, ist 15 Jahre alt, besucht die Fortbildungsschule und soll weiter Nähunterricht nehmen.

Ella Keßler geb. Letzte (20).
Nach den Polizeiakten Hamburg: Sie wird 1918 aus der Kontrolle entlassen, da sie Arbeit nachweisen kann. — Nach dem Bericht der Polizeifürsorge Hamburg: Frau Keßler wohnt in einer sehr netten Wohnung. Sie führt einem von seiner Frau getrennt lebenden Manne den Haushalt. Sobald seine Scheidung durchgeführt ist, wollen sie heiraten. Sie selbst ist seit 1916 geschieden. Ihr jetziger Mann hat seine 2 Kinder im Alter von 11 und 8 Jahren bei sich, an denen sie sehr hängt. Ihr eigenes Kind ist gestorben. Hier hat man den Eindruck, daß die Frau ganz in ein ordentliches Fahrwasser gekommen ist. Der jetzige Mann weiß übrigens nichts von ihrer Vergangenheit — auch in der Nachbarschaft weiß man nichts.

Sibilla Höfer (28).
Nach den Polizeiakten Köln: Sie wird 1914 aus der Kontrolle entlassen, da sie als Arbeiterin regelmäßigen Verdienst hat. — 1919 heiratet sie einen mehrfach vorbestraften Gelegenheitsarbeiter. — Nach dem Bericht der Polizeifürsorge Köln: Sie lebt, vom ersten Ehemann getrennt, jetzt in wilder Ehe mit einem älteren Bauarbeiter. Sie hat keine Kinder. Sie erzählt, daß der erste Mann sie nur habe ausnutzen wollen. Jetzt sei sie zufrieden; sie arbeite selbst auch mit, als Putzfrau, und sie kämen

vorwärts. Die Einrichtung der beiden baufälligen Mansardenzimmer ist ärmlich, aber sauber und ordentlich. Allerlei Trödelkram (Nippsachen, Heiligenfiguren, Bilder) ist mit Liebe und Sorgfalt an den Wänden aufgebaut. Sie selbst sieht gut und frisch aus und ist anscheinend sehr froh über das neue Heim. Sie ist sicher nicht klug, aber gutmütig und nicht ohne Humor. Es ist zu glauben, daß sie jetzt solide ist.

Gertrud Flott (49).

Nach den Polizeiakten Aachen: Sie wird 1918 aus der Kontrolle entlassen, weil sie bei ihren Eltern wohnt. — Nach dem Bericht der Polizeifürsorge der Heimatstadt: Sie lebt mit ihrer Schwester und ihren beiden unehelichen Kindern bei ihrer Mutter. Sie ist als Schneiderin beschäftigt. Sie erzieht ihre Kinder gut. Das älteste Mädchen — 15 Jahre alt — ist Mitglied des Agnesvereins. — Mit der Sittenpolizei ist sie nicht mehr in Berührung gekommen. Im letzten Jahr soll sie ein Verhältnis mit einem Regiebeamten gehabt haben. — Es ist also eine dauernde Besserung in ihrem Lebenswandel zu verzeichnen.

Elise Donkten (34).

Nach den Polizeiakten Köln meldet sie sich 1914 von der Kontrolle ab mit der Angabe, sie werde in Bayern heiraten. — Nach dem Bericht der Polizeifürsorge Düsseldorf: Sie ist seit 1914 in Düsseldorf verheiratet. Der Ehemann ist Musiker, Kinder sind nicht vorhanden. Das Ehepaar wohnt seit drei Jahren in derselben Wohnung. Nachteiliges ist nicht bekannt. 1922 wird die Ehefrau einmal der Fürsorgestelle gemeldet wegen Schmuggelei an der holländischen Grenze, ein Vergehen, welches damals an der Tagesordnung war.

Gertrud Spahl (3).

Nach den Polizeiakten Köln: Sie wird 1914 aus der Kontrolle entlassen, weil sie mit einem Kellner Fink verheiratet ist. 1923 wird sie erneut als Ehefrau Fink unterstellt, nach 3 Monaten schon wieder entlassen; sie sei als Haushälterin in Stellung. Nach dem Bericht der Polizeifürsorge Köln: Der Ehemann Fink ist im Krieg gefallen. Die Ehefrau ging in Stellung als Haushälterin in ein Gemüsegeschäft, der Sohn wurde bei ihren Verwandten untergebracht. In der Stellung ist man mit ihr zufrieden gewesen, doch hat ihr der Mann gefehlt. Dies und wirtschaftliche Not sind wohl die Ursachen ihres Rückfalles gewesen. Sie ging aber schon nach kurzer Kontrollzeit in ihre alte Stelle zurück und hat auch von da aus jetzt wieder geheiratet. Der Mann ist ordentlich und es ist auch ihr zuzutrauen, daß sie jetzt ganz solide ist. In ihrem Wesen ist sie immer ruhig und anständig gewesen; sie sieht auch heute noch gut aus.

Franziska Köhler geb. Stolze (21).

Nach den Polizeiakten Köln: Sie ist 1914 verzogen und nicht mehr zu ermitteln. — Nach dem Bericht der Polizeifürsorge Frankfurt: Frau K. wohnt bei ihrer 76jährigen Schwiegermutter in Frankfurt. Sie führt die Haushaltung und arbeitet zeitweise in Familien, um sich ein Taschengeld zu verdienen. Gegen ihr jetziges Verhalten ist nichts einzuwenden. Der Ehemann ist 1918 im Zuchthaus gestorben. Beide stammen aus ordentlichen Familien, waren aber auch beide Fürsorgezöglinge. Über das Kind ist nichts bekannt. Es lebt nicht mit im Haushalt.

Christine Tomä (45).

Nach den Polizeiakten Köln: ist sie 1913 abgemeldet und nicht mehr zu ermitteln. — Nach den Akten des Landgerichtes Frankfurt: Sie steht 1919 unter Anklage, zusammen mit ihrem Liebhaber gestohlene Kleidungsstücke an sich gebracht zu haben. Aus den Verhandlungen geht hervor, daß der Liebhaber, der sie kurz nach Erhebung der Anklage heiratet, ein ziemlich erheblich vorbestrafter Gelegenheitsarbeiter ist. Während der Zeit, in der die Verhandlungen schweben, ist er zeitweise Portier, zeitweise Fahrer beim Freikorps Hülsen, will nach Argentinien auswandern, gehört dann plötzlich einer Siebentagsadventistengemeinde an, in der er „mit Gotteshilfe zu einer Sinnesänderung kommen will". Er ist verschiedentlich in Irrenanstalten gewesen; in dem eingeforderten Gerichtsgutachten wird er als „haltloser Psychopath", aber als „voll verantwortlich" bezeichnet. Von der Ehefrau heißt es in einem ärztlichen Attest, daß sie an Blutarmut und hochgradiger Nervosität leidet. Das Urteil lautet für den Ehemann 6 Monate Gefängnis, für die Ehefrau 2 Wochen Gefängnis. Das Ehepaar wohnt jetzt in Frankfurt. — Nach dem Bericht der Polizeifürsorge Frankfurt: „In den 6 Jahren ihrer Ehe hat sich die Frau nichts zuschulden kommen lassen. Kinder sind nicht da. Sie hat es nicht leicht in ihrem Ehestand, doch hat sie sich bis jetzt tapfer durchgerungen und hofft, das auch weiter zu können."

Hedwig Altmüller (54).

Nach den Polizeiakten Köln: Sie wird 1917 aus der Kontrolle entlassen, da sie Arbeit in einer Munitionsfabrik nachweist. — Nach dem Bericht der Polizeifürsorge Köln: Sie ist seit 1920 verheiratet mit einem Zimmermann (Lohnarbeiter), der in gutem Ruf steht, nicht vorbestraft ist, aber früher getrunken haben soll. Die Zweizimmerwohnung in einem vielleicht nicht ganz einwandfreiem Haus ist in ihrer Einrichtung ein Schmuckkästchen, peinlich sauber und behaglich ausgestattet. Der Ehemann macht einen äußerst gutmütigen Eindruck. Er behauptet von seiner Frau, sie sei „hysterisch", womit er anscheinend manche Szene, die ihm seine Frau macht, entschuldigt. Sie selbst ist im Wesen sehr liebenswürdig, aber unsicher, hat etwas Verwittertes, fast Rohes. Sie klagt über „Nervosität" und „Kränklichkeit", es „regt mich alles auf". Sie ist anscheinend sehr erregbar und dann hemmungslos. Mit den Nachbarn scheint dauernd Streit zu sein. Kinder sind nicht im Haushalt. Das Ehepaar findet anscheinend sein Lebensglück in der behaglichen Häuslichkeit und gutem Essen und Trinken. Ob die Frau gelegentlich noch unsolide ist, ist nicht mit Sicherheit auszuschließen. Positive Anhaltspunkte sind nicht gegeben.

Frieda Binder (11).

Nach den Polizeiakten Köln: Sie wird 1915 aus der Kontrolle entlassen, da sie Militärheimarbeit nachweist. 1918 heiratet sie einen Polsterer — Nach dem Bericht der Polizeifürsorge Köln: Sie lebt mit ihrem Mann, der älter ist als sie, in geordneten Verhältnissen. Die Einrichtung der Wohnung zeigt einen gewissen Wohlstand und war gepflegt und sauber. Sie selbst macht aber einen dirnenhaften Eindruck und man verliert den Eindruck nicht, daß sie gelegentlich noch mal hinter dem Rücken des Mannes auf den Strich geht. Am Polizeirevier stehen die Eheleute in gutem Ruf.

Katharina Wag (41).

Nach der Auskunft des Meldeamtes Köln: Sie ist 1915 verheiratet. Ihr Ehemann stirbt 1916. 1918 ist sie wieder verheiratet mit einem Tischler. Dieser ist vorbestraft wegen Beleidigung und Widerstandsleistung mit einer kleinen Geldstrafe. — Nach dem Bericht eines Kriminalbeamten Köln: Das Ehepaar bewohnt ein Mansardenzimmer. Die primitive Einrichtung hat sich das Ehepaar allmählich selbst zugelegt. Der Ehemann veräußerte einmal bei einem Umzug den größten Teil des Mobiliars und setzte den Erlös in Alkohol um. Das Eheleben dürfte nicht besonders glücklich zu nennen sein. Der Ehemann ist ein ruhiger, fleißiger Mann, geht seiner Beschäftigung regelmäßig nach. Er spricht aber dem Alkohol zu, und bei derartigen Gelegenheiten stoßen die Eheleute meistens schwer aufeinander. Die bei solchen Gelegenheiten besonders stark hervortretende Gemütserregung des Ehemannes dürfte wohl auf dessen seelische Depression, verbunden mit dem Gedanken an das Vorleben der Ehefrau zurückzuführen zu sein. Jedoch behält meistens die Frau das Heft in der Hand, indem dann ein Hagel von Schimpf- und Kraftwörtern auf den Ehemann herniedersaust, die nicht wiedergegeben werden können, aber lebhaft an ihre frühere Lasterzeit erinnern. In 2 Fällen wurde der Ehemann bei diesen Gelegenheiten wegen Ruhestörung durch die uniformierte Polizei vorgeführt. — Es konnten keinerlei Anzeichen dafür erbracht werden, daß die Ehefrau noch der Gewerbsunzucht nachgeht, auch kommt Kuppeleibetrieb nicht in Frage.

Anna Schmidt (29).

Nach den Polizeiakten Köln: Sie wird 1918 aus der Kontrolle entlassen, da sie als Stundenarbeiterin in einer Brauerei beschäftigt ist. 1919 verheiratet sie sich mit einem Arbeiter. — Nach dem Bericht der Polizeifürsorge Köln: Die Eheleute bewohnen in sehr ärmlichem Haus in einer Altstadtstraße ein Zimmer. Der Ehemann ist meist arbeitslos, die Frau kränklich. Sie ist zurzeit im Hospital; luetische Anämie. Polizeilich ist Nachteiliges nicht bekannt.

Bertha Bauer (4).

Nach den Polizeiakten Köln: Sie wird 1918 aus der Kontrolle entlassen, da sie Militärarbeit nachweist. 1919 wird sie auf Wunsch erneut unterstellt, nach 6 Monaten wieder entlassen, weil sie einen „Händler" heiratet. — Nach dem Bericht der Polizeifürsorge Köln: Die Eheleute leben in den ärmlichsten Verhältnissen, sehen beide krank und verkommen aus. Sie bewohnen 2 elende Mansardenzimmer in einem Hinterhaus in einer schlechten Gegend. Ihren Lebensunterhalt verdienen sie durch Zeitungsaustragen, im Sommer ziehen sie über die Jahrmärkte. Bis vor 2 Jahren hat die Frau noch für Prostituierte gewaschen, sie steht auch heute noch mit ihnen in Verbindung. Eine ältere kranke Prostituierte bewohnt auf dem gleichen Flur ein Zimmer, sie wird augenblicklich von ihr gepflegt, in guten Zeiten scheint sie selbst von der Dirne unterstützt worden zu sein. Eine andere Kontrollierte, eine ehemalige Freundin, sei gut verheiratet und schicke ihr Pakete. Daß sie selbst der Gewerbsunzucht noch nachgeht, ist nicht wahrscheinlich, da sie schwer tuberkulös zu sein scheint. Auch leben die Eheleute anscheinend in sehr gutem Einvernehmen. Von ihren verstorbenen Kindern spricht sie in geradezu rührender Weise. Auch mit der Mutter steht sie noch in Verbindung; sie sei Ostern zur Verlobung der jüngsten Schwester eingeladen; sie zeigt stolz die Photographie. — Am Polizeirevier ist Nachteiliges über die Eheleute nicht bekannt.

Margarete Obermann gesch. Träher (23).

Nach den Polizeiakten Köln: Sie ist 1915 „verzogen" und nicht mehr zu ermitteln. — Nach dem Bericht der Polizeifürsorge Düsseldorf: Von Träher ist sie geschieden. 1915 hat sie wieder geheiratet. Diese Ehe ist ebenfalls geschieden. Seit 1923 ist sie wieder verheiratet mit einem selbständigen Schuhmacher, der aber zur Zeit schon lange arbeitslos ist. Sie wohnt in einer der ärmsten Straßen, doch ist die Einrichtung des einen Zimmers sauber und ordentlich. Sie ist kränklich, Unterleibsbeschwerden, und ist zur Zeit im Hospital. Nachteiliges ist nicht bekannt.

Christine Zaun (62).

Nach den Polizeiakten Köln: Sie wird 1914 aus der Kontrolle entlassen, da sie Arbeit in einer Munitionsfabrik nachweist. 1921 heiratet sie einen Arbeiter. — Aus dem Bericht eines Kriminalbeamten Köln: Die Eheleute leben in geordneten aber wirtschaftlich schlechten Verhältnissen. Sie stehen in gutem Ruf; außer einer kleinen Strafe des Ehemannes (wegen Diebstahls 2mal 2 Wochen Gefängnis) ist nichts Nachteiliges bekannt. Die Ehefrau ist kränklich, macht aber noch bei Herrschaften Stundenarbeiten. Der Ehemann ist Bauarbeiter und war lange arbeitslos. Eigene Wohnung besteht nicht; sie haben ein möbliertes Zimmer.

Elise Schiff geb. Lang (70).

Nach den Polizeiakten Wiesbaden: Sie ist 1920 aus der Kontrolle entlassen worden, da sie Arbeit nachweist. — Nach dem Bericht der Polizeifürsorge Wiesbaden: Sie lebt seit 1921 wieder mit dem Ehemann Schiff in derselben Wohnung. Die Zweizimmerwohnung ist sehr unordentlich. In der sehr kleinen Küche hausen zwei Katzen und zwei große Hunde. Sie ist zuletzt 1923 bestraft wegen Beleidigung, hält sich sonst ganz gut. Sie gilt aber als rabiat und frech.

Sophie Euler geb. Türk (10).

Nach den Polizeiakten Köln: Sie ist 1919 aus dem Arbeitshaus entlassen. Kurz darauf, 1920, heiratet sie in Köln einen Schlosser, der wegen Bettelei, Hehlerei, Mißhandlung mehrfach vorbestraft ist, zuletzt 1910. — Nach dem Bericht der Polizeifürsorge Köln: Das Ehepaar bewohnt ein kleines, möbliertes Zimmer in einem baufälligen Miethäuschen der Altstadt. Ärmselige Verhältnisse. Das Ehepaar geht tagsüber mit einer Handkarre auf den Lumpenhandel, bettelt auch. Polizeilich sind sie nicht mehr aufgefallen, doch taugt die ganze Straße nicht viel. Es ist jedoch nicht anzunehmen, daß die schwache, kränkliche Frau noch der Gewerbsunzucht nachgeht. Man hat eher den Eindruck, daß sie bei ihrem Lumpenhandel neben ihrer Bettelei gelegentlich hehlen und stehlen. Es ist niedrigstes Proletariat, nah am Landstreichertum, sozial tiefstehend, aber nicht eigentlich störend.

Elise Öhler (30).

Nach den Polizeiakten Köln: Sie entzieht sich 1920 der Kontrolle. 1922 wird sie festgenommen, weil sie sich im Abort des Stadtwaldrestaurants umhertreibt. 1921 heiratet sie einen wegen Diebstahl, Körperverletzung, Widerstandsleistung vorbestraften Tagelöhner. — Aus dem Bericht eines Kriminalbeamten Köln: Die Eheleute leben in geordneten Verhältnissen, doch besteht große Armut. Sie bewohnen ein kleines Mansardenzimmer, an Möbeln ist nur ein Bett, ein Ofen und ein kleiner Tisch vorhanden. Der Ehemann ist als Arbeiter beschäftigt, die Ehefrau ohne Beschäftigung. Außer Vorstrafen (zuletzt 1923 gemeinsam wegen Kohlendiebstahls) ist nichts Nachteiliges bekannt. Kinder sind nicht im Haushalt.

Katharina Wieland (60).

Nach den Polizeiakten Köln: Sie ist 1915 aus der Kontrolle entlassen, da sie Militärheimarbeit nachweist. 1922 heiratet sie in Köln einen Taglöhner, der wegen Sachbeschädigung und Hehlerei vorbestraft ist. Die Ehefrau ist nach ihrer Kontrollentlassung noch 5mal wegen Diebstahls und 2mal wegen Unterschlagung bestraft. Zuletzt 1922 mit 6 Monaten Gefängnis unter Gewährung von Strafaufschub. Es handelt sich um Diebstahl von Kognak und Haushaltungsgegenständen aus der damaligen Dienststelle. Zur Zeit hat das Ehepaar eine Sodawasserbude auf einem Kölner Markt und verkauft nebenbei Tabakwaren. Polizeilich ist Nachteiliges nicht bekannt.

Paula Heuler (16).

Nach den Polizeiakten Köln meldet sie sich 1917 von der Kontrolle ab und ist nicht mehr aufzufinden. — Nach dem Bericht der Polizeifürsorge Köln: Sie ist seit 1921 verheiratet mit einem sehr viel älteren selbständigen Schuhmacher. Der Ehemann ist 1907 und 1908 bestraft, sonst ist Nachteiliges nicht bekannt. Sie selbst ist 1920 noch einmal wegen Diebstahls bestraft, weil sie einem Mann, mit dem sie in wilder Ehe lebte, Kleidungsstücke entwendet hatte. Die jetzigen Verhältnisse scheinen ärmlich, aber nicht ungeordnet.

Margarete Seitz (43).

Nach den Polizeiakten Köln ist sie 1913 nach unbekannt verzogen. — Nach den Akten des Landgerichtes Verden: Sie steht 1918 unter Anklage eines Einbruchsdiebstahls; sie habe bei einem Landwirt Obst und Brot gestohlen. Das Urteil lautet: wegen Hehlerei 1 Woche Gefängnis. Aus den Verhandlungen geht hervor, daß sie 1916 in Bremen einen Kellner geheiratet hat und in wirtschaftlich schlechten Verhältnissen lebt. Es sind 2 Kinder da. Kurz nach der Verhandlung ziehen die Eheleute nach Frankfurt. 1920 besteht dort wieder Diebstahlsverdacht gegen die Ehefrau, trotzdem wird ihr die Strafe wegen Hehlerei 1923 erlassen, da die Polizeiberichte aus Frankfurt und früher aus Hannover nicht ungünstig sind.

Magdalene Fink (27).

Nach den Polizeiakten Köln ist sie 1915 aus der Kontrolle entlassen, da sie in einer Feldküche als Kartoffelschälerin beschäfigt ist. — Nach dem Bericht der Polizeifürsorge Köln: Sie lebt jetzt mit einem Arbeiter in wilder Ehe in einem ziemlich schlechten Haus. Sie selbst soll kränklich sein, aber auch noch Stundenarbeit tun. Am Revier ist Nachteiliges nicht bekannt. Näheres war nicht zu erfahren.

Agnes Schrey (22).

Nach den Polizeiakten Köln meldet sie sich 1917 aus der Kontrolle in die Heimat ab. — Nach Auskunft des Meldeamtes Köln ist sie jetzt in Köln mit einem Händler verheiratet, der während ihrer Kontrollzeit in den Akten als ihr „Zuhälter" bezeichnet wird, aber nicht deswegen bestraft ist. Er ist mehrfach vorbestraft wegen Gewerbevergehen, Hehlerei, 1923 wegen Beleidigung. Ob es sich um den schon in der ersten Untersuchung erwähnten Zuhälter handelt, ist nicht festzustellen. — Nach dem

Bericht der Polizeifürsorge Köln: Das Ehepaar bewohnt 2 Zimmer in einem ärmlichen Mietshaus. Die kleine Küche ist sehr wohnlich und sauber, mit ganz neuen Möbeln ausgestattet. Die Frau selbst macht einen sehr unsicheren Eindruck, sie hat etwas Rohes, Verwittertes in ihrem Wesen. Keine Kinder. Pekuniär scheint es gut zu gehen. Sie leben anscheinend über ihre Verhältnisse in einer schäbigen Eleganz nach außen, doch scheint die Frau keine schlechte Hausfrau zu sein. Haus und Gegend sind nicht gut; die Aussagen der Nachbarn sind daher nicht zuverlässig. Im ganzen machen die Verhältnisse einen unsoliden Eindruck. Polizeilich ist nichts Nachteiliges bekannt.

Anna Meyner (53).

Nach den Polizeiakten Köln ist sie 1915 aus der Kontrolle entlassen, „da sie von einem Großkaufmann ausgehalten wird und an einem kaufmännischen Kursus teilnimmt". — Nach dem Bericht der Polizeifürsorge Köln: Sie ist seit 1916 verheiratet mit einem Großhändler. Sie bewohnt eine hübsche 4-Zimmerwohnung in einem guten Etagenhaus. Der Ehemann ist auf die Wohnung nicht gemeldet, hält sich auch nach Angabe des zuständigen Polizeireviers nicht dort auf. Sie selbst behauptet, er sei viel auf Reisen. Sie lebten glücklich zusammen, es gehe ihnen auch pekuniär sehr gut. Sie machten viel Reisen, auch hätten sie schon jahrelang das uneheliche Kind ihrer älteren Schwester, einen neunjährigen Jungen, im Haushalt, den sie adoptieren wollten. Sie ist einfach und nett in der Kleidung, nicht hübsch, hat aber ausdrucksvolle Bewegungen und auffallend gepflegte Hände. Sie schauspielert offensichtlich, ist aber eher gedrückt und selbstunsicher als forsch und lebenslustig, wie sie vorgibt. Sie prahlt mit vornehmen Bekanntschaften, betont, daß sie nur kurze Zeit als Prostituierte in einem der feinsten Häuser war, nie geschlechtskrank gewesen sei, was objektiv nicht stimmt, und sich immer auf einer gewissen Höhe gehalten habe. Das Letztere stimmt auch für ihr jetziges Leben. Ob sie jetzt solide ist, ist zweifelhaft; man könnte es ihren Angaben nach annehmen, doch bleibt ein gewisser Verdacht. Auch das zuständige Polizeirevier setzt Zweifel in die Solidität der Frau. Sie habe jahrelang Zimmer vermietet.

Maria Kowac (1).

Nach den Polizeiakten Köln entzieht sie sich 1921 der Kontrolle. — Nach dem Bericht der Polizeifürsorge Dortmund: Seit 1921 ist sie verheiratet mit einem Händler. Der Ehemann reist in Stoffen und ist viel unterwegs. Die Wohnung besteht aus einem Zimmer und Küche und macht einen ordentlichen, sauberen Eindruck. Der Frau sieht man entschieden ihr leichtsinniges Leben an. Nach Aussagen der Nachbarn kann man ihr positiv nichts nachsagen, doch geht sie nachmittags und abends viel allein aus und verkehrt nur in Lokalen, in denen die Halbwelt verkehrt. Ihren Haushalt führt sie gut, kocht und wäscht und hält die Wohnung in Ordnung.

Josephine Lange (25).

Nach den Polizeiakten Köln: Sie wird 1914 aus der Kontrolle entlassen, weil sie einen Kellner heiratet. 1922 wird sie in einem Kuppelhause mit einem fremden Mann betroffen. Sie gibt bei der Vernehmung an: „Den Herrn, mit welchem ich betroffen wurde, kenne ich schon mehrere Jahre. Ich habe mit ihm geschlechtlich verkehrt, aber ohne Bezahlung, ich übe diesen Verkehr nur aus, weil ich von meinem Mann in dieser Beziehung nicht befriedigt werde." — Nach dem Bericht der Polizeifürsorge Köln: Die Eheleute bewohnen schon seit Jahren zwei Zimmer in der dritten Etage eines ganz anständigen Hauses. Der Ehemann ist fleißig in seinem Beruf, der Ruf der Frau ist aber nicht gut. Es verkehren in der Wohnung viel obskure Leute. Allerlei Anzeichen lassen darauf schließen, daß die Frau ihr schlechtes Leben fortsetzt.

Margarete Hafen (18).

Nach den Polizeiakten Hamburg: Sie wird 1920 aus der Kontrolle entlassen, da sie einem ständig beschäftigten Arbeiter den Haushalt führt. — Nach dem Bericht des Pflegeamtes Hamburg: Sie ist seit Februar 1925 verheiratet mit einem Arbeiter, mit dem sie schon 2½ Jahre zusammenlebt. Vorher sei sie von einem andern Manne ausgehalten worden, habe auch gearbeitet. Der jetzige Mann ist zur Zeit arbeitslos; die Verhältnisse machen äußerlich einen geordneten Eindruck. Sie selbst sieht recht behäbig aus, ordentlich und einfach in der Kleidung. Verdächtig ist der Umstand, daß 1922 das damals neunjährige Kind des Mannes aus erster Ehe durch das Jugendamt aus der Wohnung entfernt wurde, weil es Gonorrhöe hatte und die Nachbarn die Ehefrau eines unsittlichen Lebenswandels bezichtigten. Auch jetzt war bei dem Besuch der Fürsorgerin ein fremder Mann in der Wohnung, dessen Anwesenheit die Frau sehr in Verlegenheit setzte.

Olga Bühl (65).

Nach den Polizeiakten Essen: Sie wird 1921 aus der Kontrolle entlassen, da sie „eine Damen- und Wäscheschneiderei" betreibt. 1922 heiratet sie in Essen einen Bauarbeiter. Nachteiliges über ihn ist nicht bekannt. — Nach dem Bericht der Polizeifürsorge Essen: Der Ehemann ist Bauarbeiter. Die Tochter (uneheliches Kind der Mutter) geht in die Mädchenmittelschule zu Nonnen, um Nähen zu lernen. Die Frau macht einen ruhigen, freundlichen Eindruck; sie habe einen guten Mann. Sie hatte jedoch ein blaugeschlagenes Auge, über dessen Ursprung sie nicht mit der Sprache herausrückt. Ihre Flurnachbarin sei eine „alte Puffmutter", die sie überall „schwarz mache". 1921 ging bei der Sittenpolizei eine anonyme Anzeige ein, daß die Bühl, die damals noch unverheiratet war, sich von einer Dirne aushalten lasse. Nachweisen ließ sich nichts. Tatsache ist, daß sie auch nach ihrer Kontrollentlassung mit den früheren Kolleginnen aus den nahe gelegenen Dirnenstraßen in enger Beziehung stand. Ihre Tochter lebte damals schon mit ihr zusammen.

Anna Seiler geb. Henker (68).

Nach den Polizeiakten Köln: Sie wird 1915 aus der Kontrolle entlassen, da sie Arbeit in einer Munitionsfabrik hat. 1916 und 1917 wird sie sittenpolizeilich festgenommen unter dem Verdacht der Gewerbsunzucht. Beweise konnten nicht erbracht werden. Sie wurde nicht bestraft. — Nach dem Bericht der Polizeifürsorge Köln: Sie ist verheiratet mit einem älteren selbständigen Schuhmacher, einem ehemaligen Fürsorgezögling. Werkstatt und Wohnung machen jedoch einen geordneten Eindruck, sauber und anheimelnd. Die Frau sei nach Bericht des Mannes viel aus, sie müsse immer „Betrieb" haben. Sei sehr „nervös", sie trinke nicht viel, aber gelegentlich gern „Malaga". Sie sei auch „lungenkrank". Die Verhältnisse machen einen etwas zweifelhaften Eindruck, besonders was die „Vergnügungen" der Ehefrau angeht; nach außen hin sind sie aber geordnet. Die Straße ist schlecht, eine armselige Vorortstraße. Strafen sind nicht mehr bekannt geworden.

Sophie Fischer (46).

Nach den Polizeiakten Köln: Sie wird 1916 aus der Kontrolle entlassen, da sie in einer Munitionsfabrik beschäftigt ist. 1919 wird sie in einem Kuppelhause festgenommen. Gewerbsunzucht ist nicht nachzuweisen. 1923 wird sie als Ehefrau Anger auf eigenen Wunsch erneut unterstellt. „Da ich mit dem Verdienst des Ehemannes nicht auskomme." 1924 wird sie wieder entlassen, da sie vom Ehemann wieder unterhalten wird. — Nach dem Bericht der Polizeifürsorge Köln: Sie lebt wieder mit dem Ehemann zusammen. Er ist Kellner in verschiedenen Bordellstraßen gewesen und soll jetzt solidere Stellung haben. Sie selbst sei ein ansehnliche, nette Frau, die auf sich halte, aber durch ihre schlechte Ehe immer wieder in das Elend hineingerate. Auch könne sie sich nicht von ihrem alten Bekanntenkreis in den Bordellen trennen.

Gertrud Weinert (31).

Nach den Polizeiakten Köln: Sie wird 1914 aus der Kontrolle entlassen, da sie in einer Munitionsfabrik beschäftigt ist. 1918 wird sie auf Wunsch erneut unterstellt. 1919 wird sie aus der Kontrolle entlassen, da sie heiratet. 1921 wird sie erneut unterstellt, auf Wunsch des Ehemannes aber nach kurzer Zeit wieder entlassen. — Nach dem Bericht der Polizeifürsorge Köln: Das Ehepaar bewohnt ein Zimmer im dritten Stock eines Mietshauses einer ärmlichen Vorortstraße. Der Ehemann ist kriegsbeschädigter Arbeiter; er soll in der letzten Zeit trinken und sehr heruntergekommen sein. Sie arbeiten nach Aussage der Verwandten und Nachbarn beide nicht, sind abends bis in die Nacht hinein in einem der übelsten Lokale der Altstadt und sind dann immer betrunken. Sie seien dafür bekannt, daß sie allerlei unsittliche Handlungen vornehmen, auch ihren Hund dazu abgerichtet hätten. Die „Anfälle" der Frau seien in der letzten Zeit nicht mehr beobachtet worden. Am Polizeirevier ist nichts Nachteiliges bekannt. Ein persönlicher Eindruck konnte nicht gewonnen werden, doch scheinen die Aussagen der Verwandten relativ zuverlässig.

Antonie Weyer (55).

Nach den Polizeiakten Köln ist sie 1914 aus der Kontrolle abgemeldet und nicht mehr zu ermitteln. — Nach den Akten des Amtsgerichts Halberstadt: Sie ist in Halberstadt verheiratet mit einem Handelsmann. Er ist 1859 geboren und mehrfach vorbestraft wegen Diebstahl, Unterschlagung, Betrug, zuletzt 1908. Die Höchststrafe ist 4 Monate Gefängnis. 1923 geht bei der Sittenpolizei ein Brief der Nachbarschaft ein. „Bei den Eheleuten geht es schlimmer zu als in einem öffentlichen Haus. Die Frau empfängt täglich 5—6 Männer, der Ehemann, den sie als ihren Vater ausgibt, holt Bier und Tabak und wartet vor der zugeriegelten Tür, bis seine Frau fertig ist. Die Ehefrau ist dem Trunk ergeben und rühmt sich, sie müsse so viele Männer haben. Das verlange ihre Natur." Die Zeugenvernehmungen bestätigen im wesentlichen diese Angaben. Der Ehemann wird zu 9 Monaten Gefängnis, die Ehefrau zu 6 Wochen Haft und 6 Monaten Überweisung verurteilt. Aus den Verhandlungen geht noch hervor, daß der Ehemann ein alter gebrechlicher Mann ist, der gegen seine Frau nichts ausrichten kann. Er handelt mit Holzkohlen. Sie selbst gibt bei der Vernehmung Verkehr mit mehreren Männern zu. „Mein Mann kann mich nicht mehr befriedigen und meine Natur verlangt, daß ich Männerverkehr pflege." Sie bestreitet, Geld angenommen zu haben.

Mathilde Thieler (38).

Nach den Polizeiakten Köln wird sie 1916 aus dem Festungsbereich Köln ausgewiesen. — Nach dem Bericht der Polizeifürsorge Essen: Sie hielt sich in Essen von 1915 bis 1918 auf und trieb Gewerbsunzucht unter falschem Namen. 1918 wurde sie unter Kontrolle gestellt, nach einigen Monaten wieder entlassen, da sie Arbeit in einem Photographengeschäft hatte. Seit 1914 unterhielt sie ein Verhältnis mit einem Gelegenheitsarbeiter, der auch zwei Namen führt und mit dem sie noch heute in wilder Ehe lebt. 1919 hatte sie ein Kuppeleiverfahren. Es stiegen bei ihr die allerschlimmsten Dirnen ab. 1921 schwebte eine Infektionsanzeige gegen sie. 1924 und 1925 war sie zuletzt sittenpolizeilich festgenommen, doch ließ sich ihr nichts nachweisen. Sie hat jetzt ein Bürstenwarengeschäft und steht jeden Morgen auf dem Markt. Sie ist äußerst frech und es ist schwer, ihr heute noch einen schlechten Lebenswandel nachzuweisen. Über die Kinder ist nichts in Erfahrung zu bringen.

Auguste Daskaljak (39).

Nach den Polizeiakten Köln wird sie 1915 aus dem Festungsbereich Köln ausgewiesen. — Nach dem Bericht der Polizeifürsorge Dortmund: Sie stand hier seit 1909 unter Kontrolle und war eine der frechsten Dirnen, die sich nicht fügte. 1915 war sie ein Jahr Haushälterin bei einem Bergmann. Seit 1924 ist sie verheiratet, soll aber mit ihrem Mann jetzt in Scheidung stehen und mit einem anderen zusammen in wilder Ehe leben. Letzteren hat die Polizei eines Nachts aus der Wohnung geholt. Ein Hausbesuch bei ihr ist nicht angebracht, da sie als gemeingefährlich gilt.

Franziska Rybnowsky (24).

Nach den Polizeiakten Köln wird sie 1914 aus der Kontrolle entlassen, weil sie heiratet. — Nach Auskunft des Meldeamtes Köln ist sie 1916 gestorben. — Nach dem Krankenregister eines Hospitals wurde sie sterbend in die psychiatrische Klinik eingeliefert. Ein Krankenblatt besteht nicht.

Karoline Zahn (6).

Nach den Polizeiakten Köln wird sie 1917 aus der Kontrolle entlassen. In ihrem Entlassungsgesuch heißt es: „Ich werde monatlich unterstützt von einem Herrn, der mich zu heiraten beabsichtigt. Um mir eine Lebensstellung zu verschaffen, gehe ich in die Handelsschule." — Nach der Auskunft des Meldeamtes Köln ist sie 1921 in einem Hospital zu Köln an Leuchtgasvergiftung gestorben. — Nach dem Krankenblatt eines Hospitals: Sie wird sterbend eingeliefert, keine Obduktion. Nach Aussagen von Hausbewohnern soll sie abends vor der Einlieferung eine Bowle getrunken haben. Gegen 3 Uhr entfernte sie sich wegen Übelseins und legte sich zu Bett. Einige Zeit später fand die Hauswirtin sie bei halboffenem Fenster auf dem Bett liegend. Es roch nicht nach Gas. Als am Morgen um 10½ die Hausfrau die Z. wecken wollte, strömte Gasgeruch entgegen. Das Fenster war immer noch halb offen, der Gashahn ganz geöffnet. — Nach dem Bericht der Polizeifürsorge Köln: Über das Motiv zum Selbstmord ist nichts zu erfahren, auch nicht über ihre Lebensverhältnisse in den letzten Jahren. Sie war nicht verheiratet.

Barbara Tischenhof (69).

Nach den Polizeiakten Köln meldet sie sich 1917 auf Reisen ab. — Nach dem Bericht der Heimatbehörde: Sie ist seit mehreren Jahren im Kanton Wallis in der Schweiz verheiratet. „Wie es scheint gut."

Wilhelmine Geier (67).

Nach den Polizeiakten Köln ist sie 1913 nicht mehr zu ermitteln. Nach dem Polizeibericht Bremen: Sie hat hier geheiratet und ist 1919 gestorben. — Nach dem Strafregister ist sie zuletzt 1916 bestraft, und zwar in Münster mit 6 Wochen Haft und 9 Monaten Arbeitshaus aus § 361 [6].

Nelli Jettersen (57).

Nach den Polizeiakten Köln entzieht sie sich 1915 der Kontrolle und ist nicht mehr zu ermitteln. — Nach dem Bericht der Polizeifürsorge Hamburg: Nach Angabe des Vaters hat sie 1915 in Frankfurt den Besitzer einer chemischen Fabrik geheiratet und mit ihm in Berlin gewohnt. Es sei eine sehr glückliche Ehe gewesen und völlige Aussöhnung mit den Eltern sei erfolgt. 1918 habe sie ein Mädchen geboren, sei dann 6 Monate später an den Folgen der Geburt gestorben. Das Kind sei in Berlin beim Vater, der wieder geheiratet habe.

Ida Pflüger geb. Schild (56).

Nach den Polizeiakten Köln wird sie 1917 aus der Kontrolle entlassen, da sie Arbeit in Elberfeld nachweist. — Nach dem Bericht der Polizeifürsorge Elberfeld: Sie ist vom ersten Ehemann geschieden und hier wieder verheiratet.

II. Allgemeine Ergebnisse.

A. Die Stellung zur Kontrolle und die Änderung der Motive und Ursachen der Prostitution in späteren Jahren.

War die Einstellung zur Kontrolle bei den Prostituierten in den ersten Kontrolljahren verschieden und nur teilweise ablehnend, so ist in den späteren Jahren bei fast allen Mädchen eine wachsende Sehnsucht und auch Energie zu erkennen, von der Kontrolle freizukommen. Man kann wohl ganz allgemein sagen — die wenigen Ausnahmen, auf die wir noch zu sprechen kommen, bestätigen nur diese Regel —, daß das Ziel der älteren Prostituierten ist, einen Mann zu finden, der sie von der Kontrolle „freimacht". Es gilt als Schande, mit 30 Jahren immer noch „auf die Straße zu gehen". Man versucht mit allen Mitteln, der polizeilichen Kontrolle zu entgehen; wenn es nicht durch Heirat möglich ist, so versucht man es durch Arbeit, bis sich doch noch der geeignete Mann findet. Diese stärker werdende Ablehnung der Kontrolle bedeutet natürlich längst nicht in allen Fällen Einsicht und wirklichen Besserungswillen, so denkt z. B. Emilie Wirker geb. Krisek (42) gar nicht daran, das ihr lieb gewordene Milieu der Dirnenstraßen aufzugeben, sie will nur zur Ruhe kommen, „selbständig" werden, indem sie selbst ein „Haus" übernimmt. Man will vielleicht sein Leben nicht ändern, aber man will keine „öffentliche Dirne" mehr sein. Die polizeiliche Kontrolle wird ,auch heute noch, von den Prostituierten als öffentliche Brandmarkung, als „Schande" empfunden.

Entgegen der häufig vertretenen Auffassung, daß die polizeiliche Reglementierung von den Prostituierten selbst gleichgültig hingenommen wird, zeigen die hier gemachten Erfahrungen, daß zwischen der polizeilich kontrollierten Dirne und der heimlichen ein sozialer Unterschied besteht, den die eingeschriebene Prostituierte sehr wohl empfindet. Nie sind die Klagen der eingeschriebenen Prostituierten so bitter und ist ihre Haltung so gesellschaftsfeindlich, wie wenn sie von den Schwierigkeiten spricht, die ihr die polizeiliche Abstempelung überall in den Weg legt. In der Wirkung nach außen mögen zwischen unkontrollierter und kontrollierter Prostitution keine grundlegenden Verschiedenheiten bestehen — wie v. Grabe meint —, im sozialen Empfinden der Mädchen selbst und damit in ihrer Einstellung zum bürgerlichen Leben zeigt sich ein ganz empfindlicher Unterschied. Dem widerspricht nicht die Tatsache, daß die polizeiliche Kontrolle in den allermeisten Fällen von den Mädchen selbst erbeten wird. Sie wissen zu diesem Zeitpunkt meist nicht, was sie tun, und erst in späteren Jahren, wenn die dieses abschreckende Moment kompensierenden Annehmlichkeiten der Kontrolle fortgefallen sind, kommt es zu seiner vollen Auswirkung.

Selbst bei den abgstumpftesten Dirnen bleibt das Gefühl für ihre soziale Stellung erhalten. Gertrud Sager (19) besucht ihr Kind nicht mehr, weil man sie — wie sie sagt — „drum ansieht, daß ich so eine bin". Die erethische Schwachsinnige Maria Hagenhalter (63), die sich in ihrem Milieu sicher durchaus wohl fühlt, schämt sich jedoch, daß sie „immer noch gehen" (d. h. zweimal wöchentlich zur Kontrolle gehen) muß, und will darum „frei kommen". Vor allem sprechen für die Annahme des allgemeinen Verlangens der Mädchen, aus dem Leben herauszukommen, die vielen Versuche der Kontrollbefreiung, die mit oder ohne Erfolg unternommen werden. Nur von Gertrud Sager (19) ist kein einziger Versuch bekannt, und sie versichert auch selbst, daß sie nie einen Versuch unternommen habe und auch jetzt nicht daran denkt. Sie scheint von ganz abnormer Willenlosigkeit und Stumpfheit, ist aber, wie schon vorher erwähnt, sich ihrer Lage trotzdem sehr wohl bewußt. Es wäre sicherlich ungerecht, wollte man in all diesen Versuchen nur den Willen sehen, der drückenden Kontrolle zu entgehen und die Schande loszuwerden, um dann heimlich in ähnlicher Weise fortzuleben — eine Auffassung, wie sie in Kreisen der Sittenpolizei nicht selten ist und wie sie auch in den Ausführungen von v. Grabe durchblickt. Neben den vielerlei Versuchen der Else Rapp (26), die Polizei zu hintergehen, und den oben erwähnten Fällen, in denen es äußere Gründe sind, um deretwillen man „solide" werden will, finden sich viele ernst gemeinte Besserungsversuche. So z. B. schreibt Magdalene Fink (27) 1914: „Ich bin seit einer Woche am arbeiten, denn, werthe Herr Komisar, in diese Zeit ist man froh, dieses Leben nicht mehr führen zu müssen". Vor allem beweisen die „solide" Gewordenen durch ihr weiteres Leben, daß ihr Wille, aus der Prostitution herauszukommen, ehrlich war. Sie äußern immer wieder ihr Glück, einen Ausweg „aus diesem Leben" gefunden zu haben. Wie groß das Verlangen, freizukommen im allgemeinen ist, zeigt sich auch darin, daß in der Regel nicht sehr hohe Ansprüche an die Ehemänner und ihre pekuniäre Leistungsfähigkeit gestellt werden. Man begnügt sich mit bescheidensten Verhältnissen, so z. B. Berta Bauer (4) und Sibilla Höfer (28), die kaum das Nötigste zum Leben haben und doch dankbar sind, endlich Ruhe gefunden zu haben.

Die Beobachtung, daß die Freude am Beruf mit den Jahren immer mehr nachläßt, daß die Widerstände gegen das Kontrollleben wachsen, wird verständlich, wenn man sieht, wie die Motive, die zur Kontrolle führten und während der ersten Jahre in ihr festhielten, sich im Laufe der Zeit gewandelt haben. Folgen wir dem oben Gesagten, so steht die Faulheit unter den „inneren Koeffizienten", die zur Prostitution führten, obenan, oder, anders ausgedrückt, die Freude auf „so leichte Art schönes Geld zu verdienen". Die Faulheit ist also eng verbunden mit der Geldgier, und diese wiederum hängt ab von der Eitelkeit, aus der heraus das viele Geld erstrebt wird. Die Eitelkeit, die Freude an Putz und schönen Kleidern, läßt mit den Jahren bei den Menschen nach, bei den Prostituierten kommt eine deutlich spürbare Müdigkeit in dem immer stärker werdenden Konkurrenzkampf mit jüngeren und schöneren Mädchen hinzu. Man „kann doch nicht mehr so mit". Abgesehen von der Wirkung des hübschen Aussehens auf die Männer hat man auch für sich selber nicht mehr so viel Freude daran, schön angezogen zu sein. Man ist nicht mehr so „albern", „weil es ja alles keinen Zweck" hat. Es ist hier — als Folge der vielen Lebensenttäuschungen — jene Resignation zu spüren, die für die Haltung älterer Prostituierter charakteristisch scheint und auch der menschlich verkommensten unter ihnen gelegentlich eine gewisse Würde und großen Lebensernst geben kann. Ähnlich ist es mit der Stellung zum Geldverdienen. Es wird wohl im allgemeinen in späteren Jahren weniger verdient, vor allem aber ist auch der optimistischsten Dirne die Einsicht gekommen, daß man mit dem auf diese Weise verdienten Geld zu nichts kommt. Man kann es nicht sparen, „an diesem Geld ist kein Segen" meint Hedwig Rauscher (37). Zuversichtlich äußert sich eigentlich nur noch die geschäftstüchtige Emilie Wirker geb. Krisek (42). Auch Franziska Hütter (40) hofft bald mit ihren Ersparnissen ein Geschäft zu übernehmen, trotzdem sie schon einmal alles verloren hat. Hedwig Rauscher (37) will „Ersparnisse" gehabt haben, ist aber jetzt so arm und verdient so wenig, daß sie zeitweise zu ihren Eltern in die Heimat flüchten muß, um nicht zu verhungern. Die Angaben der Mädchen selbst über ihren Verdienst sind im allgemeinen sehr unzuverlässig und sicher oft bewußt falsch. In dieser Beziehung läßt man sich von niemandem, auch nicht von der Kollegin, in die Karten sehen. Die Angaben über große Einnahmen werden oft nur aus Prahlerei gemacht, so behauptet die Agnes Sünner geb. Lustert (17) Riesenverdienste zu haben, hinterläßt aber überall Schulden und hat keine feste Wohnung. Anna Paulsen (8) und Gertrud Sager (19) klagen dagegen offen über geringen Verdienst. Die besten Einnahmen scheinen die Mädchen zu haben, die sich auf Perversitäten einlassen und darin „geschickt" sind, so Emilie Wirker geb. Krisek (42), Auguste Bürger (61) und Margarete Albrecht (2), die behauptet, soviel zu verdienen wie ein „ausgewachsener Mann". Jedenfalls werden auch in den Fällen, in denen noch gut verdient wird, die Einnahmen mehr als früher darauf hin angesehen, wie man mit ihnen Ersparnisse machen kann, wenn das Sparen auch in den allerwenigsten Fällen wirklich gelingt.

Die geringeren Möglichkeiten, Geld zu verdienen, zusammen mit den übrigen immer drückender empfundenen Widerwärtigkeiten der Kontrolle lassen natürlich auf der anderen Seite ein arbeitsames Leben immer erstrebenswerter erscheinen. „Lieber Tag und Nacht arbeiten, als noch einmal ein solches Leben" sagt Martha Stange (35). „Schuften bis einem das Blut aus den Nägeln spritzt — besser als Kontrolle", meint Sibilla Höfer (28). Unter den Kontrollbefreiungsversuchen finden sich neben denen durch Heirat eine ganze Reihe, bei denen durch Nachweis von Arbeit die Befreiung von der Kontrolle erreicht wird. Die Kriegszeit mit ihrer Munitionsarbeit war hier besonders günstig. Durch Arbeit in Munitionsfabriken wurden endgültig von der Kontrolle befreit: Maria Eifer (12), Christine Zaun (62) und Hedwig Altmüller (54); Maria Eifer hat erst 1 Jahr, die anderen erst mehrere Jahre später geheiratet. Auch Sophie Fischer (46), Berta Bauer (4), Sibilla Höfer (28), Anna Seiler geb. Henker (62) haben zeitweise in Munitionsfabriken gearbeitet, Magdalene Fink (27) arbeitete in einer Feldküche. Margarete Albrecht (2) und Maria Hagenhalter (63), die heute noch unter Kontrolle stehen, haben jahrelang in Munitionsfabriken gearbeitet und sind von der Kontrolle befreit gewesen. Katharina Wieland (60) und Frieda Binder (11) haben Militärheimarbeit gehabt und auch erst später geheiratet. Maria Hagenhalter (63) und Margarete Albrecht (2) berichten heute noch sichtlich mit Freude von dieser Zeit. Man habe „schön verdient", es sei „flott hergegangen". Nach Kriegsende haben beide dann keine passende Arbeit mehr gefunden und haben wieder Kontrolle geholt. Wir hören auch von Kontrollbefreiungen auf Grund andersartiger Arbeit; so arbeitete Anna Schmidt (29) als Stundenfrau, Ida Pflüger geb. Schild (56) in einer Textilfabrik, Gertrud Flott (49) ist selbständige Näherin, ebenso vor ihrer Heirat Olga Bühl (65), deren Verhältnissen aber auch in dieser Richtung nicht zu trauen ist. Gertrud Spahl (3) ist jahrelang in einer festen Haushaltstelle als Dienstmädchen gewesen. Es ist dies der einzige Fall, in dem von Haushaltarbeit berichtet wird, abgesehen von einigen Versuchen der Christine Tomä (45) und der Margarete Kurze (47), die nach einiger Zeit wieder gescheitert sind. Arbeit im fremden Haushalt, abgesehen von Stundenarbeit, die ja kein Zusammenleben im selben Haushalt erfordert, ist ihrer ganzen Art nach für Prostituierte nicht geeignet; wir kommen später in anderem Zusammenhang noch darauf zurück. Für eine wachsende Arbeitslust der Prostituierten in späteren Jahren sprechen auch die Beobachtungen, die man an ihnen als Hausfrauen im eigenen Haushalt macht. Eine ganze Reihe von Ermittelungsberichten heben besonders hervor, daß die Wohnungen der ehemaligen Prostituierten in gutem Zustand gehalten sind und die Haushaltführung ordentlich ist. Von einigen Ehefrauen wird berichtet, daß sie nebenbei noch Stundenarbeit in fremden Haushalten verrichten.

Auf der anderen Seite darf man nicht übersehen, daß, wenn auch der Wille zur Arbeit im allgemeinen größer geworden ist, doch die Fähigkeit zur Arbeit und die Ausdauer in ihr nicht zugenommen hat. „Man möchte wohl arbeiten, aber man kann nicht" meint Anna Paulsen (8). Auch körperlich versagen viele, so hat es Magdalene Fink (27) in eigener Arbeit nicht weit gebracht, auch Christine Tomä (45) macht verschiedene Versuche, versagt dann aber bald wieder. Hinzukommt, daß sich in normalen Zeiten passende Arbeitsgelegenheit schwer findet; die Kriegszeit gab in dieser Beziehung ungewöhnlich gute Bedingungen. Ungelernte Fabrikarbeit ist heute für ältere Mädchen nicht zu bekommen, zu gelernter Arbeit sind Prostituierte nur in den seltensten Fällen fähig, [so hier nur Gertrud Flott (49)]. Einstellung in den Haushalt als Dienstmädchen erfordert von seiten der Herrschaft ungewöhnlich großes Entgegenkommen, von seiten des Mädchens ein Sichfügen und eine Disziplinierung, welche die an ein freies, regelloses Leben gewöhnten Prostituierten normalerweise nicht aufbringen können. Durch Stundenarbeit, d. h. durch stundenweises Arbeiten in fremden Haushalten, meist nur gegen Stundenlohn, kann auch die arbeitswilligste Frau sich auf die Dauer kaum ernähren, da Wohnung und Verpflegung selbst zu stellen sind.

Betrachten wir die augenblicklichen Lebensverhältnisse der solide Gewordenen, so finden wir nur eine einzige, Gertrud Flott (49), die sich durch eigene Arbeit ernährt. Hier liegen die Verhältnisse besonders günstig, weil sie in ihrer Familie wohnt. Selbst hier wird von einem Verhältnis berichtet, von dem man allerdings nicht weiß, ob sie pekuniären Vorteil dabei hat. Alle anderen ,,solide" Gewordenen leben mit Männern zusammen und werden von diesen unterhalten, wenn sie auch teilweise selbst mit zum Verdienst beitragen. Zusammenfassend kann man feststellen, daß, wenn auch im allgemeinen der Arbeitswille der Prostituierten in späteren Jahren zunimmt, Arbeitsfähigkeit und vor allem passende Arbeitsgelegenheit fehlen, so daß nur in ganz seltenen Fällen Prostituierte auf die Dauer durch eigene Arbeit solide bleiben können. Zeitweise scheint dies jedoch — bei besonders günstiger Wirtschaftslage — sehr wohl möglich.

Die Rettung aus der Prostitution ist die Heirat. Dieser Zusammenhang ist den Prostituierten selbst sehr deutlich bewußt. Wenn sie Arbeit annehmen, so geschieht es in den allermeisten Fällen nur, weil die Aussicht auf Heirat dahinter steht. So heißt es z. B. in dem Entlassungsgesuch der Anna Seiler geb. Henker (68) sehr bezeichnend: ,,Sollte es nun sein, daß ich mit meinem Verdienst meinen Lebensunterhalt nicht decken kann, so hat Franz Beck, der gesonnen ist, mich zu heiraten und in einem festen Arbeitsverhältnis steht, mir von seiner Seite Unterstützung zugesagt". Mit Franz Beck lebt sie damals schon zusammen. Die Heirat wird allerdings nicht nur aus pekuniären Gründen erstrebt, sondern auch, weil man — wie es die Dirnen selbst ausdrücken — ,,ohne Mann nun mal nicht sein kann", wenn man das Leben einer Kontrollierten auch in sexueller Beziehung ,,mehr wie satt" hat.

Wir kommen damit zu einem weiteren der inneren Koeffizienten, zur Sexualität, und zu der Frage, ob und in welchem Maße gesteigerte sexuelle Bedürfnisse für die Prostituierte im späteren Leben ein Hindernis sind, solide zu werden. Wir berücksichtigen hier besonders auch das Verhalten der Kontrollentlassenen, schon Verheirateten, da von hier aus die eigentliche, triebhafte Einstellung in sexuellen Dingen sich wieder ebenso deutlich zeigt wie in der Zeit vor der Unterkontrollstellung. Während der Kontrollzeit sind die Zusammenhänge vielfach verdunkelt, weil die verschiedenen Faktoren, die zur Prostitution führten, sich überdecken.

Die heute noch unter Kontrolle stehenden Mädchen äußern übereinstimmend ihren Widerwillen gegen den berufsmäßigen Geschlechtsverkehr. Hedwig Rauscher (37) geht mit einer Geste des Abscheus über diesen Punkt weg, „wenn ich's nicht müßte, ich tät es sicher nicht". Margarete Albrecht (2) resigniert; „es ist nun mal das Geschäft". Emilie Wirker geb. Krisek (42) versucht eindringliche psychologische Erklärungen, „ich bin wie tot, wenn ich im Geschäft bin", die aber nicht sehr echt wirken. Die wenigen Äußerungen der kontrollentlassenen Frauen, die über diesen Punkt vorliegen, sind voll Erstaunen darüber, daß „so was früher möglich war", wie Martha Stange (35) sich ausdrückt, um dann stolz hinzuzusetzen „mir kommt heut keiner mehr zu nah!" Wieweit diese Äußerungen auf Wahrheit beruhen und wieweit sie den Frauen selbst vielleicht unbewußte Fälschungen sind, mag dahingestellt bleiben.

In der Frage der Sexualität bei Prostituierten wird man sehr nach den einzelnen Persönlichkeitstypen differenzieren müssen und niemals sagen können, wie die Prostituierte an sich in diesem Punkt sich verhält. Eine Erfahrung, die für alle Typen gilt, ist die, daß keine einzige nach Entlassung aus der Kontrolle längere Zeit ganz ohne Mann war. Auch die Unverheirateten sind nie längere Zeit ohne Verhältnis gewesen, außer Margarete Albrecht (2), die ein Verhältnis mit ihrer Freundin hat und „die Männer nicht mag". Bei den Kontrollentlassenen Magdalene Fink (27) und Gertrud Flott (49), die heute noch unverheiratet sind, hören wir von Verhältnissen. Maria Hagenhalter (63), 5 Jahre aus der Kontrolle entlassen war, behauptet durchaus nicht, daß sie die in dieser Zeit „gar keinen hatte". In vielen Fällen — und hier scheiden sich die verschiedenen Typen — scheint mit der Heirat in späteren Jahren dem sexuellen Bedürfnis der Frau Genüge getan. Es bleiben aber nicht wenige Fälle, in denen gerade die sexuelle Erregbarkeit der Frau die Ehe illusorisch macht und das Solidewerden hindert. Deutlich ist dies in zwei Fällen, bei Antonie Weyer (55), die in der späteren Ehe wieder zur Prostituierten wird, weil, wie sie in den Verhandlungen immer wieder betont, ihre „Natur es verlangt", und bei Josephine Lange (25), die, als sie 1922 als verheiratete Frau durch die Sittenpolizei mit einem fremden Manne in einem Absteigequartier festgenommen wird, aussagt, sie verkehre mit einem fremden Manne, weil ihr Mann sie in dieser Weise nicht befriedige. Sie führt nach dem Ermittlungsbericht auch sonst ein unsolides Leben. Wirtschaftliche Not spielt in diesem Fall gar keine Rolle. Auch bei Gertrud Spahl (3), bei der allerdings in gewisser Weise wirtschaftliche Not mitsprach, hat man den Eindruck, daß sie wieder zur Prostituierten wurde, weil ihr der Mann fehlte. Wir werden noch bei einigen kontrollentlassenen Ehefrauen zweifelhafte Verhältnisse finden, die alle in dieser Richtung verdächtig sind. Auch bei den noch unter Kontrolle stehenden Mädchen läßt sich oft, trotz gegenteiliger Äußerungen, eine gewisse Berufsfreude nicht verkennen. Margarete Albrecht (2), Klara Ringler (32) und Maria Hagenhalter (63) ist der Beruf in dieser Beziehung sicher nicht unangenehm. Emilie Wirker geb. Krisek (42) hat, wenn auch uneingestanden, zweifellos Freude daran, ihre Macht über die Männer auszunutzen. Lebensschicksale, wie die der Margarete Kurze (47) und Maria Krone (48), die trotz aller Versuche, solide zu werden, noch unter Kontrolle stehen, sind nicht zu erklären, wenn man nicht — neben Haltlosigkeit und Empfindsamkeit — gesteigerte sexuelle Bedürftigkeit als den ihren Rückfall mitbestimmenden, vielleicht ausschlaggebenden bestimmenden Faktor heranzieht. Aus welchen Komponenten sich der Faktor „Sexualität" zusammensetzt, ob es die Freude am Begehrtwerden durch viele Männer ist, was das Selbstgefühl steigert, ohne daß dabei der Geschlechtsverkehr an sich erstrebt wird, oder ob rein körperliche Bedürfnisse oder Neigung zu Perversitäten die Hauptrolle spielen, ist bei älteren Prostituierten ebensowenig zu erkennen wie bei den jugendlichen, zur Prostitution drängenden Mädchen. Zu erkennen ist nur, daß der sexuelle Komplex auch in späteren Jahren sehr betont bleibt und mehr im Vordergrund steht, als man nach den Aussagen der Frauen zunächst anzunehmen geneigt ist. Unter den inneren Faktoren, die die Frauen in der Prostitution festhalten bzw. in sie zurückführen, spielt die Sexualität jedenfalls eine nicht zu unterschätzende Rolle.

Neben der sexuellen Bedürftigkeit — und vielleicht mit dieser zusammenhängend — bleibt die Unstetheit, die Freude an ungeregeltem, lärmendem Leben und Treiben, die Sucht nach Abwechselung auch in späteren Jahren bestehen und kann dazu beitragen, die Rückkehr in ein geordnetes Leben zu erschweren. Hier spricht wohl auch das Temperament mit. Die schwachsinnige Maria Hagenhalter (63) kann ihr erethisches Wesen nicht anders austoben als in Dirnenkneipen und Schifferwirtschaften. Auch die unruhige Auguste Bürger (61), die „fidele Sächsin", braucht eine ähnliche Lebensatmosphäre. Eine tiefere innere Unrast scheint sich in Maria Mack (52) auszuwirken, die anscheinend nirgendwo Ruhe findet und zwischen kontrollierter und wilder Prostitution hin und her treibt. Die Unstetheit im Leben der Maria Krone (48) scheint mehr aus Verstimmungen zu entspringen als aus Freude an einem bewegten Leben. Liebe zu Vergnügungen, zum „Rummel", Neigung zu fideler Geselligkeit scheint bei fast allen kontrollentlassenen Ehefrauen noch vorhanden zu sein und zu gelegentlichen Verschwendungen zu führen, ohne daß dadurch die Frauen wieder unsolide werden. Eigentliche Unstetheit im Sinne des Vagabundierens findet sich kaum bei den hier untersuchten Prostituierten. Von den 62 wieder ermittelten Prostituierten leben 33 noch in Köln, die anderen haben bis auf ganz wenige Ausnahmen in anderen Städten festen Wohnsitz gefunden. Während der Kontrollzeit wechseln die Mädchen häufig ihren Aufenthaltsort, wenn auch nur für kürzere Zeit, doch hat man den Eindruck, daß es weniger aus inneren Ursachen als um äußerer Schwierigkeiten (Polizeistrafen usw.) willen geschieht. In späteren Jahren besteht im allgemeinen die Tendenz, sich an einem Ort festzusetzen.

Unter den Ursachen, welche die Mädchen in der Kontrolle oder einem unsoliden Leben festhalten, ist auch die Neigung zum Alkohol zu nennen. Aus den Akten läßt sich darüber allerdings wenig erfahren, auch die Ermittlungsberichte erwähnen diesen Punkt nicht sehr häufig. Bei den Kontrollentlassenen erfahren wir von Gertrud Weinert (31), daß sie abends oft betrunken nach Hause kommt; Anna Seiler geb. Henker (68) trinkt auch heute noch gern „Malaga". Katharina Wieland (60) hat bei ihrem letzten Diebstahl hauptsächlich Kognak gestohlen und ihn mit den Genossen in einer berüchtigten Wirtschaft konsumiert. Wie weit die von Hedwig Altmüller (54) und Katharina Wag (41) berichteten wüsten Szenen und Schimpfereien auf Alkoholgenuß zurückzuführen sind, ist nicht ganz klar. Elise Öhler (30) hat früher getrunken, in den letzten Jahren anscheinend nicht mehr so sehr. Bei den heute noch Kontrollierten wird Festnahme wegen Trunkenheit mehrfach notiert. Maria Robinowski (51) ist durch ihre Trunksucht ganz heruntergekommen, bei Margarete Kurze (47) hat der Alkohol sicher sehr mitgesprochen. Auch Hedwig Rauscher (37) scheint der Alkohol sehr zuzusetzen, und ebenso trinken Agnes Sünner geb. Lustert (17) und Auguste Bürger (61) sicher sehr viel. Doch scheint ausgesprochene Trunksucht auch in späteren Jahren unter den Prostituierten verhältnismäßig selten zu sein, eine Beobachtung, die erstaunt, wenn man bedenkt, wie sehr Kontrollierte durch ihr Geschäft zum Alkoholgenuß gezwungen sind.

Unter den Entschuldigungsgründen, welche die Kontrollierten selbst für ihr Verbleiben in der Kontrolle anführen, spielt das Argument der wirtschaftlichen Not auch in späteren Jahren noch eine große Rolle. Anna Paulsen (8) betont auch heute noch nachdrücklich, daß sie längst nicht mehr unter Kontrolle stünde, wenn sie ihre beiden Kinder nicht zu ernähren hätte. Emilie Wirker geb. Krisek (42) schiebt immer noch das lange Krankenlager des Mannes vor. Margarete Albrecht (2), die ihre Freundin unter hält, fragt, was sie wohl anders hätte tun sollen. Gertrud Spahl (3) und Franszika Hütter (40) stehen im späteren Leben mit ihren Kindern allein und wissen sich nicht anders als durch erneute Kontrollunterstellung zu helfen. Ebenso behauptet Josephine Lange (25) sich nicht anders ernähren zu können, nachdem der Mann sie verlassen habe. So wenig stichhaltig dieses Argument zu Beginn der Prostituiertenlaufbahn war, als es sich um noch arbeitsfähige, unbelastete Menschen handelte, so gewinnt es doch in späteren Jahren an Bedeutung. Wir führten schon bei Untersuchung des Arbeitswillens der Prostituierten aus, daß Arbeitsfähigkeit und Arbeitsgelegenheit bei den älteren Prostituierten so sehr fehlen, daß sie im allgemeinen nicht imstande sind, sich durch eigene Arbeit zu erhalten. Kommt die Verantwortung für Kind oder Familie hinzu, so erschweren sich die Umstände noch, und auf der anderen Seite findet sich nicht so leicht ein Mann, der diese Pflichten gleich mit übernimmt. Bei Anna Paulsen (8) scheint der Umstand, daß sie sich von ihren Kindern nicht trennen will, eine Heirat sehr zu erschweren. Berücksichtigt man neben der Tatsache, daß die wirtschaftliche Notlage in späteren Jahren zunimmt, die Tatsache, daß eine Frau, die schon Kontrollierte war, dem Gedanken, sich durch erneute Prostitution aus der Not zu retten, sehr viel weniger Widerstände entgegensetzt als ein noch unbescholtenes Mädchen, so ist man geneigt, in einzelnen Fällen wirtschaftliche Not als Erklärung des Zurückgleitens in die Prostitution gelten zu lassen. Auch bei den Kontrollierten bildet die Angst, sich durch Arbeit nicht ernähren zu können, eine nicht zu unterschätzende Erschwernis der Kontrollbefreiung, so bei Hedwig Rauscher (37), die nicht weiß, wo sie passende Arbeit finden soll, und bei Auguste Bürger (61), der vor allem die Wohnungsfrage Sorge macht. Doch erscheinen in diesen Fällen derartige Bedenken, wenn man auch ihre Bedeutung nicht verkennen soll, nur mitbestimmend neben anderen Faktoren, die in der Kontrolle festhalten.

Von anderen äußeren Ursachen, welche die Mädchen in der Kontrolle festhalten, z. B. Bedrohung durch Zuhälter oder Druck von seiten der Bordellwirtin, hören wir weder aus den Akten noch aus den Berichten der Mädchen selbst.

Es mögen derartige Einflüsse wirksam sein, doch scheint im allgemeinen der polizeiliche Schutz, den die Mädchen genießen, ausreichend zu sein, um sie vor groben Bedrängnissen zu schützen.

B. Die Wege der Befreiung von der Kontrolle.

Die Befreiung von der Kontrolle, die endgültige Kontrollentlassung, erfolgte den Akten nach bei den 43 Kontrollentlassenen in 14 Fällen durch Heirat, in 19 Fällen durch Nachweis von Arbeit. In 10 Fällen ist die unmittelbare Ursache der Kontrollbefreiung nicht bekannt, doch erfolgte in all diesen Fällen später die Heirat, und zwar, soweit bekannt, nicht lange nach Aufhebung der Kontrolle. Man darf nicht vergessen, daß der in den Akten angegebene Grund der Kontrollbefreiung der nach außen hin genannte ist, hinter dem sich andere Motive verbergen. Nur so ist die verhältnismäßig große Zahl von Kontrollentlassungen durch Arbeit zu erklären. Wir erwähnten schon, daß der Nachweis von Arbeit häufig nur erbracht wird, um sich vor der Heirat, die man schon bestimmt ins Auge gefaßt hat, zu rehabilitieren und spätere polizeiliche Nachfragen zu vermeiden. In 7 Fällen von den 19 durch Arbeit Kontrollbefreiten erfolgte die Heirat einige Monate nach der Kontrollentlassung. In einigen der anderen Fälle kann man billigerweise zweifeln, ob es sich um ordentliche Arbeit handelte, und ob nicht doch noch ein Mann dahintersteckte, so bei Mathilde Thieler (38), die mit einem Polen in wilder Ehe lebt, und bei Auguste Daskaljak (39), deren Haushälterinnenstelle bei einem Bergmann etwas zweifelhafter Natur gewesen zu sein scheint. Bei Katharina Wieland (60), die 1916 durch Nachweis von Arbeit in einer Wirtschaft von der Kontrolle befreit wurde, heißt es 1919 in der Urteilsbegründung des Gerichtsverfahrens wegen Diebstahls: „Die Angeklagte ist eine Person, die einem ehrlichen Erwerb nachzugehen nicht geneigt ist." Man ging deshalb über das Mindestmaß der angedrohten Strafe hinaus. Anna Seiler geb. Henker (68) lebt schon während ihrer Probezeit in wilder Ehe, geht ihrer Arbeit aber zunächst anscheinend noch regelmäßig nach. Einige andere scheinen sich dagegen durch eigene Arbeit ohne Unterstützung von seiten eines Mannes eine Zeitlang hochgehalten zu haben; wir erwähnten schon Christine Zaun (62), Hedwig Altmüller (54), Frieda Binder (11) und vor allem Gertrud Flott (49), die immer noch unverheiratet ist. Die Bedeutung der Munitionsarbeit für die Kontrollbefreiung zogen wir schon in Betracht, ebenso die Stellung der Frauen zur Arbeit an sich und ihren verschiedenen praktischen Möglichkeiten. Wir kamen nach unseren Erfahrungen zu dem Ergebnis, daß, wenn auch die Befreiung von der Kontrolle in nicht ganz wenigen Fällen durch Nachweis von Arbeit gelingt, auf die Dauer ein Solidebleiben der ehemaligen Prostituierten — abgesehen von Ausnahmefällen — nur durch Heirat, nicht durch eigene Arbeit möglich scheint.

Unter den äußeren Hilfen, welche den Prostituierten bei ihren Bestrebungen, sich von der Kontrolle zu befreien, zugute kommen, möchten wir den Beistand der eigenen Familie der Prostituierten nicht unerwähnt lassen. Es handelt sich hier natürlich nicht mehr um aktive Rettungsversuche, wie sie den jugendlichen Mädchen gegenüber angebracht waren, sondern um Gewährung von Obdach und Unterstützung, wenn die Not allzu groß geworden ist. Gertrud Flott (49) scheint an Mutter und Schwester wieder Halt gefunden zu haben, was zu ihrem Solidewerden viel beigetragen haben mag. Hedwig Rauscher (37) spricht mit Dankbarkeit davon, daß ihre Eltern sie immer wieder aufnehmen, trotzdem sie jetzt ahnen, daß sie Kontrolle hat. „Sie sprechen aber nicht davon, sie sind zu fein dazu." Die lungenkranke Adelheid Pejkowski (58) darf sich gelegentlich in ihrer Heimat ausruhen. Sie stirbt allerdings nicht zu Hause, sondern in einem Kölner Hospital. Mathilde Thieler (38) behauptet, zwischendurch noch einmal zwei Jahre bei den Eltern gewesen zu sein, die sich viel Mühe um sie gegeben hätten, doch ohne Erfolg. Frieda Binder (11) hat die Verbindung mit der Heimat nie aufgegeben. Wilhelmine Strauch (7) fährt auch während ihrer Kontrollzeit häufig nach Hause, ebenso Elise Donkten (34), ohne daß man den Eindruck hat, daß die Heimat einen besonderen Einfluß ausübt. Entscheidend scheint die Einwirkung des Elternhauses und der Familie in keinem Fall zu sein, wenn auch der Gedanke daran bei einzelnen sicher mit dazu beitragen haben mag, zu versuchen, aus der Kontrolle freizukommen. Nach der Kontrollentlassung scheinen die Frauen die Verbindung mit der Familie nicht ungern wieder aufzunehmen.

Die Bestrebungen der Mädchen, aus der Kontrolle freizukommen, werden nicht ganz selten von Männern, auch Männern anderer Stände, unterstützt, ja sogar eingeleitet. Wir hören von solchen „Rettungsversuchen" in fast allen Erzählungen der heute noch kontrollierten Mädchen. Es mag viel Phantasie in diesen Erzählungen sein, doch zeigt die Ausführlichkeit und der Stolz, mit dem die Mädchen von Verhältnissen berichten, in denen der Mann „gut" mit ihnen sei und nicht wolle, daß sie Kontrolle hätten, wie sehr sie doch noch leiden mögen unter der im allgemeinen verächtlichen Behandlung durch die Männer. So behauptet Hedwig Rauscher (37), sie sei von einem Baggereibesitzer zwei Jahre ausgehalten worden, bis er im Krieg gefallen sei. Sie hätten sich sehr gern gehabt, und sie sei in dieser Zeit solide gewesen. Anna Meyner (53) berichtet von einem Großkaufmann, der sie erhalten und sehr geliebt habe. Durch seine Fürsprache wurde sie, auch den Akten nach, aus der Kontrolle entlassen. Magdalene Fink (27) schreibt 1914 in ihrem Entlassungsgesuch: „Mein Bräutigam hat auch gern, daß ich von dem schlechten Wege abkomme, denn er ist schon seit dem dritten Mobilmachungstag im Feld und viel für mich gesorgt hat". Barbara Tischenhof (69), über deren interessante Persönlichkeit leider wenig bekannt geworden ist, lebt 1915 in München einige Zeit mit einem Studenten zusammen und schreibt von dort — unterstützt durch die Unterschrift des Studenten — ein Entlassungsgesuch; sie sei bei einem Rentner in Stellung. In dem die Verhältnisse nachprüfenden Polizeibericht heißt es: „Die Tischenhof ist zwar bei dem Schuler, der Student ist und möbliert wohnt, in Wohnung gemeldet, verrichtet aber alle Arbeiten eines Dienstmädchens, ist auch als solches gekleidet, putzt, wäscht, kocht, klopft Teppiche und wurde ein intimes Verhältnis zwischen beiden noch nicht bemerkt". 4 Wochen später meldet die Münchener Polizei, daß die beiden ausgezogen sind, „die Miete ist aber bezahlt". Karoline Zahn (6) begründet ihr Entlassungsgesuch damit, daß ein Herr sie unterhalte, und „um mir eine bessere Lebensstellung zu verschaffen" besuche sie eine Handelsschule.

Auch Auguste Bürger (61) berichtet von einem „ordentlichen Mann", der wolle, daß sie von der Kontrolle abkäme. Maria Mack (52) wird 1914 auf das Gesuch eines Unteroffiziers, der sie zu heiraten beabsichtigt, aus der Kontrolle entlassen. In Margarete Kurzes (47) Erzählungen spielen die verschiedenen „feinen Freunde", die sie aushalten und aus dem Leben haben befreien wollen, ohne daß an eine Heirat zu denken gewesen sei, eine große Rolle. Sehr viel Erfolg scheinen hier wie auch in den anderen Fällen die Rettungsversuche der Männer nicht gehabt zu haben.

Bei den Versuchen der Mädchen, aus der Kontrolle freizukommen, mag auch die **Hilfe der behördlichen und charitativen Fürsorgeorgane** eine gewisse Rolle spielen. Wir hören wenig davon. Bei Margarete Kurze (47) hat sich die behördliche Polizeifürsorge mehrere Male alle erdenkliche Mühe gegeben, Arbeit zu vermitteln, und das Mädchen selbst wandte sich immer wieder um Hilfe an diese Stelle, war aber zu haltlos, um in den Arbeitsstellen auszuhalten. Bei Gertrud Spahl (3) vermittelte die Polizeifürsorge nach einer Festnahme des Mädchens die Rückkehr in die alte Dienststelle. Magdalene Fink (27) behauptete, durch Vermittlung einer charitativen Fürsorgestelle eine Stelle bekommen zu haben, die sie aber nicht antrat. Im übrigen erfahren wir bei den immerhin zahlreichen Kontrollbefreiungsversuchen nichts von der Mithilfe der Fürsorge. Die Haltung der Mädchen selbst dieser Einrichtung gegenüber ist — wie es auch in der ersten Untersuchung hervortrat — ziemlich ablehnend. Die Mädchen fürchten das „drum angesehen werden", die „Verachtung" und den fremden Willen, der unter Unkenntnis ihrer Lebensbedingungen Unmögliches von ihnen verlangt. Zum großen Teil liegt die Ablehnung begründet in der Unkenntnis der Einrichtungen und Hilfsmöglichkeiten. Man verwechselt Fürsorge mit Fürsorgeerziehung. „Fürsorge!" meint z. B. Maria Hagenhalter (63) entsetzt, „ich meine, dazu wär ich 'was alt!" Die in dieser Untersuchung gemachten Erfahrungen über die inneren und äußeren Entwicklungsmöglichkeiten älterer Prostituierter für die Ausgestaltung der Fürsorgearbeit an ihnen auszuwerten, ist in diesem Zusammenhang nicht angebracht.

Über das Alter, in dem die Mädchen aus der Kontrolle entlassen werden, erfahren wir aus den Akten folgendes. Von den 43 endgültig, nicht nur in Köln Kontrollentlassenen wurden aus der Kontrolle entlassen im Alter von 20—25 Jahren: 7, im Alter von 26—30 Jahren: 19; im Alter von 31 bis 35 Jahren: 7; im Alter von 36—40 Jahren: 4. Nicht bekannt ist der Zeitpunkt in 6 Fällen.

Dies entspricht ungefähr dem Ergebnis v. Grabes, von dessen 44 Kontrollentlassungen 25 aus der Kontrolle gestrichen worden sind, ehe sie das 30. Jahr vollendet haben.

Die Dauer der Kontrolle war bei den Kontrollentlassenen folgende. Es standen unter Kontrolle 1 Jahr: 1; 2 Jahre: 2; 3 Jahre 1; 4 Jahre: 4; 5 Jahre: 8; 6 Jahre: 8; 7 Jahre: 1; 8 Jahre: 2; 9 Jahre: 5; 10 Jahre: 3; 11 Jahre: 1; 15 Jahre: 1. In 6 Fällen fehlen die Angaben. Das Alter der heute noch unter Kontrolle Stehenden schwankt zwischen 33 und 40 Jahren; keine einzige ist über 40 Jahre alt.

C. Die soziale Wertung der Verhältnisse der Kontrollentlassenen.

Die oben wiedergegebenen Einzelberichte über die Kontrollentlassenen sind in bestimmter Reihenfolge, von den sozial günstigsten Verhältnissen zu den weniger günstigen herabsteigend, geordnet. Im folgenden soll versucht werden, diese Rangordnung zu verdeutlichen und die Verhältnisse unter sozialen Gesichtspunkten zu werten.

Eine Wertung der vorgefundenen Verhältnisse der 43 kann nur eine subjektive sein. Die Ermittlungsberichte, auf die sie sich stützt, beruhen zum Teil auf persönlichen Eindrücken der betreffenden Ermittler; sie sind mehr oder weniger ausführlich und, zuverlässig in der Beobachtung. Auch der sorgsamsten Nachforschung wird es niemals gelingen, alle Winkel einer Wohnung zu durchstöbern, in alle Beziehungen einer Familie einzudringen. Hier waren ja auch der Untersuchung von vornherein bewußt Schranken gesetzt, um störende Indiskretionen zu vermeiden. Eine Betrachtung, die sich nur auf die sogenannten „objektiven Angaben", wie Strafregister, Polizei- und Gerichtsakten stützt und alle objektiv nicht faßbaren Momente unberücksichtigt läßt, kann naturgemäß nur zu ganz groben und ungenauen Ergebnissen kommen und muß auf die Erforschung feinerer Differenzierungen verzichten. Auch die Entscheidung darüber, ob eine Familie sozial wertvoll, unauffällig oder störend ist, kann nicht nur erfolgen auf Grund der nach außen bekannten faßbaren Tatsachen, sie muß das ganze Milieu, in dem die Familie lebt, Wohnung, Lebensweise, Nachbarschaft und Freundschaft, Gegebenheiten, die sich nur persönlicher Beobachtung erschließen, mit berücksichtigen.

Die sozial günstigsten Verhältnisse, die wir vorfinden, sind die, in denen jede Erinnerung an das asoziale Vorleben der Frau ausgelöscht ist. Das Leben der Familie unterscheidet sich in keiner Weise von dem Leben einer geordneten Arbeiter- oder Bürgerfamilie. Die Familie steht sowohl bei der Verwandtschaft wie bei der Nachbarschaft in gutem Ruf, und es bestehen keinerlei Verdachtsmomente für ein unsolides Leben. Diesen Anforderungen genügen vielleicht nur die Verhältnisse der Maria Eifer (12), Martha Stange (35) und Mathilde Mertens (59).. Die Familie der Mathilde Mertens und der Martha Stange gelten als gut bürgerlich; Maria Eifer ist eine solide Arbeiterfrau geworden. Bei weniger kritischer Wertung, wenn man z. B. die in großstädtischen Arbeiterkreisen jetzt so häufige „wilde Ehe" als eine durch die schwere wirtschaftliche Lage und die Schwierigkeiten der Kriegszeit erklärbare Unsitte auffaßt, in ihr aber kein direkt asoziales Moment sieht, so sind auch die Verhältnisse der Wilhelmine Strauch (7), Ella Keßler geb. Letzte (20) und der Sibilla Höfer (28) durchaus positiv zu werten. Wilhelmine Strauch hat jetzt schon längst geheiratet, die beiden anderen warten nur auf die Ehescheidung, um dann auch zu heiraten. Auch Gertrud Flott (49) hat sich in überraschender Weise hoch gearbeitet, und das von ihr berichtete Verhältnis mit einem Regiebeamten wird man ihr kaum als unsoziales Verhalten anrechnen können. Ebensowenig ändert das von Elise Donkten (34) bekannte Schmuggeleivergehen etwas an dem Wert ihrer sonst stabilen Lebensverhältnisse. Die Verhältnisse der Gertrud Spahl (3), die durch den Tod des ersten Mannes wieder sehr ungünstig geworden waren, haben sich in letzter Zeit sehr gehoben. Auch Franziska Köhler geb. Stolze (21) scheint nach dem Tod ihres verbrecherischen Ehemannes ein ruhiges und geordnetes Leben gefunden zu haben. Ein menschlich gesehen so trauriges Leben wie das der Christine Tomä (45) wird man — wenigstens was die letzten Jahre angeht —

als sozial geordnet bezeichnen müssen. Die Verhältnisse der Frieda Binder (11) und Hedwig Altmüller (54) sind wirtschaftlich gut und sozial einwandfrei. Die gelegentlichen kleinen Entgleisungen, die bei ihnen nach dem persönlichen Eindruck noch möglich sind, sind nicht erwiesen und haben jedenfalls dem guten Ruf der Familien bei Nachbarschaft und Polizei nicht geschadet.

Eine andere Gruppe von Verhältnissen wird man wirtschaftlich schlecht und sozial tiefstehend, aber nicht eigentlich unsolide oder unsozial nennen können. Katharina Wag (41) zankt sich anscheinend heftig mit ihrem Ehemann, der in der Trunkenheit gelegentlich das ganze Mobiliar verkauft, sonst aber rechtschaffen für sie zu sorgen scheint. Berta Bauer (4) und Anna Schmidt (29), die beide kränklich sind, leben in ärmlichen aber nicht unglücklichen Verhältnissen. Ähnlich Margarete Obermann gesch. Träher (23), die, von ihrem zweiten Ehemann auch geschieden, jetzt in dritter Ehe in wirtschaftlich schlechten, aber nicht auffälligen Verhältnissen lebt. Auch von Christine Zaun (62) wird berichtet, daß sie kränklich sei, aber noch mitarbeitet. Der Ehemann ist lange arbeitslos gewesen, und anscheinend kam dadurch viel Not in die Familie. Die Verhältnisse der Elise Schiff geb. Lang (70), die wieder mit dem Ehemann zusammenhaust, machen auch heute noch einen unerfreulichen Eindruck, doch ist Nachteiliges nicht mehr bekannt geworden. Zum niedrigsten Proletariat gehören die Familien der Sophie Euler geb. Türk (10) und der Elise Oehler (30). Beide haben vorbestrafte Männer, Tagelöhner und Bettler geheiratet und leben in den armseligsten Verhältnissen. Kleine Delikte, wie Kohlendiebstahl und Bettelei, scheinen gelegentlich vorzukommen, doch haben beide Familien feste Wohnung und können Arbeitseinkommen nachweisen. Die Polizei urteilt nicht ungünstig über sie, wenn sie auch in verrufenen Straßen wohnen. Die idiotische Elise Oehler (30) scheint zu trinken, doch ist sie in den letzten Jahren nicht auffällig.

Fragwürdig sind die Verhältnisse von Margarete Seitz (43), Paula Heuler (16) und Katharina Wieland (60). Die Katharina Wieland wurde in den letzten Jahren noch mehrere Male wegen Diebstahls bestraft, auch der Ehemann ist vorbestraft. Für die letzte Strafe (1922) wurde Strafaufschub gewährt, aber auch heute macht der Geschäftsbetrieb keinen guten Eindruck, und die Eheleute verkehren in der schlechtesten Gesellschaft. Paula Heuler (16) ist 1919 zuletzt wegen Diebstahls bestraft, auch der Ehemann ist vorbestraft, doch scheinen die Verhältnisse in den letzten Jahren stabiler geworden zu sein. Margarete Seitz (43) ist 1918 wegen Hehlerei bestraft, 1923 wurde die Strafe erlassen. Die Familie scheint aber in wirtschaftlich und sozial recht wechselnden Verhältnissen zu leben und reist viel umher. Magdalene Fink (27) lebt in wilder Ehe mit einem Arbeiter. Sie steht in der Nachbarschaft nicht in gutem Ruf, wenn man ihr auch positiv nichts nachsagen kann. Undurchsichtig, aber sicher nicht gut sind auch die Verhältnisse der Agnes Schrey (22). Hier scheint die Schuld vorwiegend beim Ehemann zu liegen. Er ist jahrelang Zuhälter seiner Frau gewesen und wird jetzt als „Händler" auch noch häufig kriminell. Äußerlich ist das Milieu gar nicht schlecht, aber man hat den Eindruck, daß die Leute jeden Augenblick darauf gefaßt sind, von der Polizei aus der Wohnung geholt zu werden. Eher negativ als positiv zu werten ist auch die jetzige Lebensführung der Anna Meyner (53). Sie scheint sich von den Gewohnheiten ihres früheren Dirnenlebens nicht trennen zu können. Sie verbirgt sich dabei aber sehr geschickt hinter der Ehrbarkeit einer Ehefrau, deren Mann auf Reisen ist, und fällt nach außen hin nicht besonders auf. Sie ist jetzt wohl nicht mehr Prostituierte im eigentlichen Sinne, aber ihrer inneren Haltung nach und vielleicht auch im äußeren Leben unterscheidet sie sich wohl nicht sehr von einer Dirne. Ihr Verhalten scheint charakteristisch für eine ganze Reihe äußerlich geordneter Ehen. Von Maria Kowac (1) und Josephine Lange (25) wird berichtet, daß sie abends viel ausgehen und in üblen Lokalen verkehren. Ihre Verhältnisse scheinen sonst ganz gut zu sein. Margarete Hafen (18) steht im Verdacht, Männerbesuche zu empfangen. Der Verdacht muß begründet sein, denn das Kind aus erster Ehe des Mannes wurde aus der Wohnung entfernt; sonst macht die Ehe, besonders was den Ehemann angeht, einen guten Eindruck. Olga Bühl (65) und Anna Seiler geb. Henker (68) verkehren noch viel in Dirnenkreisen und mit deren Anhang; an ihren Verhältnissen scheint im übrigen nichts auszusetzen zu sein. Wie weit die Ehefrauen bei derartigen Ausflügen in ihre frühere Umgebung auch in die Lebensweise dieser Kreise zurückfallen, wird niemals mit Sicherheit festzustellen sein, ebensowenig wie man ergründen kann, wie weit die Ehemänner über diese Dinge informiert oder sogar selbst daran beteiligt sind. Es ist sehr wohl möglich, daß die Frauen bei diesen „Vergnügungen" nur die gewohnte Gesellschaft suchen, sich damit begnügen in den altbekannten Cafés zu sitzen, sich auf der Straße nach alter Gewohnheit ansprechen zu lassen, daß sie dabei aber im allgemeinen ihrem Ehemanne treu bleiben. Wahrscheinlicher ist es, in den oben erwähnten Fällen kann man es fast mit Sicherheit annehmen, daß sie gelegentlich entgleisen und wieder gewerbsmäßige Prostitution treiben und zu diesem Zweck auch die bestimmten Lokale aufgesucht haben. Sehr ausgedehnt kann dieses Treiben kaum sein, weil die sittenpolizeilichen Revisionen der Dirnenstraßen und Absteigequartiere im allgemeinen ziemlich scharf sind, und die eingeschriebenen Kontrollierten selbst ein wachsames Auge auf die aus der Kontrolle entlassenen zu haben pflegen. Die Gefahr liegt darin, daß Kontrollentlassene, wenn sie schon eine so enge Verbindung mit ihrem früheren Milieu haben, beim geringsten Anlaß, bei Ehestreit, wirtschaftlicher Not wieder in die gewerbsmäßige Prostitution hineingleiten. So ist Sophie Fischer (46) durch ihren Mann, einen Kellner in Bordellstraßen nie aus der gefährlichen Umgebung herausgekommen und holte nach einem Streit mit ihm wieder Kontrolle. Ihrer Persönlichkeit nach wäre es sehr gut zu denken, daß sie in einer anderen Ehe ganz solide geworden wäre. Heute steht sie nicht mehr unter Kontrolle, sie bleibt aber im Verdacht der heimlichen Prostitution.

Es wird immer schwer sein, Verhältnisse, in denen derartige Verdachtsmomente in bezug auf das Verhalten der Frau bestehen, sozial richtig einzuschätzen. Nach außen hin sind die Verhältnisse geordnet, positive Anhaltspunkte für Verfehlungen der Frau sind nicht gegeben, Nachteiliges ist polizeilich nicht bekannt, und doch sind Lebensweise und Milieu irgendwie zweifelhaft und unsolide.

Ausgesprochen schlecht und unsolid sind die Verhältnisse der Gertrud Weinert (31), Antonie Weyer (55) und Mathilde Thieler (38). Auch von der explosiblen Auguste Daskaljak (39) kann man wohl trotz ihrer Kontrollentlassung und ihres Ehestandes nicht annehmen, daß sie solide geworden ist. In all diesen Fällen scheint die Heirat nur der Deckmantel, unter dem das alte Leben — bei **Gertrud Weynert** (31) und **Antonie Weyer** (55) mit Beteiligung der Ehemänner — fortgesetzt wird.

In 6 Fällen, bei **Franziska Rybnowski** (24), **Karoline Zahn** (6), **Barbara Tischenhof** (69), **Wilhelmine Geier** (67), **Nelli Jettersen** (57), **Ida Pflüger** geb. **Schild** (56) reichen die erhaltenen Angaben nicht aus, um ein zuverlässiges Bild der Lebensverhältnisse zu gewinnen. Immerhin ist von keiner Seite — weder durch Polizeiakten, noch Strafregister, noch durch anderweitige Ermittlungen — Nachteiliges über die Betreffenden bekannt geworden. Die Angaben des Vaters über die glückliche Heirat der **Nelly Jettersen** (57) sind sogar besonders günstig und klingen glaubwürdig, immerhin darf man sie nicht so werten wie das Zeugnis einer objektiven Stelle.

Werfen wir noch einen Blick auf **Beruf und Stellung der Ehemänner** der Kontrollentlassenen, um auch von dieser Seite ein Bild der sozialen Verhältnisse zu gewinnen. Die Angaben der Berichte sind hier leider sehr unvollständig; es hätte einer weiteren selbständigen Untersuchung bedurft, um in diesem Punkte Klarheit zu gewinnen.

5 Frauen haben nach dem Tod des ersten Ehemannes bzw. nach der Scheidung von ihm zum 2. Male geheiratet, eine sogar zum 3. Male. 3 Frauen leben mit einem 2. Mann in wilder Ehe. Zählt man die in wilder Ehe lebenden Frauen mit zu den Verheirateten, was in diesem Zusammenhang gestattet ist, so ergibt sich eine Zahl von 51 Ehemännern. Von 43 Fällen sind die Berufe bekannt. (Die schon in der ersten Untersuchung erwähnten Ehemänner sind hier mitgezählt.)

Von 43 Ehemännern sind
   in gehobener Stellung 3
      (Fabrikant, Zigarren- u. Lebensmittelgroßhändler)
   Arbeiter 11
      (gelernte und ständig beschäftigte Arbeiter)
   Kellner 7
   Schuhmacher 4
      (eigene Werkstatt)
   Musiker 1
   Gelegenheitsarbeiter 11
      (ungelernte und unständige Arbeiter).
   Straßenhändler 6
      (Zigaretten-, Kohlen-, Lumpenhändler, Zeitungsverkäufer)

Vorstrafen sind von 18 Ehemännern bekannt. Strafregister sind nicht eingezogen worden; wir mußten uns beschränken auf die Strafen, die aus Polizei- und Gerichtsakten oder in anderem Zusammenhang zufällig bekannt wurden. Es handelt sich in der Hauptsache nur um geringere Delikte, Diebstahl, Hehlerei Körperverletzung, Widerstand, Sachbeschädigung, die meistens auch schon mehrere Jahre zurückliegen. Zuhälterei ist — abgesehen von den schon in der ersten Untersuchung erwähnten Fällen — nur noch bei dem Ehemann der **Antonie Weyer** (55) bekannt geworden. Von schwereren Delikten wird nicht mehr berichtet. Es ist nicht anzunehmen, daß diese bei den verschiedenen

Ermittlungen verborgen geblieben wären, sicher nicht, wenn sie in den letzten Jahren vorgelegen hätten.

Die sozial günstigsten Verhältnisse finden sich im Durchschnitt bei den Ehen der Arbeiter, die schlechtesten bei den Ehen der Gelegenheitsarbeiter und der Straßenhändler, die ja nur eine Art Gelegenheitsarbeiter sind. Die Ehen der Kellner sind auch in der Mehrzahl zweifelhaft.

Versucht man, die bisherigen Ergebnisse zahlenmäßig zu fassen, so ergibt sich folgendes Bild:

Von den aus der Kontrolle entlassenen 43 Prostituierten leben in geordneten Verhältnissen 13, in wirtschaftlich schlechten, sozial tiefstehenden, aber unauffälligen Verhältnissen 8, in fragwürdigen Verhältnissen 12, in ausgesprochen unsoliden, schlechten Verhältnissen 4. Aus Mangel an Angaben sind die Verhältnisse in 6 Fällen nicht zu beurteilen.

Die vorliegenden Ergebnisse bestätigen die auch schon anderweitig gewonnene Erkenntnis, daß es sehr wohl möglich ist, daß ehemalige Prostituierte in ein durchaus geordnetes bürgerliches Leben zurückkehren, und daß die Zahl derer, die diesen Weg finden, gar nicht sehr klein ist. Von außergewöhnlichen Schicksalen, die die Volksmeinung den Prostituierten gerne andichtet, erfahren wir recht wenig. Nur 2 der heute noch Kontrollierten haben selbst kurze Zeit ein öffentliches Haus gehabt. Zur Zeit ist keine einzige Bordellwirtin, wenn auch die eine oder andere ihrer Veranlagung nach dazu drängen mag. Von Bestrafung wegen Kuppelei hören wir einmal, doch handelt es sich anscheinend nicht um regelrechten Kuppeleibetrieb. Sehen wir einmal ab von den in unserer Untersuchung berücksichtigten feineren sozialen Unterschieden und halten wir uns an die polizeilichen Auskünfte, die auch in den uns fragwürdigen Fällen urteilen: „polizeilich Nachteiliges nicht bekannt", so kann man sagen, daß die Mehrzahl der kontrollentlassenen Prostituierten im späteren Leben sozial unauffällig wird. Sie sind der Polizei nicht mehr bekannt, sie „verschwinden", wie v. Grabe es ausdrückt, „in der großen Masse des Volkes".

Damit soll aber nicht behauptet werden, daß sich die Familien der ehemaligen Prostituierten — abgesehen von einzelnen Fällen — in keiner Weise mehr von Familien derselben sozialen Schicht unterscheiden. Wir kommen damit auf die in persönlicher Ermittlung gemachten Erfahrungen zurück und möchten noch Einiges herausgreifen, um die eigentümliche Lebensauffassung und Lebenshaltung zu kennzeichnen, die uns für ehemalige Prostituierte charakteristisch scheint.

So normal und solide die Verhältnisse äußerlich oft aussehen, so viel menschlich Sympathisches sich zeigt im Zusammenleben und in der Häuslichkeit der Eheleute, sozial gesehen bleibt bei fast allen Familien etwas Brüchiges, irgendein Rest von Unproduktivem, Unsozialem, wodurch das frühere Leben der Frauen gekennzeichnet war. Auffallend ist z. B. die Kinderlosigkeit fast all dieser Ehen. Kinderlosigkeit mag an sich belanglos sein für den sozialen Wert einer Familie, hier aber scheint sie symptomatisch für einen tiefer liegenden Schaden. Nur von Nelly Jettersen (57), Maria Eifer (12) und Margarete Seitz (43) wird berichtet, daß sie Kinder aus ihren späteren Ehen haben. Bei Olga Bühl (65) und Wilhelmine Strauch (7) lebt das uneheliche Kind jetzt mit im Haushalt. Ella Keßler geb. Letzte (20) erzieht die Kinder des Mannes, mit dem sie in wilder Ehe lebt. Alle anderen Haushaltungen sind kinderlos. Ob die Kinderlosigkeit im Willen der Eheleute liegt oder ob sie eine Folge körperlicher Schwäche und Krankheit der Frau ist, ist natürlich nicht festzustellen. Was wir darüber von den Frauen selbst hören, lautet sehr ablehnend. Martha Stange (35) meint, ,,wir können Kinder nicht gebrauchen", Hedwig Altmüller (54) ,,ich bin viel zu nervös dazu". Sibilla Höfer (28) versteht die Frage danach kaum: ,,Kinder! — um Gottes Willen!" Trotzdem scheint sie eine sorgliche und fleißige Hausfrau zu sein. Agnes Schrey (22) will ,,von Kindern nichts wissen". Auch Berta Bauer (4), die mit großer Liebe an ihren verstorbenen Kindern hing, denkt jetzt nicht mehr daran, Kinder zu haben. Für Kinder scheint in all diesen Familien kein Raum zu sein. Die Lebensführung ist ganz auf eigenen Lebensgenuß eingestellt, auf Bequemlichkeit, gutes Essen und Trinken und Vergnügungen. Es herrscht in diesen Dingen ein gewisser Luxus, der in dem jetzigen Milieu nicht mehr angebracht ist. Der frühere Lebensstil der ehemaligen Prostituierten läßt sich anscheinend selten ganz umformen und wenn er sich auch nur noch ausdrückt in Grammophon und weißen Schuhen, dem kleinen Hund, den die Hausfrau mit bunter Schleife geschmückt spazieren führt, und in der Vorliebe für Alkohol und Zigarettenrauchen, der sie heimlich noch nachgibt, so fällt sie damit doch aus dem Rahmen ihrer soliden Umgebung heraus und wirkt vom sozialen Standpunkt aus nicht eben erfreulich. Einzelne haben sicher diese Gewohnheiten gänzlich abgetan und eine neue Lebensform gefunden, die meisten bleiben aber irgendwie in der Lebensauffassung ihrer früheren Umgebung stecken. An der Tatsache des Solidegewordenseins dieser Frauen ändert diese Beobachtung nichts. Man darf sie aber nicht übersehen, wenn man sich nicht falsche Vorstellungen machen will von den sozialen Verhältnissen kontrollentlassener Prostituierter.

D. Ehen und Kinder.

Die Ehen der kontrollentlassenen ehemaligen Prostituierten betrachteten wir soeben in bezug auf ihren sozialen Wert. Es sei hier noch einiges unter anderen Gesichtspunkten und unter Berücksichtigung auch der Ehen der heute noch Kontrollierten nachgetragen.

Von den 19 noch unter Kontrolle stehenden Mädchen haben — abgesehen von den schon während der ersten Untersuchung Verheirateten — noch 7 geheiratet. Auguste Bürger (61) heiratet ihren Zuhälter, von dem sie sich bald trennt. Else Rapp (26) heiratet 1918 einen älteren Fuhrmann; 1920 wird sie schon wieder in Bremen aufgegriffen. Es ist später in den Akten die Rede von einem Zuhälter, doch ist es nicht ersichtlich, ob es sich um den Ehemann handelt. Franziska Hütter (40) heiratet einen vorbestraften Schreiner, von dem sie 1922, als er im Zuchthaus ist, geschieden wird. Agnes Sünner geb. Lustert (17) heiratet 1914 aufs Land; 1918 läßt sie sich erneut unterstellen; 1922 schreibt der Ehemann aus der Strafanstalt Celle, sie habe ihm alle Sachen mitgenommen. Sie lebt anscheinend seitdem von ihm getrennt. Über die Ehe der Berta Fleischer (64), die sie 1914 eingeht, ist nichts bekannt. 1919 steht sie wieder in Hamburg unter Kontrolle, und der Ehemann fragt bei der Polizei nach seiner Ehefrau zwecks Ehescheidung. Adele Bitter (66) heiratet einen gelernten Arbeiter, von dem außer Fahnenflucht 1918 Nachteiliges nicht bekannt ist. Sie lebt jetzt schon jahrlang von ihm getrennt in Essen unter Kontrolle, scheint aber gelegentlich noch mit ihm in Verbindung zu stehen. Hier ist es unklar, woran die Ehe gescheitert ist. Ebenso bei Maria Krone (48), die 1918 einen Dreher in anscheinend recht geordneten Verhältnissen geheiratet hat, ihn, nach seinen Aussagen, mit anderen Männern betrog und endlich auf und davon ging.

Über die Ehen der Kontrollierten, die schon zur Zeit der ersten Untersuchung bestanden, ist noch einiges wissenswert. Nur Elise Schiff geb. Lang (70) lebt wieder mit dem Ehemann zusammen. Sie scheint es immer noch zu schätzen, daß er sich „in dem Betrieb so gut auskennt", wie sie bei der ersten Befragung angab, so daß sie sich nicht mehr trennen mögen. Doch steht sie nicht mehr unter Kontrolle, und es ist, abgesehen von einer Strafe wegen Beleidigung, in den letzten Jahren Nachteiliges nicht mehr bekannt geworden. Franziska Köhler geb. Stolze (21) und Emilie Wirker geb. Krisek (42) haben bis zum Tode der Ehemänner mit ihnen zusammen gelebt. Der Ehemann der Köhler ist im Zuchthause gestorben, seitdem lebt sie mit seiner Mutter allein. Emilie Wirker hat ihren Mann, wie sie erzählt, bis zuletzt in seiner Krankheit versorgt und steht heute noch in Köln unter Kontrolle. Die anderen damals verheirateten Kontrollierten haben zum zweiten Male, Margarete Obermann (23) sogar zum dritten Male geheiratet und sind außer Agnes Sünner (17) aus der Kontrolle entlassen.

Um zu einem Urteil über die Stabilität der in späteren Jahren von Prostituierten geschlossenen Ehen zu kommen, stellen wir der Zahl der im ganzen bekannt gewordenen Eheschließungen die Zahl der gescheiterten (geschiedenen oder getrennten) Ehen gegenüber. Wir lassen dabei die vor der Kontrollzeit geschlossenen Ehen unberücksichtigt, da sie unter anderen Bedingungen eingegangen sind, und ihr Scheitern vielfach erst die Ursache war, daß die Frau Prostituierte wurde. Auf die 62 wieder ermittelten Prostituierten fallen insgesamt 48 Eheschließungen. Davon wurden 12 Ehen wieder aufgelöst durch Trennung oder Scheidung, zwei wurden durch den Tod der Ehemänner getrennt. Von den heute noch bestehenden Ehen bestehen 20 schon länger als 4 Jahre, 6 länger als 9 Jahre. Bei den übrigen ist die Zeit der Eheschließung nicht genau bekannt. Eine Einwirkung der Kriegszeit auf Eheschließungen bzw. -trennungen konnte nicht beobachtet werden. Eine einzige, Gertrud Spahl (3), verlor ihren Mann im Krieg. Adele Bitter (66) trennte sich von ihrem Mann, als dieser 1918 fahnenflüchtig zurückkam, doch ist nicht sicher, ob zwischen beiden Tatsachen ein Zusammenhang besteht. Darüber hinaus erfahren wir nichts von den Einflüssen des Krieges, können auch nicht beobachten, wie v. Grabe annimmt, daß die Zahl der Eheschließungen im Krieg auffallend zugenommen hat. Die Stabilität der Prostituiertenehen ist nach unseren Erfahrungen nicht so schlecht, wie man es den Verhältnissen nach annehmen könnte, und wie auch v. Grabe urteilt, der meint, daß „Prostituiertenehen im großen und ganzen durchaus unstabil sind".

Über den sozialen Wert der Verhältnisse verheirateter Prostituierter urteilten wir bereits und verkannten nicht das eigentümlich Brüchige und sozial Unerfreuliche, das für die allermeisten Ehen charakteristisch scheint. Rein menschlich gesehen, vom Standpunkt der Frauen selbst aus, ist das Bild der Ehen sehr viel erfreulicher, und man hat durchaus den Eindruck, daß die Frauen das Zusammenleben und Zusammenhalten mit dem Ehemann ernst nehmen. Wir hören häufig lobende Aussprüche über die Ehemänner und das Leben in der Ehe. Martha Stange (35) meint, „ich hatte ein Glück mit meinem Mann". Maria Eifer (12) verteidigt den etwas streitsüchtigen Mann, „er ist sonst gut, er hat es sich aus dem Krieg mitgebracht". Olga Bühl (65), Wilhelmine Strauch (7) und Elise Donkten (34) heben hervor, daß sie „gute Männer" haben. Die Dankbarkeit der Sibilla Höfer (28) und der Ella Keßler geb. Letzte (20), mit der sie ihre heutigen Verhältnisse rühmen, ist sicher echt empfunden. Auch in Ehen wie die der Hedwig Altmüller (54) und Katharina Wag (41), in denen es gelegentlich zu heftigen Szenen kommt, scheinen sich die Eheleute im Grunde nicht schlecht zu vertragen. Verhältnisse wie die der Berta Bauer (4), die mit ihrem viel älteren Mann armselig und verkommen dahin lebt, werden in ihrem Elend gemildert durch das fast humorvolle Einvernehmen, in dem die Eheleute stehen. Von Christine Tomä (45) wird berichtet, daß sie es nicht leicht hat in ihrem Ehestand, „doch hat sie sich bis jetzt tapfer durchgerungen und hofft, das auch weiter zu können". Selbst Agnes Schrey (22), die ihren Zuhälter geheiratet hat, behauptet selbst, „glücklich" zu sein in ihrer Ehe. Der Ehemann scheint sich auch jetzt auf andere Weise als durch Prostitution seiner Frau Einnahmen zu verschaffen. Daneben bestehen Verhältnisse wie die der Gertrud Weinert (31) und Antonie Weyer (55), in denen die Eheleute sich in Gemeinheiten zu überbieten scheinen. Antonie Weyer (55) ist der einzige Fall, in dem noch einmal Zuhälterei des Ehemannes bekannt geworden ist. **Im allgemeinen scheinen aber die Eheverhältnisse der Prostituierten mit den Jahren ruhiger und stabiler zu werden.** Die Ehemänner scheinen durchweg ganz gut orientiert über das Vorleben der Frauen. Nur bei Ella Keßler geb. Letzte (20) heißt es, daß der Mann nicht „alles" weiß. Auch der Ehemann der Maria Krone (48) scheint im Anfang der Ehe nichts gewußt zu haben. Im allgemeinen scheinen die Männer nicht viel Anstoß an der Vergangenheit der Frau zu nehmen. Martha Stange (35) berichtet sogar von ihrem Mann, daß er sie als Prostituierte anderen Mädchen vorgezogen habe, weil er in erster Ehe ein anständiges Mädchen aus guter Familie gehabt habe, die ihm dann in der Ehe untreu geworden sei. Von ihr wisse er, daß sie jetzt keine Dummheiten mehr mache. **Im übrigen ist über die Motive der Männer zur Heirat mit Kontrollierten nicht viel zu erfahren.** In vielen Fällen ist es wohl so, daß der Mann selbst nicht einwandfrei gelebt hat und sich nichts daraus macht, daß seine Frau auch mit der Polizei zu tun hatte. Es ist ihm vielleicht ganz lieb, weil sie sich gegenseitig dann nichts vorzuwerfen haben. In anderen Fällen mag auch Verliebtheit eine Rolle spielen und eine gewisse Gutmütigkeit, die einem unterlegenen Menschen gern hilft. Verführung durch die Mädchen ist wohl kaum anzunehmen; in unserem Material finden sich jedenfalls keine Andeutungen darüber. Auch sind die Männer durchweg älter, oft sogar viel älter als die Mädchen.

Die Stellung der ehemaligen Prostituierten zur Mutterschaft und zum Kinde wurde schon in anderem Zusammenhang erwähnt. Danach ist bei den

Verheirateten die Bereitwilligkeit, Kinder zu haben, anscheinend ganz geschwunden. Wie schon mitgeteilt, haben nur 4 Frauen Kinder in den späteren Ehen, Margarte Seitz (43), Gertrud Spahl (3), Maria Eifer (12) und Nelli Jettersen (57), die alle nur kurze Zeit unter Kontrolle standen und früh geheiratet haben. Olga Bühl (65) und Wilhelmine Strauch (7) haben die unehelichen Kinder bei sich im jetzigen Haushalt, und man hat besonders bei Olga Bühl (65) den Eindruck, daß sie an ihrem Kind, das sie auch während der Kontrollzeit versorgte, einen gewissen Halt gehabt hat. Gertrud Flott (49) lebt unverheiratet mit ihren beiden unehelichen Kindern zusammen und sorgt gut für sie. In 7 Fällen ist über den Verbleib der vor oder während der Kontrolle geborenen Kinder nichts in Erfahrung gebracht. Sie leben nicht mit in dem später begründeten Haushalt, so bei Antonie Weyer (55), Fransziska Köhler geb. Stolze (21), Mathilde Mertens (59), Mathilde Thieler (38), Paula Heuler (16), Gertrud Weinert (31). Es ist aber nicht unmöglich, daß die Mütter trotzdem mit den Kindern noch in Verbindung stehen. Ob Ida Pflüger geb. Schild (56) ihre 3 Kinder aus erster Ehe, die während ihrer Kontrollzeit im Waisenhaus waren, wieder zu sich genommen hat, ist nicht bekannt. Auch über das Kind der Wilhelmine Geier (67), die 1919 gestorben ist, ist nichts bekannt.

Von den 19 noch unter Kontrolle stehenden Mädchen haben 6 ein oder mehrere Kinder. Klara Ringler (32) hat auch noch zur Zeit der Katamnese geboren. Sie behauptet, im ganzen 9 Kinder geboren zu haben; 5 sind aktenmäßig nachweisbar. Sie bekümmert sich anscheinend um keins der Kinder, weiß außer von dem ersten Kind gar nicht, ob sie leben, und will auch das Neugeborene gleich in ein Heim geben. Was aus den Kindern der Elly Schwind (5) und der Maria Robinowski (51) geworden ist, ist nicht bekannt. Anna Paulsen (8) sorgt gut für ihre beiden Kinder. Sie sind ihr ganzer Lebensinhalt. Ähnlich sorgt Franziska Hütter (40), die heute wie bei der ersten Untersuchung behauptet, wegen ihres Kindes unter Kontrolle sein zu müssen. Gertrud Sager (19) denkt wohl noch an ihren Jungen, ist aber viel zu stumpf und indolent, um ihn noch zu besuchen.

Von den 62 wieder ermittelten Prostituierten sind den Akten nach im ganzen vor, während und nach der Kontrollzeit 51 Geburten bekannt. 20 Kinder sind davon gestorben, in 18 Fällen ist das weitere Schicksal der Kinder unbekannt. In 13 Fällen ist der Verbleib der Kinder bekannt, in 11 von diesen Fällen sorgen die Mütter zur Zeit selbst für die Kinder. Diese Zahlen sind ungenau, da aus dem vorhandenen Aktenmaterial und den Ermittlungsberichten sich die Zahl der Geburten mit Sicherheit nicht erschließen ließ. Immerhin mögen die mitgeteilten Zahlen ein ungefähres Bild der tatsächlichen Verhältnisse geben und zeigen, daß gar nicht so wenige Prostituierte im Stande sind, selbst für ihre Kinder zu sorgen.

Über die Kinder selbst erfahren wir nicht viel. Wir hören von den Kindern der Gertrud Flott (49) ausdrücklich, daß sie gut erzogen sind. Auch über die anderen Kinder ist Nachteiliges oder Auffälliges nicht bekannt geworden; in Fürsorgeerziehung ist, soviel bekannt, kein einziges Kind bis jetzt genommen.

E. Der Gesundheitszustand.

Der Gesundheitszustand der heute noch Kontrollierten scheint nicht schlecht zu sein. Die Frauen selbst äußern sich zufrieden. „Ich bin gesund wie der Fisch im Wasser" meint Emilie Wirker geb. Krisek (42). Sie schwimme viel und wandere auch gern. Lues habe sie niemals gehabt, „da hab ich Glück gehabt". In ihren Akten finden sich auch nur verschiedene Einweisungen ins Krankenhaus wegen Gonorrhöe verzeichnet, keine wegen Lues. Maria Hagenhalter (63) behauptet, ihre Gesundheit habe sich in den letzten Jahren sehr gebessert, auch Margarete Albrecht (2), Hedwig Rauscher (37), Gertrud Sager (19) und Anna Paulsen (8) können über die Gesundheit nicht klagen. Den Akten nach werden die Einweisungen ins Krankenhaus mit den Jahren bei den meisten Prostituierten immer seltener, so daß es sein kann, daß geordnete Prostituierte, wie z. B. Emilie Wirker (42) und Anna Paulsen (8), jahrelang nicht in Zwangsheilung sind. Lues ist bei allen, außer bei der Wirker (42), aktenmäßig nachzuweisen. In den eigenen Angaben der Prostituierten ist es eine beliebte Lüge, zu behaupten, niemals syphilitisch infiziert worden zu sein.

Über den Gesundheitszustand der heute Kontrollentlassenen finden sich nur einige Bemerkungen in den Ermittlungen. Von Tuberkulose wird berichtet bei Berta Bauer (4) und Anna Seiler geb. Henker (68). Von „Nervosität" bei Christine Tomä (45) und Frieda Binder (11). Über „Unterleibsleiden" klagen Margarete Obermann gesch. Träher (23) und Hedwig Altmüller (54); Christine Zaun (62) klagt über Kränklichkeit. Bei Anna Schmidt (29), die sehr häufig mit allerlei Beschwerden im Krankenhaus ist, lautet das ärztliche Gutachten „luetische Anämie".

Bei den 6 Verstorbenen ist in 2 Fällen, bei Franziska Rybnowski (24) und Wilhelmine Geier (67), die Todesursache nicht bekannt. Nelly Jettersen (57) starb nach Angabe des Vaters an den Folgen einer Geburt, Adelheid Pejkowski (58) an Tuberkulose. Elly Schwind (5) starb zur Zeit der ersten Untersuchung an Lungenentzündung, Karoline Zahn (6) endete durch Selbstmord. Von Erkrankung oder Tod an Paralyse ist nichts bekannt geworden.

F. Die Kriminalität.

Über die Kriminalität der Prostituierten ist zu dem Ergebnis der ersten Untersuchung kaum etwas nachzutragen. Die Kriminalität ist auch in späteren Jahren gering. Wegen der Ungenauigkeit der Strafregisterauszüge sind diese Angaben allerdings nicht ganz zuverlässig. Abgesehen von den Strafen aus § 361^b St.G.B. wurden wegen anderer Delikte nur noch 11 Frauen bestraft, davon 7 wegen Diebstahls. Die Höchststrafe, 9 Monate Gefängnis, hat Adelheid Pejkowski (58) wegen Diebstahls im Rückfall. Rückfällig geworden sind auch Margarete Kurze (47) und Elise Oehler (30), ebenso Katharina Wieland (60), die im ganzen 10mal wegen Diebstahls, 2mal wegen Unterschlagung bestraft wurde. Trotzdem wurde die letzte Strafe von 6 Monaten Gefängnis 1922 ausgesetzt. 4 von den 7 wegen Diebstahls bestraften Frauen standen zur Zeit der Tat noch unter Kontrolle. Elise Schiff geb. Lang (70) ist 1916 noch einmal wegen Körperverletzung, 1923 wegen Beleidigung mit kleineren Geldstrafen belegt worden. Die explosible Auguste

Daskaljak (39) wurde 1916 wegen Beleidigung in 2 Fällen mit 1 Monat 1 Tag Gefängnis bestraft. Christine Tomä (45) wurde, als sie schon aus der Kontrolle entlassen war, wegen Hehlerei zu 2 Wochen Gefängnis verurteilt. Elise Donkten (34) erhielt 1923 eine belanglose Geldstrafe wegen unerlaubter Grenzüberschreitung.

Bei den mitgeteilten Bestrafungen aus § 361^6 St.G.B. ist nicht in allen Fällen ersichtlich, ob es sich um Bestrafungen wegen Gewerbsunzucht nach Entlassung aus der Kontrolle handelt, oder ob Übertretungen der noch Kontrollierten bestraft werden. Im allgemeinen kann man wohl das Letztere annehmen; vor allem, wenn es sich um Haftstrafen von einigen Tagen handelt. Bei Bestrafungen mit Haft und Arbeitshaus kann man eher in Zweifel sein. Bei Antonie Weyer (55) geht aus den Akten hervor, daß sie schon mehrere Jahre aus der Kontrolle entlassen und verheiratet war, ebenso war Margarete Kurze (47) ein Jahr aus der Kontrolle entlassen, als sie mit Haft und Überweisung bestraft wurde.

Die kleineren Haftstrafen wegen Übertretung der sittenpolizeilichen Vorschriften, die teils gerichtlich, teils polizeilich verhängt wurden, sind nicht zu zählen. Bei den ruhigen geordneten Dirnen scheinen sie in späteren Jahren seltener zu werden, bei den ungeordneten nehmen sie zu, so ist z. B. Maria Robinowski (51) ungezählte Male in ihrer Trunkenheit auffällig geworden. 100 und mehr Haftstrafen während der Kontrollzeit sind gar nicht selten.

Mit Haft und Arbeitshaus wurden von den 62 Untersuchten noch 9 Mädchen 1mal, 2 Mädchen 2mal und 2 Mädchen 3mal bestraft. Die idiotische Elise Oehler (30) war während ihrer 11jährigen Kontrollzeit im ganzen 83 Monate, also ungefähr 7 Jahre, im Arbeitshaus, Adelheid Pejkowski (58) 45 Monate. Die Arbeitshausstrafen werden von den Mädchen selbst als außerordentlich hart und ungerecht empfunden. Die Verhängung der Überweisung ist nicht an einen bestimmten Tatbestand gebunden, sondern liegt im freien Ermessen des Richters und kann schon bei einer Reihe von Übertretungen ausgesprochen werden. Von der Wirkung der Arbeitshausstrafe erfahren wir einiges. Margarete Hafen (18) behauptet, daß es ihr einen großen Eindruck gemacht habe, daß sie, als sie einige Zeit nach Entlassung aus der Kontrolle wieder festgenommen worden sei, gleich ins Arbeitshaus gekommen sei. Sie habe sich seitdem sehr zusammengenommen. Sibilla Höfer (28) bemüht sich nach ihrer zweiten Arbeitshauszeit sofort um Arbeit, die sie bis zur Heirat auch durchführt. Agnes Schrey (22) heiratet 1916 nach Entlassung aus dem Arbeitshause ihren Zuhälter und ist seit dieser Zeit nicht mehr auffällig geworden. Ähnlich Sophie Euler geb. Türk (10), die Ende 1919 aus dem Arbeitshause entlassen wird und Anfang 1920 heiratet.

In einigen Fällen erfahren wir während der Kriegszeit und nachfolgenden Besatzungszeit von Ausweisungen aus dem Festungsbereich Köln, ohne daß diese Anordnungen immer Erfolg gehabt haben. Elise Oehler (30), Auguste Daskaljak (39), Maria Robinowski (51) werden ausgewiesen, kehren aber zurück. Sophie Euler geb. Türk (10) wird wegen unerlaubter Rückkehr 4mal bestraft, zuletzt mit 6 Monaten Gefängnis, und bleibt trotzdem in Köln. Margarete Hafen (18) und Mathilde Thieler (38) dagegen scheinen nach der Ausweisung Köln endgültig verlassen zu haben.

G. Die Beziehungen zwischen Persönlichkeit und späterem Schicksal.

Es bleibt zum Schluß noch die Aufgabe, die späteren Schicksale der Prostituierten in Beziehung zu setzen zu den in der ersten Untersuchung aufgestellten charakterologischen Typen und die Zusammenhänge von Persönlichkeit und Schicksal aufzuzeigen.

Im allgemeinen war das Verhalten der Prostituierten im späteren Leben unmittelbar verständlich aus dem in der ersten Untersuchung gezeichneten Charakterbild. Die späteren Schicksale bestätigen meist in ganz überraschender Weise Zug um Zug die damals festgelegten Wesenszüge. In einzelnen Fällen traten Charakterzüge, die in früheren Jahren sehr auffällig gewesen waren, später mehr zurück, sei es durch innere Entwicklung oder äußeres Schicksal, in anderen Fällen verstärkten sich Eigenschaften und Neigungen, die früher nicht deutlich hervorgetreten waren. In der Mehrzahl der Fälle bleiben aber die in der ersten Untersuchung als hervorstechend erkannten Charakterzüge auch im späteren Leben deutlich wirksam.

Man darf bei der Erörterung des Zusammenhanges von Charakter und Lebensgestaltung nicht vergessen, daß es sich bei den hier Untersuchten selten um ausgeprägte Persönlichkeiten, die ihr Schicksal selbst in die Hand nehmen, handelt, sondern um mehr oder weniger bestimmbare, haltlose Menschen, bei denen Gunst oder Ungunst des sie von außen treffenden Schicksals sehr viel zur Gestaltung ihres Lebens beiträgt. Aber auch bei einer bestimmbaren Persönlichkeit lösen äußere Ereignisse letzten Endes nur die Verhaltungsweisen aus, die ihrer Veranlagung nach möglich sind, und treffen nur die Wahl unter der dieser Persönlichkeit möglichen Lebensgestaltungen. So ist es sicher zum Teil dem Zufall zuzuschreiben, daß von zwei charakterologisch sich so ähnlichen Mädchen die eine, Elise Donkten (34), schon lange in geordneten Verhältnissen lebt, und die andere, Hedwig Rauscher (37), noch unter Kontrolle steht. Es ist mit großer Wahrscheinlichkeit anzunehmen, daß Hedwig Rauscher (37) heute auch solide wäre, wenn eines ihrer vielen Verhältnisse geglückt wäre. Franziska Hütter (40) würde heute voraussichtlich nicht mehr Kontrollierte sein, wenn sie nicht Unglück in ihrer Ehe gehabt hätte. Derartige Zufälle sind im Leben der Mädchen nicht selten und haben oft bestimmende Wirkung. Trotzdem ist in der Art, wie die betreffende Persönlichkeit auf das äußere Geschick reagiert, ihr Charakter nicht zu verkennen.

Die folgenden Tabellen I und II geben eine Übersicht darüber, wie sich die sozialen Schicksale auf die charakterologischen Typen verteilen. Wir berücksichtigen dabei den gegenwärtigen Stand der Lebensverhältnisse der einzelnen und geben diese in der Gruppierung, wie wir sie oben schon festlegten.

Tabelle I vergleicht damit die charakterologischen Typen, wie sie die erste Untersuchung aufgestellt hat. In Tabelle II sind die verschiedenen Persönlichkeiten nach anderen Gesichtspunkten zusammengestellt. Die „Normalen", d. h. die Mädchen, bei denen weder ein Intelligenzdefekt noch ein abnormer Charakter auffiel, sind abgetrennt von den Abnormen, d. h. den Schwachsinnigen, den Persönlichkeiten mit psychopathischen Zügen und den Persönlichkeiten, bei denen Schwachsinn zusammen mit psychopathischen Zügen auftritt. Dabei sind die charakterologischen Ergebnisse der ersten Untersuchung zugrunde gelegt und nur in ganz vereinzelten Fällen durch Erfahrungen

— 274 —

Tabelle I.

		Ruhige	Ruhige mit Schwachsinn	Explosible Ruhige	Explosible Ruhige mit Schwachsinn	Aktive Ruhige	Aktive Ruhige mit Schwachsinn	Sensitive Ruhige	Unruhige	Unruhige mit Schwachsinn	Explosible Unruhige	Explosible Unruhige mit Schwachsinn	Aktive Unruhige
		8	20	5	2	2	—	4	5	9	1	2	4
In geordneten Verhältnissen leben	13	2	5	2	—	—	—	1	2	1	—	—	—
In wirtschaftlich schlechten, sozial tiefstehenden, aber unauffälligen Verhältnissen leben	8	1	4	—	1	—	—	—	—	1	—	—	1
In fragwürdigen Verhältnissen leben	12	1	5	—	—	1	—	1	1	1	—	1	1
In unsoliden, schlechten Verhältnissen leben	4	—	1	2	—	—	—	—	—	1	—	—	—
Aus Mangel an Angaben sind nicht eingeordnet	7	2	1	—	—	—	—	—	—	2	—	—	2
Prostituierte geblieben sind	18	2	4	1	1	1	—	2	2	3	1	1	—
	62	8	20	5	2	2	—	4	5	9	1	2	4

— 275 —

Tabelle II.

	Normale		Schwachsinnige		Normal Begabte mit psychopathischen Zügen		Schwachsinnige mit psychopathischen Zügen	
	14		21		15		12	
In geordneten Verhältnissen leben	4	Spahl (3) Strauch (7) Flott (49) Altmüller (54)	6	Binder (11) Eifer (12) Keßler geb. Letzte (20) Köhler geb. Stolze (21) Höfer (28) Mertens (59)	3	Donkten (34) (Explosible) Stange (35) (Explosible) Tomä (45) (Sensitive)	—	—
In wirtschaftlich schlechten, sozial tiefstehenden, aber unauffälligen Verhältnissen leben	1	Bauer (4)	3	Euler geb. Türk (10) Öhler (30) Obermann gesch. Träher (33)	1	Schiff geb. Lang (70) (Gemütlose)	3	Schmidt (29) (Willenlose) Wag (41) (Explosible) Zaun (62) (Erethische)
In fragwürdigen Verhältnissen leben	2	Kowac (1) Seitz (43)	5	Heuler (16) Hafen (18) Lange (25) Fink (27) Wieland (60)	3	Fischer (46) (Sensitive) Meyner (53) (Geltungsbedürftige) Seiler geb. Henker (68) (Gemütlose)	2	Schrey (22) (Willenlose) Bühl (65) (Explosible)
In unsoliden, schlechten Verhältnissen leben	—	—	2	Weinert (31) (Epileptische) Weyer (55)	2	Thieler (38) (Explosible) Daskaljak (39) (Explosible)	—	—
Aus Mangel an Angaben sind nicht eingeordnet	3	Schwind (5) Geier (67) Tischenhof (69)	3	Rybnowsky (24) Pflüger geb. Schild (56) Jettersen (57)	1	Zahn (6) (Depressive)	—	—
Prostituierte geblieben sind	4	Albrecht (2) Paulsen (8) Robinowsky (51) Mack (52)	2	Ringler (32) (Schizophrene) Pejkowsky (57)	5	Rauscher (37) (Explosible) Wirker geb. Krisek (42) (Gemütlose) Kurze (47) (Sensitive) Krone (48) (Sensitive) Fleischer (64) (Explosible)	7	Sünner geb. Lustert (17) (Willenlose) Sager (19) Willenlose) Rapp (26) (Gemütlose) Hütter (40) (Explosible) Bürger (61) (Erethische) Hagenhalter (63) (Erethische) Bitter (66) (Explosible)

18*

der Katamnese ergänzt, aber nicht geändert worden. Diese Einteilung mag vom Standpunkt wissenschaftlicher Charakterologie aus anfechtbar sein; zu dem praktischen Zweck, die Entwicklung bestimmter Typen asozialer Menschen im späteren Leben zu verfolgen, scheint sie geeignet; sie zeigt gewisse Zusammenhänge sehr anschaulich. Auch hier bleiben natürlich praktische Schwierigkeiten für die Sichtbarmachung der Abhängigkeiten von innerer Anlage und äußerem Schicksal. Menschen mit abnormem Verhalten, das sehr weitgehend ihre sozialen Möglichkeiten beeinflußt, sind an sich nicht immer zu den abnormen Persönlichkeiten zu rechnen, so z. B. Margarete Albrecht (2), deren ausgesprochen perverse Triebrichtung sie noch unter Kontrolle festhält, und Katharina Wieland (60), bei der eine schon in der Jugend beobachtete außergewöhnliche Neigung zum Stehlen sich auch im späteren Leben noch auswirkt.

Wir finden unter den 62 wieder ermittelten Prostituierten 14 Mädchen, die charakterologisch nicht auffallen, 21 Schwachsinnige, 15 Mädchen mit psychopathischen Zügen und 12 Schwachsinnige mit psychopathischen Zügen. Unter den Persönlichkeiten mit psychopathischen Zügen sind 3 Erethische (61, 62, 63), 1 Depressive (6), 4 Sensitive (45, 46, 47, 48), 4 Willenlose (17, 19, 22, 29), 1 Geltungsbedürftige (53), 10 Explosible (34, 35, 37, 38, 39, 40, 41, 64, 65, 66), 4 Gemütlose (26, 42, 68, 70). Es handelt sich bei den meisten Mädchen wohl nicht um ausgesprochene psychopathische Persönlichkeiten, sondern um Menschen mit abnormen Charakterzügen. Einige der Explosiblen haben auch noch geltungsbedürftige Züge; die Erregbarkeit schien aber vorherrschend, so daß sie in diese Gruppe eingeordnet wurden. Eine gewisse Willenlosigkeit fiel natürlich bei vielen Mädchen auf, doch schien sie nicht stets groß genug, um eine Einordnung unter die abnormen Persönlichkeiten zu rechtfertigen. Eine Epileptische gehörte in der ersten Untersuchung zu den Schwachsinnigen, ebenso die eine der Schizophrenen, Klara Ringler (32), die sich noch unter den 62 befindet; sie ist später nicht mehr auffällig geworden. Ausgesprochener Alkoholismus besteht in einem Fall, bei Maria Robinowski (51). Dies war aber kein Grund, sie zu den psychopathischen Persönlichkeiten zu rechnen.

Bei Beurteilung der Schicksale der „Normalen" (Tabelle II) fällt zunächst auf, daß von 14 Mädchen, die in diese Gruppe eingeordnet werden konnten, 4 heute noch Prostituierte sind. Hier spielen neben der Veranlagung äußere Momente eine Rolle. Bei Margarete Albrecht (2) scheint ihre ausgesprochen lesbische Veranlagung der Grund zu sein, daß sie in ihrem bisherigen Leben bleibt. Sie hat heute wie vor 15 Jahren ein Verhältnis mit derselben Freundin. Auch bei anderen Mädchen, z. B. Elise Donkten (34), hörten wir von ähnlichen Neigungen, ohne daß sie im späteren Leben noch aufgefallen sind. Maria Robinowski (51) ist durch Alkoholismus herunter gekommen. Derselbe Verdacht besteht bei Maria Mack (52), die schon jahrelang als Kellnerin umherzieht. Doch ist ihre Persönlichkeit nicht ganz klar, und auch über ihr späteres Leben sind die Angaben sehr dürftig. Bei der Exploration bot sie nichts Auffallendes. Die Fürsorgeerziehungsakten — sie war 11 Jahre in Anstalten — klagen aber dauernd über „schwer durchsichtiges" Wesen, Widerspenstigkeit, Dünkelhaftigkeit, Leichtsinn und „unverhältnismäßig starke Sinnlichkeit". Bei Anna Paulsen (8) ist die Sorge für den Unterhalt ihrer beiden Kinder der äußere Grund für ihr Verbleiben in der Kontrolle. Die übrigen charakterologisch unauffälligen Mädchen leben heute in geordneten Verhältnissen. Die sozialen Verhältnisse der Margarete Seitz (43) sind etwas fragwürdig, weil ihre Neigung zum Diebstahl auch in späteren Jahren nicht nachgelassen zu haben scheint. Maria Kowac (1) macht sich durch ihre Vergnügungssucht verdächtig, im übrigen sind die Verhältnisse nicht schlecht. Ausgesprochen schlechte Verhältnisse finden sich — außer bei den 4 heute noch Prostituierten — bei den „Normalen" sonst überhaupt nicht.

Anders ist dies bei den Schwachsinnigen. Die leicht Beschränkten, die man vielleicht ebensogut noch zu den Normalen hätte rechnen können, wie Maria Eifer (12), Mathilde Mertens (59), Frieda Binder (11) und andere fügen sich unauffällig ein in normale Verhältnisse. Bei den schwereren Schwachsinnsformen finden sich ganz unsolide Verhältnisse, wie bei der epileptischen Gertrud Weinert (31) und der Antonie Weyer (55), die neben ihrem Schwachsinn auch durch eine gewisse Stimmungslabilität auffällt. Es finden sich bei den Imbezillen auch sozial unauffällige, aber armseligste Verhältnisse, wie bei der idiotischen Elise Oehler (30) und der Sophie Euler geb. Türk (10), bei der der Verdacht auf Lues cerebri bestand. Zwei der erheblich Schwachsinnigen sind Prostituierte geblieben, unter ihnen Klara Ringler (32), die als Schizophrenie aufgefaßt wurde. Die Zahl der Mädchen, die heute in zweifelhaften Verhältnissen leben, ist bei den Schwachsinnigen größer als bei den „Normalen". Hier fällt Katharina Wieland (60) auf, bei der eine ausgesprochene Neigung zum Diebstahl die Verhältnisse kompliziert.

Interessante Zusammenhänge zeigen die Schicksale der psychopathischen Persönlichkeiten ohne Schwachsinn. Von den 6 Explosiblen dieser Gruppe stehen 2 noch unter Kontrolle; 2 sind aus der Kontrolle entlassen, führen aber ein sehr unsolides Leben. Sie fallen auch heute noch durch ihre Erregbarkeit auf. Martha Stange (35) und Elise Donkten (34) dagegen leben in geordneten, sogar guten Verhältnissen. Martha Stange (35) stand noch lange unter Kontrolle, sie hat dann anscheinend besonderes Glück in ihrer Ehe gehabt. Sie schien auch früher schon weniger explosibel als in ihrer Erregbarkeit verhalten zu sein und kann sich jetzt anscheinend gut beherrschen. Elise Donkten (34) war als Fürsorgezögling durch ihre Erregbarkeit, die sich bis zur Tobsucht steigern konnte, der Schrecken aller Anstalten. Sie zertrümmerte nach dem Bericht einer Anstaltsleiterin wiederholt in ihrer Zelle alle Scheiben und das Inventar, skandalierte die ganze Nacht und „gebärdete sich dabei geradezu tierisch, beschimpfte die Beamtin in nicht wiederzugebender Weise". Drei Tage nach ihrer Entlassung aus 5jähriger Fürsorgeerziehung ließ sie sich in Köln unter Kontrolle stellen. Bei der ersten Exploration erschien sie „still und besonnen", so daß man ihr eine so starke Erregbarkeit kaum zutrauen konnte. Sie stand im ganzen nur 2 Jahre unter Kontrolle und ist in dieser Zeit nicht auffällig geworden. Sie heiratete dann, und der Ermittlungsbericht lautet nicht ungünstig. Auch Hedwig Rauscher (37), die vor ihrer Kontrollzeit in ihrer Erregung einen Selbstmordversuch machte, fällt in späteren Jahren nicht mehr auf. Sie ist eine ruhige, geordnete Prostituierte und der Umstand, daß sie noch Kontrolle hat, ist anscheinend mehr auf Unglück in ihren Liebesverhältnissen als auf ihre schwierige Veranlagung zurückzuführen.

Die Gemütlosen dieser Gruppe, Elise Schiff geb. Lang (70) und Anna Seiler geb. Henker (68), die zur Gruppe der aktiven Unruhigen (Tabelle I) gehören, leben auch heute noch in sehr zweifelhaften Verhältnissen, doch sind sie im großen und ganzen jetzt schon jahrelang sozial unauffällig und sind, außer einem kleinen Beleidigungsdelikt der Elise Schiff (70), nicht mehr kriminell geworden. Nach ihrem Vorleben hätte man dies kaum annehmen können. Sie haben anscheinend gelernt, sich zum mindesten nach außen hin zu beherrschen. Die aktive Ruhige Emilie Wirker geb. Krisek (42), die heute noch unter Kontrolle steht, hat ausgesprochen gemütlose Züge, doch ist ihre Persönlichkeit nicht ganz einfach. Sie ist zweifellos ein intelligenter Mensch, und es wäre ihr bei ihrer Tatkraft sicher längst möglich gewesen, von der Kontrolle frei zu kommen, wenn sie gewollt hätte. Geldgier und eine gewisse Freude an ihrem Beruf scheinen sie in dem bisherigen Leben festzuhalten.

Eigenartig ist das Schicksal der 4 Mädchen mit sensitiven Zügen. Zwei von ihnen, Maria Krone (48) und Margarete Kurze (47), stehen noch unter Kontrolle. Sophie Fischer (46) ist verheiratet, aber rückfällig geworden und stand vor einem Jahr noch einmal eine Zeitlang unter Kontrolle. Auch heute ist sie noch der Prostitution verdächtig. Nur eine, Christine Tomä (45), ist in einigermaßen geordnete, wenn auch traurige Verhältnisse gekommen. Sie lebt mit einem Mann, der als haltloser Psychopath bezeichnet wird und erheblich vorbestraft ist, in anscheinend nicht glücklicher, aber nach außen hin stabiler Ehe. Maria Krone (48) hat auch geheiratet in äußerlich anscheinend recht nette Verhältnisse, hat aber nach kurzer Ehe ihren Mann plötzlich verlassen und hält sich seitdem als Kontrollierte in verschiedenen Städten auf. Der Ehemann behauptet, sie habe sich noch während ihrer Ehezeit mit anderen Männern eingelassen. Sie sei eine ,,Gewohnheitsdirne". Das plötzliche Verlassen des Mannes ist unmittelbar verständlich aus ihrem ,,empfindlichen, zu starken Affektausbrüchen neigenden Wesen". Sie hat früher in ähnlicher Weise zweimal das Elternhaus verlassen. Auch mag eine gesteigerte sexuelle Erregbarkeit mitsprechen. Bei Margarete Kurze (47) wirkt neben ihrer Empfindlichkeit und ihrem eigensinnigen Hochmut, der sie in keiner Dienststelle aushalten läßt, ihre Neigung zum Alkohol mit, um aus dem ganz nachdenklichen und feinfühligen Mädchen eine haltlose, heruntergekommene Straßendirne zu machen. Bei ihr sowohl als auch bei Sophie Fischer (46) und Maria Krone (48) spielt die sexuelle Erregbarkeit, die schon bei der ersten Untersuchung hervortrat, auch heute zweifellos noch eine Rolle.

Aus der Gruppe der Schwachsinnigen mit psychopathischen Zügen ist es keiner einzigen gelungen, wieder zu einem geordneten Leben zu kommen. Sozial unauffällig sind jetzt die schwer schwachsinnige, willenlose Anna Schmidt (29), die erethische Christine Zaun (62) und die explosible Katharina Wag (41); doch leben sie in armseligsten Verhältnissen. Katharina Wag (41) scheint ihre Erregbarkeit jetzt hauptsächlich ihrem Ehemann gegenüber in Schimpfereien auszutoben; sie wird sonst nicht mehr auffällig. In zweifelhaften, nicht recht durchsichtigen Verhältnissen leben die willenlose Agnes Schrey (22), die anscheinend ganz in der Gewalt ihres Mannes, ihres ehemaligen Zuhälters, steht, und Olga Bühl (65). Letztere hat als Fürsorgezögling durch ihr erregbares, unechtes Wesen viel Schwierigkeiten gemacht

(„sie war ein Mensch, der seine Umgebung zu quälen verstand"), hat aber später, als sie wieder aus der Kontrolle entlassen war, anscheinend Halt an ihrem Kind gefunden. Sie ist seit kurzem verheiratet; man weiß allerdings nicht recht, wie weit die Ehe stabil ist. Sie scheint jedoch nicht so heruntergekommen, wie man es bei ihrem schwachsinnigen, fahrigen Wesen hätte fürchten können. Die übrigen Schwachsinnigen mit psychopathischen Zügen stehen alle noch unter Kontrolle. Unter ihnen finden sich die verkommensten Dirnentypen, wie die Erethischen Maria Hagenhalter (63) und Auguste Bürger (61) und die gemütsstumpfe Else Rapp (26). Unter den Willenlosen dieser Gruppe fällt die gutmütige Agnes Sünner geb. Lustert (17) durch große Haltlosigkeit auf. Sie ist zur Zeit so ungeordnet, daß sie gar keine feste Wohnung hat. Gertrud Sagers (19) Entschlußunfähigkeit hat sich bis zur äußersten Passivität gesteigert. Sie ist schon jahrelang im selben üblen Dirnenhaus, kümmert sich nicht mehr um ihr Kind und lebt ohne irgendwelche Zukunftspläne stumpf in den Tag hinein.

Versucht man, aus der Zusammenstellung der charakterologischen Typen mit ihren späteren Schicksalen einige allgemeine Schlüsse zu ziehen, so kann man vielleicht folgendes sagen, ohne natürlich damit allgemein gültige Ergebnisse aufstellen zu wollen: Die günstigsten Schicksale haben die Mädchen, die weder durch Intelligenzdefekte noch durch abnorme Charakterzüge auffallen, und die leicht beschränkten, bei denen der Schwachsinn nicht erheblich und nicht durch schwierige Charakterveranlagung kompliziert ist. In diesen Fällen liegt die Gefahr des Herunterkommens mehr in gewissen äußeren Momenten, in wirtschaftlicher Not, im Alkoholismus, in perverser Triebrichtung. Stärkere Intelligenzdefekte beeinflussen die Lebensgestaltung naturgemäß ziemlich ungünstig, sind aber vom sozialen Standpunkt aus anscheinend nicht so pessimistisch zu beurteilen, wie wenn sie mit Charakteranomalien zusammen auftreten. So ist z. B. die ruhige, idiotische Elise Oehler (30) heute sozial unauffällig, während ein Typ wie die Maria Hagenhalter (63), deren erheblicher Schwachsinn noch durch erethisches Wesen und gemütlose Züge kompliziert ist, heute noch eine der übelsten Dirnen ist. Schwachsinn in Kombination mit psychopathischen Zügen scheint nach den hier gemachten Erfahrungen die ungünstigste soziale Prognose zu rechtfertigen. Auch ohne Verbindung mit Schwachsinn scheint das Vorhandensein abnormer Charakterzüge die Rückkehr in ein geordnetes Leben sehr zu erschweren, mehr vielleicht als es Intelligenzdefekte ohne psychopathische Züge tun. So stehen von den 21 Schwachsinnigen ohne psychopathische Züge nur noch 2, von den 15 normal Begabten mit psychopathischen Zügen aber noch 5 Mädchen unter Kontrolle. Es mag Zufall sein, daß von den 4 Sensitiven ohne Intelligenzdefekt noch 3 Prostituierte sind, es ist aber vielleicht deshalb verständlich, weil hier die sexuelle Erregbarkeit, die sich oft bei sensitiven Charakteren findet, sehr mitspricht. Für die Explosiblen und Gemütlosen dieser Gruppe scheint es charakteristisch, daß es ihnen kraft ihrer guten Intelligenz gelingt, wenigstens nach außen nicht mehr aufzufallen; einige der Explosiblen scheinen später gelernt zu haben, sich wirklich zu beherrschen.

Alphabetisch nach den Decknamen geordnete Übersicht über Lebensläufe und Typen.

Albrecht, Margarete, Einfach Ruhige	Nr. 2	S. 12	Anhang	S. 239
Altmüller, Hedwig, Einfach Unruhige	„ 54	„ 125	„	„ 245
Bauer, Berta, Einfach Ruhige	„ 4	„ 15	„	„ 246
Binder, Frieda, Ruhige mit Schwachsinn	„ 11	„ 28	„	„ 245
Bitter, Adele, Explosible Unruhige mit Schwachs.	„ 66	„ 159	„	„ 236
Bühl, Olga, Explosible Unruhige mit Schwachs.	„ 65	„ 155	„	„ 249
Bürger, Auguste, Unruhige mit Schwachsinn	„ 61	„ 140	„	„ 241
Daskaljak, Auguste, Explosible Ruhige	„ 39	„ 87	„	„ 250
Donkten, Elise, Explosible Ruhige	„ 34	„ 75	„	„ 244
Eifer, Maria, Ruhige mit Schwachsinn	„ 12	„ 30	„	„ 243
Euler, Sophie, geb. Türk, Ruhige m. Schwachs	„ 10	„ 26	„	„ 246
Fink, Magdalene, Ruhige mit Schwachsinn	„ 27	„ 61	„	„ 247
Fischer, Sophie, Sensitive Ruhige	„ 46	„ 107	„	„ 249
Fleischer, Berta, Explosible Unruhige	„ 64	„ 153	„	„ 242
Flott, Gertrud, Einfach Unruhige	„ 49	„ 113	„	„ 244
Geier, Wilhelmine, Aktive Unruhige	„ 67	„ 160	„	„ 251
Graf, Elisabeth, Explosible Ruhige	„ 36	„ 80	„	„ —
Hafen, Margarete, Ruhige mit Schwachsinn	„ 18	„ 42	„	„ 248
Hagenhalter, Maria, Unruhige mit Schwachs.	„ 63	„ 146	„	„ 240
Heuler, Paula, Ruhige mit Schwachsinn	„ 16	„ 37	„	„ 247
Hirn, Klara, Ruhige mit Schwachsinn	„ 13	„ 32	„	„ —
Höfer, Sibilla, Ruhige mit Schwachsinn	„ 28	„ 63	„	„ 243
Hütter, Franziska, Explosible Ruhige m. Schw.	„ 40	„ 91	„	„ 236
Jettersen, Nelli, Unruhige mit Schwachsinn	„ 57	„ 130	„	„ 251
Keßler, Ella, geb. Letzte, Ruhige m. Schwachs.	„ 20	„ 45	„	„ 243
Köhler, Franziska, geb. Stolze, Ruhige m. Schw.	„ 21	„ 48	„	„ 244
Kovac, Maria, Einfach Ruhige	„ 1	„ 10	„	„ 248
Krone, Maria, Sensitive Ruhige	„ 48	„ 112	„	„ 238
Kurze, Margarete, Sensitive Ruhige	„ 47	„ 109	„	„ 237
Lange, Josephine, Ruhige mit Schwachsinn	„ 25	„ 56	„	„ 248
Lück, Auguste, Ruhige mit Schwachsinn	„ 15	„ 35	„	„ —
Mack, Maria, Einfach Unruhige	„ 52	„ 120	„	„ 238
Mertens, Mathilde, Unruhige m. Schwachsinn	„ 59	„ 135	„	„ 243
Meyner, Anna, Einfach Unruhige	„ 53	„ 124	„	„ 248
Müscher, Erna, Ruhige mit Schwachsinn	„ 14	„ 33	„	„ —
Obermann, Margarete, gesch. Träher, Ruhige mit Schwachsinn	„ 23	„ 53	„	„ 246

Oehler, Elise, Ruhige mit Schwachsinn . . .	Nr. 30	S.	66	Anhang S.	247
Paulsen, Anna, Einfach Ruhige	„ 8	„	22	„ „	235
Pejkowski, Adelheid, Unruhige m. Schwachs.	„ 58	„	133	„ „	242
Pflüger, Ida, geb. Schild, Unruhige m. Schwachs.	„ 56	„	129	„ „	251
Rapp, Else, Ruhige mit Schwachsinn. . . .	„ 26	„	58	„ „	241
Rauscher, Hedwig, Explosible Ruhige . . .	„ 37	„	83	„ „	235
Ringler, Klara, Ruhige mit Schwachsinn (Schizophrene)	„ 32	„	69	„ „	240
Robinowski, Maria, Einfach Unruhige . . .	„ 51	„	118	„ „	237
Rybnowski, Franziska, Ruhige mit Schwachs.	„ 24	„	55	„ „	250
Sager, Gertrud, Ruhige mit Schwachsinn . .	„ 19	„	44	„ „	239
Schiff, Elise, geb. Lang, Aktive Unruhige. .	„ 70	„	175	„ „	246
Schmidt, Anna, Ruhige mit Schwachsinn . .	„ 29	„	65	„ „	245
Schrey, Agnes, Ruhige mit Schwachsinn . .	„ 22	„	52	„ „	247
Schumacher, Elisabeth, Einfach Unruhige .	„ 50	„	116	„ „	—
Schwarz, Maria, Aktive Ruhige m. Schwachsinn	„ 44	„	101	„ „	—
Schweizer, Barbara, Ruhige mit Schwachsinn (Schizophrene)	„ 33	„	71	„ „	—
Schwind, Elly, Einfach Ruhige.	„ 5	„	17	„ „	242
Seiler, Anna, geb. Henker, Aktive Unruhige .	„ 68	„	164	„ „	249
Seitz, Margarete, Aktive Ruhige	„ 43	„	98	„ „	247
Spahl, Gertrud, Einfach Ruhige	„ 3	„	13	„ „	244
Stange, Martha, Explosible Ruhige	„ 35	„	78	„ „	242
Strauch, Wilhelmine, Einfach Ruhige	„ 7	„	21	„ „	243
Sünner, Agnes, geb. Lustert, Ruhige m. Schw.	„ 17	„	40	„ „	240
Teileck, Auguste, Einfach Ruhige	„ 9	„	24	„ „	—
Thieler, Mathilde, Explosible Ruhige	„ 38	„	86	„ „	250
Tischenhof, Barbara, Aktive Unruhige . . .	„ 69	„	173	„ „	251
Tomä, Christine, Sensitive Ruhige.	„ 45	„	103	„ „	244
Wag, Katharina, Explosible Ruhige m. Schw.	„ 41	„	93	„ „	245
Weinert, Gertrud, Ruhige mit Schwachsinn (Epileptische)	„ 31	„	67	„ „	249
Weyer, Antonie, Unruhige mit Schwachsinn .	„ 55	„	126	„ „	250
Wieland, Katharina, Unruhige m. Schwachs.	„ 60	„	136	„ „	247
Wirker, Emilie, geb. Krisek, Aktive Ruhige .	„ 42	„	95	„ „	236
Zahn, Karoline, Einfach Ruhige	„ 6	„	19	„ „	250
Zaun, Christine, Unruhige mit Schwachsinn .	„ 62	„	143	„ „	246

Verlag von Julius Springer in Berlin W 9

Abhandlungen aus dem Gesamtgebiete der Kriminalpsychologie (Heidelberger Abhandlungen). Herausgegeben von **K. v. Lilienthal, F. Nissl, S. Schott, K. Wilmanns.**

Heft 1. **Die Ursachen der jugendlichen Verwahrlosung und Kriminalität.** Studien zur Frage: Milieu oder Anlage. Von Dr. **Hans W. Gruhle,** Heidelberg. Mit 23 Textfiguren und 1 farbigen Tafel. (468 S.) 1912. RM 29.—

Heft 2. **Lebensschicksale geisteskranker Strafgefangener.** Katamnestische Untersuchungen nach den Berichten L. Kirn's über ehemalige Insassen der Zentralstrafanstalt Freiburg i. B. (1879—1886). Von Privatdozent Dr. med. **August Homburger,** Heidelberg. Mit 6 Textfiguren und 12 farbigen Tafeln. (215 S.) 1912. RM 14.—; gebunden RM 16.20

Heft 3. **Über Massenmörder.** Ein Beitrag zu den persönlichen Verbrechensursachen und zu den Methoden ihrer Erforschung. Von Privatdozent Dr. **Albrecht Wetzel,** Heidelberg. Mit 1 Tafel im Text. (127 S.) 1920. RM 8.—

Heft 5. **Die Ursachen der Trunksucht und ihre Bekämpfung durch die Trinkerfürsorge.** Von Dr. med. et phil. **E. G. Dresel,** a. o. Professor an der Universität Heidelberg. Mit 22 Abbildungen. (132 S.) 1921. RM 8.40

Verbrechertypen. Von Dr. **Hans W. Gruhle** und Dr. **Albrecht Wetzel,** Heidelberg.

I. Band. 1. Heft. **Geliebtenmörder.** Von **Albrecht Wetzel** und **Karl Wilmanns,** Heidelberg. (101 S.) 1913. RM 2.80

I. Band. 2. Heft. **Säufer als Brandstifter.** Von **H. W. Gruhle** und **Karl Wilmanns,** Heidelberg, und **G. L. Dreyfuß,** Frankfurt a. M. Mit einer Tafel. (83 S.) 1914. RM 3.50

I. Band. 3. Heft. **Zur Psychologie des Massenmordes.** Hauptlehrer Wagner von Degerloch. Eine kriminalpsychologische und psychiatrische Studie von Professor Dr. **Robert Gaupp** in Tübingen, nebst einem Gutachten von Geh. Med.-Rat Prof. Dr. **R. Wollenberg** in Straßburg i. E. Mit 1 Textfigur und 1 Tafel. (237 S.) 1914. RM 6.80

Die Psychologie des Verbrechens. Eine Kritik. Von Dr. med. et phil. jur. **Max Kauffmann,** Universitätsprofessor zu Halle a. S. Mit zahlreichen Porträts. (351 S.) 1912. RM 10.—

Sexuelle Anomalien, ihre psychologische Wertung und deren forensische Konsequenzen. Von Dr. med. **Ludwig Frank,** Spezialarzt für Nerven- und Gemütskrankheiten in Zürich. (80 S.) 1914. RM 2.—

Psychiatrische Familiengeschichten. Von Dr. **J. Jörger,** Direktor der Graubündnerischen Heilanstalt Waldhaus bei Chur. (118 S.) 1919. RM 3.60

Vorlesungen über Psychopathologie des Kindesalters. Von Dr. med. **August Homburger,** a. o. Professor der Psychiatrie und Leiter der Poliklinik an der Psychiatrischen Klinik in Heidelberg. (872 S.) 1926. RM 27.—; gebunden RM 29.40

MIX
Papier aus verantwortungsvollen Quellen
Paper from responsible sources
FSC® C105338

If you have any concerns about our products,
you can contact us on
ProductSafety@springernature.com

In case Publisher is established outside the EU,
the EU authorized representative is:
**Springer Nature Customer Service Center GmbH
Europaplatz 3, 69115 Heidelberg, Germany**

Printed by Libri Plureos GmbH
in Hamburg, Germany